Mayo Clinic Guide to a Healthy Pregnancy
SECOND EDITION

梅奥
健康怀孕全书

（第2版）

主编　〔美〕玛拉·魏克（Myra J. Wick）

主译　乔　杰

译者　（按姓氏拼音排序）

邓　凤	范燕宏	韩　晶	李　嘉
李　蓉	李红真	龙晓宇	马彩虹
乔　杰	宋　颖	王　洋	王　颖
王海燕	杨　蕊	杨　硕	杨　艳
甄秀梅			

（译者均来自北京大学第三医院）

北京科学技术出版社

Mayo Clinic Guide to a Healthy Pregnancy by the pregnancy experts at Mayo Clinic:

© 2018 Mayo Foundation for Medical Education and Research (MFMER)

Simplified Chinese translation copyright © 2020

by Beijing Science and Technology Publishing Co., Ltd.

All rights reserved

著作权合同登记号 图字：01-2017-3828

图书在版编目（CIP）数据

梅奥健康怀孕全书：第 2 版 ／（美）玛拉·魏克（Myra J. Wick）主编；乔杰译 . — 北京：北京科学技术出版社，2020.1（2022.3重印）

书名原文：Mayo Clinic Guide to a Healthy Pregnancy

ISBN 978-7-5714-0442-0

Ⅰ . ①梅… Ⅱ . ①玛… ②乔… Ⅲ . ①妊娠期－妇幼保健－基本知识 Ⅳ . ① R715.3

中国版本图书馆 CIP 数据核字（2019）第 163960 号

主　　编：〔美〕玛拉·魏克（Myra J. Wick）	主　　译：乔　杰
策划编辑：赵美蓉	责任编辑：仲小春　赵美蓉
责任校对：贾　荣	责任印制：吕　越
图文设计：夂　同	出 版 人：曾庆宇
出版发行：北京科学技术出版社	社　　址：北京西直门南大街 16 号
邮政编码：100035	电子信箱：bjkj@bjkjpress.com
电　　话：0086-10-66135495（总编室）	0086-10-66113227（发行部）
印　　刷：北京宝隆世纪印刷有限公司	网　　址：www.bkydw.cn
开　　本：720 mm×1000 mm　1/16	字　　数：556 千字
印　　张：31	版　　次：2020 年 1 月第 1 版
印　　次：2022 年 3 月第 3 次印刷	

ISBN 978-7-5714-0442-0

定　　价：139.00 元

作者声明

书中的信息并不能代替专业的医疗建议，仅供参考。

作者、编辑、出版者或发行者对由本书引起的任何人身伤害或财产损失不承担任何责任。

本出版物不是由梅奥医学中心翻译的，因此，梅奥医学中心将不对出版物中出现由翻译引起的错误、遗漏或其他可能的问题负责。

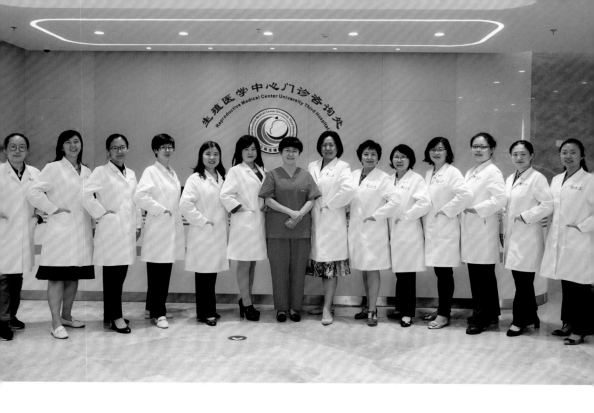

译者序

　　孩子是上天赐给我们最珍贵、最美好的礼物。从他／她扎根于子宫的那一刻起，我们便收获了人生最宝贵的财富；我们经历着他／她从一个蝌蚪大小的胎芽，慢慢地长成一个随意挥舞四肢的淘气婴儿，感受着他／她与我合二为一之时的欣喜，喜欢他／她成长的每一分每一秒、每一点一滴，我们的爱也透过心房弥漫到他／她的心脏，告诉他／她要健康快乐、无忧无虑地成长。

　　生育一个健康聪明的宝宝是所有妈妈的心愿，但是随着生活节奏的加快、工作压力的增大、食品安全问题的凸显，这一心愿愈发难以实现。我们翻译的前一本书《梅奥备孕全书》，对备孕从生活方式、饮食搭配到疾病监控和用药指导等诸多方面进行了详细的描述，为生育健康宝宝奠定了良好基础，很多读者反馈从这本书中受益匪浅，希望我们再接再厉，对他们的孕期及生产后做全面指导，帮助他们顺利度过怀孕及分娩的全过程。

《梅奥健康怀孕全书（第 2 版）》是我们应广大读者的需求翻译、出版的另一部精心之作，由妇产科专家翻译，内容涵盖了孕期常见症状、产检项目的解读、产前筛查、怀孕期和分娩期并发症、临产及分娩相关知识、母乳喂养及新生儿护理等诸多方面，内容深入浅出、语言通俗易懂，不失为一本专业水平的孕期枕边书。

作为一名医务工作者，我们希望所有孕妇都能得到最专业的指导，《梅奥健康怀孕全书（第 2 版）》正是提供完整专业孕期健康知识的佳作，值得每一位准妈妈收藏。

中国工程院院士，北京大学第三医院院长

2019 年 11 月

前 言

每个人的生活中，很少有事情能比自己孩子的出生更有意义和更令人喜悦的。这个由你带到世界上的新生命对你而言是如此重要，为此，你将不遗余力地照顾他/她、保护他/她。你对这本书的兴趣反映出从一开始你就渴望与孩子建立一个密切关系，并会竭尽所能去确保一个健康的怀孕过程，给孩子开启一个美妙的人生。

《梅奥健康怀孕全书（第 2 版）》是一本值得信赖的权威参考书。在第 2 版中，几乎所有关于孕前保健和分娩的问题都将得到解答，从基础知识到前沿观点，以及怀孕指南和母婴保健技术在本书都有所涉及和更新。

本书是产科、胎儿医学及母婴保健专家团队的集体结晶，他们认为医学中没有哪个过程能比宝宝的发育及出生更激动人心的了。

本书使用指南

《梅奥健康怀孕全书（第 2 版）》是一本综合的实用手册，为准父母们答疑解惑。为了方便读者检索，本书分为 6 个部分。

第一部分：享受健康怀孕

如何备孕？孕期如何健康饮食和锻炼？孕期能使用哪些药物？——除此以外，很多你以前所困惑的问题都将在这里找到答案。

第二部分：孕期每个月的状况

这部分描述了孕期每周和每月胎儿的发育情况，孕妇自身的身心变化，以及分娩的详细信息。

第三部分：宝宝终于来了

对于新手父母而言，照顾新生儿并非易事。第三部分提供了大量实用的信息和建议，帮助你轻松度过宝宝出生后令人头疼的前几周。

第四部分：怀孕的重要决定

准父母在孕期会面临很多或大或小的抉择，第四部分会帮助准父母们在面对不同情况时做出最恰当的决定。

第五部分：孕期常见症状

本部分总结了实用的孕期健康技巧，包括如何应对背痛、疲劳、胃灼热、腿抽筋、水肿等许多孕期常见症状。这些症状按顺序列出，便于轻松查询。

第六部分：妊娠期和分娩期的并发症

大部分女性的怀孕过程都很顺利，但有时母亲或胎儿会出现一些小状况，这部分介绍了最常见的并发症和相关治疗方法。

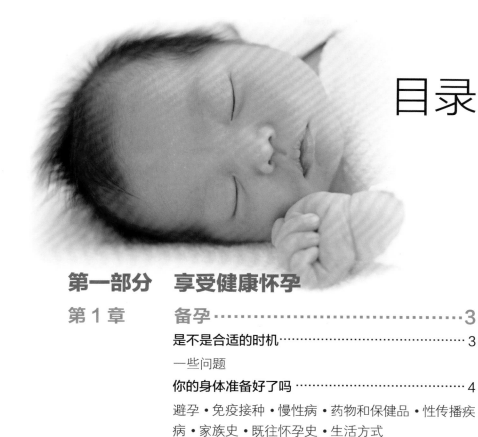

目录

第一部分　享受健康怀孕

第六部分　妊娠期和分娩期的并发症

Rh 血型不合 • 缺铁性贫血

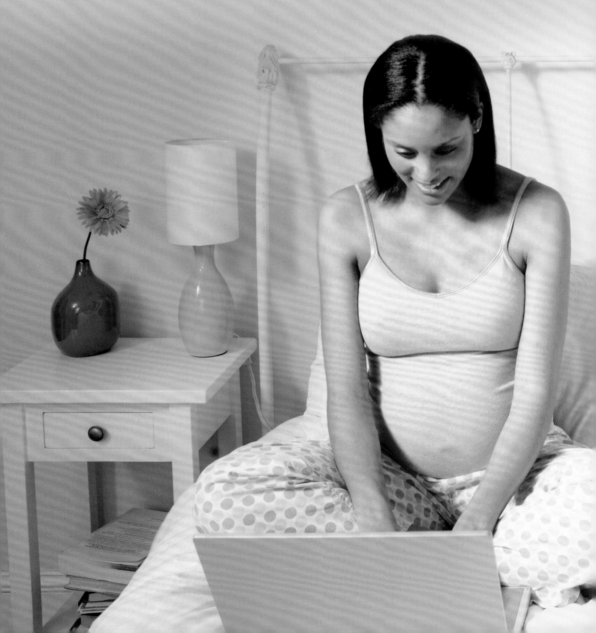

第一部分

享受健康怀孕

第 1 章

备孕

你希望成为一名母亲——至少是在不久的将来。多么激动人心啊！养育孩子是非常美妙的经历，而且大大丰富了你的生活。但是别轻易做出要孩子的决定。做父母意味着许多责任，想要做好父母首先需要尽可能地为这件大事做好准备。

说到怀孕，提前计划将有助于你和宝宝有个最棒的开始。如果你正在阅读本书，并且正在备孕，那就太好了。在为人父母这条令人兴奋、时而困惑但总是值得的道路上，你为自己开了个好头，知道下一步该怎么做能够帮助你享受健康的孕期。

本章将介绍一些关键的概念和注意事项，帮助你尽可能平稳地向孕期过渡。如果你已经怀孕了，恭喜你！那么你可以考虑跳过本章，从第 2 章开始。

是不是合适的时机

已经有孩子的朋友可能会告诉你，

你将告别慵懒的周末和夜生活，取而代之的是夜里喂奶，还要洗成堆的孩子衣物，这些不是开玩笑。虽然在大多数情况下，日子还是非常美妙的，但有了孩子以后，你的生活会彻底改变。尽管并没有所谓的要孩子的"完美时机"，但你人生中的某些时间段可能更有利于你怀孕，向为人父母转变。

一些问题　在苦恼现在是不是要孩子的合适时机时，你可能会问自己一些问题。

▶ 我为什么想要孩子？

▶ 我的另一半也跟我有一样的想法吗？关于如何抚养孩子，我们的想法一样吗？如果存在分歧，我们是否沟通呢？

▶ 有了孩子，对我现在和未来的生活方式或职业生涯将会产生怎样的影响？我准备好了吗？是不是愿意改变？

▶ 我目前的生活是否有很大压力，甚

至可能影响怀孕，或无法愉快地度过孕期？我的另一半呢？压力是不是大问题？

▶ 情感上，我们是不是准备好为人父母了呢？

▶ 我们能否负担得起养育孩子的责任？如果是单身，是不是有足够的资源能够保证孩子得到好的照看呢？

▶ 我的健康保障计划是不是能覆盖孕期和新生儿护理的相关费用？

▶ 如果准备重返工作岗位，能保证孩子得到好的看护么？

即使你还没有考虑过上述问题中的任何一个，也不代表着将无法度过健康的孕期或者无法很好地照顾孩子。不过，你越早开始为得到成功的结果做准备，就越能得到好的结果。这一点，无论你处在计划阶段，还是已经开始备孕，或者已经怀孕了，都是适用的。

你的身体准备好了吗

你不必非要达到特别适合怀孕的状态，但如果能够在怀孕时有健康的身体，将有助于你健康地享受孕期。

那么，如何知道身体是不是准备好怀孕了呢？你的家庭医生是否认为你适合怀孕呢？在怀孕前预约一次就医（可以是你的妇产科医生、家庭医生、助产士或者其他相关医生），将有助于你健康地度过孕期。

孕前就医能够让你和医生有机会明确怀孕期间是否有风险，并能够寻找将风险降至最低的方法，还可以一起讨论一下身体健康问题。

如果可能，最好让你的伴侣陪同你一起进行孕前咨询。伴侣的健康状况和生活方式（包括家族史、传染性疾病或出生缺陷的风险）也非常重要，因为这些也可能影响你和宝宝。

孕前咨询时，医生可能会建议进行全面的体检，包括量血压、复查宫颈防癌涂片和盆腔检查。在就诊过程中你们可能会谈到以下问题。

避孕 如果你正在使用口服避孕药、阴道环、避孕贴、皮下埋植避孕法或者节育环（IUD），那么在停止避孕后你可能很快就能怀孕。一些女性甚至停止避孕后还没有来下一次月经就怀孕了（即使不确定排卵日期也不必担心，也有办法准确地判断预产期）。如果需要在停止避孕后间隔一段时间再怀孕，建议在这段时间选用避孕套或其他屏障法避孕。对于大多数女性，在停止避孕后3个月内就会恢复正常月经周期。

如果你选择了注射避孕针剂（Depo-Provera），可以在停止规律注射后就开始试孕，但可能需要长达10个月或者更长时间才能恢复生育力。

免疫接种　一些感染性疾病，如水痘（疱疹）、风疹和乙型肝炎，可能会危害胎儿。如果你没有进行相关的免疫接种，或不能确定是否接种过，孕前咨询医生可能建议你进行免疫相关的检查，并接种一种或多种疫苗，最好在试孕前 1 个月进行接种。

慢性病　如果你患有一些慢性病，如糖尿病、哮喘或高血压病，需要在怀孕前确定这些疾病控制良好。在一些情况下，医生可能会建议在孕前调整用药或者选用其他治疗方式，并且可能会讨论一些孕期需要特别注意的事项。

孕期维生素

在备孕时一定会有人建议你立刻开始服用孕期维生素。如果你还在怀疑每天规律服用孕期维生素的重要性，那么放心吧，这真的很重要。

最好在怀孕前 1~3 个月开始服用孕期维生素。这有助于确保你有足够的叶酸、钙和铁，这些都是孕期非常重要的营养素。

▶ 叶酸有助于预防胎儿神经管缺陷。这些缺陷是大脑和脊髓的严重异常。神经管的发育至关重要，其将成为宝宝的大脑和脊髓，在怀孕的第一个月就已经开始发育了。而在这个宝宝发育的关键时期，你甚至可能还没有意识到自己怀孕了。

▶ 钙保证了母亲和胎儿拥有强壮的骨骼和牙齿。钙还有助于你的循环系统、肌肉和神经系统正常运转。

▶ 铁是母亲和胎儿血液系统及肌细胞的必需品。铁有助于预防贫血，也就是预防血液中缺乏足够的健康红细胞。很多种维生素咀嚼胶糖都不含铁，所以需要仔细阅读说明书。

▶ 一些研究提示孕前服用维生素能够降低新生儿低出生体重风险。

孕期维生素在大多数药房均有销售。一般不需要医生开具处方。

在怀孕前口服孕期维生素可能有助于减轻孕期的恶心和呕吐。不过，如果服用孕期维生素让你觉得反胃，孕期可以试着晚上再吃或者和零食一起吃。孕期服用维生素后马上吃口香糖或者吃块硬糖，可能会有所帮助。如果服用孕期维生素后出现便秘，可以多喝水，注意多吃一些富含纤维的食物，并注意日常进行适当运动。另外，还可以请医生帮你开一些大便软化剂。

如果这些小窍门都没能帮助你改善服用孕期维生素的不适，请咨询医生有没有其他选择。可以换其他种类的孕期维生素，或者单独口服叶酸、钙、铁制剂等，可能会减少副作用。

药物和保健品 将所有的用药情况全部告知医生，包括药品、草药或者保健品。医生可能会建议你在孕前调整剂量或者停药。

这时你还应该开始口服孕期维生素。为什么这么早就要开始呢？宝宝的神经管将发育成大脑和脊髓，在怀孕后的第一个月就开始发育了，这时你甚至可能还没有意识到自己怀孕了。在怀孕前开始口服孕期维生素，是最佳的预防胎儿神经管缺陷的方法，包括脊柱裂及其他脊柱和大脑的异常。

性传播疾病 性传播疾病增加患有不孕症及异位妊娠的风险（也就是受精卵种植在子宫腔以外的部位，如输卵管妊娠）及其他一些孕期并发症。如果你有感染性传播疾病的风险，医生可能会建议你在孕前进行筛查，如果需要就进行后续治疗。

家族史 一些疾病和出生缺陷会在一些家族中流传。如果你或者你的伴侣有遗传性疾病的家族史，或者有相应风险，医生可能会建议你在孕前咨询医学遗传学家或者进行遗传咨询（详见第20章）。

既往怀孕史 如果这并不是你第一次怀孕，医生可能会问一些关于既往怀孕情况的问题。如果你以前怀孕出现过并发症，一定要详细告知医生，如高血压、糖尿病、孩子早产或有出生缺陷。如果以前有过胎儿神经管缺陷的情况，医生可能会建议你加大每日服用叶酸的剂量（孕期维生素中最常见的一种）。

如果对于再次怀孕你有任何的担忧

营养品

服用孕期维生素一般就能满足绝大部分孕期的需求，还有其他一些可能需要额外添加的营养素。建议和医生讨论以下几种。

▶ 维生素 D。这种维生素在孕晚期尤为重要，因为孕晚期对钙的需求量增加。大多数孕期维生素没有含足够剂量的维生素 D。除孕期维生素外，还可以喝添加了维生素 D 的牛奶，或者吃一些富含钙和维生素 D 的食物。如果你不每天喝牛奶或者食用富含钙的食物，如酸奶、三文鱼或甘蓝，那么就选择服用一些钙或者维生素 D 的补充剂。

▶ 奥米伽 -3 脂肪酸。一般的孕期维生素不含奥米伽 -3 脂肪酸。目前还不能确定奥米伽 -3 脂肪酸对胎儿的发育有好处，但一些证据表明其可能有助于胎儿大脑的发育。如果你不能吃鱼，或者不愿意吃鱼，或者不愿意吃其他一些富含奥米伽 -3 脂肪酸的食物，应该和医生商量一下是不是需要补充奥米伽 -3 脂肪酸。

或恐惧，都应该告诉医生。医生会帮助你找到提高健康怀孕概率的最好方法。

生活方式　在怀孕期间选择健康的生活方式是非常重要的。医生会告诉你健康生活方式的重要性，如健康饮食、规律锻炼和保证充足睡眠。均衡的营养和适当的锻炼能够创造孕育健康宝宝的理想环境。如果你迷恋垃圾食品，应该在孕前改掉，换成健康的水果、蔬菜和全麦食物。如果你认为的运动只是从你的车上走到单位这一小段路，那么最好改为每天步行或骑车上下班，或者报名参加有氧运动或瑜伽训练班。

如果过于消瘦或超重，医生可能建议你在孕前调整体重水平。在备孕期间，还需要特别注意避免饮酒、非法滥用药物，或暴露于一些有毒物质。如果你吸烟，请医生给一些帮助戒烟的建议。

怎么怀孕

当然，一些夫妻怀孕好像简简单单，说说就怀上了；而有些人则需要很多耐心和一些好运气。如果你想知道怎么做才能提高健康怀孕的概率，那么下面的内容正是你需要知道的。

受精需要经历一系列复杂的过程。每个月，垂体释放的激素刺激卵巢排出卵母细胞（排卵过程）。对于绝大多数女性，排卵发生在月经周期中间那 4 天之内。一旦卵母细胞排出，就会进入输卵管等待与精子相会。

受孕时机是指精子和卵子最有可能相遇的时间。这个受孕时机受两个因素影响。

▶ 精子在女性生殖道内的存活时间（不超过 5 天）。

▶ 卵母细胞的存活时间（24 小时）。

怀孕的最佳时机是在排卵前 1~2 天同房。不过，你怎么能知道自己要排卵了呢？

最简单也是最有效的办法就是规律同房。如果你们坚持每 2~3 天同房一次，那么一定能赶上受孕时机。但是如果你想更准确地知道自己的受孕时机，也可以采用以下方法。

何时是最佳受孕时机　以下一些简便易行的方法能帮助你判断自己的受孕时机，也就是排卵前 5 天至排卵后 24 小时。你可以选择其中一个方法，也可以把几个方法结合使用。例如，一些女性喜欢将以下前 3 种方法结合使用——记录月经周期、观察宫颈黏液变化和基础体温，这样能更准确地判断受孕时机。

记录月经周期　可以使用 App、日程表或其他简便的日历记录每个月的月经周期。标记的第一天是月经出血的第一天（点滴出血不算），还需要记录每一次月经期时间。月经周期最后一天是指下次周期第一天之前的一天。

记录几个月月经周期后，一旦你掌握了月经周期的平均时间，就能大概判断出最可能排卵的时间了。月经周期中，排卵后的时间段（黄体期）通常固定为 14

如何提高生育力

为了提高试孕成功率，需要注意以下事项。

应该做的：

▶ 选择健康的生活方式。维持健康体重，包括每天常规进行体育锻炼，选择健康饮食，限制咖啡因的摄入，并注意不要太焦虑。这些好习惯将为你和宝宝在孕期带来好处。

▶ 规律同房。对于身体健康准备怀孕的夫妇，想要怀孕需要做的可能就是规律同房。

▶ 在接近排卵期的日子每天或隔天同房，有助于提高怀孕成功率。虽然每天同房可能导致配偶的精子密度每次都有轻度下降，但对于健康男性来说，影响不大。

▶ 做孕前计划。医生通过了解你的整体健康状况并帮助你进行生活方式的改善，有助于你健康地度过孕期。特别当你或者你的配偶有一些健康问题，并可能影响生育力的时候。

应该避免的：

▶ 压力。有时候，试孕可能变得更像一项任务而忽略了其中的乐趣。即使在试孕后当月没有立刻怀孕，甚至试了两三个月都没有怀孕，也不要过于焦虑。即使在最佳时机，每个月试孕的成功

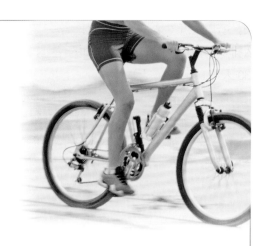

率最高也只有 50% 左右，一般为 25%~30%。对于性生活规律、健康的夫妇来说，绝大多数人将于 1 年内怀孕。

▶ 吸烟。烟草可能影响激素水平，并可能导致宫颈黏液改变，使得精子难以与卵母细胞相遇。吸烟还可能增加自然流产风险，降低新生儿出生体重，并减少供给胎儿发育所需的氧和营养物质。如果你吸烟，请医生在孕前帮助你戒烟。电子烟并不是安全的选择，其含有尼古丁，仍然有严重的健康风险。

▶ 饮酒。饮酒可能降低生育力，如果你怀孕了，还可能危害胎儿。

▶ 用药未经医生同意。在尝试怀孕时使用一些药物可能并不安全。而有一些药物可能在孕期服用不安全。

天。所以如果你的月经周期是 30 天,那么排卵期最可能在月经周期的第 16 天(30 天－14 天 =16 天)。

以此为例,最佳的受孕时机为月经周期的第 12~17 天。如果在这期间每 2 天同房一次,那么在排卵时,已经有精子在等着卵子了,怀孕机会就很大。

如果月经周期比 23 天短或者比 34 天长,提示可能无排卵。最好咨询医生,进行适当评估可能使你获益。

- ▶ **优势**:日历法简便易行,使用 App 或者简单的日历就能完成。
- ▶ **劣势**:许多因素可能影响排卵时间,包括疾病和锻炼。靠记录天数常常不够准确,特别是对于月经周期不规律的女性。

宫颈黏液改变 如果注意观察,你可能会发现在排卵前,阴道分泌物变得清亮且拉丝。这时的阴道分泌物就像生鸡蛋的蛋清。排卵后,如果没有怀孕,阴道分泌物将变为白色、黏稠状,甚至完全消失。

- ▶ **优势**:蛋清样的阴道分泌物通常能够准确提示怀孕时机。简便易行,只需要观察一下就行了。
- ▶ **劣势**:判断阴道分泌物的质地和外观可能会比较主观。

基础体温 基础体温也就是充分休息后的体温。排卵可能导致基础体温轻度升高—— 一般升高不到 1℃。体温升高前的 2~3 天就是最佳的受孕时机。基础体温在排卵后维持在较高水平,直至下次月经周期前。

使用电子体温计监测基础体温。有

健康的精子

男性生育力取决于精子的数量和质量,并可能受许多因素影响。男性可能无法做到每一件能提高生育力的事,但有一些做法能帮助男性生育力和精子都处于最佳状态。

- ▶ 限酒和戒烟。喝酒、吸烟和咀嚼烟叶都可能影响精子的数量和活力。
- ▶ 健康饮食,包括大量水果和蔬菜。这些食物富含抗氧化物,能够帮助提高精子质量。均衡饮食有助于避免维生素缺乏。
- ▶ 减轻压力。压力可能会影响一些生成精子所需的特定激素的分泌。压力还可能会降低性功能。
- ▶ 规律锻炼。锻炼身体有助于生殖健康,而且对身体健康也有利。但是,过度锻炼会导致激素水平发生短暂的变化并影响精子质量。
- ▶ 控制体重。体重过重或过轻都可能影响生殖相关激素的分泌,并影响精子数量,增加异常精子的百分比。男性保持健康体重才能生成大量的高质量精子。

些体温计是专门设计用于监测基础体温的。每天早晨起床前先测体温。记录体温读数，就能够观察体温变化规律。可以使用高科技的 App，也可以简单记录在纸上。

记住，当观察到体温变化的时候，很可能已经发生排卵了。不过每天记录体温，几个月后可能就能更准确地在排卵前判断排卵期，也就是最佳的受孕时机。

▸ **优势**：简便易行，费用仅为一根体温计。有助于判断是否已经排卵，并能确定每个月的排卵时间是否一致。

▸ **劣势**：体温变化可能很微小，而且在排卵后才出现体温升高，容易错过最佳受孕时机。体温还可能受其他因素影响，如发热、饮酒或者睡

得太晚。而且每天早晨测体温也不太方便，特别是在睡眠时间不固定的情况下。

排卵试纸　排卵试纸属于非处方药，能够测量尿液中在排卵前急剧升高的激素水平。为了得到最准确的检测结果，一定要按说明书使用。

▸ **优势**：排卵试纸能判断最可能的排卵时间。试纸在大多数药房有售，无须处方。

▸ **劣势**：严格按照排卵试纸指示的时间同房反而可能导致错过最佳时机。对一些女性来说，使用排卵试纸的花费过于昂贵。

如果遇到了困难　如果你刚 30 岁出头甚至更年轻，月经周期规律（23~34天），你和你的丈夫都身体健康，可以先试孕 1 年再考虑咨询医生。

如果你已经 35~39 岁，试孕 6 个月还没有成功，建议寻求帮助，以免耽误时间。

如果你已经超过 40 岁，或者你和你的丈夫有些可疑或者已知的影响生育力的问题，医生可能会建议立即进行检查或治疗。

男性或女性因素导致不孕的概率是相同的——也有治疗的方法。根据产生问题的原因不同，妇产科医生、泌尿科医生或者家庭医生能帮你明确问题所在并提出治疗建议。在一些情况下，生殖专科医生能给你带来最大的希望。

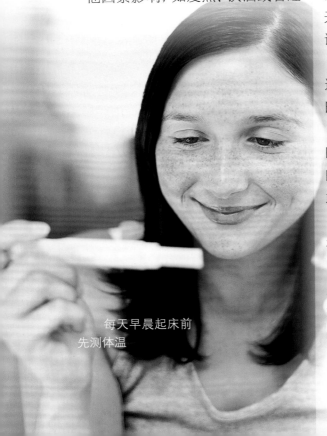

每天早晨起床前
先测体温

你怀孕了吗

可能你的月经周期推迟了一两天，也可能是仅仅感觉胃不舒服，但你觉得自己可能怀孕了。怎么才能确定呢？最明显的线索就是月经推迟。但在这之前，可能就会出现一些特定的征象。只要按照说明书使用，家用验孕试纸就能给你一个可靠的答案。

早期症状　对于一些女性，怀孕的早期征象在受孕后几周就会出现。但是不要过于在乎早期症状。有一些症状可能仅仅代表你生病了或者就要来月经了。反之，你可能怀孕了但没有任何感觉。

乳房胀痛　怀孕后最早出现症状的可能就是乳房。在受孕后 2 周，激素变化就能导致乳房胀痛。还可能觉得乳房增大、胀满。

乏力　乏力也是怀孕早期最常见的症状之一。孕早期，飙升的孕激素水平可能导致你觉得格外疲惫。

点滴出血或腹痛　有时候，阴道点滴出血或者少量出血也是怀孕的早期症状之一，称为"着床出血"，也就是指受精卵黏附在子宫内膜上的时候出血，大多数发生在受精后 10~14 天。这种出血通常比正常月经提前一些，出血很少，而且颜色浅，并且持续时间短。一些女性在孕早期可能还会出现下腹绞痛，程度和月经期的疼痛差不多。

恶心，伴或不伴呕吐　孕吐可能发生在一天之内的任何时间，是怀孕的典型症状。对于一些女性来说，可能在很早就开始恶心，如受孕后的 2~3 周。一些怀孕的女性还可能会对某些气味特别敏感，如做饭的味道、香水或烟草的味道，在孕早期都可能导致她们一阵阵恶心。

尿量增多　怀孕后可能会觉得小便变频繁。孕早期，由于血容量增加，也就意味着更多的液体经过肾脏到了膀胱。

厌食或食欲增加　你可能会变得特别厌恶某些食物，如咖啡或油炸食品。厌食也很常见。与其他一些孕期的常见症状相似，可能是由于激素水平的改变导致的。

头痛和头晕　激素水平的改变可能导致轻度头痛。脱水和缺乏足够睡眠也可能导致频繁头痛。另外，由于血管扩张、血压下降，你还可能有轻度头晕眼花。

情绪波动　孕早期体内激素水平的波动可能导致你格外地情绪化和爱哭。如果你感觉不好或者没有足够睡眠，也可能导致这些问题。如果你或者家人已经开始担心你的情绪问题，应该寻求医生的帮助。

家用验孕棒　如果上面这些症状看起来很复杂，那么放轻松，还有个简单方法可以知道是否怀孕，就是使用家用验孕棒。家用验孕棒使用简单方便，在药妆店和药房均有销售。家用验孕棒的原理是检测尿液中与怀孕有关的激素，也就是人绒毛膜促性腺激素（HCG）的水平。

检测方法非常简单。可以用尿液冲刷验孕棒，或者将尿液收集在一个杯子里，再把验孕棒插在里面。验孕棒上显示结果处会出现一道质控线（也就是表明这个检测是有效的）和检测结果，通常是一条线或者表示阳性结果的"+"。电子检测棒，结果窗口通常显示"怀孕"或者"未怀孕"。仔细阅读包装说明书，以明确如何解读检测结果。

一般来说，家用验孕棒检测还是非常准确的，不过，为了能得到最准确的结果，还需要注意以下几点。

▶ 体内人绒毛膜促性腺激素（HCG）水平在孕早期每天不断升高，等到月经推迟第一天再检测。这样结果能更准确。

▶ 早晨一起床就检测，这时候尿液最浓缩。

▶ 阳性结果通常比阴性结果更准确。

▶ 严格按照商品说明书操作。等待结果时间过长或者不够，都可能导致结果不准确。

如果使用家用验孕棒得到了阳性结果，应该联系医生。有时候医生会建议进行实验室检查（血液或者尿液检测），对人绒毛膜促性腺激素（HCG）更敏感。或者，医生可能会直接建议安排第一次产检，而不进行人绒毛膜促性腺激素（HCG）检测。无论怎样，你们都可以开始庆祝了！

选择产检人员

无论你是否第一次怀孕，孕期都是一个新的冒险，找到合适的产检人员能帮助你准备好分娩，将给你带来大不相同的体验。

产前检查、分娩地点和分娩计划都有许多选择。以至于可能常常出现选择困难。你可以根据自己的喜好进行选择。花时间仔细想想你到底想要什么。这样，一旦做出决定，你能够知道自己这样选择的原因。要相信医生有能力指导你，帮助你和宝宝安全度过分娩过程。

有许多种孕产妇保健方式。以下将分别进行简要介绍。

妇产科医生　妇科和产科专业的医生也称为妇产科医生。妇产科医生除了提供孕期保健之外，还可以进行生殖系统的保健，包括女性生殖器官、乳腺和性功能。妇产科医生通常都受过专业的外科手术培训，可以处理一些可能需要手术的情况。由于妇产科医生主要关注女性健康，他们是女性最常去见的医生。

执业情况　妇产科医生通常有一个由不同专业医务人员组成的团队，包括护士、注册的助产士、执业护士、医生助理、营养师和社工。妇产科医生在诊

在医院分娩

当选定了产检人员后，你可能还需要考虑在哪儿分娩。这一般与你选择的产检人员以及他/她在哪里执业密切相关。在美国，大多数女性都选择在医院分娩。在许多地方，医院都在不断改善分娩体验，医院能提供最新的设施和服务，适应不同人群的分娩偏好。需要跟你的产检人员讨论一下分娩地点的选择。

现在绝大多数医院都把分娩作为一个自然过程来看待，而不是病理过程。一些医院把妇产科建成分娩中心，为分娩提供一个轻松的环境，有如下选择。

▶ 分娩室。你可以在这种家庭化的房间里分娩。孩子的父亲或者其他陪产人员也可以在分娩的时候帮忙。需要的时候还可以在产妇分娩后在房间里一起休息。

▶ 母婴同室。这种情况下，新生儿几乎全部时间都在母亲身边，而不会被带到育婴室。对于健康的新生儿，这种母婴同室的安排越来越常见。有经验的工作人员能帮助你给宝宝喂奶和照顾宝宝。

所或者医院都可以执业。

优势　如果你已经在妇产科医生处进行日常保健，可能会自然而然地选择这位医生进行产前检查和围产保健。还有一些女性选择妇产科医生进行产检是由于万一在孕期发生了一些问题或者并发症，就不用再更换产检医生了。

需要考虑的问题　妇产科医生基本上可以满足孕期女性的所有保健需要，除非是一些非常高危的孕妇。这种情况下，妇产科医生通常会推荐专业方向为母胎医学的专家。

如果有下列情况，建议选择妇产科医生。

▶ 高危妊娠。孕妇年龄超过 40 岁，或者发生了妊娠糖尿病，或者妊娠高血压（子痫前期）。

▶ 双胎妊娠。

▶ 孕前患有一些慢性病，如糖尿病、高血压或自身免疫性疾病。

▶ 你不愿意万一在孕期发生什么问题，还要更换产检人员。

助产士　助产士可提供发生妊娠期并发症风险较低的女性孕前、孕期和产后保健。世界范围内，助产士为女性提供孕期保健都有悠久的历史。在美国，对助产士的需求量稳步增加。

通常，助产士遵循的原则是，女性孕育胎儿已经超过几千年，这个过程并不一定需要现代医学提供一些技术上的干预。

执业的助产士除护士相关培训外，还接受过正规的助产及女性保健培训。在美国，绝大多数在医疗保健机构和分娩中心执业的护士 -（助产士）都经过美国助产认证委员会的认证。独立执业的助产士可能没有医学资格证书。

执业情况　助产士一般在医院、产科医院工作，或者提供家庭服务。她们有时会单独执业，但更常见的是在一个团队中工作，例如产科医生的团队。绝大多数助产士在发生问题的时候需要产科医生协助。

优势　与传统的围产保健相比，助产士提供的围产期保健通常更自然，也不那么严格。跟医生相比，助产士在孕期还能给你提供更加个体化的关怀，而且在你进入产程和分娩的过程中，也更可能陪在你身边。

如果你在医院分娩并且有助产士帮助，还可以申请无痛分娩。

需要考虑的问题　如果你考虑选择助产士进行围产保健，需要询问她培训的情况，以及是否经过认证、有没有执照。大多数与医院合作的护士 -（助产士）都有执业证书。如果是独立执业的助产士，还应该确定他 / 她是不是有医院作为"后盾"，这样万一在孕期发生了什么问题，如果需要，能及时得到产科医生的技术和设备支持。

如果你不准备在医院分娩，一定要和产检人员讨论一下风险和可行性（详见第 15 页"不想在医院分娩"）。一定要了解不在医院分娩的风险，还需要跟助产士制订一份紧急情况下的计划。

要细致到计划中包含助产士的后备医生的姓名和电话，万一需要去医院，怎么去，如何安全及时到达，到达后应该先联系谁，联系方式是什么。准备好这些，万一在产程中需要去医院，才有备无患。

有以下情况时，你可以考虑选择助产士。

▶ 身体健康，预计孕期发生问题风险小。
▶ 愿意分娩更个体化。
▶ 你不愿意分娩的时候太刻板。
▶ 你不想被干涉太多。

家庭医生　家庭医生为各个年龄层的全部家庭成员提供健康保健，包括产检和分娩。但也有一些家庭医生不提供围产保健服务。

执业情况　家庭医生可能单独执业，也可能是一个大团队中的一员，包括其他家庭医生、护士和其他专业医务人员。家庭医生通常都和医院合作，以便能在医院分娩。

优势　如果你已经有了家庭医生，他 / 她肯定更了解你的健康状况，并且熟悉你的家族史和既往病史。这种情况下，在家庭医生看来，怀孕可能只是你整个生命进程中的一部分。选择家庭医生的另一个好处是，在产后，他 / 她可以继续为你的宝宝提供健康保健服务。

需要考虑的问题　家庭医生基本可

不想在医院分娩

在美国，虽然大多数女性都在医院分娩，不过还是有一些女性选择在独立的分娩中心或者自己家里分娩。

建议和产检人员一起讨论分娩地点。对于第一次怀孕、多胎妊娠、既往有剖宫产史或其他一些有潜在风险的女性，需要权衡利弊及产检人员的建议进行个体化的选择。从保证任何一名孕妇的安全来说，分娩时能有助产士或医生陪伴，并能迅速到达医院是至关重要的。

分娩中心

分娩中心可能是独立的，也可能由医院开设。大多数分娩中心由护士（助产士）或者产科医疗团队来运营，并提供更自然的分娩体验，避免过多地应用医学措施干预。由于对人员和设备的要求较低，分娩中心的费用也更低。如果孕期顺利，那么分娩中心是个不错的选择，特别是附属于医院的或者离医院很近的分娩中心，能体验到家一样的感觉。一定要检查分娩中心的许可证和资格证书，还要确认你的保险是不是覆盖。如果你担心在分娩过程中可能发生意外，那么分娩中心可能不是最佳选择。如果你有一些孕期并发症，很可能需要被转诊到医院，而这个过程需要时间。

家

在美国，每年差不多有 1% 的女性选择在家中分娩。近几年，选择在家中分娩的人越来越多，不过还存在争议，因为就算是孕期顺利的女性，在家里分娩的风险还是高于在医院。家中分娩一般都是有助产士协助完成的。选择在家中分娩的女性通常都想避免过多的医学干预，并且不喜欢医院的环境。不足之处是，万一分娩过程中发生问题，可能无法早期识别。甚至在一些情况下，延误治疗可能危及母亲和宝宝的健康。

一些研究表明，不在医院分娩也许有些优势，包括对分娩干预更少，例如引产或会阴侧切，会阴裂伤发生率低。不过，一定要权衡利弊，慎重考虑母婴可能发生的风险。

一定要牢记：目前研究表明，与选择在医院分娩的女性相比，计划不在医院分娩的女性通常潜在风险因素更低，因此分娩结局也有所不同。另外，非医院分娩的统计数据可能并不包括因为并发症而从家里被转诊至分娩中心或医院的患者。

以胜任围产期保健工作，但如果你之前曾有孕期疾病，家庭医生可能会向你推荐产科专科医生，或者选择一名专家作为可以寻求帮助的人。如果你患有糖尿病、高血压或其他一些可能影响怀孕的疾病，他／她也可能提供相同的建议。

如果是以下情况，你可以选择家庭医生产检。

▶ 你和医生都觉得孕期可能不会发生什么问题。

▶ 你希望医生能够为所有家人提供健康保健服务。

▶ 你希望从产检直到孩子出生、长大，都由同一名医生提供健康保健服务。

母胎医学专家　又称为围产医学专家，她们是专门负责高危妊娠的专家。主要处理最严重的孕期并发症。

执业情况　母胎医学专家通常是作为一个团队中的一员，并且通常在医院、大学或者诊所工作。

优势　这种专科医生对于一些妊娠期并发症很有经验，并且善于发现问题。对于那些有重大躯体疾病的孕妇，保健医生通常会咨询母胎医学专家以让母亲和宝宝都得到最好的医疗服务。

需要考虑的问题　母胎医学专家主要关注孕期发生的一些问题。

母胎医学专家一般不会像基础保健医生一样为女性提供产检。通常都是在其他产检人员需要帮助的时候才邀请这

类专家。如果有以下情况，可能会建议你咨询母胎医学专家。

▶ 患有严重的妊娠期疾病，如传染性疾病、心脏病、肾病或癌症。

▶ 既往有严重的孕期并发症。

▶ 你想接受产前诊断或一些治疗措施，如绒膜绒毛活检、羊膜腔穿刺、胎儿手术或治疗。

▶ 你患有严重的遗传性疾病，并可能遗传给宝宝。

▶ 宝宝在孕期就被诊断了某种疾病，如脊柱裂。

如何选择　从复杂的卫生保健系统中为你和肚子里的宝宝选择合适的围产期保健医务人员可能是非常困难的过程。下面有几条建议可能有助于你进行选择。

寻求帮助　尝试如下方式。

▶ 咨询你的保险公司，明确保险覆盖哪些医院和服务项目。医疗机构网站上的"寻找适合的医生"页面可能会有所帮助。

▶ 咨询日常保健的医生或者其他医务人员。

▶ 请家人或者朋友推荐。

▶ 登录你准备去产检的诊所或医院网站，看看都有哪些提供产前保健的医务人员。

▶ 联系你选择医院的产房或者分娩中心，并寻求帮助。

需要考虑的问题　问自己以下问题。

▶ 提供围产保健的人员是不是通过了医疗协会或者护士 - (助产士) 协会的认证？

▶ 你选择的围产保健地点是不是方便从家或者单位过去？

▶ 你选择的围产保健人员是不是能帮你在选择的地点分娩——例如特定的医院、分娩中心或者家中？

▶ 你选择的围产保健人员是独自执业还是一个团队中的一员？如果是一个团队中的一员，那么，多久能见他 / 她一次？又有多少次见到的是团队中的其他人？

▶ 如果有需要急诊的情况或者动产了，选择的围产保健人员不在，谁会替代他 / 她？

▶ 在没有预约的情况下，可以向选择的围产保健人员咨询问题吗？

▶ 你的保险是不是覆盖选择的围产保健人员费用？

▶ 你想让围产保健人员为全家人提供健康保健吗？

▶ 他 / 她是不是能倾听你的担忧，并回答你的问题呢？

▶ 他 / 她看起来是不是很开放并且关心你？

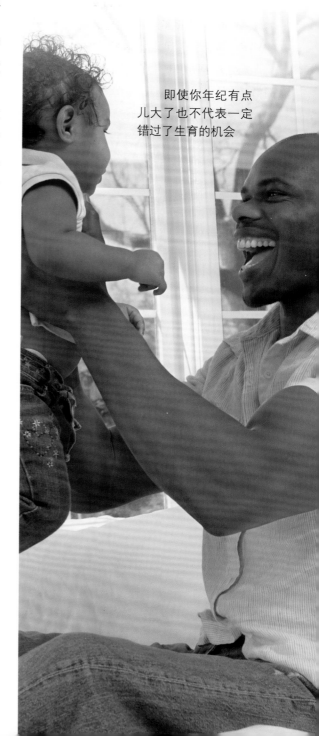

即使你年纪有点儿大了也不代表一定错过了生育的机会

延迟怀孕或生育

即使你年纪有点儿大了也不代表一定错过了生育的机会。如今，有许多女性因为要上学、要打拼事业、四处旅行或者仅仅想在年轻的时候享受生活，而选择推迟生育时间。即使你已经 30 多岁，甚至 40 多岁了，也还是有机会顺利怀孕并拥有健康的宝宝。

实际上，即使你已经超过 35 岁才想要怀孕，也有很高的成功率。在过去的几十年中，美国初次分娩的年龄逐渐增加。在 20 世纪 70 年代，初次分娩的平均年龄为 21.4 岁。如今，初次分娩的平均年龄已经是 26 岁了。虽然这个数字在各个洲和不同种族人群中可能存在很大差异，但生育年龄推迟的现象在美国 50 个州和所有种族人群中都是普遍存在的。在一些国家如瑞士、爱尔兰、意大利、日本和韩国，初次分娩的平均年龄更是高达 30 岁左右。

同时，女性初产年龄达到或者超过 35 岁的比例显著增长，已经从占初产女性的 1% 增长到 9%。通过辅助生殖技术的帮助，如赠卵体外受精、冷冻卵母细胞体外受精或者冷冻胚胎移植，一些女性甚至已经四五十岁了才当妈妈。2015 年，超过 2600 名初次分娩的美国女性年龄在 45~54 岁。大多数这个年龄段的女性需要辅助生殖技术的帮助才能怀孕。

需要考虑的问题   对于怀孕来说，经常将 35 岁作为分水岭。生命中确实存在着生物钟，但其实 35 岁并不是真的有那么神奇。只不过到了这个年龄，有如下问题需要关注。

成功怀孕可能需要更长时间   女性体内卵母细胞数量是有限的。在你 30 岁出头的时候，卵母细胞的数量和质量可能都已经开始下降——即使月经周期规律，也可能有时会不排卵。年龄大一些的女性的卵母细胞也不像年轻女性的卵母细胞那样容易受精。这些是不是意味着你不能怀孕了？当然不是。只是可能不那么容易，也可能只是需要更长时间。你如果已经 35~40 岁，试孕半年没有成功，或者月经周期不规律，都应该及时就医。医生可能会建议你进行一些生育力方面的检查。如果你已经超过 40 岁，那么应该立刻就医并进行生育力检查。

多胎妊娠发生率更高   怀双胎的概率随着年龄的增长而升高。其中一部分原因可能是由于应用了辅助生殖技术，如试管婴儿技术。由于这些治疗措施通常都会进行促排卵治疗，也就增加了多胎妊娠的概率。

妊娠糖尿病风险增加   这种类型的糖尿病仅发生在孕期，发生率随年龄增长而升高。需要通过饮食、运动并改善生活方式来严格控制血糖。有时候也需要用药。未经控制的妊娠糖尿病会导致宝宝长得太大，增加分娩过程中发生问题的风险。宝宝在生后可能也会发生低血糖。

剖宫产风险增加   孕妇发生妊娠相关并发症的风险随年龄增长而升高，并可能因此增加剖宫产风险。

染色体异常风险增加   女性年龄越

大,宝宝发生染色体异常的风险也增加,如唐氏综合征。宝宝父亲年龄的增长也可能导致一些风险增加。

自然流产风险增加　自然流产风险随着年龄的增大而升高,可能是由于染色体异常的风险增加。自然流产风险随年龄增长而持续升高,35 岁为 20%,40 岁为 40%,而 45 岁为 80%。

做健康的选择　无论是 35 岁以上的女性,还是年轻女性,想要顺利度过孕期,都有一些注意事项。而对于年龄较大的女性,为了降低并发症的发生,以保证顺利度过孕期,有以下注意事项。

- 规律检查。怀孕前就需要到医生处就诊,怀孕后也是。

- 保持健康的生活方式。均衡饮食、规律锻炼,需要保证体重增长在正常范围内。

- 避免接触危险物品。包括酒精、烟草、非法药物和一些处方药。

- 了解产前检查。向产前保健人员咨询各项产前检查的利弊。虽然绝大多数产前检查只是为了确定宝宝是否健康,但结果也能提示一些其他问题。

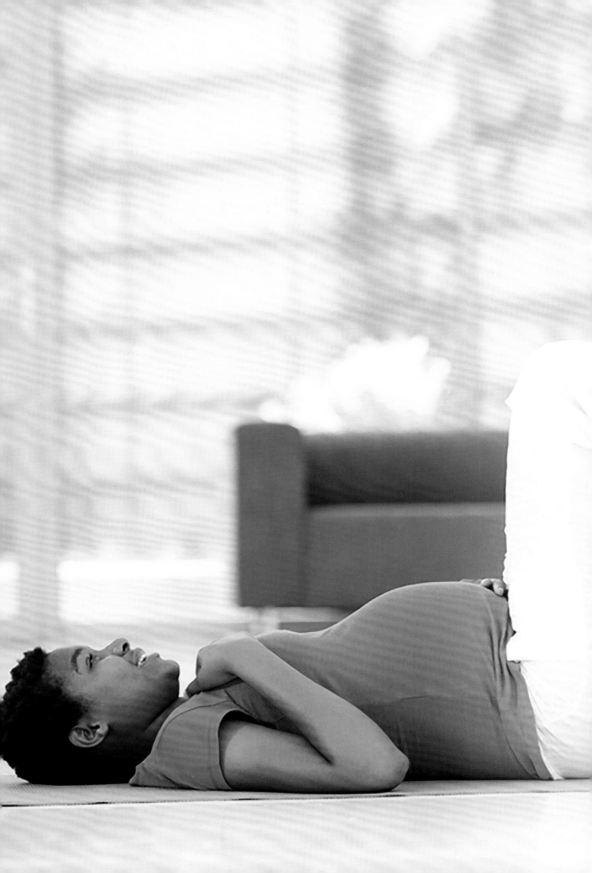

第 2 章
孕期的健康选择

怀孕是改善你目前生活方式的一个重要理由。怀孕是很多女性改善饮食、加强锻炼和改善不良习惯的动力。当然，如果现在你就先养成了良好习惯，怀孕之后也就比较容易保持，这意味着产后能更快地减轻体重，能有更多的精力投入到照顾新生儿、恢复到以前的状态（甚至是更好的状态）。

如果已经有了健康的生活方式，那么你就领先了一步。即使你过去所有的选择都是错的，怀孕也是个让你重新开始的契机。

本章介绍在孕期如何为你和宝宝做出最好的选择。除此之外，你的健康生活方式对其他家庭成员也有好的影响。如果你健康饮食并加强锻炼，那么你周围的人可能也会如此。

孕期饮食

怀孕期间，你是为了两个人吃东西（你和宝宝）。但不要以为这就意味着要吃两倍的东西。孕早期并不需要额外增加能量摄入。因此，也不需要吃两次。

如果你平时的饮食不那么健康，或者饮食不那么规律，又或者比较挑食，那现在就应该开始改变。实际上，最好在备孕的时候就开始健康饮食。改善饮食有助于为早期的胚胎发育提供理想环境。怀孕期间，对一些特定营养素的需求量可能会增加，如铁、钙、叶酸和其他一些必需的维生素、营养素。

不必担心！吃的对并不意味着失去了享用美食的乐趣，或者必须遵循非常严格的食谱。为了获取适当的营养，你需要吃各种各样的食物。

记录饮食情况   说真的，并没有什么特效食谱能保证孕期健康。实际上，针对普通人群的健康饮食的基本原则也同样适用于怀孕的女性。这些原则包括什么呢？吃大量的蔬菜、水果和五谷杂粮。选择瘦肉、蛋白和低脂食品。选择多种多样的食物。只要你记住了这些关键原则，在均衡饮食的基础上，你和宝宝都会很健康的。

三餐的食物要多种多样。如果两餐间感觉饿，可以吃一些健康小零食——这是保证你摄取足够营养的好方法。第24~25页的表格列出了怀孕期间需要的食物种类及每日需要量。如果担心吃的不合适，那么你可以把每天吃的食物记录下来，持续一周左右，能帮助你记清楚每天选择的食物和有哪些能改进的地方。

需要特别注意食品标签上的主要成分和营养含量。这些信息有助于你了解食品中糖分和脂肪的含量，这些只增加了饮食中的热量，却几乎不能提供什么营养。也不要吃太多过咸的食品。

如果你怀了双胎或者多胎，可能需要更多的营养素和热量。需要和围产保健人员或者营养师讨论每天需要多少热量。

避免吃的食物   怀孕期间，普通的食品安全指南仍然适用。但有一些食品应该少吃或者不吃，以避免危害胎儿健康。虽然这些食品可能导致严重并发症的风险很小，但还是安全第一。

▶ *汞含量高的海鲜。*   海鲜是一个很好的摄取蛋白质和铁的来源，而且许多种鱼都富含奥米伽-3脂肪酸，可能有助于胎儿大脑的发育。但是，一些海鲜可能汞含量较高，可能损害宝宝神经系统的发育。这些鱼包括剑鱼、鲨鱼、鲭鱼和罗非鱼。

根据美国食品药品监督管理局（FDA）和美国环境保护局（EPA）的建议，怀孕女性每周最多吃12盎司（约340克）海鲜，是安全的。这个重量差不多相当于2只普通大小的虾，或者3只小一些的虾，或者2条平均大小的三文鱼、青鳕鱼、鳕鱼，或者2罐金枪鱼罐头。长鳍金枪鱼和金枪鱼排每周最多吃6盎司（约170克）。至于其他种类的鱼类，可以查询美国食品和药品管理局建议。

▶ *未全熟的肉类、禽类和蛋类。*   无论是否怀孕，如果你吃了没有全熟的食物，就可能发生食物中毒。但是，怀孕会导致免疫系统的改变，孕妇可能会比没有怀孕的人病情更严重。虽然很罕见，但你的宝宝也可能因此得病。

为了避免食物源性的疾病，所有的肉类和禽类都要烹饪到全熟之后再吃。可以用肉类温度计来确定肉已经熟了。例如牛排，其内部温度至少要达到62.8℃（145℉）。

对于蛋类，烹饪时要加热至蛋黄和蛋清都成型，不要吃用生蛋或者不熟的蛋制作的食物。生蛋可能被沙门菌污染。

▶ *生的、没全熟的或者污染的海鲜。* 最好不要生吃鱼或者贝壳类海鲜，如牡蛎和蚌类，或者冷藏的熏制海鲜，如熏鲑鱼。如果吃的鱼来自当地水域，需要注意当地渔业通告——特别需要考虑水污染问题。如果缺乏相应的建议，那么将食用当地水域中鱼类的量限制在每周 6 盎司（约 170 克），并且这一周不要再吃别的鱼了。对于大多数海鲜来说，最好烹调至内部温度达到 62.8℃（145℉）。

▶ *加工过的肉制品。* 肉类在加工过程中可能被污染，特别是经过许多工序加工的。切片熟肉、博洛尼亚香肠、意大利腊肠和热狗可能导致一种罕见的、但可能非常严重的食源性疾病，称为李斯特菌病。李斯特菌是一种细菌，能在寒冷的环境里生长，如冰箱，但是不耐热。所以要吃热狗或熟肉，一定要加热保证内部温度达到 73.9℃（165℉），或者蒸一下再吃。那些从全熟的烤肉或者火鸡上切下的肉片就比较安全，但也应该加热以确保安全。

▶ *未经巴氏消毒的食品。* 低脂饮食应该是健康饮食的一部分，但不要食用任何未经巴氏消毒的奶制品，其可能导致食源性疾病，包括李斯特菌病。不要食用软干酪——如 Brie 干酪、羊乳酪、Camember 干酪、蓝纹奶酪或者墨西哥软干酪。墨西哥奶酪或白奶酪——除非上面标明是用经过巴氏消毒的牛奶制作的，否则也不要食用。同样，不要喝任何未经巴氏消毒的果汁。

▶ *没洗的食物。* 孕期可以生吃水果和蔬菜。一定要洗干净，特别是花园、农贸市场和果园等地方的瓜果蔬菜。

▶ *自制发酵食品。* 如果你喜欢喝酸奶或者吃泡菜，孕期也可以吃。同样也适用于德国泡菜、豆豉和味噌，但不要吃自制的。在发酵过程中，微生物会破坏食物本身的碳水化合物，并转化为另外的复合物。一般来说，"益生菌"是有好处的，但有被其他细菌污染的风险。经过巴氏消毒的发酵食品是孕期最安全的选择，巴氏消毒能杀灭所有细菌。最好也不要喝红茶（一种发酵过的茶），其可能包含酒精。

▶ *大量的动物肝脏。* 动物肝脏富含维生素 A。孕期可以食用少量动物肝脏；食用大量的动物肝脏可能导致维生素 A 中毒和出生缺陷。吃营养品的时候也要注意看维生素 A 含量。维生素 A 转化为 β 胡萝卜素就没有毒性了，但其前体（视黄醇）是有毒性的。其可能从食物、营养品及治疗过程中进入人体内，所以要注意总摄入量。

给素食者的建议 担心素食可能影响胎儿健康？放心。如果你身体健康，孕期还可以遵循原来的饮食习惯，

有益的食物

下列表中列出了孕期有益的食物，以及每天应该吃多少。

食物种类	孕期每天食用量	建议选择的食物
谷物 是身体最主要的能量来源	6~8 盎司（170~227 克） 1 盎司 = • ½ 杯热麦片或者 1 杯凉麦片 • ½ 杯煮熟的意大利面或者米饭 • 1 片全麦面包	全谷物麦片、糙米、黑面包、全谷物面条、野米、藜麦、大麦 **注意**：将含糖的麦片和白面包换成那些成分列表首先列出的全谷物食物
水果和蔬菜 提供重要的维生素、矿物质和纤维素	2½ 份或以上 1 份 = • 1 杯熟的或生的蔬菜 • 2 杯生的大叶蔬菜	莴苣叶、菠菜、青椒或者红椒、甘薯、笋瓜、豌豆、青豆、西蓝花、胡萝卜、玉米 **注意**：做蔬菜比萨。炒菜的时候也多加些蔬菜
水果 有甜味而且富含营养和纤维素	2 份或以上 1 份 = • 一片中等大小的水果 • 1 杯新鲜、冰冻或者罐装水果 • 1 杯 100% 果汁 • ½ 杯果脯	苹果、香蕉、葡萄、菠萝、草莓、蓝莓、橘子、西柚、甜瓜、桃子、葡萄干 **注意**：在麦片上加些水果

注：1 盎司（美制）= 29.57 毫升。

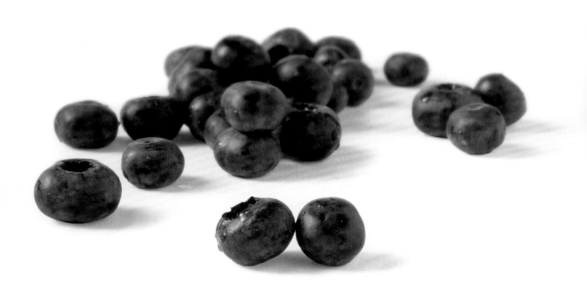

食物种类	孕期每天食用量	建议选择的食物
奶制品 提供钙,有助于宝宝的骨骼和牙齿发育	3 份 1 份 = • 一杯牛奶 • 一杯酸奶 • 1½ 盎司 (约 43 克) 奶酪 [或 2 盎司 (约 57 克) 加工过的奶酪,如美式奶酪]	脱脂牛奶、低脂奶酪、低脂酸奶、低脂干酪 **注意:**如果不能消化奶制品,可以尝试添加了钙和维生素 D 的豆奶,还可以试试低乳糖或无乳糖的制品
肉类、禽类和鱼 提供大量的蛋白质,对宝宝的生长发育至关重要	5½ 盎司 (约 156 克) 1 盎司 (约 28.35 克) = • 1 盎司 (约 28.35 克) 熟瘦肉、禽类或鱼 • 1 个鸡蛋 • ¼ 杯熟豆子 • ¼ 杯 (2 盎司,约 57 克) 豆腐 • 1 汤勺花生酱	鸡、干豌豆和豆子、鱼、瘦牛肉、瘦猪肉、花生酱、鸡蛋、豆腐 **注意:**早餐吃全麦面包加花生酱。晚餐可以吃三文鱼。沙拉中可以加鹰嘴豆。零食可以吃一小把坚果
脂肪、油脂和甜品 **热量的重要来源**	6 茶匙 含油脂的食物 • ½ 牛油果 =3 茶匙油 • 1 盎司 (约 28.35 克) 坚果 =3~4 茶匙油 • 1 茶匙花生酱 =2 茶匙油	橄榄油、坚果、植物种子、牛油果、沙拉酱、软质人造奶油 (不含反式脂肪酸)、蛋黄酱 **注意:**选择植物来源的油或者脂肪,其饱和脂肪含量一般很低
添加糖的食物 增加热量但没什么营养	需要有节制	**注意:**任何原本食物中 (如牛奶或水果) 没有的糖,称为添加糖,包括蜂蜜和添加糖的果汁

注意:自己做饭通常比较容易吃得好一些。需要食谱吗?可以在 MayoClinic.org 网站查询健康食谱。

宝宝也会很健康。饮食原则和非素食主义者是一样的：吃多种多样的食物，保证每天的饮食营养均衡。

如果日常饮食中包含鱼、牛奶和鸡蛋，那么就能保证摄取足够的铁、钙和蛋白质。但如果是严格的素食主义者（不吃任何动物制品），可能需要更加注意自己的日常饮食。严格的素食主义者通常难以从日常饮食中摄入足够的锌、维生素 B_{12}、铁和钙。为了帮你避免这样的问题，建议尝试以下方法。

▶ *每天至少吃 4 份富含钙的食物。* 除乳制品外，富含钙的食物包括西蓝花、羽衣甘蓝、豆类、加钙的果汁、燕麦片和大豆制品。维生素 D 的摄入对于帮助钙的吸收也很重要。

▶ *日常饮食多吃热量高的食物。* 这些对于体重增长不足的孕妇尤其重要。高热量的食物包括坚果、坚果黄油、植物种子和果脯。

▶ *根据身体情况选择保健品。* 对于严格的素食主义者来说，可能需要额外服用维生素 B_{12}。根据情况，还可能需要额外补充一些在动物制品中很常见的营养素。一定要选择适合自己的，建议和提供孕期保健的人员进行讨论，必要的时候，还可以咨询注册营养师。

服用保健品 食物是获取维生素和矿物质最佳的途径。不过，一些女性在孕期很难通过食物获取足够的叶酸、铁、钙，特别是在孕吐的时候。所以有时候医生会建议口服孕期维生素。

下面将介绍一些对你和宝宝健康最重要的营养素。口服孕期维生素可以获取这些营养素，但好好吃饭也很重要。服用保健品并不能代替健康饮食。

叶酸盐和叶酸 叶酸盐属于 B 族维生素，有助预防严重的大脑和脊髓异常（神经管缺陷）。保健品中人工合成的还有食品中添加的都称为叶酸。

需要量 孕期每天需要从营养品或食物中获取 600~800 微克叶酸盐或叶酸。至少从怀孕前一个月开始，推荐每天获取 400~800 微克叶酸。

富含叶酸的食物 添加了叶酸的麦片是获取叶酸的绝佳来源。大叶的蔬菜、柑橘类水果、干豆子和梨都富含叶酸盐。

钙 孕妇和胎儿都需要钙来帮助强健骨骼和牙齿。钙还有助于孕妇的循环系统、肌肉和神经系统的正常运转。如果孕期饮食中缺少足够的钙，胎儿就会从孕妇的骨骼中摄取钙。

需要量 目标是每天需要1000~2500毫克钙。如果是怀孕的青少年，每天需要 1300~3000 毫克。

富含钙的食物 乳制品是最富含钙的食物。每天只需喝 3 杯牛奶——每顿饭喝一杯，基本就能够满足每天对钙的需求。其他一些乳制品中也富含钙。许多非乳制品、果汁和早餐麦片中也都添加了钙。

富含叶酸盐(叶酸)的食物

食物	每日需要量	叶酸含量
麦片	¾~1 杯 100% 强化即食麦片	400 微克
菠菜	½ 杯熟菠菜	130 微克
豆类	½ 杯罐装美国白豆	106 微克
芦笋	4 片煮熟的叶子 (打碎后大概⅓杯)	90 微克
花生	1 盎司 (约 28.35 克) 干焙花生	40 微克
橙子	一个中等大小的橙子 (¾ 杯)	39 微克

富含钙的食物

食物	每日需要量	钙含量
麦片	⅓ ~1 杯 100% 加钙即食麦片	1000 毫克
酸奶	8 盎司 (约 227 克) 原味低脂酸奶	415 毫克
牛奶	1 杯加钙低脂牛奶	305 毫克
果汁	6 盎司 (约 170 克) 加钙和维生素 D 的橙汁	262 毫克
奶酪	1 盎司 (约 28.35 克) 部分脱脂马苏里拉奶酪	200 毫克
三文鱼	3 盎司 (约 85 克) 罐装有骨头的粉三文鱼	180 毫克
菠菜	½ 杯熟菠菜	120 毫克

来源：USDA 美国国家营养数据库参考标准，第 28 版

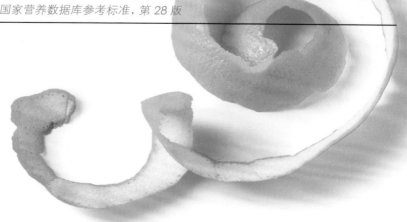

富含蛋白质的食物

食物	每日需要量	叶酸含量
禽类	½ 份无骨、不带皮的熟鸡胸肉	29 克
白干酪	1 杯低脂白干酪	28 克
鱼	3 盎司（约 85 克）野生大西洋三文鱼	22 克
牛奶	1 杯低脂牛奶	8 克
花生酱	2 汤匙奶油花生酱	7 克
鸡蛋	1 个大的全熟鸡蛋	6 克

富含铁的食物

食物	每日需要量	铁含量
麦片	1~1⅓杯 100% 加铁即食麦片	18 毫克
豆类	1 杯熟大豆	9 毫克
菠菜	1 杯熟菠菜	6½ 毫克
混合果仁	1 杯混合果仁，包括巧克力豆、坚果和植物种子	5 毫克
肉	3 盎司（约 85 克）瘦牛里脊	3 毫克
禽类	3 盎司（约 85 克）火鸡的鸡腿肉	1 毫克

来源：USDA 美国国家营养数据库参考标准，第 28 版

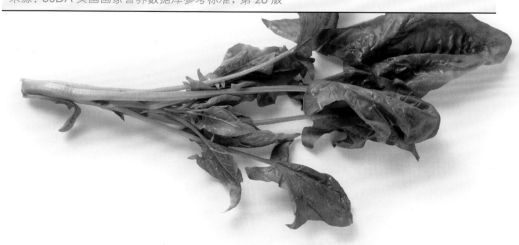

维生素 D 的摄入

维生素 D 非常重要，因为其可以帮助身体吸收钙，钙能保持骨骼强壮，以免发生骨质疏松等疾病。晒太阳就有助于摄入足够的维生素 D，还有乳制品和鱼也都含有大量的维生素 D。

怀孕期间摄入适量的维生素 D 是非常必要的。一些研究显示，维生素 D 缺乏可能与一些妊娠期并发症有关，如妊娠糖尿病、子痫前期和新生儿低出生体重。还需进一步研究以证实额外补充维生素 D 是否能降低上述孕期并发症的发生率。

营养学家建议，孕妇每天摄入 600IU（国际单位）维生素 D。每天最多不超过 4000IU（国际单位）。建议和产检人员讨论一下对维生素 D 的需求，特别是不能保证足够日晒时间的孕妇。医生可能建议你每天花 15 分钟左右的时间晒太阳，或者每天多喝一杯添加维生素 D 的牛奶或橙汁。

蛋白质　蛋白质对胎儿生长至关重要，特别是在孕中期和孕晚期。

需要量　推荐量是每日 1.1 克 / 千克体重。如果你体重 150 磅（约 67.5 千克），每日大概需要 75 克蛋白质。

富含蛋白质的食物　瘦肉、禽类、鱼和鸡蛋都富含蛋白质。其他选择还包括豆类、豌豆、豆腐、乳制品和花生酱。

铁　怀孕期间，血容量增加以适应身体的改变和满足宝宝血液系统发育的需要。所以，孕妇对铁的需求量基本上会翻倍。人体需要铁来合成血红蛋白，也就是红细胞中携带氧的重要物质。如果没有足够的铁，就会出现缺铁的症状。最常见的表现就是乏力。

需要多少　推荐量是每天 27 毫克。

富含铁的食物　瘦的红肉、禽类和鱼都富含铁。也可以选择添加铁的早餐麦片、坚果和果脯。

体重增长

怀孕是这辈子头一回想长多少体重就长多少体重，而且不用担心。是这样的吗？不完全是。怀孕期间体重一般都会增长，但最好控制在正常范围内。正常的体重增长对孕妇和宝宝都有利。而且，体重增长在适当范围内也有助于产后减肥。

健康体重是多少　对于怀孕后体重增长多少比较合适，并没有一个适用于所有人的标准。增长多少体重合适受很多因素影响，包括孕前体重和体重指

体重增长目标

孕前体重	建议体重增长（磅，1 磅约等于 0.45 千克）
低体重（BMI ＜ 18.5）	28~40（12.6~18 千克）
正常体重（BMI 18.5~24.9）	25~35（11.25~15.75 千克）
超重（BMI 25~29.9）	15~25（6.75~11.25 千克）
肥胖（BMI ≥ 30）	11~20（4.95~9 千克）

如何确定 BMI

体重指数（BMI）是卫生保健人员用来评估体重和健康状态的一个指标。可以用下表来判断 BMI。

BMI	健康		超重		肥胖			
	19	24	25	29	30	35	40	45
身高	体重（磅）							
4'10"	91	115	119	138	143	167	191	215
4'11"	94	119	124	143	148	173	198	222
5'0"	97	123	128	148	153	179	204	230
5'1"	100	127	132	153	158	185	211	238
5'2"	104	131	136	158	164	191	218	246
5'3"	107	135	141	163	169	197	225	254
5'4"	110	140	145	169	174	204	232	262
5'5"	114	144	150	174	180	210	240	270
5'6"	118	148	155	179	186	216	247	278
5'7"	121	153	159	185	191	223	255	287
5'8"	125	158	164	190	197	230	262	295
5'9"	128	162	169	196	203	236	270	304
5'10"	132	167	174	202	209	243	278	313
5'11"	136	172	179	208	215	250	286	322
6'0"	140	177	184	213	221	258	294	331
6'1"	144	182	189	219	227	265	302	340
6'2"	148	186	194	225	233	272	311	350
6'3"	152	192	200	232	240	279	319	359
6'4"	156	197	205	238	246	287	328	369

亚洲人 BMI ≥ 23 就可能增加健康问题的风险。

注：1 磅≈ 0.45 千克，1 英尺≈ 0.3 米。

根据 Circulation 2014；129（supp12）：S102；NHLBI 肥胖专家小组 2013。

体重都长在哪儿

先假设宝宝的出生体重为 7~8 磅。这也算在孕期体重增长的数目之内。但是孕期体重增长肯定是要超过 8 磅的。那么，剩下的体重都长在哪儿？以下将分别列出。

- 宝宝：7~8 磅 (3.15~3.6 千克)
- 增大的乳房：1~3 磅 (0.45~1.35 千克)
- 增大的子宫：2 磅 (约 0.9 千克)
- 胎盘：1½ 磅 (约 0.675 千克)
- 羊水：2 磅 (约 0.9 千克)
- 血容量增加：3~4 磅 (1.35~1.8 千克)
- 体液增加：3~4 磅 (1.35~1.8 千克)
- 脂肪储备：6~8 磅 (2.7~3.6 千克)

数（BMI）。孕妇和宝宝的健康状况也起到一定作用。

你可能需要和产检人员讨论体重增长多少是适合你的，不过还是有一些基本的原则。要记住的是，如果怀了双胞胎或者多胞胎，可能需要增长更多的体重。

如果孕妇超重　虽然超重可能带来健康风险，如妊娠糖尿病和高血压，但怀孕也不是减肥的好时机。建议和产检人员讨论一下体重增长多少合适。

低体重孕妇　对于低体重的女性，怀孕期间保持适当的体重增长是非常重要的——特别是在孕中期和孕晚期。如果没有足够的体重增长，宝宝可能会发生早产或者低出生体重。这些都会增加发生并发症的风险。

有进食障碍者　许多孕妇都觉得怀孕后身材发生了改变。一些孕妇甚至可能出现新发或者复发的进食障碍。一些进食障碍，如神经性厌食症或者暴食症，可能导致你和宝宝缺乏重要的营养素。

如果你以前因为进食障碍接受过治疗，或者特别害怕孕期身材改变，那么最好和产检人员好好咨询一下。他/她会告诉你孕期体重增长多少合适，并且讨论一下孕期健康的生活习惯和适当的营养摄入。如果还需要额外的帮助，那么也可以咨询注册营养师或者精神科医生。

缓慢且平稳　在孕早期，不用太担心体重增长的问题。如果孕前体重正常，在孕早期只需要长几磅就够了。

在孕中期和孕晚期，保持稳定的体重增长则更加重要。到分娩前，每月增长 3~4 磅 (1.35~1.8 千克)。每天可以额外摄入 300 卡热量——差不多半块花生酱果冻三明治和一杯脱脂牛奶，这样就能维持适当的体重增长。如果怀孕前体重过低，那么产检人员可能会建议你额外摄入更多热量。

坚持锻炼

怀孕似乎是一个坐下来彻底放松的完美借口，是不是？怀孕可能会伴随乏力、后背痛和水肿，所有这一切似乎都在暗示你应该在沙发上休息。

但是，实际上坐着休息并不能缓解各种不适症状。而且正相反，适当锻炼有助于降低常见的孕期并发症发生率，如背痛。锻炼能提高孕妇的能量水平，降低孕妇患有妊娠糖尿病和妊娠高血压疾病的风险。适当锻炼还能帮助你产后更容易减肥，并且降低产后抑郁症的发生风险。

最棒的是，规律锻炼还能帮助你增强耐力和肌肉力量，为分娩做好准备。如果分娩前身体健康状态良好，那么可能不需要药物干预甚至可能缩短产程和产后恢复时间。

宝宝，咱们一起动起来　每天至少花 30 分钟时间锻炼。不过不用一次就完成。即使是时间更短、次数更少的锻炼也能帮助你保持身材并为分娩做准备。

走路就是很好的锻炼。走路是适度的有氧运动，并且给关节带来的压力较小。其他一些不错的选择包括游泳、划船、骑固定自行车、越野滑雪、普拉提和瑜伽。不要选择高温瑜伽，因为有体温过高风险，而且还有跳跃和大幅度的动作。

力量训练也有好处，只要产检人员说可以就没问题。提重物的时候需要明确安全重量，避免损伤身体。

如果你已经有一段时间没有锻炼了，那么可以从每天锻炼 5 分钟开始，一周后增加到 10 分钟，然后是 15 分钟，以此类推。如果你孕前已经开始坚持锻炼，那么在怀孕期间还可以维持原来的锻炼水平（只要你觉得身体可以承受而且产检人员也认为可以）。一般来说，在锻炼时你应该可以正常说话。如果你觉得锻炼时很难正常说话，那么可能锻炼强度过

什么时候应该小心

通常，孕期锻炼对母亲和宝宝都有好处，不过需要先和产检人员讨论一下你适合哪种锻炼。如果你有早产的风险，产检人员可能会限制你的活动，除此之外，还包括以下情况。

- 严重的贫血
- 多胎妊娠
- 特定类型的心肺疾病
- 子痫前期
- 前置胎盘（详见第 428 页）
- 阴道出血
- 胎膜早破
- 宫颈异常
- 糖尿病控制欠佳
- 高血压

听从身体的呼唤

锻炼时需要注意身体发出的信号。如果身体告诉你要慢一些，就照做，无论你身体有多健康。注意头晕、恶心、视力模糊、乏力和气短。这些可能是心脏病发作的信号，可能危及孕妇和宝宝的生命。

胸痛、腹痛、宫缩、阴道出血和阴道流液也是危险信号，是身体告诉你需要减缓速度、停止并可能需要请求帮助。千万不要在疼痛发作的时候锻炼。疼痛是身体告诉你应该减缓速度或停止的信号。如果有疼痛或者其他一些危险信号，应该和产检人员讨论。

大了。

记住一定要在锻炼前后进行适度拉伸。锻炼后要大量饮水以保持身体的水分，而且要注意避免过热。无论你有多在意自己的身材，都不要锻炼到筋疲力尽的程度。

锻炼计划　怀孕可能已经很吃力了。哪有时间锻炼呢？实际上，你更应该选择一些你喜欢并且也适合你日常时间安排的运动项目，制订并遵守锻炼计划。可以考虑以下几条简单的窍门。

▶ *从简单的做起。*　你不一定需要到健身房或者买昂贵的锻炼服装。只要动起来就行。可以试着每天在家附近散步。可以经常变换路线来保持新鲜感。

▶ *找个伴。*　如果锻炼时能跟几个朋友一起聊天或者全家一起运动，肯定会更有意思。找个伴也能帮助你坚持锻炼。

▶ *定时锻炼。*　一天之中你什么时候有空又有精神？把那段时间空出来，定

好闹钟。

▶ *用耳机。*　锻炼时可以听音乐或听书。选择有活力的快歌更有助于锻炼。

▶ *试试报班。*　许多健身中心和医院都有专门为孕妇设计的锻炼班。你可以选择一个感兴趣而且时间合适的锻炼班。

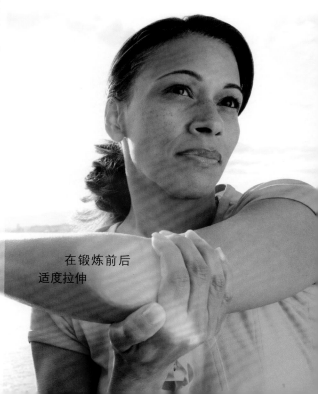

在锻炼前后
适度拉伸

▶ **要有创造性。** 不必把自己限制在某一种锻炼项目中。可以考虑徒步旅行、划船或跳舞。

▶ **允许自己休息。** 在怀孕过程中，你对锻炼强度的耐受力可能会逐渐下降。

运动和怀孕　如果你规律慢跑、跑步或者游泳，那么在你的产检人员同意后，在怀孕后的大部分时间内，你还可以继续这些运动。研究证明，进行低到中等强度运动的女性中，并未发现一些令人担心的情况，如体温过热。有人担心由于剧烈运动可能导致早产和胎儿血供减少，研究中也并未证实。近期研究表明，对于低危妊娠、孕前有规律锻炼习惯的孕妇，高强度运动一般来说也是安全的。坚持锻炼！不过需要警惕身体发出的锻炼过度的信号。

特别重要的是，需要在锻炼的时候大量补充水分，以补充锻炼过程中丢失的水分。一些孕妇可能由于脱水诱发轻度的宫缩。

一些运动量很大的女性，甚至是运动员，都会在孕期减小运动量，特别是在接近预产期的时候。随着体重的增加，身体重心改变，韧带也会更松弛，所以可能需要改变日常运动，避免受伤。

需谨慎进行的运动　过了孕早期之后，最好避免需要长期仰卧的地板运动。胎儿体重可能会影响血液循环。

孕期还要避免有很大可能摔倒或者腹部受伤的运动。如体操、骑马、滑雪、滑水、球拍类运动，受伤可能性很大。最好也避免高强度对抗的运动，如篮球或者足球。除了摔倒和跟别人发生冲撞的风险外，这些运动通常还需要跳跃或者快速变向。这类运动很可能会牵拉连接关节和软骨的韧带，这些韧带在孕期都变得更柔软。

水下和高海拔的运动也可能带来问题。浮潜通常比较安全，但孕期一定不要进行需要戴潜水器的潜水，因为空气减压过程可能给胎儿带来潜在危险。在海拔 6000 英尺（约 1828 米）以上进行徒步旅行可能会发生高原反应——特别是对于第一次到达这样高度的孕妇，可能危害孕妇和宝宝的健康。

孕期锻炼　分娩是一段奇妙的经历，但阵痛的过程对身体是个挑战。你的肌肉和关节都在活动、变化，以便让宝宝顺利来到这个世界。

如果提前让身体为此做好准备，就能使这个过程变得容易一些。在孕期，一些特定的锻炼项目能够让分娩过程中一些关键的关节和肌肉更加柔软。还有一些锻炼项目能减轻怀孕带来的疼痛，如背痛或腿抽筋。

本书的第二部分介绍了孕期每个月建议的运动项目——一些拉伸或弹性动作。可以从一个动作开始，然后每个月增加一个动作。你还可以选择一次把所有动作都做完，或者按你喜欢的顺序进行。

咖啡因含量表

咖啡和浓缩咖啡	咖啡因含量（毫克）
现煮咖啡,8 盎司（约 227 克）	95~190
现煮咖啡, 不含咖啡因,8 盎司（约 227 克）	2~5
浓缩咖啡,1 盎司（约 28.35 克）	47~75
速溶咖啡,8 盎司（约 227 克）	27~135
星巴克摩卡, 大杯,16 盎司（约 454 克）	175
茶	**咖啡因含量（毫克）**
煮的茶	
红茶,8 盎司（约 227 克）	30~80
红茶, 不含咖啡因,8 盎司（约 227 克）	2~5
冰茶	
亚利桑那绿茶,16 盎司（约 454 克）	15
普通速溶混合茶, 不加糖,1 茶匙	27
纯有机柠檬茶,17 盎司（约 482 克）	90
软饮料,12 盎司（约 340 克）	**咖啡因含量（毫克）**
巴克根啤酒, 普通	22
经典可口可乐	34
健怡可乐	46
胡椒博士可乐, 普通或无糖	41
山露威士忌, 普通或无糖	54
百事可乐, 普通或无糖	34~38
功能饮料	**咖啡因含量（毫克）**
5- 小时牌能量饮料,2 盎司（约 56.7 克）	200
妖怪牌能量饮料,16 盎司（约 454 克）	160
红牛,8 盎司（约 227 克）	75
其他	**咖啡因含量（毫克）**
糖	
黑巧克力, 含 60%~69% 可可	24
好时牛奶巧克力,1.55 盎司（约 44 克）	9
冰淇淋	
Dreyer's 或 Edy's 慢搅咖啡口味冰淇淋,4 盎司（约 113.4 克）	15
哈根达斯咖啡冰淇淋,4 盎司（约 113.4 克）	29
药物	
阿司匹林咖啡因,2 片	64
埃克塞德林, 强效镇痛,2 片	130
NoDoz(帮助清醒), 最强效,1 片	200

依据: USDA 国家营养数据库,2018 版；公共利益中心,2016,2017；食物和化学毒理学,2015

要聪明点

你的一些习惯——如一天三杯咖啡，晚餐来杯红酒，可能需要做出一些改变。一些你喜欢甚至热爱的事情突然被限制了，这可不是好玩儿的，例如下午三点来杯双倍拿铁，怀孕期间你必须得记住安全第一。你需要知道哪些是一定要避免——咖啡因、酒精、烟草和违禁药物。不过对于很多女性来说，怀孕是改掉坏习惯的巨大动力。

咖啡因　孕期最好不要摄入咖啡因。至少要知道应该限制在多少量以内。关于这一问题的研究结论并不统一，但总体来说，研究表明，适量摄入咖啡因——每天低于 200 毫克，也就是 1~2

孕期最好不要摄入咖啡因

杯咖啡，通常不会对孕妇或宝宝有害。

不过，随着每日咖啡因摄入量增加，风险似乎也有所增加。近期研究表明，摄入咖啡因量越大，新生儿发生低出生体重的风险也越大。低出生体重可能导致宝宝无法维持正常的体温和适当的血糖水平，并由此导致其他问题。

还需要注意，咖啡因并不只存在于咖啡中。茶、碳酸饮料、巧克力也都含咖啡因。为了减少每天的咖啡因摄入量，应该改喝不含咖啡因的饮料。或者对于热的、需要沏、泡的饮料，建议缩短时间。就拿泡茶包来说，别泡三分钟，只泡一分钟，这样就能减少一半咖啡因含量。

酒精　如果你喝酒，你的宝宝也在喝酒。无论你喝的是啤酒、红酒还是其他白酒。一旦酒精进入血液循环，就会通过胎盘被宝宝吸收。孕期喝酒会增加流产和胎死宫内的风险。还可能导致对宝宝的永久性损伤。

胎儿酒精谱系障碍（Fetal alcohol spectrum disorders，FASD）是指由于过度饮酒导致的一系列问题，包括胎儿酒精综合征。胎儿酒精谱系障碍包括严重的出生缺陷，如面部畸形、心脏病、低出生体重和智力缺陷。患胎儿酒精谱系障碍的宝宝可能会有永久的发育异常、注意力持续时间短、学习障碍和行为问题。

一旦你知道怀孕，就不要再喝酒了。如果你正在计划怀孕，最好也不要喝酒。孕早期的酒精暴露可能会导致宝宝的出生缺陷，这时你可能还不知道自己怀孕了。

宝宝出生之后，酒精能通过母乳进入到宝宝体内。因此，在母乳喂养期间最好限制饮酒。

烟草　吸烟对孕妇和宝宝也都很危险。孕期吸烟增加死产、早产、低出生体重和出生后新生儿猝死综合征（Sudden infant death syndrome,SIDS）的风险。

香烟的烟雾中含有数以千计的有害物质。特别是其中两种——一氧化碳和尼古丁，能减少对发育中胎儿的供氧。除此之外，尼古丁还会导致心率加快、血压升高、血管收缩，并因此降低了对宝宝的养分供应。

最好在怀孕前就不再吸烟。这也许还能帮助你彻底戒烟。不过，戒烟永远都不晚。即使在孕期才开始戒烟，也能减少宝宝暴露于有害化学物质中的时间，对他 / 她起到保护作用。

同时也要注意你和宝宝都应该避免吸二手烟。经常暴露在二手烟环境内，也会增加胎儿和出生后宝宝发生健康问题的风险。

孕期吸电子烟不安全。电子烟里含有尼古丁，会危害胎儿的大脑和肺，而且里面加的调味料也可能影响胎儿发育。如果在戒烟或者戒断使用含有尼古丁成分的产品方面有困难，可以寻求产检人员的帮助。

违禁药物　任何的违禁药物都可能对宝宝有害。包括大麻、可卡因、海洛因、迷幻药（LSD）、美沙酮或者其他任何种类的消遣性毒品或街头毒品。即使大麻的使用在一些地方是合法的，但其仍然可能给胎儿带来危险。

滥用处方药也同样可能对孕妇和胎儿有害。后续内容会详细介绍关于药物使用的详细信息。

一旦怀孕，药物就会通过你被胎儿吸收。这可能会影响胎儿的发育，并将在出生后继续对宝宝的生长发育产生影响。药物滥用可能导致胎死宫内，并可能出现新生儿戒断症状，如果不治疗甚至可能导致新生儿死亡。

合理用药

衷心希望你能度过一个平顺的孕期。但是孕期难免会有感冒头痛，也可能会发生过敏或者关节痛。这些时候，你可能就需要使用镇痛药或者抗过敏药，但你又担心用药会影响胎儿。

那么，有没有什么药孕期服用是安全的呢？如果因为生病已经在吃药了怎么办呢？怀孕了是不是应该停药？

什么是安全的药物　一般来说，在孕期最好别用药。一些药物可能导致早期自然流产或者影响胎儿发育。被证实在孕期绝对安全的药物屈指可数，但一些药物在生病时权衡利弊，服用也是相对安全的，不必为了那一点未知的风险而不用药。用药前，无论是处方药还是非处方药，都最好和产检人员商量。

用药指南

病情	相对安全	谨慎用药	避免用药
过敏 感冒 流行性感冒	• 鼻喷剂 • 氯苯那敏 (氯非拉明) • 对乙酰氨基酚 (泰诺等) • 西替利嗪 (仙特明) • 非索非那定 (Allegra) • 氯雷他定 (克敏能)	• 含伪麻黄碱的药物 (盐酸伪麻黄碱、氯雷他定 / 伪麻黄碱等) • 含右美沙芬的药物 (美敏伪麻溶液、维克斯夜片、维克斯白片等)	• 含去氧肾上腺素的药物 (泰诺, 抗过敏系列症状的药物等)
便秘	• 车前子 (欧车前亲水胶) • 甘油栓剂 (灌肠液)	• 多库酯 (磺琥辛脂钠、多库酯钙) • 比沙可啶 (双醋苯啶) • 番泻叶 (Senokot)	• 矿物油
腹泻		• 洛哌丁胺 (易蒙停 AD) 只能在孕中期和孕晚期短期应用；孕早期避免服用	• 碱式水杨酸铋 (佩托比斯摩)
胃灼热	• 抗酸药 (氢氧化铝、碳酸钙片剂) • 法莫替丁 (Pepcid) • 雷尼替丁 (甲胺呋硫) • 西咪替丁 (泰胃美)		• 含铝或者阿司匹林的药物 (Pepto-Bismol, Alka-Seltzer)
痔疮	• 车前子 (欧车前亲水胶)		
疼痛和发热	• 对乙酰氨基酚 (泰诺等)	• 布洛芬 (雅维、Motrin IB 等) 只能在孕早期或者孕中期服用，而且连续服用不要超过 48 小时 • 萘普生钠 (Aleve) 只能在孕早期和孕中期服用，而且连续服用不要超过 48 小时	• 阿司匹林 (除非产检人员建议使用)
酵母菌感染	• 克霉唑 (Lotrimin AF、Mycelex)	• 咪康唑 (Monistat3、Monistat7) • 氟康唑 (大扶康)	

产检人员能够帮助你根据病史和目前的健康问题做出正确的选择。药师也可针对药物安全性的一般原则进行指导。

虽然应该避免使用一些药物，但如果需要，也可能会建议用药。如果生病需要规律用药——如哮喘、甲状腺功能减低、高血压或抑郁症，在和产检人员讨论前，千万不要自行停药或者调整药物剂量。他 / 她会帮你评估孕前、孕期和产后都如何安全用药。一般来说，最好的选择是继续用药。也可能会建议停药或者换用其他对孕妇和胎儿风险较小的药物。

下文将介绍一些一般来说孕期使用相对安全的非处方药，还有一些孕期需要谨慎服用的药物，或者需要咨询医生后才能用的药。如果对药物有任何疑问，一定要咨询医生。而且一定要确定给你开药的医生知道你怀孕了。

什么药不安全　一些药物即使在怀孕早期也明确对胎儿的发育有害。孕期危险最大的药物如下。

▶ 治疗痤疮的药物异维 A 酸（Claravis、Myorisan 等），以前出售的叫作维 A 酸。

▶ 有多重用途的萨力多胺（沙利度胺）。

▶ 一些治疗高血压的药物（ACEI 类、ARB 类和肾素抑制剂类）。

如果你在服用其中任何一种药物，一定要在停药后再怀孕。医生会告诉你怎样才是最佳的停药方法，以及停药后需要间隔多久怀孕才安全。在和医生讨论前，不要擅自恢复用药。

孕期阿片类药物的使用　孕期使用阿片类处方药需要特别小心。这种药物是一种重要的镇痛药，但反复使用可能导致药物依赖。药物成瘾或者过量甚至可能导致严重危害。

和其他药物一样，孕期使用的阿片类药物也可能会通过胎盘。偶尔使用一般不会对胎儿有很大影响，但临近分娩

问答

我发现自己怀孕的时候还在口服避孕药。会不会对宝宝有影响？

一般来说，孕早期服用了口服避孕药可能并不会有什么大影响。虽然不建议这么做，但是这在非计划怀孕的女性中是相当常见的。

根据美国妇产科医生协会的建议，孕期口服避孕药并不增加出生缺陷的风险。一些研究表明，在接近怀孕前或者怀孕后服用口服避孕药可能增加新生儿低出生体重或者早产风险。不过这些担忧在临床工作中并没有出现。

要记住，绝大多数婴儿都能健康地出生。如果你对于在孕早期口服避孕药很担心，想确认宝宝没事，那就需要咨询医生。

使用阿片类药物可能导致新生儿产后呼吸慢或无效呼吸 (呼吸抑制)。

但是，若孕期出现阿片类药物依赖，则可能导致很多并发症，包括胎盘异常、先兆早产或早产、子痫前期、流产或胎死宫内。产后新生儿还可能出现戒断症状。

如果孕期有慢性疼痛，医生会建议尽量停止或减少使用阿片类药物。

阿片类药物成瘾的孕妇需要咨询产检人员。替代治疗 (换用其他药物) 可能对发育中的宝宝来说更为安全。

草药制品怎么样 当不能使用传统的药物的时候，你可能会尝试用草药制品来缓解疼痛或者其他一些症状。服用一点褪黑素可能有助于睡眠？但是千万不要误认为草药制品是"自然的"，就一定是安全的。

实际上，对待草药制品的原则应该与其他绝大多数药物一样——避免使用。除非医生表示某一种草药是安全的，你才能服用。草药制品在孕期可能像传统的药物一样危险，甚至危险性更高，因为目前对很多草药制品都知之甚少。

与处方药和非处方药不同，草药制品可能在保健食品店和药店就能买到，而且可能并没有通过国家食品药品监督管理局的检测和批准。草药制品无须进行临床研究，也就无法评判其安全性、纯度和有效性。

一些草药茶、保健品和其他一些治疗方法甚至可能直接导致不良妊娠结局，如宫缩或早产。局部使用杏仁油治疗妊娠纹可能导致早产风险增加。而且，孕期非常规用药及治疗的安全性研究极少。

怀孕期间还是要安全第一。如果你怀孕了，或者正准备孕你都需要和医生讨论所有正在服用的药物和保健品，包括草药。其中一些可能是安全的，如喝生姜茶治疗恶心。医生可能会建议你在分娩前放弃其他方法。

孕期工作

怀孕后，尤其是在有早孕反应的时候，工作能帮你忽略这些反应和乏力等不适。根据工作情况，如果可能的话建议调整工作量。在怀孕最初的三四个月，你可能需要频繁上厕所、喝水、加餐。如果工作需要频繁倒班，对你来说可能会比较吃力。避免太热的环境有利于缓解恶心和头晕，要保证工作安排能让你有足够时间休息。

到了孕中期可能会感觉好一些——恶心的症状通常已经消失了，你又恢复了往日的精力，怀孕的日子也变得美好起来！孕中期和孕晚期在工作中要尽量避免提重物或者摔倒。要时刻记住不要对自己那么严格。你现在孕育着一个新生命。

对于一些女性来说，工作能帮助她们转移注意力，而不是只等着宝宝的到来。下面有些小窍门，帮助你在怀孕时工作更轻松、更舒适。对于在家干家务活也同样适用。

拎东西的正确方法

1. 单膝跪在要提的东西旁边。
2. 将要提的东西放在两腿之间，背部尽量挺直。
3. 将要提的物品尽量靠近身体，用腿部肌肉而不是背部肌肉的力量站起来并拎起东西。

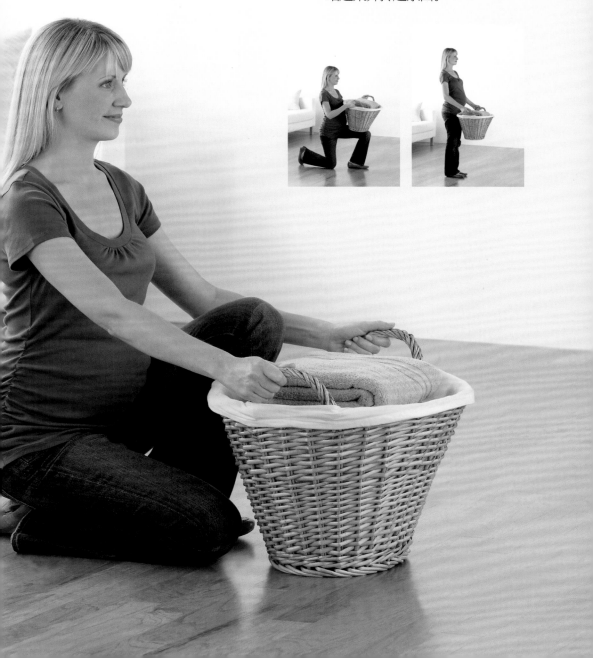

应对疲劳　怀孕期间，身体需要更加倍工作，因此孕妇可能会觉得疲劳，工作日又很难休息。以下方法可能会有帮助。

▶ **多吃富含铁和蛋白质的食物。**　乏力可能是缺铁性贫血的症状之一，调整饮食就能有帮助。可以选择如红肉、家禽、海鲜、绿叶蔬菜、全谷物麦片、意大利面、豆子、坚果和种子等食物。

▶ **短时、多次休息。**　站起来四处走动一下能帮助你恢复活力。花几分钟关上灯、闭上眼睛并把脚抬起来也能帮助你养精蓄锐。

▶ **减少各种活动。**　减少各种活动能让你在下班后更多地休息。有些活动和家务可以不做或者由其他人代劳。

▶ **坚持健身。**　度过了漫长的一天后，运动可能是你最不想做的事之一，但运动有助于提高你的能量水平，特别是如果你长时间坐着的话。在产检人员同意的前提下，可以下班后散步，或者参加孕期健身班。

▶ **早睡觉。**　每晚争取睡 8~10 小时。在孕晚期，左侧卧位休息有助于提高子宫供给宝宝的血流而且能预防水肿。可以在两腿之间和肚子下面都垫上枕头，这样会舒服一点。

坐、站、弯腰、拎东西　怀孕会使坐、站、弯腰、拎东西这样每天的日常活动都变得困难。怀孕还导致膀胱持续受到压迫、背部肌肉受到牵拉，腿和脚水肿。

勤解小便有助于减轻压力。隔一两个小时就站起来走动有助于缓解肌肉压力，预防液体潴留。你还可以尝试一些其他方法让自己上班的时候更舒服一些，也有助于预防其他健康风险。下面介绍一些上班时间的放松方法。

坐　如果是在办公室工作，坐的椅子特别重要——而且不仅仅是在孕期！孕期随着体重的增加和重心的转移，你更需要高度和角度都能调节的椅子。需要有能调节的扶手、稳当的坐垫和靠垫，良好的背部支撑能让长时间坐着的你舒服一点，也能帮助你比较容易地站起来。

如果没有那么合适的椅子，那就调整、改进你现有的椅子。例如，如果你觉得需要靠垫或者背部支撑，就垫个小枕头，或者用专门支撑背部的小靠垫。这种小靠垫也能放在汽车座椅上，这样万一你上下班路途比较远，也能坐得舒服一些。

坐的时候最好把脚抬起来放在脚凳或者小箱子上，以减轻背部的压力。还能降低发生下肢静脉曲张或者下肢静脉血栓的风险。用脚凳也能减轻下肢水肿。

站　孕期，血管扩张以适应增加的循环血容量。这样，如果长时间站立就会导致血液淤积在下肢，并可能导致下肢疼痛甚至眩晕。久站还可能会增加背部的压力。

如果需要站着工作，可以把一只脚放在一个小箱子或者小脚凳上，以减轻背部的压力、减少血液在下肢淤积。注意时不时换换脚。最好穿上弹力袜，并且多休息几次，都会有帮助。最好穿鞋跟低而宽的鞋，比穿高跟鞋或者平底鞋都好。

弯腰和拎东西　通常，怀孕后不能跟孕前提一样重的东西。最好跟产检人员讨论可以提的安全重量。为了预防或者减轻背痛，需要按适当的姿势弯腰和提重物（详见第 41 页）。另外，一定不要站在梯子或凳子上提东西或够东西，由于重心的改变，这样容易摔倒。

如果你有大一些的孩子，体重超过 40 磅（约 18 千克），那么在孕中晚期，最好避免或减少抱孩子。孕早期就开始逐渐减少抱孩子，这样对孩子来说会更容易适应。还有其他一些方法可以亲近孩子，如坐在一起或者拥抱。不要再抱着他们上车了，可以看着他们自己爬上车。

避免接触有害物质　只要你和工作单位都按职业安全与健康管理局规定的标准处理有害物质，那么你的工作可能就不会给宝宝带来风险。

安全起见，还是要注意在工作中接触的所有东西——特别是从事卫生保健或者制造业的工作者。美国联邦法律规定，美国所有的工业、制造业厂家都必须有材料安全数据表，上报工作场所的有害物质，并且要将信息告知雇员。

对发育中胎儿有害的物质包括铅、汞、电离辐射（X 线）和治疗癌症的药物。

一些有机溶剂，如苯，可能有害，不过目前的研究尚未得出统一结论。

如果工作中可能接触到化学物质、药物或放射线，一定要告诉产检人员。还要咨询产检人员是否有防护装备以减少暴露。包括长外套、手套、口罩和通风系统。

产检人员会根据以上信息来判断你的生活环境是否有风险，以及如果有，怎样才能降低或避免损害。幸运的是，目前发现环境因素几乎不会导致出生缺陷。在很少一部分能归类于环境因素导致的出生缺陷中，绝大多数是由于孕期饮酒、吸烟或药物滥用，而不是在工作场所接触的物质所导致。即使是这样，还是要尽量避免接触已知或潜在有害物质。

合理安排出行

你可能会担心怀孕影响你的旅行计划或者暑假，其实不会。只要身体健康状况良好，并了解基本的安全防范措施，孕期旅行也是安全的。一般来说，最适合旅游的是孕中期，这时候既没有早孕反应，宝宝对身体的负担也不太大。你会发现孕晚期四处旅行可能就比较困难。

不过，如果你同时合并一些疾病，例如心脏病，或者既往怀孕曾经发生过异常，那么产检人员可能会建议你不要去远处，以免发生紧急情况。

在出发去旅行前一定要和产检人员商量，旅行方式和目的地都可能对怀孕有影响。如果经常旅行，或者因为工作原因经常出差，就应该和产检人员讨论一下你的日程表。这样可以想办法让旅行更加舒适。

在计划或者准备外出旅行时，需要知道目的地的医疗条件。如果目的地是乡下或者小岛，万一有紧急情况，可能需要花费数小时才能进行产科治疗。越洋飞机也意味着可能拖延产科治疗的时间。虽然绝大多数孕妇都不合并产科并发症或者早产，但是安全起见还是考虑一下万一发生意外，保险是否覆盖以及有哪些社会支持。

还需要考虑到在目的地可能的疾病风险。也需要注意保证饮食安全，这一点在外旅行时可能很难保证。

当你选择出行方式时，需要考虑到路上需要花费的时间。通常，最快的就是最好的，不过费用和其他因素也是需要考虑的。

坐飞机 一般来说，如果孕期没有什么并发症，坐飞机还是比较安全的。不过，在订票之前还是要先咨询产检人员。另外，许多航空公司都限制怀孕36周以上的孕妇乘机。

对于一些孕妇来讲，孕期坐飞机可能会增加一些并发症发生的风险，如镰状细胞贫血和血栓性疾病。此外，如果怀孕超过36周，或者有早产风险，产检人员可能也会禁止你外出旅行。

如果你的旅行计划可以调整，坐飞机的最佳时机是孕中期——大概为14~28周。这时候可能是孕期感觉最好的时候，流产和早产的风险也都最低。

坐飞机的时候要注意以下几点。

▶ 确认航空公司关于孕妇乘坐飞机的指南。航空公司和飞行目的地不同，针对孕妇的指南可能也有所不同。

▶ 系好安全带。飞行途中要把安全带系在肚子下方、大腿上方。

不要去的目的地

孕期计划出行时，需要选择合适的目的地。如果并不能让自己保持感觉凉爽，最好就不要去气候太热或者潮湿的地方。去海拔过高的地方可能会由于氧含量下降而导致呼吸困难，这样对孕妇和宝宝都不好。如果旅行期间需要走很长的路或者站很长时间，那么也应该慎重选择。在计划活动时，要牢记在孕期最好不要深潜、滑雪、滑水、攀岩或骑马。

如果要去的地方是传染病高发地区，如寨卡病毒或埃博拉病毒高发区，也需要慎重。要去这些地区通常需要注射疫苗，而且发生食品、水源性疾病的风险也较高。如果要去高危地区，一定要在出发前听取医疗建议。产检人员会从疾病预防控制中心更新旅游注意事项。

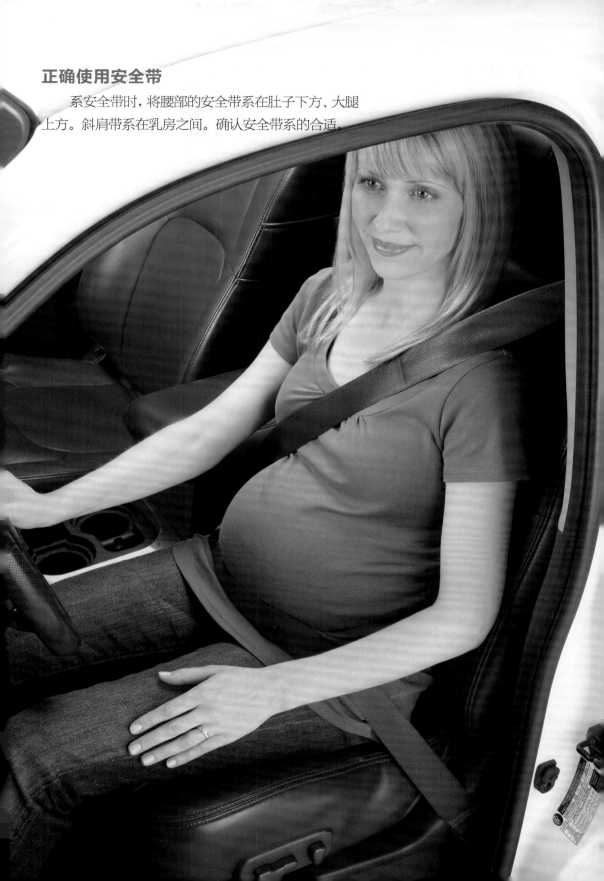

正确使用安全带

　　系安全带时，将腰部的安全带系在肚子下方、大腿上方。斜肩带系在乳房之间。确认安全带系的合适。

几条旅行小窍门

为了让怀孕期间的出行更舒适，可以采用如下做法。

- 穿宽松的衣服和舒服的鞋。旅程长的时候需要穿弹力袜。
- 路上需要有足够的休息站，方便上厕所，并安排下车放松的时间。
- 带上健康的零食。
- 带上最喜欢的枕头。
- 随身携带健康保险信息。
- 如果要去海外旅行，最好带上一份产检记录的复印件。
- 采取安全防范措施。

- 促进血液循环。如果可能的话，不时在过道上来回走动。如果必须坐在座位上，可以经常屈伸脚踝。产检人员可能建议你在飞行途中穿弹力袜。
- 多喝水。机舱内湿度低，可能导致脱水。

飞行期间气压低，可能会轻微降低孕妇血液中氧的含量，不过只要孕妇本身健康，一般没问题。同样，对绝大多数人来说，机场安检扫描或者飞机飞行在高空中的电离辐射也没什么问题。如果你需要频繁飞行，最好和产检人员讨论一下。产检人员可能会建议你在孕期缩短飞行时间。

坐船　对于孕妇来说，轮船或者邮轮也像其他一些出行方式一样安全，而且船上一般都有医务人员。确保你要坐的船上一直有医生或护士。还需要确认目的地有医疗设施可以处理孕期并发症，以备万一发生紧急情况。大多数邮轮都接受怀孕 24 周前的孕妇。

记住船在航行过程中的晃动可能会加重恶心和呕吐。另外，走在甲板上的时候一定要非常小心，因为那里的地板可能很滑。不要滑倒或者失去重心摔倒。

如果担心晕船，可以用晕船手环。晕船手环可以戴在手腕上，通过穴位按摩来预防恶心。有一些女性可以用晕船手环代替药物，但对于有些女性可能就没用。

坐车　坐车旅行的时候，一定要记得，无论是否怀孕，都要系安全带。车祸导致的创伤可能直接导致胎死宫内。

系安全带时，将腰部的安全带系在肚子下方、大腿上方，斜肩带系在乳房之间。

如果开车路程很长，要不时停车放松一下。可能的话，避免连续坐车超过 2 小时，一天之内坐车的时间不要超过 6 小时。每一两个小时就下车走动，有助于预防血液在下肢淤积。这也有助于降低血栓形成的风险。而且，你可能也需要时不时地上个厕所。

一定要大量饮水，以保证体内有充足的水分。这一点对于任何出行方式都适用。

常见问题

好像一怀孕，所有问题都来了。事实上，有些问题你可能甚至从来都没想过。能不能染头发？能不能在浴缸里泡热水澡？下面列举了一些常见问题的答案。可以访问我们的网站（MayoClinic.org）得到更详细的信息。

？ 我不小心脚下一滑摔跟头了，是不是需要看医生　孕期一旦摔倒你可能会非常惊慌，不过身体的本能是会保护宝宝的。只有受了非常严重的伤才可能直接伤害到腹中的宝宝。

子宫肌层很厚，肌肉很强壮，能保证宝宝的安全。羊膜腔内的羊水也有缓冲的作用。另外，孕早期子宫位于骨盆内，被保护得更好。如果你摔倒了，放心，绝大多数情况下不会伤到宝宝。怀孕 23 周后，如果腹部直接受到撞击，就可能会导致一些并发症，需要到医院评估。

如果在摔倒后担心是不是会影响宝宝的健康，那么就去找产检人员确认一下。如果有以下情况，需要立即就医。

▶ 摔倒后疼痛、出血或者腹部受到直接撞击。

▶ 阴道出血或者流液。

▶ 腹部、子宫或者盆腔感觉剧烈的疼痛或者触痛。

▶ 感觉有宫缩。

▶ 感觉胎动减少。

绝大多数情况下，宝宝都会安然无恙。不过产检人员可能会建议进行一些检查来确定一切正常。

？ 怀孕还能不能注射每年一次的流感疫苗　可以，一般孕期注射流感疫苗是安全的。实际上，美国疾病预防控制中心（CDC）建议，在流行性感冒高发季节，准备怀孕的女性最好注射季节性流行性感冒疫苗，特别是在 11 月至 3 月间（除非你对鸡蛋严重过敏，或者既往注射流感疫苗有严重反应）。

怀孕会对心肺造成额外的负担。怀孕还可能影响免疫系统。这些因素不仅会增加感染流行性感冒的风险，还可能会增加发生流行性感冒严重并发症的风险，如肺水肿和呼吸窘迫。季节性流感疫苗有助于预防这些潜在的风险。

流感疫苗每年都会根据专家预测的最常见病毒种类而进行改变，可预防多种病毒株感染。虽然注射后仍有可能感染流行性感冒，但也有助于预防严重的症状和并发症——即使感染的病毒株不在疫苗覆盖范围内也可以。另外，孕期注射疫苗的孕妇还可以为无法注射疫苗的胎儿提供潜在保护。

如果可以，一定要选择疫苗注射制剂而不要用鼻腔喷雾制剂。注射用的流感疫苗是由灭活病毒制成的，所以对于任何孕周的孕妇和宝宝都是安全的。鼻腔喷雾疫苗是由活病毒制成的，不适合孕期使用。近年来，由于在既往流行性感冒流行季节应用效果欠佳，美国疾病预防控制中心已经不建议使用鼻腔喷雾疫苗了。

如果你对流感疫苗仍心存疑虑，那么就尽量详细了解相关信息。登录可信的网站，如美国疾病预防控制中心网站，或者咨询产检人员。

其他疫苗安全吗   有些安全，有些则不安全。除了季节性流感疫苗外，美国疾病预防控制中心建议在孕 27~36 周注射破伤风、白喉、百日咳（Tdap）加强疫苗，即使在孕前已经注射过的也建议再次注射。

如果你要出国旅行或者感染某些特定疾病的风险增加，医生可能会建议孕期注射其他一些疫苗，如甲型肝炎、乙型肝炎、脑膜炎球菌或者肺炎球菌疫苗。

孕期不宜注射的疫苗包括流感减毒活疫苗、人乳头瘤病毒（HPV）疫苗、麻疹疫苗、流行性腮腺炎疫苗、风疹疫苗和水痘疫苗。

感冒了怎么治最好   感冒可能会让你觉得很痛苦。首先要强调，一些感冒药孕期不建议使用，如充血缓解剂、止咳糖浆和抗组胺药（详见第 38 页）。不过这些药也不能真正治愈流行性感冒，只是缓解身体在对抗病毒时导致的不适，让身体感觉舒服一点。以下这些小窍门可能有所帮助。

▶ **多喝水。**   水、果汁、茶和热汤都是很好的选择。这些有助于补充黏液分泌增加或发热导致的液体流失。

▶ **多休息。**   生病会给身体带来很大压力。

▶ **调节室内温度和湿度。**   保证屋里温暖，但是又不要太热。如果空气干燥，建议用凉雾加湿器，或者喷雾器来湿润室内空气，帮助缓解鼻塞和咳嗽。要保证加湿器清洁，以避免细菌和霉菌的生长。

▶ **缓解咽痛。**   每天用温盐水漱口几次，或者喝温蜂蜜柠檬水，有助于缓解咽痛、减轻咳嗽。

▶ **用生理盐水鼻滴剂。**   为了减轻鼻塞，可以用生理盐水鼻滴剂。它是非处方药，安全无刺激。

▶ **如果发热或身体疼痛，可以使用对乙酰氨基酚。**   对乙酰氨基酚（泰诺等）可以止痛和退热，一般认为在孕期服用是安全的。

过敏怎么办   首先，试着确定过敏原，尽可能避免再接触。另外有一些治疗过敏的常用方法，包括一些抗组胺药和减充血剂，孕期一般都不建议使用（详见第 38 页）。治疗过敏引起的鼻塞、流鼻涕或者其他一些过敏症状的最好方法，是以下一些自我护理方法。

▶ **尝试色甘酸钠。**   色甘酸钠（鼻喷剂）是一种非处方鼻喷药，可以缓解炎症。可以有效治疗轻度的过敏反应，对于孕妇来说是个好选择。

▶ **鼻腔冲洗。**   用一杯温水溶解 ¼ 茶匙盐。把混合好的盐水倒进特制冲洗瓶里（在药房就能买到），或者用大的橡胶冲洗器。把头向下倾斜，并偏向一边。把瓶子或者注射器放到上方的鼻孔里，同时用手指把另外一侧的鼻孔压闭。挤压瓶子或者注射器，盐水就会通过鼻腔流到嘴里，把盐水吐出来然后擤鼻子。把头偏向另一边，重复上述步骤，冲洗另一侧鼻腔。洗鼻壶是冲洗鼻腔的另一个选择。按包装说明使用。

▶ *吸入热水淋浴产生的雾气或者加湿器喷出的雾气。* 需要注意保证加湿器干净，避免细菌滋生。

▶ *用手按摩鼻窦。* 这种方法有助于缓解鼻窦充血。

如果感觉症状加重，而且上述方法都无效，需要联系医生。

？ **能用非处方药治疗痤疮吗** 孕期痤疮并不是特殊类型的痤疮。许多女性只有在怀孕时才会有痤疮问题。对于绝大多数女性来说，罪魁祸首可能是油脂分泌过多（皮脂），这种情况通常是由于激素水平过高导致的。治疗孕期痤疮最好的办法包括以下几条。

▶ *每天洗脸两次。* 用温和的洗面奶和温水洗脸。

▶ *每天洗头发。* 不要让头发盖到脸上。

▶ *用无油的化妆品。* 选用说明中有以下描述的化妆品，如水性、无油、不堵塞毛孔。

▶ *不要总把手放在脸上。* 这会导致皮肤上的油脂和汗液停留在脸上，刺激产生痤疮。

任何药物，无论是抹在皮肤上还是吃到肚子里，都会进入血液，所以孕期用药一定要小心——即使是非处方药。

治疗孕期痤疮的首选药物是红霉素（2% 红霉素凝胶），是一种外用处方药。

另外一种选择是壬二酸（壬二酸霜，Finacea），处方药和非处方药都有。其他一些相对安全的非处方药包括外用过氧化苯甲酰、外用水杨酸和外用乙醇酸。不过在使用任何方法治疗痤疮前，最好都先咨询产检人员。

有一些治疗痤疮的药物无论如何也不要用，因为可能会导致出生缺陷，如阿达帕林（达芙文）、他佐罗汀（Avage，Tazorac）和异维 A 酸（爱优痛等），它们曾经作为痤疮特效药销售。

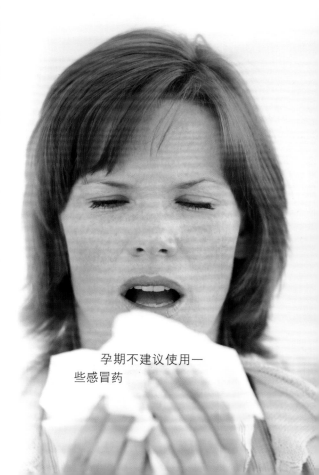

孕期不建议使用一些感冒药

？乳糖不耐受的孕妇，怎么才能摄取足够的钙　对于许多女性来说，孕期消化乳糖的能力会提高，特别是随着孕周的增加而提高。所以，即使在非孕期有乳糖不耐受，也可能在怀孕后能食用牛奶和其他一些乳制品，而且不会有任何不舒服。

医学会建议 19 岁以上的女性每日需要摄入 1000 毫克钙，包括孕妇，而对于年龄小于 19 岁的青少年孕妇，每日需要摄入 1300 毫克钙。牛奶和其他一些乳制品是钙的最佳来源，如果完全不吃，就很难满足钙的摄入要求。

如果孕妇对于乳糖不耐受，或者不爱喝牛奶、不喜欢吃乳制品，那么建议采用以下方法。

▶ 绝大多数对乳糖不耐受的孕妇，随餐最多能喝一杯牛奶，而不会有什么不舒服。如果喝不了，那就试着一次喝半杯，每天喝两次。

▶ 可以尝试不含乳糖或者是乳糖减量的奶制品，如牛奶、奶酪或者酸奶。

▶ 酸奶和其他一些发酵的奶制品，如奶酪，可能比普通的牛奶更容易耐受。酸奶中的乳糖已经部分被其中的活细菌分解了。

▶ 可以服用钙片。

▶ 还可以选择其他高钙的食品，如带骨的沙丁鱼和三文鱼、豆腐、西蓝花、菠菜以及加钙的果汁和食品。

？能染发或者挑染头发吗　染头发的时候，一小部分染料可能会穿透皮肤。不过，一般来说，染料对发育中的胎儿并没有什么害处。

关于女性怀孕前和孕期染发的研究非常少。动物研究表明，染发剂中的化学物质即使很大剂量也不会导致严重的出生缺陷。大多数研究者认为孕前或孕期使用染发剂是安全的。

如果孕期想要染发，还是要注意安全第一。让其他人帮你抹染发膏，并注意要彻底冲洗干净头皮。如果担心孕期染发有影响，就不要染，或者咨询产检人员以得到更多信息。

？孕期在浴缸里泡澡或者洗桑拿安全吗　在浴缸里泡澡能有助于放松身体，并缓解肌肉酸痛，而不会危害健康。但不要洗桑拿，而且怀孕时泡热水澡也是有危险的。在热水里泡 10 分钟就能使体温升高到 102℉（38.9℃），就会导致体温过高。一些研究表明，在怀孕最初的 4~6 周，暴露于高温中可能会增加流产和神经管缺陷的风险。孕期暴露在温度过高的环境下还可能导致体温过热、低血压，这些可能会降低对胎儿的氧供，还可能造成孕妇头晕眼花，甚至因此摔倒。

如果孕期想泡热水澡，建议如下。

▶ 泡澡时间不超过 10 分钟。

▶ 不要坐在热水入水口的附近。

▶ 如果开始出汗或者觉得不舒服，就赶快从热水浴缸里出来。

▶ 如果因为发热、锻炼或者刚洗了桑拿，体温已经升高，就不要再泡热水澡。

? **孕期做 X 线检查安全吗**　答案可能会让你大吃一惊，目前认为孕期接受 X 线检查是相对安全的。在大多数情况下，接受 X 线检查利大于弊。

如果孕期做腹部 X 线检查，发育中的胎儿就会暴露在放射线中。放射线可能导致迅速生长的胎儿细胞发生改变，那么宝宝发生出生缺陷或日后患一些疾病的风险就略有升高，如白血病。

不过目前认为，孕期接受 X 线检查对正在发育的胎儿构成的风险非常小。绝大多数 X 线检查——检查位置包括胳膊、腿、头、牙或胸腔，都不会导致生殖器官或宝宝暴露在放射线中。穿上铅制的围裙或领子也能对可能散射的放射线起到防护作用。

如果你需要接受 X 线检查，告诉医生你可能或者已经怀孕了。医生可能可以用超声代替 X 线检查。另外，如果你的孩子需要接受 X 线检查，而你可能或者已经怀孕了，那么不要在孩子检查期间抱着他。可以请其他人帮忙。

如果做了 X 线检查后你才发现自己怀孕了，也不要太难过。记住，风险非常小。受到放射线辐射剂量大到可能导致一些问题的可能性是非常小的。但是，如果因患病需要接受放射线治疗，如为了治疗癌症接受放疗，那么风险就大大增加了。如果对放射线暴露有任何疑虑，都可以咨询产检人员。

? **能不能放心用电器，如手机、电脑或微波炉**　以上和其他无线设备都会发出一种电磁能量，称为射频波。这种电器发出的辐射和 X 线的辐射不同，剂量也要低很多。

不过，一些研究者和环境观察人员还是推测暴露于这类设备时，如拿着手机离头部或者身体很近打很长时间电话，随着时间的推移就可能暴露于有害剂量的电磁能量中，从而危害健康。

已有研究表明，孕期大量使用手机可能导致流产或其他胎儿发育异常。不过此类研究很少而且结论并不一致。还有一些研究关注射频暴露，如住在手机信号塔附近，是否和孕期并发症有关。但是目前没有任何科学依据支持上述关联。

虽然，没有证据显示需要警惕，不过，如果担心暴露在射频能量中，可以考虑少用手机，不用的时候也不要放在身上，夜里也是一样。

? **机场安检时全身扫描对孕妇安全吗**　这种扫描仪有两种工作原理。一种是利用非电离电磁辐射（毫米波段），这种能量类型类似于雷达成像和广播信号。这种类型的辐射已经使用了一个世纪，并没有发现对健康有任何影响。

另外一种扫描仪用的是"反向散射"电离辐射，会使人体暴露于非常弱、非常低水平的 X 线中。扫描仪产生的辐射非常弱，这种 X 线不会穿透身体。

目前没有证据表明扫描仪会危害发育中的胎儿。

用避蚊胺预防蚊子咬安全吗 避蚊胺，是许多常见驱虫剂中的活性成分，一般只要按说明书使用都是安全的。避蚊胺能够有效防护由蚊子和蜱虫传播的疾病，如塞卡病毒、西尼罗河病毒和莱姆病。使用避蚊胺以免感染这类疾病带来的好处，远超过少量避蚊胺通过皮肤进入血液循环所导致的风险。注意要在安全的区域内活动，减少户外活动的时间，特别是在孕早期，根据在户外的时间不同调整避蚊胺的用量。

使用基础的家用清洁剂安全吗 目前并未发现规律使用普通的家用清洁剂会危害胎儿发育。不过还是应该避免使用烤箱清洁剂，其会在相对较小的空间产生刺激性的气体。而且无论是否怀孕，都不要把氨水和漂白剂混合使用，因为这样会产生大量的有毒气体。

在清洁的时候，一定要避免吸入任何刺激性或腐蚀性的气体。要戴手套，避免通过皮肤吸收任何化学物质。同时，建议换用不含任何有刺激性或有毒化学物质的清洁剂。

油漆味有害吗 一般来说，要避免暴露于油基涂料，或者含铅、汞的涂料，这类涂料在一些表面脱落后的古老涂料中很常见。还要注意避免暴露于化学溶剂，如脱漆剂。一般认为孕期使用水基涂料是安全的。即使只是刚刚重新粉刷了一间房间，或者油漆了一件婴儿家具，也要在通风良好的地方进行粉刷工作，以减少吸入气体的风险。不要在粉刷的地方吃喝。另外，如果需要用梯子，要格外小心。身体形态的改变可能会让你失去平衡感。

可以整理猫砂盒吗 弓形虫病是一种可能危及腹中宝宝健康的传染性疾病。这是一种叫刚地弓形虫的寄生虫导致的疾病。猫在吃了被传染的啮齿类或其他小动物后被传染，之后寄生虫在猫的肠道中繁殖。被感染几周后，就能在猫的粪便中发现这种寄生虫，主要存在于猫砂盒和花园的土壤中。由于猫砂盒或者土壤中可能会有猫的粪便，在接触的时候就可能通过手-口途径感染弓形虫。吃未煮熟的被感染的肉，也可能感染弓形虫。

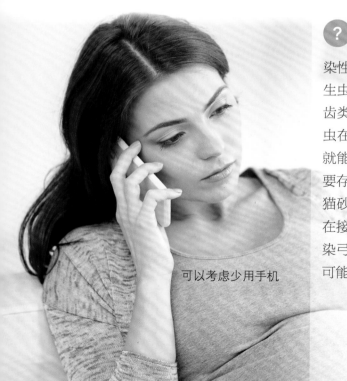

可以考虑少用手机

如果家养猫只在室内活动，感染弓形虫的概率较低。不过，孕期为了安全起见，还是应该尽量让家里其他人打扫猫砂盒。如果必须干这项家务活，要戴橡胶手套，并在干完后认真洗手。在花园里工作时也需要戴手套。

❓ 怀孕真的会导致蛀牙吗

孕期的牙齿健康问题不是一个愉快的话题，但是非常重要。而且这类问题通常在产检时并不会涉及。孕期常见的牙齿健康问题如下。

▶ *龋齿(蛀牙)。* 孕期口腔中的酸性程度增加，增加了蛀牙的风险。孕吐可能导致牙齿暴露于更多的胃酸中，更加重了蛀牙的风险。

▶ *牙齿松动。* 孕期雌孕激素水平的升高可能影响支撑牙齿的韧带和骨骼，导致孕期牙齿松动。

▶ *牙龈疾病。* 孕期激素水平的改变可能会导致牙龈炎，也就是牙龈的炎症。一些研究表明，孕期严重的牙龈疾病可能导致早产和低出生体重。

那么，孕期如何保持牙齿和牙龈健康呢？要坚持一些基本原则：要规律刷牙齿和牙龈。规律用含氟的漱口水漱口。如果有早孕反应，在孕吐后可以用一杯水加 1 茶匙烘焙用小苏打漱口。

❓ 我喜欢水上乐园和游乐设施，怀孕期间还能玩吗

关于孕期能否到水上乐园和游乐设施玩耍，并没有达成共识，不过在去坐过山车或者骑飞快的滑水艇之前，最好先咨询产检人员。研究表明，孕期创伤可能产生严重的剪切作用，如车祸时的急刹车可能导致胎盘与子宫分离(胎盘早剥)。这种程度的力量可能在乘坐一些小规模的游乐椅或者水上滑梯时就会遇到。

许多主题公园对孕妇都有限制。如果要玩一些娱乐项目，最好先了解该项目的限制条件。

重点：孕期，比起坐在游乐设施上飞上飞下，还是躺在水上沙发上更好。

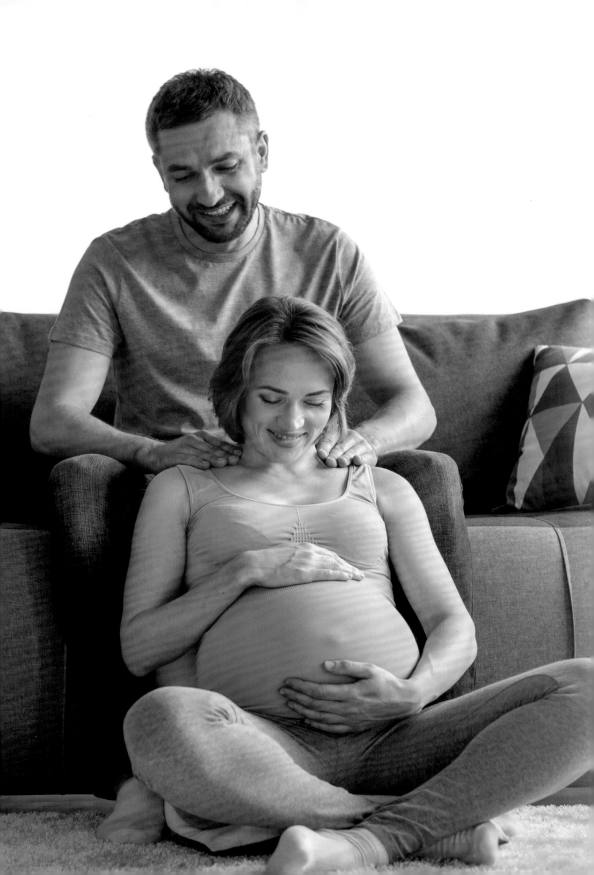

致准爸爸和伴侣

　　如果你即将为人父母——但并不是孕妇，那么你可能会想着怎样才能适应这个新身份。曾几何时，绝大多数父亲参与到怀孕的时刻，只有使妻子受孕和 10 个月后在等候室里来回踱步，等待着分娩的好消息。但在 21 世纪，绝大多数爸爸能够更多地参与到妻子怀孕的过程中，如陪着妻子第一次产检、一起参加分娩课程，甚至在产房里陪产。

　　即使你不是那个大着肚子，需要时时注意的人，也可以通过各种方式参与到即将为家庭添丁的过程中，而不是只作为一个旁观者。怀孕的 10 个月也给即将为人父母的你们一个关键的准备时间，利用这段珍贵的时间完成向父母的角色转换。

　　虽然本章的主要内容是如何做个好爸爸，但多数内容对于非生物学父母或者同性父母也很有帮助。

参与方法

　　有很多方法可以在另一半一怀孕，就参与其中。

　　主动外出购买验孕试纸　越早参与其中越好。如果你和妻子正在试孕，甚至并没有准备怀孕，但是她觉得自己可能怀孕了，就可以主动提出外出购买验孕试纸，这样你们就能一起看到结果。当看到阳性测试结果的时候，也就是确定妻子怀孕了的时候，是非常激动人心的，你们即将为人父母！

　　一起去产检　即使你不能每次都陪妻子去产检，也尽量在第一次产检和做超声检查的时候陪同前往。在第一次产检后，需要做很多重要的决定，所以最好两个人一起听医生的建议，因为会涉及之后一些特定检查的选择。如果你是生物学父亲，还要告诉医生你的个人病史和家族史，这样医生才能帮助你们选择最适合宝宝的产前检查。通常会在怀孕 18~20 周进行超声检查。超声检查能看到子宫里的宝宝，并确定宝宝是否健康。

和你的另一半聊聊　一般来说，丈夫的信息通常是直接来自怀孕的妻子。两人在孕期经常沟通情感，并关心妻子身体上的感觉，是非常重要的。这样你才能更好地体会她正在经历的一切，并且对怀孕有更多的了解。可以自己了解或者和伴侣讨论孕期相关问题，这样才能体会你的妻子正经历着什么，以及如何让她感受到你对她的支持。

了解宝宝　在抚摸妻子肚子的同时，可以和宝宝说话、给宝宝唱歌。有证据表明，宝宝能识别在子宫里经常听到的声音或响声。在怀孕 16~20 周，你就能在妻子的肚子上感觉到宝宝的胎动。这通常对于夫妻二人都是十分激动人心的时刻。

参加学习班　一些产前学习班能帮助你和妻子了解临产和分娩过程中会发生什么，也能学到应该怎么照顾新生儿。

帮助妻子坚持健康生活方式　孕期，和妻子一起坚持健康饮食、规律锻炼并注意多休息。这不仅对妈妈和宝宝有好处，也对你自己有好处。如果你吸烟，那么不要在你妻子周围吸烟，因为二手烟中的化学物质可能对宝宝有害。如果能在宝宝出生前戒烟就更好了。如果你们俩都经常喝酒，为了支持妻子在孕期戒酒，建议你也尽量少喝。

一起度过孕早期

对于第一次怀孕的夫妻，孕早期的那几周可能会是个挑战。

首先，虽然妻子看起来和原来没什么两样——直到怀孕 12 周左右肚子才会大起来，但她可能变得不那么像她了。她可能突然之间就会有如下表现。

▸　经常觉得恶心。

▸　一看见吃的就吐。

▸　追问你到底为什么会想到早晨给她做鸡蛋和火腿，她连闻那个味道都觉得非常难受。

▸　刚吃完两个小时之后又饿了。

▸　莫名其妙地哭泣。

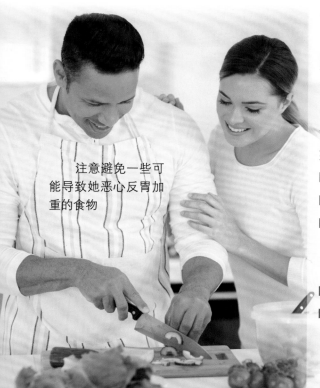

注意避免一些可能导致她恶心反胃加重的食物

- 想让你时刻都陪在她身边，但是千万不要碰她。
- 要焦糖无咖啡因拿铁，加豆奶，立刻！

当然，有一些是开玩笑的，但毫无疑问的是，你那些有孩子的朋友或家人，会给你举更多例子，告诉你他们的妻子在孕早期的所作所为。

你应该这么想：在你妻子体内正在发生一些虽然看不见，但是很奇妙的变化。受孕后的两周，激素就会开始使她的身体为孕育宝宝做准备。激素水平的升高可能导致上述所有症状，包括恶心、乏力、情绪波动、食欲大增等。

为了帮助你的妻子（包括你自己）更好地度过这一阶段，有以下几条小窍门。

尽量减少引发恶心的诱因　与怀孕相关的恶心经常被称为"晨吐"，但可能不太准确，因为有些准妈妈在孕早期可能每天 24 小时都觉得反胃。恶心和反胃一般在怀孕 14 周会有所好转，但同时，孕吐可能也会很严重。可能会帮助她感觉好一些的方法包括保证大量饮

你的症状（你也有）

研究人员表明，一些特定物种的雄性，包括男人，当他们和怀孕的妻子亲密接触的时候，也会发生激素水平的改变，增强和加速他们的一些本能。

- 催乳素，这是一种帮助新妈妈分泌乳汁的激素，但是在男性体内也存在，在分娩前其水平升高。
- 皮质醇，这是一种在应激情况下身体分泌的激素，在分娩前也会升高，在产程中甚至更高。这种高度应激状态可能帮助爸爸更好地集中精力并且与新生儿更紧密地联系在一起。
- 睾酮，是一种男性激素，在孩子出生后立刻降低，提示这一阶段更专注于养育宝宝而非一些竞争性的行为。

男性在女性孕期相应的一些激素变化特点通常是和女性相对应的。不过女性的激素水平是和怀孕的天数紧密相关的，而男性的激素水平变化与其伴侣激素水平的变化关系更紧密。这提示夫妻间的亲密关系对男性生理状态产生了影响。

一些男性在妻子孕期也会经历类似的痛苦（父代母），包括体重增加、恶心、乏力和情绪改变。所以如果你发现你的感受和一些身体上的感觉几乎和你的妻子一样时，也不必过于惊讶。

水(姜汁汽水就是一个很好的选择),少食多餐,别让她觉得太饿,以免加重恶心。注意避免一些可能导致她恶心反胃加重的食物或者气味。这些方法还能有助于缓解胃灼热和便秘。

在她手边放一些普通饼干和她喜欢喝的水,以防她在夜里或者早晨觉得难受。如果她突然改变了口味,就尽量试着顺着她的喜好。

帮助对抗疲劳 随着怀孕之后你妻子的肚子一天天地大起来,她的心脏需要跳得更快更有力,她的脉搏也会更快。她所有的内脏负担都加重了。要尽量让她多休息。她的饮食中要有足够的蛋白质和铁,适当的活动也有助于对抗疲劳。富含蛋白质和铁的食物主要有瘦肉、鸡肉、豆子、坚果和鸡蛋。

平稳度过情绪波动期 体内激素水平的改变可能导致你的妻子出现情绪波动。这是很正常的。她可能刚才觉得非常高兴,下一秒就感觉非常悲伤。有一半时间她可能都不知道为什么会有这样的感觉(可能会和你一样觉得沮丧)。关键是要平稳度过这个情绪波动期。只要熬到孕中期,孕妇激素水平就会趋于稳定,情绪波动也就会缓解。同时,要尽量提供支持。

记住一切都会过去 许多女性到孕中期就会觉得反胃的感觉减轻,并且更有活力。实际上,孕中期对于很多夫妻来说都是非常愉快的时光,因为孕早期不适的感觉都会消失,且肚子还没有那么大。这个阶段可以一起做些有意思的事情,比如一起休个小长假或者找好托儿所。准妈妈还可以帮助粉刷婴儿房(用乳胶漆并保持良好通风),不过涂料的味道可能有点难闻。还是需要小心避免一些危险动作,如爬梯子或者搬重物。

孕期性生活

许多夫妻都会担心怀孕期间性生活是不是需要有什么改变,或者性生活是不是会影响宝宝。以下是一些关于孕期性生活常见问题的答案。

孕期可以有性生活吗? 只要怀孕一切顺利,你的妻子也想要有性生活,就可以随时有性生活。起初,激素水平的波动、乏力和恶心,都可能会导致你的爱人失去对性生活的渴望,但也并不总是这样。到了孕中期,女性生殖器官和乳房的血流增加,会重新激起她对性生活的渴望。但到了孕晚期,体重增加、背痛和其他一些症状,可能会再次降低她对性生活的渴望。不过,每对夫妻都各不相同。要选择适合你们夫妻二人的方案。

孕期性生活会影响胎儿吗? 孕期,宝宝在妈妈的子宫里有羊水保护,而宫颈也有黏液栓。性生活不会影响宝宝。

孕期性生活的最佳姿势是什么? 只要你和你的妻子都觉得舒适,孕期性生活绝大多数姿势都是可以的。随着孕周的增加，需要尝试什么样的姿势最好。不要躺在你妻子的身上，试着躺在她身边，或者在她身下或后方。充分发挥你们的创造力，只要你们双方都觉得愉悦和舒适就可以。

可以口交吗？　孕期口交是安全的。但是，需要说明的是，不要把空气吹到你妻子的阴道里。在很罕见的情况下，空气可能会堵塞血管（空气栓塞）——甚至可能危及母亲和宝宝的生命。

需要用避孕套吗？　孕期如果感染性传播疾病，可能增加妊娠期并发症风险，并危害宝宝健康。如果你患有性传播疾病或者有多个性伴侣，就需要用避孕套。如果在既往 6 个月内去过寨卡病毒流行地区——即使没有任何症状，也应该使用避孕套，以保护伴侣免于感染。

如果她不想有性生活怎么办？　这是非常令人沮丧的，但记住这只是暂时的。夫妻间的性关系并不只是性交。如果性生活很困难、她不想有性生活或者禁止性生活，可以试着拥抱、亲吻或者互相按摩。

还可以试着从她的角度看问题。当你正努力勾引她的时候，她眼里是不是只有堆成山等着洗的衣服？试着缓解一些她周围传统观念的压力，这样才能给她更大的动力去回应你的示好。她晚上是不是总是很累？可以试着把性生活的时间选在早晨或者慵懒的下午，又或者任何她感觉很好的时候。

理解她所经历的那些不舒服还有她面对的所有身体的改变。告诉她你觉得她很美。记住，体贴会换来体贴，只要你关心她的感受，那么她也会选择对你好一些。

产后多久可以开始性生活？　无论你的爱人是自然分娩还是剖宫产分娩，她的身体都需要时间恢复。许多医生都建议产后 6 周再开始恢复性生活。这样得以让她的宫颈口恢复闭合状态，如果有外阴的裂伤或者侧切伤口，也能得以恢复。一开始，阴道可能很紧，可能会有性交痛。一些无刺激性的润滑剂可能会有所帮助。

保持亲密　有很多方法可以保持亲密。例如，在白天给她打几个电话、发电子邮件或者短信。每天早晨或者上床睡觉前给两个人留一些安静的时光。当产后你们准备恢复性生活的时候，慢慢来——一定要选择一种可靠的避孕方式。

产程和分娩过程中的担忧

当临近预产期的时候，你们一定会兴奋又紧张。你的宝宝很快就要到来了，但是首先需要经历产程和分娩。作为坚强的后盾，除了在沙发上等待，你还有许多重要的工作，包括精神上和物质上的支持。你需要做好以下准备。

自学分娩知识　了解临产的症状

和体征，当你的妻子有宫缩的时候会发生什么，这样有助于你能及时去医院。如果出现了一两次假临产，也不要觉得惊讶或者太失望。这是很常见的，特别是对于初产妇。而且了解产房里可能会发生什么，能让你遇事不惊，在需要的情况下，对瞬息万变的生产过程迅速做出调整。

例如，许多男性在妻子需要接受急诊剖宫产的时候，见屋子里瞬间挤满了医务人员，会感觉不知所措和被排除在外。了解急诊剖宫产会发生什么，就不会有那样的感觉了。本书第 14 章对产程和分娩都进行了介绍，第 15 章介绍了剖宫产。

规划去医院的路线 找到从家或者你妻子单位到医院最短、最安全的路线。要有备选方案，以应对堵车或者坏天气。提前在医院找一下停车的地方（有的医院为孕妇提供代客停车服务），并且得知道进了医院怎么走。最后但同样重要的是，在预产期临近的时候，要保证你家车的油箱有足够的油。

安装汽车婴儿安全座椅 从医院带宝宝回家的时候需要用汽车安全座椅。最安全的是把安全座椅安装在汽车后座中间的座位，并且应该是背向的。

你可能需要很长时间才能安装好安全座椅。安装安全座椅可能看起来很复杂，一定要按说明书安装，并且确认安装正确。如果关于如何安装安全座椅有些问题或者需要帮助，可以登录国家公路交通安全管理局的网站，检索离你最近的汽车安全座椅检测站。注意遵守当地儿童乘客安全相关法律。

复印一份分娩计划 如果你和你的妻子列出了一些关于分娩期间的偏好，如怎么缓解疼痛——称为分娩计划。带上一份复印件，以防万一。如果需要，也要根据情况适当调整。例如，你的妻子可能最后在动产时还是会想无痛分娩，即使在你们的分娩计划里可能并没有选择这样做。

准备好带到医院的包 需要整理一个包，装好你妻子喜欢用的毛巾、一套新的睡衣或者一些她喜欢的音乐，可以说走就走。如果你准备跟妻子和宝宝一直待在一起，也准备好你过夜的必需品。

保持通信畅通 在产程中和产后，你可能会发现你变成了给亲戚、朋友发送最新消息和照片的那个人。可以考虑在妻子分娩过程中适当使用社交媒体和手机，这样可以告诉大家你和妻子正经历着什么。

在产程中提供帮助

现在，大多数丈夫或者伴侣都可以在产程中或者分娩时陪产。通常，医院不会限制谁陪产，但会限制房间里陪产的人数。提前决定你们想要谁在产房里陪产。如果她只想要你陪着也是可以的。太多人陪着可能导致拥挤，增加麻烦。

　　在产程中和分娩过程中，有很多需要你帮助她做的事情。美国妇产科医生协会有以下建议。

▶　在第一产程中转移她的注意力。可以聊聊你们这一天怎么过的或者一起看部电影。

▶　除非医生要求她绝对卧床，否则可以适当走动一下。

▶　记录宫缩的时间。

▶　宫缩间期帮她按摩后背和肩膀。

▶　用一些放松技巧帮助她放松。

▶　在分娩用力时鼓励她。

　　最重要的是在她需要的时候陪在她身边，无论她是紧紧地握住你的手还是说一些不太好听的话。

　　产后　一般来说，这是最美妙的时刻，你们和宝宝终于可以在一起了。这时候，你可以积极参与到给宝宝洗澡、换衣服中，还可以抱宝宝。如果你妻子是母乳喂养，你也可以提供一些有力的精神支持——第一次喂奶可能没那么简单。如果是人工喂养，那么你们可以轮流给宝宝喂奶。

　　你还可以帮助接待来探视的家人和朋友。在你和妻子都和宝宝亲密接触了之后再开始接待访客。如果你的妻子觉得累了、需要休息，那么可以带着客人推着宝宝去婴儿室。在客人接触孩子前，帮助他们消毒、洗手。

　　在你的妻子可以正常饮食后，可以给她带一些爱吃的东西。

常见的担忧

　　这是一段非常不容易的时光。在这个激动人心的时刻，难免会有些焦虑。作为新手父母，可能会有一些担忧。

　　陪伴时间有限　如果孩子出生的时候你没能休假陪伴在他们身边，那么之后也可能很难挤出时间经常和他们在一起。

　　新的责任　新生儿需要长时间的照顾和关注。除了喂养之外，还有换尿布、安抚哭闹——面对这些烦琐的工作，很多新手爸妈可能并没有做好准备。你们

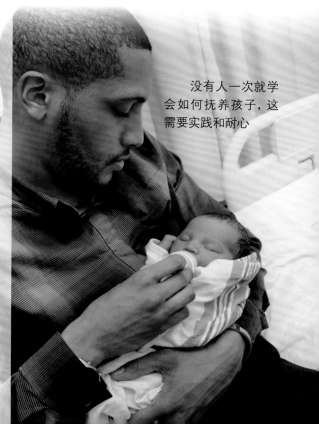

没有人一次就学会如何抚养孩子，这需要实践和耐心

必须抽时间做家务和其他一些日常活动。如果以前过得无忧无虑又独立，那么你们可能会怀疑自己是不是能承担这些新的责任。

睡觉被打扰　有了新生儿，父母就很难在晚上睡个好觉了。不能好好睡觉很快就会影响新手爸妈。

二人世界的时间减少了　有了宝宝意味着多了"第三者"牵扯你另一半的精力。这是从未有过的情况，你很容易觉得被排除在外了，特别是在她喂母乳的时候。

性生活少了　你和妻子之间没有性生活可能会导致夫妻关系紧张。

经济压力　宝宝的到来会增加生活开支，甚至可能很多——包括分娩、保健、尿布、衣服、家具和其他一些必需品都需要花钱。

抑郁　研究表明，和母亲一样，一些父亲也可能在孩子出生后出现短暂的抑郁。如果觉得抑郁，一定要尽快咨询专业医生。抑郁症是可以治疗的。

行动起来　积极为即将为人父母做准备，有助于缓解你的焦虑情绪。

多和妻子聊聊　一起聊聊将要到来的宝宝会怎样影响你们的日常生活、你们的关系甚至你们的职业生涯。还可以尽情讨论你们对未来的梦想。

建立一个社会支持网　怀孕期间，你的妻子会从产检人员、家人和朋友处得到支持。这期间，有一个支持网是非常重要的——特别是计划外怀孕或者你们听说过一些为人父母的负面故事。请朋友或者家人在你们准备为人父母的时候给一些建议和鼓励。

积极主动地面对财务问题　试着为需要增加的花费制订计划，可以考虑计划节省支出、做预算、放弃一些奢侈品。

思考你们想成为怎样的父母　花一些时间想想你们的父母是怎么做的。想想你和你父母的关系是怎样的，你以后想和你自己的孩子建立怎样的关系，以及你想有什么改变。

参与其中　孩子一出生，你就需要寻找参与其中的方法。

在医院和妻儿住在一起　如果医院和你的工作安排都允许，在妻儿出院前就一直和他们在一起。这有助于让你觉得在宝宝出生后的这几天，你是一个关键人物。如果你还有别的孩子，可以安排他们跟爷爷奶奶或者其他家庭成员、朋友度过一个愉快的晚上，这样你可以全心全意地照顾新生儿和他的妈妈。

轮流照顾新生儿　轮流喂宝宝、换尿布。如果你的妻子是母乳喂养，你可以在夜里给宝宝换尿布或者把宝宝抱到妈妈身边。如果妈妈醒来需要上厕所，这时候你可以帮助照顾宝宝或者帮她倒杯水。这样可以缩短你们同时都醒着的时间，也避免了让你妻子独自做所有的事情。

妈妈也可以用吸奶器把奶吸出来，再由你帮着用奶瓶喂。或者在妈妈喂饱宝宝之后帮着拍嗝或者哄睡。

和宝宝玩　宝宝回家并收拾妥当之后，女性可能倾向于和宝宝进行一些低强度的、舒缓的运动，男性则可能会选择一些更吵闹、更剧烈的活动。两种类型的活动都很重要。看到宝宝的笑容就是一种回报。

和妻子亲热　虽然暂时不能有性生活，但并不意味着你和妻子不能拥抱或亲吻。记住，你的家庭最终一定能步入正轨，你和妻子就又能拥有一些属于自己的二人世界了。

保持沟通顺畅　不断和妻子讨论你正经历的改变，现实情况是不是符合你的预期，还有随着宝宝一天天长大，你们会如何相互支持。如果丈夫去上班了，可以通过电子邮件和他分享一些照片和白天发生的趣事。还可以试着腾出一些二人世界的时间。你的妻子可能有时候不太愿意求助，可以鼓励她聊聊作为一个新手妈妈遇到的困难。

求助　如果你很难适应你们夫妻关系发生的改变，或者你觉得自己很抑郁，都可以求助心理咨询师或者其他精神健康方面的专家。

放松　为人父母是很具有挑战性的，不过你对于要面对的问题准备得越充分，当宝宝出生后，就会觉得更有自信和更强大。第 19 章介绍了许多如何做好为人父母准备的内容，包括如何撑过最初的几周，宝宝出生后会对你们的夫妻关系造成怎样的影响，以及如何处理抚养孩子带来的财务问题。有机会最好读一读。还可以看看别人推荐的书籍、App 或者其他相关内容，帮助你准备好为人父母。

你一定可以

恭喜你！你已经为人父母，你面前是一条全新的道路。一步一个脚印地走。没有人一次就学会如何抚养孩子。这需要实践和耐心。最重要的是，在这条路上一定要好好享受自己和家人一起的时光。

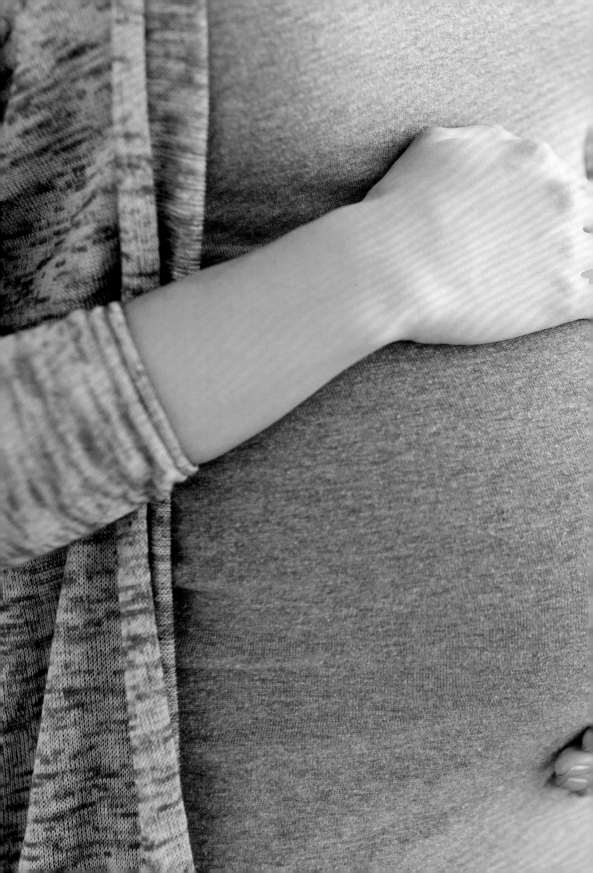

第二部分

孕期每个月的状况

通过前面的阅读，你已经了解到怀孕会持续9个月，但为什么我们会列出10个月呢？9个月是一般怀孕持续的时间，但怀孕本身不是以月计算的。医生往往用40周来计算预产期并且进行孕期监护（具体在第4章中会有讲解）。如果你把多数月份折算成4周，用40周除以4，等于10个月。而事实上，一些月份是5周，所以如果你按照日历上的月份计算怀孕天数，往往接近9个月。

事实上，妇产科医生更关心孕周，因为月份往往太不精确。如果你说我现在"孕三个月"，那你可能是9、10、11、12周的任何一周。为了监测胎儿生长情况，医生往往需要知道更确切的孕周，或者接近实际孕周的时间。另外，一些检查的时间窗很短（如必须在孕11~14周完成）。

怀孕日历

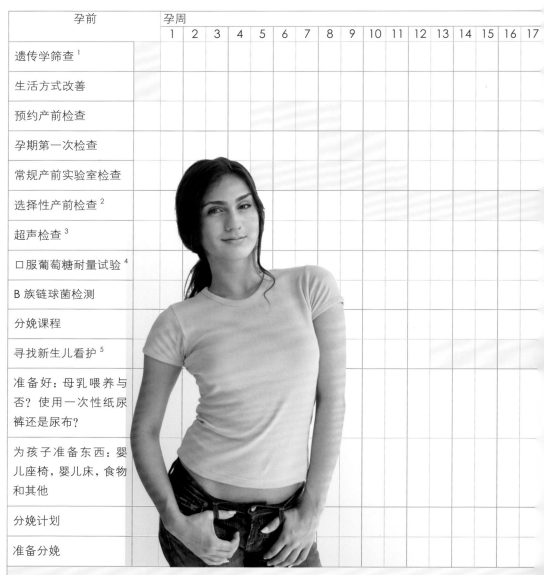

孕前	孕周																
	1	2	3	4	5	6	7	8	9	10	11	12	13	14	15	16	17
遗传学筛查 [1]																	
生活方式改善																	
预约产前检查																	
孕期第一次检查																	
常规产前实验室检查																	
选择性产前检查 [2]																	
超声检查 [3]																	
口服葡萄糖耐量试验 [4]																	
B 族链球菌检测																	
分娩课程																	
寻找新生儿看护 [5]																	
准备好：母乳喂养与否？使用一次性纸尿裤还是尿布？																	
为孩子准备东西：婴儿座椅，婴儿床，食物和其他																	
分娩计划																	
准备分娩																	

有颜色的表格表示在这一时期应该做的检查。

1 遗传学筛查可以在孕期任何时间做，但最好在孕前完成；

2 筛查和诊断畸形发生，见第 21 章；

3 时间有变化，多数在 18~20 周完成；

4 当你存在妊娠糖尿病高危因素时尽量早做此检查；

5 取决于你所在区域的新生儿看护情况。

18	19	20	21	22	23	24	25	26	27	28	29	30	31	32	33	34	35	36	37	38	39	40

如何应对

　　这里列出了一些你在孕期可能出现问题的征兆和症状，以及何时应该通知你的产检医生。请记住，当你存在疑问的时候，还是应该通知产检医生，毕竟保证安全最为重要。

征兆和症状	何时与产检医生联系
阴道出血、点滴出血或分泌物多	
轻微点滴出血持续 1 天以内	如果怀孕 1~3 个月，需要 24 小时以内就诊；如果怀孕 4~7 个月，需要当天就诊；如果发生在怀孕 8~10 个月，需要立即就诊
任何持续时间大于 1 天的出血	如果怀孕 1~3 个月，则需要 24 小时内就诊；如果怀孕 4~10 个月，或者你是 Rh 阴性血，则需要立即就诊
中等量或大量出血	立即就诊
任何量的出血，伴有严重疼痛、发热或寒战	立即就诊
有组织物排出	立即就诊
绿色或黄色阴道分泌物，伴有异味或者外阴发红或瘙痒	24 小时内就诊
阴道流出持续较多的水样分泌物	立即就诊
疼痛	
偶尔一侧或双侧下腹牵拉或针刺样感觉	下次产检
偶尔轻度头痛	下次产检
影响生活的中度头痛，持续不消失	24 小时内就诊
严重的持续性头痛，特别是伴有头晕、衰弱、恶心、呕吐或视觉障碍	立即就诊
中度到重度的盆腔疼痛	立即就诊
任何程度的盆腔疼痛，持续 4 小时无减弱或缓解	24 小时内就诊
疼痛伴有发热或出血	立即就诊
腿痛伴有发红和肿胀	立即就诊

征兆和症状	何时与产检医生联系
子宫收缩，每小时少于 6 次，持续 2 小时或以上	下次产检
子宫收缩，每小时多于 6 次，持续 2 小时或以上	立即就诊
呕吐	
偶尔或每天一次	下次产检
每日呕吐三次以上，无法进食或饮水	24 小时内就诊
伴随疼痛或发热	立即就诊
其他	
发热低于 38.5℃	如果发热持续，24 小时内就诊
高于 38.5℃	立即就诊
尿痛	当日就诊
排尿障碍	当日就诊
轻度便秘	下次产检
严重便秘，肠道停止蠕动大于 3 天	当日就诊
轻度情绪低迷，缺乏欢愉感	下次产检
情绪低落，缺乏欢愉感，有自残或伤人倾向	立即就诊
想吃非食物性东西，如泥土	下次产检
手、脸或脚突然肿胀	当日就诊
体重突然上涨	当日就诊
衰弱或视物障碍（视物不清）	立即就诊
乏力、体弱、气短、心悸或头晕	如果偶尔发生，则下次产检就诊；如果持续存在，则当日就诊
严重气短	立即就诊
严重瘙痒	当日就诊

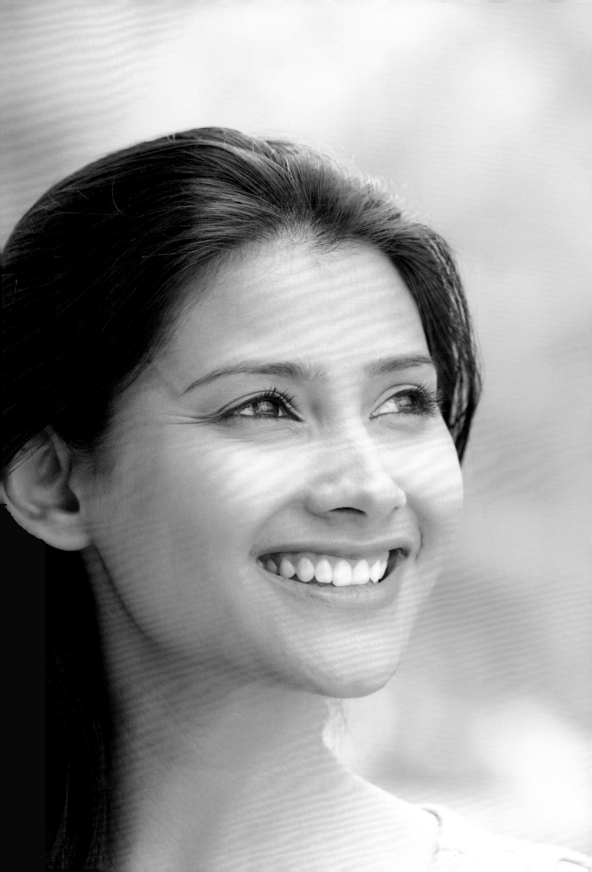

第 1 个月：孕 1~4 周

我和我丈夫尝试怀孕已经有将近一年的时间了。当我这次月经推后未至时我非常高兴，我丈夫以从未有过的谨慎态度等待着结果。等待几日仍不见月经来潮，我买回家一条验孕试纸。我丈夫在客厅焦急地等待着我的检测结果，因为这将告诉我们是不是将为人父母了。当一条淡淡的蓝线出现时，已经足以证明我确实怀孕了。当我将它展示给我丈夫的时候，他高兴地问："真的吗？"当然是真的，我们期盼着我们第一个孩子的到来。

——*Paula*

祝贺你！同时欢迎你来到人生中最刺激的冒险阶段之一——怀孕。在接下来的 40 周时间里，你的身体会经历神奇的改变。就像很多新手妈妈，你可能会为商店里有什么而感到新奇，这再正常不过了。毫无疑问，你也会有很多的问题要问。我的宝贝长什么样子？他或她有多大？他或她会健康吗？我接下来需要做什么？

为了回答这些问题，同时帮助你缓解紧张情绪和恐惧，我们将在接下来的章节中按照周数逐一介绍孕期情况，描述你的宝宝在这个过程中的发育和变化。我们也将对你身体的一些变化进行解释，让你知道未来会发生什么，并且做好准备。

怀孕是一个美妙的体验。尝试放松，充分享受这一过程吧。

宝宝的生长

医生计算怀孕第一个月的方式可能会使你有些混乱。这样计算的第一个月中旬才真正怀孕。通常，要到第二周末才会真正怀孕，而在那之前，你的身体在准备怀孕。

第 1 周和第 2 周　也许说起来有些奇怪，但其实怀孕第一周是指你真正怀孕前那次月经开始的那一周。为什么这么规定呢？医生和孕期保健专家会从末次月经数 40 周算作你的预产期。这表示这 40 周中包含月经期，而实际上你的身体还没有真正怀孕。通常真正的怀孕发生在末次月经开始后的两周。

孕前　在月经期，你的身体开始产生一种叫作卵泡刺激素的激素，它会促进你的卵巢产生一个成熟的卵细胞。女性卵巢内的小腔称为卵泡，卵细胞的成熟即发生在卵泡内。月经结束后几天，你的身体还会产生另一种名为黄体生成素的激素。这种激素可以促使卵泡膨胀、最终破裂，从而释放出其内的卵细胞。这个过程被称作排卵。你有两个卵巢，但往往每次只有一侧卵巢排卵。

输卵管是连接子宫和卵巢的器官。排卵后，卵细胞缓慢地移动到输卵管内，在此等待受精。输卵管接近卵巢的部分形似手指，称为输卵管伞，可以在排卵后拾取卵细胞，而使卵细胞进入适当的运动轨道。

如果你在之前或是这个过程中有性生活，那么你可能会怀孕。如果因种种原因受精没有发生，则卵细胞和子宫内膜会随月经脱落流出。

受精　这是一切的开端。你的卵细胞和配偶的精子形成一个细胞——这是一系列奇特的事件链的开端。这个微小的细胞不断分裂，直到 38 周左右，它会发育成一个包含大于 2 万亿细胞的新的人——你漂亮的女宝宝或者男宝宝。

这个过程开始于你与配偶的性生活，当他射精后，含有约 10 亿个精子的精液释放入你的阴道内，每个精子有一条鞭子一样的尾巴，驱动它游向卵细胞。

数亿个精子通过你的生殖道向上游走，从阴道通过宫颈（子宫下方的开口），再通过子宫腔进入输卵管。在此过程中仅有少部分的精子可以到达输卵管。受精发生在一个精子成功完成这一旅程而最终穿透卵外壁进入卵细胞的时刻。

你的卵细胞被一些营养细胞所覆盖，紧挨卵细胞外还有一层胶状外壳，我们称之为放射冠和透明带。为了成功受精，精子必须穿过这两层结构。此时，你的卵细胞直径大约为 1 英寸（约 2.54 厘米）的 1/200（约 127 微米），小到肉眼不可见。

多达数百个精子尝试穿透卵细胞外壁，数个精子可能能够进入卵的外壳，但最终通常仅有一个可以成功进入卵细胞。而后，卵细胞膜发生改变，阻止其他精子进入。

偶尔会有一个以上卵泡在卵巢内成熟，并且会释放一个以上卵细胞进入输卵管内，如果都成功受精，就是多胎妊娠。

当精子穿入卵细胞并到达卵中央时，两个细胞相融而形成一个细胞体，称作受精卵。受精卵有 46 条染色体——23 条来自你，23 条来自你的配偶。这些染色体包含无数的基因。这些遗传性物质就像一个蓝图，决定你宝宝的性别、眼睛的颜色、

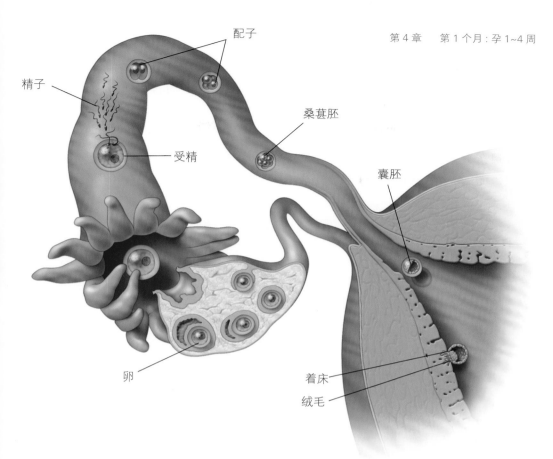

精子

配子

受精

桑葚胚

囊胚

卵

着床

绒毛

头发的颜色、身形、面部特征，且一定程度上决定智力和性格。受精就此完成。

第 3 周和第 4 周　一旦你怀孕成功，受精卵马上就要开始工作了。下一阶段是进入细胞分裂的过程。在受精后的 12 小时内，单细胞的受精卵会分裂成两个细胞，而后两个细胞又会分别分裂成两个，并且继续每 12 小时细胞数翻倍。在受精卵从输卵管向宫腔方向的移动过程中细胞不断分裂。在受精后 3 天之内，受精卵变成包含 13~32 个非特异性细胞的细胞簇，形似小的树莓果实。在这一阶段，你正在发育的"宝宝"称作"桑葚胚"，此时它将离开输卵管进入子宫腔。

在受精后的 4 ~ 5 天内，你正在发育中的"宝宝"已经有 500 个左右细胞了，并且已经到达了你子宫腔内的终点位置。到这个时候，它已经从一个实心的细胞团变成其内充满液体而周围环绕细胞的细胞团，我们称之为囊胚。囊胚内的细胞紧实的部分将发育成胎儿的身体，外层细胞成为滋养层，将发育成胎盘，为宝宝的生长提供营养物质。

到达子宫以后，囊胚附着在子宫腔表面一段时间后分泌一些酶以溶解部分子宫内膜表层，使得囊胚能够植入。这个过程通常发生在受精后一周左右。在受精后 12 天之内，囊胚已经坚固地植入

X 和 Y

宝宝是个男孩还是女孩？当很多夫妻知道自己即将为人父母了，这往往是他们最先要问的问题之一。

宝宝的性别在其刚刚受精的时刻就确定了。胎儿遗传物质包含 46 条染色体，有两条是性染色体——一条来自你的卵细胞，一条来自你配偶的精子，决定了胎儿的性别。女性的卵细胞只包含性染色体 X，而男性精子内包含性染色体 X 或 Y。

如果在受精时，一个携带有 X 染色体的精子遇到了你的卵细胞（卵细胞含有 X 染色体），宝宝将会是个女孩（XX）。如果一个含有 Y 染色体的精子遇到你的卵细胞，宝宝将是一个男孩（XY）。父亲的遗传物质决定了宝宝的性别。

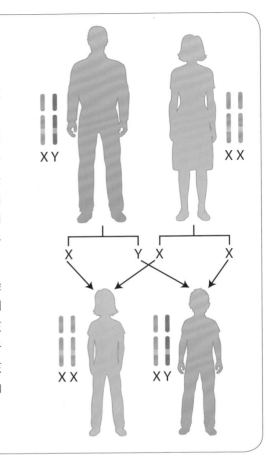

到它的新家了。它紧贴子宫内膜，并从血管内汲取营养物质。

同样也是受精后 12 天左右，胎盘开始形成。最初，从囊胚壁生出小的突起，这些突起含有血管组织，呈波浪状生长，称为绒毛。绒毛沿着子宫毛细血管间生长，最终覆盖绝大部分胎盘。

受孕后的 14 天，也就是从末次月经第一天算的 4 周时间，宝宝大概有 1/25 英寸（0.1 厘米）长。它分为 3 个胚层，将会最终发育成身体所有的组织和器官。

▶ **外胚层。** 最表面的一层，会沿宝宝身体的中线形成一道沟，称为神经管，宝宝的脑、脊髓、脊神经和脊椎将在这里发育。

▶ **中胚层。** 中间一层的细胞，可以形成宝宝的心脏和原始的循环系统——血管、血细胞和淋巴管。骨骼、肌肉、肾、卵巢或睾丸也将在此发育。

▶ **内胚层。** 内层细胞将形成简单的管状物，表面覆盖黏膜。宝宝的肺、肠和膀胱将在此发育。

你身体的变化

第一个月，你也许没有与平时不一样的感觉。这是因为早孕症状往往到第二个月的中旬才会出现。

身体各处的反应　即使你可能还没有感觉到怀孕，但不要认为真的没有改变，你的身体有很多的变化在发生着！

第 1 周　在为怀孕做准备的时间里，生活方式的选择对于怀孕、自身作为准妈妈的准备和给宝宝一个好的生命开端非常重要。当你准备要怀孕，不要吸烟、饮酒或是用药。如果你需要药物治疗，咨询一下你的保健医生该药物是否可以在孕期应用。

最好能够每日补充维生素，其中至少包含 400 微克的叶酸。补充足量的叶酸可以降低胎儿神经管畸形的风险，神经管是胚胎发育为脑、脊髓、脊神经和脊柱的基础。脊柱裂是指胎儿的椎骨未完全融合的脊柱畸形，如果补充足够量的叶酸，患神经管畸形的风险将大大降低。

第 2 周和第 3 周　当排卵发生，卵细胞进入输卵管，雌激素和孕激素水平在这一过程中会发生改变，引起体温的轻度升高和宫颈腺体分泌改变。

一旦受精完成，黄体（一种支持宝宝发育的卵巢内小的结构）开始发育并分泌少量的黄体酮。黄体的形成帮助维持怀孕状态，并可以减少子宫收缩。黄体酮还可以增加子宫壁的血管生成，这对宝宝的营养供应至关重要。

大概受精后的 4 天，将会发育成胎盘的胚胎外层手指状的突起将分泌大量的人绒毛膜促性腺激素（HCG）。这种激素刺激卵巢持续产生雌激素和孕激素，这些激素会引起子宫、内膜、宫颈、阴道和乳腺的改变。最终，胎盘组织将承担产生雌孕激素的任务。

人绒毛膜促性腺激素（HCG）将最早在你的血液中被检测到，之后很快在尿中可被检测到。在家里的自行验孕检测一般在受精后的 6~12 天可在尿中被检测到人绒毛膜促性腺激素（HCG）。这些检测的准确性通常在 97%，如果你在停经几天的时候就进行检查，那么真正的怀孕可能在这时检查到阴性结果。要想得到最可靠的结果，最好等到停经 1 周以后再检测。因为这时会有更多的人绒毛膜促性腺激素（HCG）分泌到身体里。见第 11 页内容教你如何在家进行验孕检测。

大约在受精后的一周内，胚胎将在输卵管中发育并最终到达宫腔，这个过程中子宫内膜将发育到足够厚度以维持怀孕。

当胚胎着床时，可能会有非常轻微的点滴出血、少量类似月经的出血或者阴道黄色分泌物出现，这时准妈妈可能以为是一次正常月经的开始。这种少量的点滴出血可能来自正在发育的胚胎着床进入子宫内膜的过程。在此时可以说准妈妈正式怀孕了，但这时说停经发生了仍然为时尚早。

预产期的计算

应用这个图表来决定自己孕期的一些里程碑。例如，如果你最后一次月经的第一天是 3 月 27 日，那么你的预产期将是次年的 1 月 1 日。

如果你末次月经第一天的日期没有列出，则应用最靠近的日期，并且依据末次月经的时间调整另外的日期。以你的末次月经时间为 4 月 4 日为例（比列表中 4 月 3 日后推一天），你的预产期则推为 1 月 9 日（比列表中 1 月 8 日后推 1 天）。

第 1 周	第 3 周	第 5~10 周		第 12 周	第 23 周	第 40 周
末次月经的第一天日期	真正怀孕的大概时间	胎儿畸形发生风险最高的时期		流产的风险降低	一些早产儿可以存活	（足月）预产期
		器官开始形成	绝大多数器官已形成			
1 月 2 日	1 月 16 日	2 月 6 日	3 月 13 日	3 月 27 日	6 月 12 日	10 月 9 日
1 月 9 日	1 月 23 日	2 月 13 日	3 月 20 日	4 月 3 日	6 月 19 日	10 月 16 日
1 月 16 日	1 月 30 日	2 月 20 日	3 月 27 日	4 月 10 日	6 月 26 日	10 月 23 日
1 月 23 日	2 月 6 日	2 月 27 日	4 月 3 日	4 月 17 日	7 月 3 日	10 月 30 日
1 月 30 日	2 月 13 日	3 月 6 日	4 月 10 日	4 月 24 日	7 月 10 日	11 月 6 日
2 月 6 日	2 月 20 日	3 月 13 日	4 月 17 日	5 月 1 日	7 月 17 日	11 月 13 日
2 月 13 日	2 月 27 日	3 月 20 日	4 月 24 日	5 月 8 日	7 月 24 日	11 月 20 日
2 月 20 日	3 月 6 日	3 月 27 日	5 月 1 日	5 月 15 日	7 月 31 日	11 月 27 日
2 月 27 日	3 月 13 日	4 月 3 日	5 月 8 日	5 月 22 日	8 月 7 日	12 月 4 日
3 月 6 日	3 月 20 日	4 月 10 日	5 月 15 日	5 月 29 日	8 月 14 日	12 月 11 日
3 月 13 日	3 月 27 日	4 月 17 日	5 月 22 日	6 月 5 日	8 月 21 日	12 月 18 日
3 月 20 日	4 月 3 日	4 月 24 日	5 月 29 日	6 月 12 日	8 月 28 日	12 月 25 日
3 月 27 日	4 月 10 日	5 月 1 日	6 月 5 日	6 月 19 日	9 月 4 日	1 月 1 日
4 月 3 日	4 月 17 日	5 月 8 日	6 月 12 日	6 月 26 日	9 月 11 日	1 月 8 日
4 月 10 日	4 月 24 日	5 月 15 日	6 月 19 日	7 月 3 日	9 月 18 日	1 月 15 日
4 月 17 日	5 月 1 日	5 月 22 日	6 月 26 日	7 月 10 日	9 月 25 日	1 月 22 日
4 月 24 日	5 月 8 日	5 月 29 日	7 月 3 日	7 月 17 日	10 月 2 日	1 月 29 日
5 月 1 日	5 月 15 日	6 月 5 日	7 月 10 日	7 月 24 日	10 月 9 日	2 月 5 日
5 月 8 日	5 月 22 日	6 月 12 日	7 月 17 日	7 月 31 日	10 月 16 日	2 月 12 日
5 月 15 日	5 月 29 日	6 月 19 日	7 月 24 日	8 月 7 日	10 月 23 日	2 月 19 日
5 月 22 日	6 月 5 日	6 月 26 日	7 月 31 日	8 月 14 日	10 月 30 日	2 月 26 日
5 月 29 日	6 月 12 日	7 月 3 日	8 月 7 日	8 月 21 日	11 月 6 日	3 月 5 日

第 1 周	第 3 周	第 5~10 周		第 12 周	第 23 周	第 40 周
末次月经的第一天日期	真正怀孕的大概时间	胎儿畸形发生风险最高的时期		流产的风险降低	一些早产儿可以存活	（足月）预产期
		器官开始形成	绝大多数器官已形成			
6 月 5 日	6 月 19 日	7 月 10 日	8 月 14 日	8 月 28 日	11 月 13 日	3 月 12 日
6 月 12 日	6 月 26 日	7 月 17 日	8 月 21 日	9 月 4 日	11 月 20 日	3 月 19 日
6 月 19 日	7 月 3 日	7 月 24 日	8 月 28 日	9 月 11 日	11 月 27 日	3 月 26 日
6 月 26 日	7 月 10 日	7 月 31 日	9 月 4 日	9 月 18 日	12 月 4 日	4 月 2 日
7 月 3 日	7 月 17 日	8 月 7 日	9 月 11 日	9 月 25 日	12 月 11 日	4 月 9 日
7 月 10 日	7 月 24 日	8 月 14 日	9 月 18 日	10 月 2 日	12 月 18 日	4 月 16 日
7 月 17 日	7 月 31 日	8 月 21 日	9 月 25 日	10 月 9 日	12 月 25 日	4 月 23 日
7 月 24 日	8 月 7 日	8 月 28 日	10 月 2 日	10 月 16 日	1 月 1 日	4 月 30 日
7 月 31 日	8 月 14 日	9 月 4 日	10 月 9 日	10 月 23 日	1 月 8 日	5 月 7 日
8 月 7 日	8 月 21 日	9 月 11 日	10 月 16 日	10 月 30 日	1 月 15 日	5 月 14 日
8 月 14 日	8 月 28 日	9 月 18 日	10 月 23 日	11 月 6 日	1 月 22 日	5 月 21 日
8 月 21 日	9 月 4 日	9 月 25 日	10 月 30 日	11 月 13 日	1 月 29 日	5 月 28 日
8 月 28 日	9 月 11 日	10 月 2 日	11 月 6 日	11 月 20 日	2 月 5 日	6 月 4 日
9 月 4 日	9 月 18 日	10 月 9 日	11 月 13 日	11 月 27 日	2 月 12 日	6 月 11 日
9 月 11 日	9 月 25 日	10 月 16 日	11 月 20 日	12 月 4 日	2 月 19 日	6 月 18 日
9 月 18 日	10 月 2 日	10 月 23 日	11 月 27 日	12 月 11 日	2 月 26 日	6 月 25 日
9 月 25 日	10 月 9 日	10 月 30 日	12 月 4 日	12 月 18 日	3 月 5 日	7 月 2 日
10 月 2 日	10 月 16 日	11 月 6 日	12 月 11 日	12 月 25 日	3 月 12 日	7 月 9 日
10 月 9 日	10 月 23 日	11 月 13 日	12 月 18 日	1 月 1 日	3 月 19 日	7 月 16 日
10 月 16 日	10 月 30 日	11 月 20 日	12 月 25 日	1 月 8 日	3 月 26 日	7 月 23 日
10 月 23 日	11 月 6 日	11 月 27 日	1 月 1 日	1 月 15 日	4 月 2 日	7 月 30 日
10 月 30 日	11 月 13 日	12 月 4 日	1 月 8 日	1 月 22 日	4 月 9 日	8 月 6 日
11 月 6 日	11 月 20 日	12 月 11 日	1 月 15 日	1 月 29 日	4 月 16 日	8 月 13 日
11 月 13 日	11 月 27 日	12 月 18 日	1 月 22 日	2 月 5 日	4 月 23 日	8 月 20 日
11 月 20 日	12 月 4 日	12 月 25 日	1 月 29 日	2 月 12 日	4 月 30 日	8 月 27 日
11 月 27 日	12 月 11 日	1 月 1 日	2 月 5 日	2 月 19 日	5 月 7 日	9 月 3 日
12 月 4 日	12 月 18 日	1 月 8 日	2 月 12 日	2 月 26 日	5 月 14 日	9 月 10 日
12 月 11 日	12 月 25 日	1 月 15 日	2 月 19 日	3 月 5 日	5 月 21 日	9 月 17 日
12 月 18 日	1 月 1 日	1 月 22 日	2 月 26 日	3 月 12 日	5 月 28 日	9 月 24 日
12 月 25 日	1 月 8 日	1 月 29 日	3 月 5 日	3 月 19 日	6 月 4 日	10 月 1 日

在受精发生后不久的这些天是流产的高发时期，甚至发生在女性意识到自己怀孕之前。科学家曾评估一半的妊娠会在真正停经之前结束。在怀孕后的第一周至10天，感染或不良环境因素暴露，如毒品、酒精、药物和化学物质的暴露，可能会干扰着床的过程。但大多数情况，流产发生的原因不清，所以无法人为控制。

第4周 尽管怀孕的时间还很短，仅有数天的时间，但你的身体已经发生了很大的生理改变。

心脏和循环系统 你的身体很快将开始产生更多的血液，从而增加携氧能力和宝宝的营养。在最初的12周时间里，因怀孕需求巨大，你的循环血容量增长迅速。到怀孕晚期，血容量将比孕前增长30%~50%。为了适应血流的增加，你的心脏泵血将更加有力和快速，脉搏可能每分钟增加多达15次。这些改变是你孕早期感觉疲惫的重要原因。你可能在晚饭后就想要上床睡觉，或者觉得在白天需要小憩一下。

乳腺 怀孕最初感到的生理改变是乳房的感觉。可能会有双乳胀、刺痛或疼痛，或者可能有双乳变大变重的感觉。你可能感觉乳房和乳头已经开始变大，而且它们可能真的已经发生了这些改变。这些改变是由于雌激素和孕激素产生增多造成的。

宝宝的性别：父母可以选择吗？

是否有一些方式可以增加得到你想要的男孩或女孩的概率？

简单的回答是没有，一般情况下，夫妻不能做什么来影响孩子的性别。很多老的说法告诉我们一些可能会影响宝宝性别的因素，从女性的饮食到性生活的姿势，但这些理论一直没有得到证实。同样的，一些研究者认为，性生活的时间与排卵时间的间隔关系可能会影响宝宝的性别，如排卵前几天同房可能会怀男孩，而接近排卵时同房会怀女孩，但这些也同样没有证据。

在极少的情况下，夫妻可能会痛苦地面临某一疾病可能会遗传给某个性别的孩子——常常是男孩。在这种特殊的情况下，他们可能会应用体外受精技术，并行胚胎植入前遗传学检测从而预防遗传性疾病的发生。应用这些技术，可以在将胚胎放入女性子宫腔前对胚胎进行特殊的遗传特征检测或是性别检测。

即使这些技术使得性别选择有可行性，但很少有人因为单纯想对胎儿性别进行选择而实施这些技术。

你可能还会注意到乳晕(乳头周围的棕色或红棕色部分)逐渐变大，颜色逐渐变深。这是由于血循环增加、色素细胞增多导致，而且这种改变可能是身体永久性的改变。

另外，会有小的隆起出现在乳晕上，这称为"蒙氏结节"。这些小的隆起会分泌润滑和抗感染物质，从而起到在哺乳时保护乳头和乳晕的作用。

子宫　在怀孕期间你的子宫会迅速改变。子宫内膜会变厚，其内的血管逐渐扩张从而为正在长大的宝宝提供营养。

宫颈　宫颈是子宫下边的开口，最终宝宝会经此分娩，在孕早期，它会开始变软并有颜色改变。医生在你第一次产检的时候可能会检查宫颈的改变从而确认你怀孕。

你的情绪

你的情绪在孕期会多种多样。怀孕后可以是兴奋、无聊、满足或者焦虑的——有时几种情绪同时出现。你也可能会经历一些新的意想不到的情绪——一些舒适的和一些使人不安的。

复杂的感觉　无论你是计划怀孕还是意外怀孕，你都会对怀孕有一种矛盾的情绪。即使怀孕令你感到兴奋，你还是会为宝宝是否健康和调整自己进入妈妈的角色而感到担忧。你可能还会考

虑到养孩子增加的金钱需求。不要因为这些感受而感到挫败，这些考虑是自然且正常的。

情绪波动　当你为新的责任做准备时，你可能会今天感到积极乐观，而明天又会感到情绪低落。你的情绪会在极度兴奋和极度劳累、高兴和抑郁之间波动。你的情绪可以在一天之内有非常大的改变。一些情绪波动可能是由于宝宝在你身体内成长而生理应激增加引起，而另一些可能仅仅是由于孕期疲劳引起。情绪改变部分原因还可能是一些激素和内分泌的改变。

因为宝宝生长的需要，在整个孕期各种激素产生水平可能不同。这一机制并不是完全清楚，但是这些改变，如孕激素、雌激素和其他激素的突然波动，很可能参与并引起了孕期的情绪波动。甲状腺激素和肾上腺激素可能也对情绪有影响。

不可否认，你的情绪也会被伴侣和家庭对你支持情况影响。让他们知道他们可以如何在孕期支持你。

你伴侣的反应　如果你对于怀孕有很复杂的情绪，你的伴侣也会有这些改变。他可能会为憧憬着分享女儿或儿子的爱而感到兴奋。但是，和你一样，你的爱人可能会为财务挑战而感到担忧，或者会为宝宝可能会永久改变你们的生活方式而感到害怕，这些感受都是正常的。鼓励你的伴侣去识别这些疑虑

和担忧，坦诚地面对他或她的感受，无论好的还是坏的。

你和你伴侣的关系　作为一个准妈妈，怀孕可能会把你其他角色和关系的时间占用，可能会有多次你的伴侣想要性生活而你并不想。如果你在卧室拒绝你伴侣的前戏，你的伴侣可能把这视为你对他的拒绝。而事实上，你可能只是累了、伤心或是担忧。孕期你们之间的误会和矛盾是正常且不可避免的，和你们非孕期时候的关系是一样的。

理解与沟通是防止和减少矛盾的关键。和伴侣公开坦诚的对话是很重要的，可以帮助你们缓和紧张的关系。

产前检查的规划

你在家里已经自行做了验孕检测，结果告诉你已经怀孕了。这时你就该跟产检医生预约第一次检查了。无论是选择家庭医生、妇产科专家还是助产士，这些人都会负责你整个孕期的治疗、教育和安抚工作。在怀孕的最开始就要和你的保健医生建立紧密的联系。你的保健医生会很高兴分享你怀孕和生产成功的喜悦。想要得到更多如何选择适合你的保健医生的信息，请参考第 12 页。

与保健医生的第一次见面，会着重评估你整体的健康状况，确定你和宝宝是否有高危因素，并确定你的孕周。

让自己做好准备　在第一次产检的时候，你的保健医生会回顾你既往和目前的健康状况，包括你是否有慢性病、既往的怀孕是否有特殊情况。

在第一次产检前，需要写下你的月经、避孕、家庭医疗史、工作环境和生活方式等细节。一些保健医生会将第一次产检的前一部分设置为和你（准妈妈）一对一的谈话，而后邀请你的伴侣加入。这将给你机会谈谈自己过去不想告诉对方的隐私健康病史和社会问题。

第一次产检也为你提供了一些提问题的机会。当你想到什么问题时最好能略记一二，如果你能把自己的想法在见医生前提前写下，会比见面时再想容易一些。

第一个月的运动

挺直腰部直立坐位

这个运动可以帮助你放松和加强背部肌肉，从
而可以帮助你缓解孕期后背疼痛症状。

1. 盘腿坐于地板上。
2. 左手握住你的右脚或右腿，缓慢将上身转向
   右侧，持续数秒。
3. 变换方向，重复上述动作转向左侧。
4. 重复该运动 5~10 次。

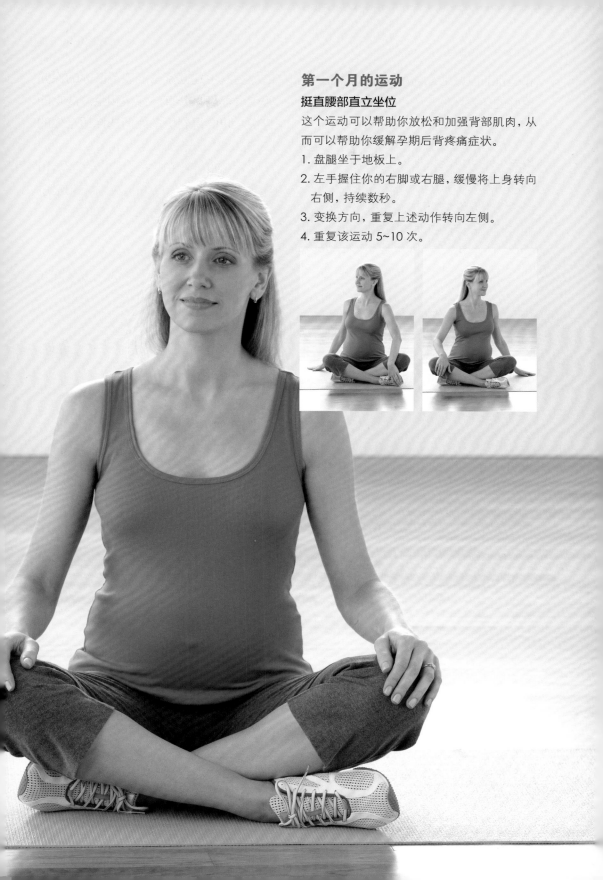

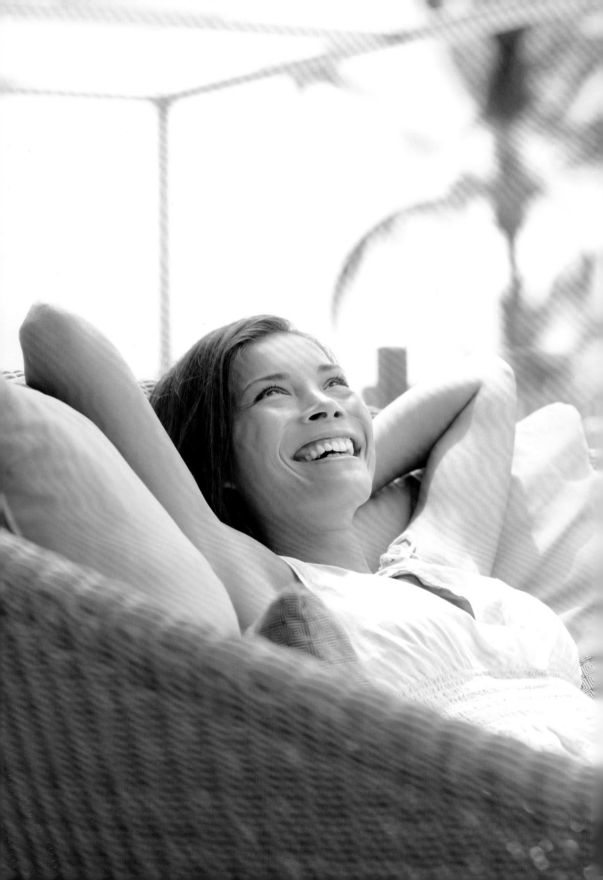

第 2 个月 : 孕 5~8 周

虽然是老生常谈，但当它真的在你身体里发生时，确实是一件令人兴奋的事，感觉像是奇迹。我一直在想，哇，它怎么能知道如何做呢？我身体里小小的胚胎竟然自己知道怎么成长、没取营养，知道如何分化出心脏、肺、胳膊、腿和其他器官。如果让我想起像"哦，我应该确定我给了宝宝视物、呼吸、弯曲胳膊的能力了吧。"，那将是个灾难！而恰恰相反，我还照常快乐地生活，这个复杂的奇迹就在我肚子里发生了。

——*Lilli*

如果说你怀孕的最初几周如微风般和煦，事实上也可以说是有趣，因为这个大新闻实在令人兴奋。或者如果你已经尝试了一段时间，这个时候会特别期待有早孕反应，因为你已经对早孕反应高度警戒。那么，做好准备吧。这个月会有很大的改变。你将很快真正"感觉"到你怀孕了。怀孕的第二个月，很多准妈妈会感到非常疲劳。你可能还会发现你老是想上厕所，而且整天感觉恶心。

宝宝的生长

在怀孕的 5~8 周，宝宝的细胞分裂非常迅速，且已经开始有特定功能了。这个特别化的过程叫作分化。不同功能细胞的产生对于形成一个完整的人体非常必要。由于分化的存在，宝宝主要的外部特征也在形成。

第 5 周　宝宝不再仅仅是一堆细胞，而应该正式被称作胚胎，开始呈现出不同的形式。胚胎已经分为 3 层。外胚层，开始为一个沟状结构，后封闭而形成神经管，其最终会形成宝宝的脑、脊髓、脊神经和脊椎。这个沟在身体的中线上，贯穿胚胎的顶部至底部。

神经管的闭合从胚胎的中央部分开始，向上和向下逐渐闭合。顶部变厚开始形成脑。

心脏和循环系统来源于中胚层细胞。胚胎中心凸出的位置会发育成宝宝的心脏。在第 5 周结束前，胚胎和正在形成的胎盘内最初的血液成分和血管已经形成。宝宝最初的心跳将会发生在受孕后的 21 ～ 22 天。你和产检医生现在都无法听到心跳的声音，但超声下可以看到心脏的搏动。这一改变标志着循环系统的建立。循环系统是最早形成的功能系统。

宝宝还有内胚层细胞，将形成肺、肠以及膀胱。在第 5 周，内胚层细胞没有很大变化。这些区域形成还需要一段时间。

在成功受孕的时候，宝宝是一个单细胞受精卵，并且只有显微镜才能看到。而在怀孕的第 5 周末，也就是受孕后的第 3 周，宝宝已经有 1/16 英寸（约 0.16 厘米）长了，相当于钢笔尖那么大。

第 6 周　第 6 周宝宝生长迅速，将会在一周时间内长大 3 倍。宝宝脸部特征形成发生在这周的早期。将发育为眼睛的视泡在此时开始发育，将会发育为内耳的通道也在这时开始形成。口腔的开口将形成，由细胞向额头、鼻和两侧面部逐渐迁移和生长。在口腔下部小皱褶的地方最终会形成宝宝的下颌和脖子。

在怀孕 6 周前，宝宝后背的神经管已经完全闭合。脑快速生长，以填充现在形成的、不断增大的头部。宝宝脑部此时也开始发育不同的特定区域了。

在胸部前方，宝宝的心脏将最初形成的血液从主要血管泵出，并且有节律的

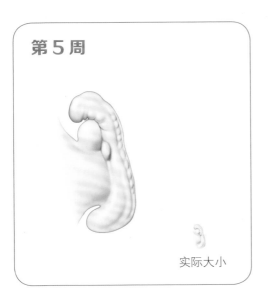

第 5 周

实际大小

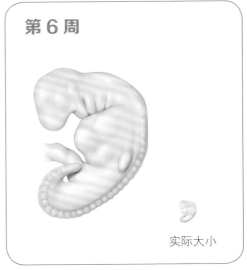

第 6 周

实际大小

搏动。消化系统和呼吸系统在此时开始形成。另外，小块的组织正沿着宝宝中线开始发育，这些将会形成宝宝后背和身体侧方的结缔组织、肋骨和肌肉。而将要形成上肢和下肢的小芽此时也能见到了。

在怀孕的 6 周前，也就是受孕的 4 周后，宝宝将有 3/16 英寸（约 0.48 厘米）长了。

第 7 周　在这周，宝宝和胎盘之间重要的连接——脐带，在子宫内宝宝着床位置的附近清晰可见。脐带包含两

应激会引起流产吗？

你是否对压力可能引起早期流产而感到有压力？放松自己，虽然这是一个常见的问题，但尚缺乏证据的支持。10%~20% 已知的妊娠会发生流产。通常孕早期流产是由于胎儿的染色体异常或者其他胚胎发育存在问题。其他可能引起复发性流产的原因如下。

▶ 双亲之一存在染色体异常。
▶ 凝血存在问题。
▶ 子宫或宫颈畸形。
▶ 激素水平异常。
▶ 免疫反应干扰胚胎着床。

如果你考虑早期流产的问题，尽量把关注点集中在照顾好自己和宝宝上，尽量避免已知的流产风险因素（如吸烟、饮酒等）。

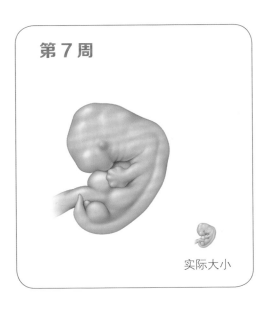

第 7 周

实际大小

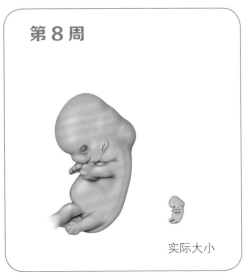

第 8 周

实际大小

条动脉和一条大的静脉。营养物质和富含氧气的血液会从胎盘经过脐静脉流向宝宝，而经过两条脐动脉流回胎盘。

另外，宝宝的脑也开始更加复杂了。此时脊髓液循环所必需的腔和通路已经形成，宝宝正在形成的颅骨还是透明的。如果此时将胚胎放在放大镜下看，你将看到宝宝正在形成的非常小的脑部光滑的表面。

在这周，宝宝的脸部更加清晰。口腔的孔、很小的鼻孔、耳朵凹陷和眼睛虹膜上的颜色都可以看到了。眼睛的晶体正在形成，连接内耳和外部的中耳部分正在形成。

宝宝的胳膊、腿、手和脚的形状正在形成，尽管距手指和脚趾开始形成还有一周的时间。在上一周开始出现的上肢肢芽如今已经发育成肩部和手部了，看

避免什么

发育中的宝宝在怀孕的 5~10 周是最容易受影响的。此期间是重要器官的形成时期，一旦此时胚胎受到损伤，将会导致严重的出生缺陷。可能引起这些伤害的潜在因素如下。

▶ 致畸剂（可能引起胎儿畸形的物质）。例如酒精、一些药物、毒品等，尽量避免接触。

▶ 感染。 病毒和细菌可能潜在影响早期怀孕。胎儿唯一获得感染的风险来自母亲，而你可能对造成严重缺陷的情况没有任何感觉。免疫接种和自然免疫保护你免受危害性感染的影响。但是，仍然需要注意尽量避免一些疾病的暴露，如水痘、麻疹、腮腺炎、风疹、巨细胞病毒或寨卡病毒感染。

▶ 放射性物质。大剂量的电离辐射，如癌症放疗，可能会对宝宝产生伤害。而另一方面，低剂量的放疗，如诊断用 X 线，通常不会显著增加出生缺陷的风险。出于安全考虑，当 X 线检查对于诊断可以提供重要信息时，需要跟医生交流，看医生对于孕期行 X 线检查的建议。除非射线剂量很大，一般即使在怀孕早期，诊断性 X 线检查也是利大于弊的。如果你在知道怀孕前做了 X 线检查，也不要惊慌。一般情况下胎儿接受不到可以导致任何问题出现的足够量放射线。

▶ 营养不良。孕期极度的饮食不良可能会对宝宝产生危害。一些特殊营养物质摄入过少可能会影响细胞发育。但是，在轻度早孕反应恶心、呕吐限制每日的能量摄入的情况下，早期胚胎几乎不会受到损害。请确保每日补充维生素，其内包含至少 400 微克叶酸。这样可以减少宝宝出现脊柱裂和其他神经管畸形的风险。

起来像个小桨。

在怀孕的第 7 周，宝宝已经有 1/3 英寸（约 0.85 厘米）长了，比铅笔头上的橡皮大一点。

第 8 周　宝宝的手指和脚趾在这周开始形成，尽管这时还是有蹼的。他或她的胳膊和腿开始长得更长，也更清晰了。像桨一样的脚和手的区域更加明显。腕部、肘部和踝部清晰可见。宝宝甚至可以有肘部和腕部弯曲的动作。

眼睑也开始形成。在它们完全形成之前，宝宝一直是睁着眼睛的。这周也是宝宝耳朵、上唇、鼻尖开始长到可以辨识的程度。

宝宝的消化道持续生长，特别是肠道。心脏功能和循环系统此时发育更加完善。宝宝的心跳大概每分钟 150 次，大约是成年人的 2 倍。

在怀孕的第 8 周，宝宝的长度刚刚超过 1/2 英寸（约 1.27 厘米）。

你身体的变化

怀孕的第二个月给你身体带来了巨大的变化。此时你可能会经历早孕的不适和烦恼，如恶心、胃灼热、疲劳、失眠和尿频。但是不要让这些症状打败你，这些都是提示你怀孕的正常征兆。

将会发生什么？发生的部位　激素是一些化学递质，对你怀孕的很多方面进行调节，而在这个月，激素的改变更加快速了。孕期释放的激素有很多重要功能，激素影响宝宝的生长，并且导致你身体多个系统的生理改变。事实上，孕期激素水平的改变会影响你身体各个部分。

消化系统　恶心和呕吐，通常指孕妇晨吐，可能是这个月你会经历的与激素水平改变最为相关的症状了。引起孕期恶心、呕吐症状的真正原因并不清楚，胃肠系统对于高水平激素的反应应该是主要原因。雌激素和孕激素水平的升高可以减缓消化道的蠕动。因此，你的胃排空可能会更慢，从而可能引起恶心和呕吐。雌激素可能会直接影响脑部，从而引起恶心。孕吐在下面还会详述。人绒毛膜促性腺激素（HCG）也可能起到促使消化系统改变的作用。人绒毛膜促性腺激素（HCG）逐渐升高并达到峰值同时孕早期的恶心、呕吐症状加重。但是早孕反应和人绒毛膜促性腺激素（HCG）水平之间没有直接的关系。关于早孕反应的讨论见下文。

点滴出血

你可能会在怀孕的 **12** 周内经历阴道出血。统计学结果显示，大约 **25%** 的怀孕女性可能会有一些点滴出血。但是，统计学也显示，这些女性仅有一半会发生流产。想要得到更多关于点滴出血和阴道出血的信息，请参考第 **407** 页。

心血管系统   你的身体会持续产生更多血液从而为宝宝提供氧气和营养。因为你循环系统巨大的需求，在整个孕期血液将持续增加，在这个月和下个月增加会尤其明显。尽管有此改变，但你的血管可能会扩张更快，所以循环血量还会有点不足。为了适应这些改变，你的心脏会持续更努力、更快地泵血。这些血液循环的改变可能会引起疲劳、头晕和头痛的症状和体征。

乳腺   受到雌激素和孕激素升高的刺激，乳腺内产生乳汁的腺体的体积增大从而使得乳房持续增大。这时你可能还会注意到乳头周围棕色或红棕色的乳晕开始增大、颜色变暗。这是由于血循环增加引起的。你的乳腺可能会感到压痛、刺痛或者疼痛。或者你会感到它们饱满和加重了。

子宫   如果你是第一次怀孕，在怀孕前你的子宫像梨那样大，而现在它开始变大了。在你分娩宝宝之前，子宫会增大为孕前的 500 倍。这个月和下个月，你的子宫还将在盆腔内。但子宫增大可能会引起尿频症状。你还可能在打喷嚏、咳嗽或者大笑时出现漏尿的现象。这是由于脏器位置所致。在怀孕的最初几个月，你的膀胱在子宫的正前方偏下的位置。当子宫增大时，膀胱必然受到压迫。

胎盘也是持续生长，牢牢附着于子宫壁。有时会有少量出血，但不用担心，如果出现出血的症状，一定要告诉产检医生。

宫颈   在这个月，你的宫颈会变蓝变软。在整个妊娠期，你的宫颈会逐渐变软，从而为它在分娩时的消失和扩张做准备。在怀孕 7 周前，宫颈的黏液栓会完全形成，它可以阻塞孕期的宫颈管，从而帮助阻止微生物进入子宫。这些黏液栓会在孕晚期临近分娩时宫颈消失、扩张的过程中放松阻塞。

早孕反应的处理

早孕反应（孕妇晨吐）是怀孕过程中令人感到恐惧的一个方面。一些女性很幸运没有早孕反应，但多数女性都会经历不同程度的恶心反应。其实孕妇晨吐这个说法并不准确，因为这种状况并不限于早晨。它可能会在一天中的任何时间发生。

早孕反应会影响 50%~80% 的孕妇。在孕早期最为常见，以伴或不伴有呕吐的恶心为主要特点。典型的症状和体征出现在孕 5 ~ 8 周，有时从受孕第 2 周就会开始出现症状。通常在怀孕 13 ~ 14 周前就会减弱。然而，有些女性在孕早期没有明显的早孕反应。

通常早孕反应不需要治疗，但在家里的一些调养方法，如少食多餐、少量饮用一些姜茶可以帮助缓解恶心的症状。非常罕见的，有时非常重症的早孕反应，分级为妊娠剧吐，可能需要住院静脉补液和用药治疗。

激素以及其他   究竟是什么原因

本月的练习

向后拉伸

当你的腰部或肩部（或二者都有）开始出现发紧症状，用这个动作来缓解张力。

1. 双手与肩同宽，手臂伸直，双手和双膝接触地面跪于地面。

2. 身体向后卷曲，头部尽量向膝部靠拢，而手臂保持伸展。

3. 坚持数秒，然后缓慢恢复四点触地。重复5~10 次。

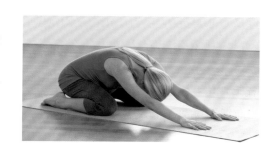

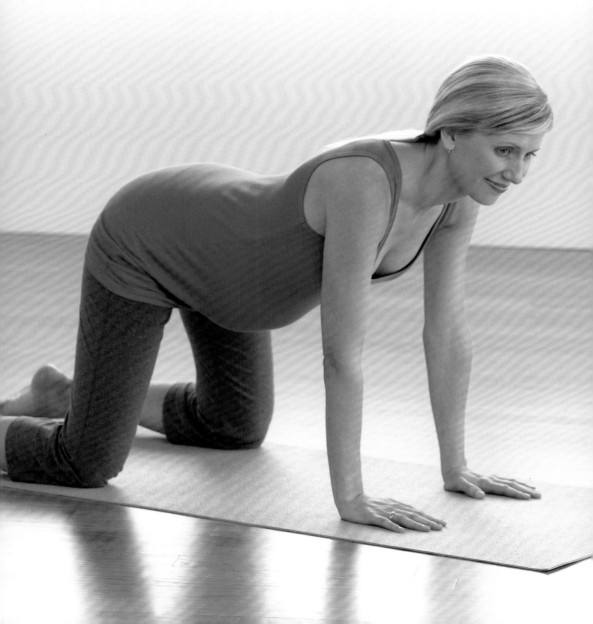

引起早孕反应目前不是完全清楚，但孕期激素水平的改变被认为起到了很重要的作用。激素的变化可能会影响任何孕妇，但是当你有以下情况时，可能更容易出现早孕反应。

▶ 你在孕前有晕动症、偏头痛，闻到某些气味、尝到某些味道或暴露于雌激素（如服用避孕药）的情况下会出现恶心或呕吐的情况。

▶ 你上次怀孕曾经有早孕反应。

▶ 你怀了双胞胎或多胞胎。

从积极的方面来讲，研究显示，有早孕反应的孕妇不容易发生早期流产。当然，并不是说如果你没有早孕反应流产的风险就会增加。有些女性在孕早期即对孕期激素水平升高可以耐受而不出现恶心。

如何缓解恶心症状   以下内容可以帮助你缓解早孕反应。

▶ *谨慎选择食物。*   选择那些温和干燥、容易消化和脂肪含量低的食物。一些研究建议，以蛋白质为基础的食物相较于高碳水化合物的食物更能缓解恶心症状。咸味零食或者含姜的食物，如姜味的棒棒糖，可能有帮助。避免食用油腻、辛辣和脂肪含量高的食物。

▶ *多吃零食。*   早晨起床之前，可以吃一些苏打饼干或者一片烤面包片。全天少食多餐，而不仅限于一日三餐。胃中过空可能会加重恶心症状。

▶ *入液量要足够。*   小口喝水或者喝姜味汽水。也可以吸吮硬的糖果、小冰块或者冰淇淋。

▶ *要注意对刺激物的躲避。*   尽量躲避可能会加重恶心的食物或者气味。保持室内通风良好，别有烹饪的气味，因为这可能会加重你的恶心。

▶ *尽量呼吸新鲜空气。*   如果天气允许，尽量把家里或者工作单位的窗户打开，每天都进行户外散步。

▶ *当心孕期维生素。*   如果你在食用维生素后感到恶心，那就在晚上食用或者跟零食一起吃。在食用维生素后嚼口香糖或者吸吮一下棒棒糖也

"预热"效应

如果你以前怀过孕，可能会注意到你比上一次怀孕相同孕周时的肚子 要大。你也可能注意到这次怀孕反应似乎更早发生。这可以称之为"预热"效应。就像吹一个气球，在第二次或第三次的时候更容易爆炸，如果怀过孕，你的子宫扩张可能更快、更容易。你的腹部肌肉和韧带已经被牵拉伸展过一 次，所以当你的子宫再次增大时它们更容易伸展。由此带来的问题是，因为子宫变大更快，你可能会在再次怀孕期间更快地出现骨盆受压和背痛等症状。

可能会有帮助。如果这些方法都不管用，请咨询一下你的保健医生，是否可以更换一种不含铁剂的孕期维生素。

▶ *尝试一下穴位按摩或者针灸。* 尽管这些方法没有被证实一定有效，但有些孕妇觉得这些治疗对于缓解早孕反应是有帮助的。穴位按摩是指对身体的一些点进行按压刺激，腕带式穴位按压器不用处方就能在药店买到，用于刺激腕部的一些穴位而起作用。这一功能被认为可以减轻恶心。针灸疗法是指将头发一样的细针刺入你的皮肤。一些女性认为有所帮助，但是这需要咨询有资质的针灸师。

你的情绪

怀孕是一种生物学改变，也是心理历程的改变。现在你还只是你父母的女儿，而不久后你就会成为宝宝的妈妈。你将会有一个新的角色和身份。当你面对这个事实的时候，感受可能是非常积极的情绪和令人痛苦的消极情绪混杂在一起的。

期望　期望是转变为父母角色很正常的部分。在孕早期，你开始收集如何才能成为一位好妈妈的信息，这些信息基于你还是个孩子的时候从你父母那里得到的和你观察到的别人家庭的情况。关于你成长的记忆和你对理想父母

的理解，是你对自己将来会成为何种风格父母的想象源泉。

在期望的这段时间里，你还可能会梦到或想象你的宝宝会是什么样子。这些想象并不是浪费时间。它们是你的情感与宝宝的情感紧密联系的开端。

烦恼和忧虑　在你怀孕的第二个月，你刚知道怀孕的那种兴奋感可能会被忧虑所抑制。在知道自己怀孕之前，你会不会已经做了一些可能会危害到宝宝的事？你头痛的时候用过阿司匹林，是不是会有影响？或者你吃饭的时候喝

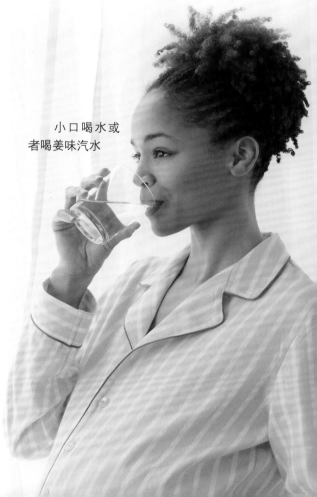

小口喝水或者喝姜味汽水

了一杯红酒？或者那次感冒？如果你非常担心，那么请告诉医生。这么做可能能使你的精神稍微放松下来。

你还可能为其他事情感到担忧。如何应对整个孕期？自己的工作会不会受到影响？如何安排孩子的看护？是否能够承受分娩之痛？你的宝宝会健康吗？和你的伴侣讨论一下这些担忧。如果你隐藏这些担忧，可能会造成你们之间关系紧张。这样可能会引起你和你伴侣之间的疏远，而此时恰恰你们都需要亲密、互爱的稳定关系。

一些女性会在孕早期经历困扰、焦虑的梦境或感受。这些想法可能看起来不合情理，然而这是正常的，并且很常见。

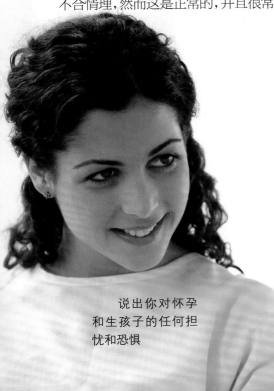

说出你对怀孕和生孩子的任何担忧和恐惧

对于多数新手父母，这种想法经常会掠过。但是，如果想法和感受持续存在，并且你感到非常困扰，那就需要和医生谈一谈了，他会给你推荐治疗师或咨询师来帮助你应对这些想法。

产前检查

这时该去看医生了。你的第一次产前检查是一个令人激动的时刻。这次产检将是你最长、最全面的检查。因此，请在你的日程上留出足够的时间（需要 3 小时），这样你才不会显得太匆忙。你可能会见到一些不同的人，包括护士和一些职员。

第一次产前检查中，医生会对你进行全身健康检查和生活方式的评估，还将跟你谈谈怀孕和生产的问题。为了使第一次见医生更有收获，请记住以下几点小窍门。

▶ **积极主动。** 谈谈你可能通过怎样的生活方式改善而使得孕期处于最佳健康状态。可能的话题包括你的饮食、运动和烟酒的接触。

▶ **不要隐瞒。** 说出你对怀孕和生孩子的任何担忧和恐惧。这些担忧和恐惧说出得越快，你可能越快得到精神上的平和。

▶ **诚实。** 要对你的保健医生说实话。整个产前保健的质量大部分依靠你提供的信息质量。

将会发生什么 多数女性在怀孕

8 个月前会每 4~6 周做一次产前检查。之后检查次数会越来越频繁。如果合并慢性疾病，如糖尿病或者高血压，那你将更加频繁产检，从而更好地检查你和宝宝的健康状况。

用药史　第一次产检，保健医生最主要的目的是要尽可能多地收集你既往和现在的健康状况的信息。医生会回顾你既往和现在的健康状况，包括是否有慢性病史，既往怀孕是否有问题。在预约来诊时请准备好回答关于你健康和生活方式的多个方面的问题。

当你们讨论你的病史时，你也可以问一些关于怀孕的问题。如果你列出了简单的问题条目，请在第一次产检的时候带着它。

体格检查　体格检查包括体重、身高和血压测量，以及对健康状况进行整体评估。盆腔检查也可以是这次评估的一部分。如果你需要做宫颈细胞学分析

第一次产检的清单

在第一次产检时和保健医生讨论你病史的内容包括以下主题。

- 任何以前怀孕的细节
- 你典型的月经周期长短
- 你最后一次月经的第一天的日期
- 避孕药的用药史
- 你使用处方药或非处方药的情况
- 你的过敏史
- 既往病史和现病史
- 如果有，说明自己既往的手术史
- 你的工作环境
- 你的生活行为方式，如运动、饮食、吸烟或二手烟暴露情况，以及含酒精饮料和毒品的接触情况
- 性传播疾病的高危因素，如你或者你的伴侣有一个以上的性伴侣
- 在你和伴侣的直系亲属中，如爸爸、妈妈、兄弟姐妹，是否有既往和现病史，例如糖尿病、高血压、红斑狼疮或抑郁症
- 双方家族史，是否有先天畸形或遗传疾病
- 你家庭环境的细节，如你在家庭中是否感到安全并受到支持

检查,那么盆腔检查就要包括窥器检查。医生会将窥器放置在阴道内,这样可以检查阴道和宫颈的情况。宫颈改变以及子宫大小的检查可以帮助保健医生确定你怀孕的孕周。

固定窥器时,保健医生可以从你的宫颈收集一些细胞和黏液,做一个刮片检查和感染的筛查。刮片检查可以帮助我们检查宫颈是否有癌症或者癌前病变。宫颈感染性疾病,包括性传播疾病,如淋病或衣原体感染,可能会影响怀孕以及宝宝的健康。

取出窥器后,保健医生可能会将两个戴着手套的手指插入你的阴道内,检查宫颈,而后将另外一只手放到腹部上方,检查子宫的大小和卵巢情况。

很多女性都对盆腔检查感到忧虑。在检查过程中,尽量放松,缓慢地深呼吸。如果你非常紧张,肌肉就会缩紧,这可能会使检查更加不舒服。其实一个标准的盆腔检查只需要几分钟而已。

在盆腔检查和刮片检查后,尤其是24 小时之内,你可能会有少量阴道出血。这种出血可能是点滴的,或者稍微多一些,通常一天之内就会结束。这是因为宫颈在孕早期变软,在做刮片时更容易出血所致。这种出血是来自宫颈外侧的,不会影响到你的宝宝。如果你对此感到担忧,请和保健医生沟通。

实验室检查　在你第一次做产前检查时,常规实验室检查包括血液检查,确定你的血型(A 型,B 型,AB 型或是O 型)和 Rh 血型(Rh 阳性或 Rh 阴性),以及确定你既往免疫接种是否还有效,如风疹病毒、乙型肝炎病毒疫苗。

还需要对你的血液进行红细胞抗体的筛查,最常筛查 Rh 抗体。这种抗体可能会增加宝宝出生后患贫血和黄疸的风险。

另外,你还要进行人类免疫缺陷病毒(HIV) 检查以及梅毒、衣原体和淋病检查。如果你有任何的性传播疾病,孕期治疗会降低胎儿感染的风险。孕期还需要检测水痘、麻疹、腮腺炎和弓形虫抗体情况。还有一些女性需要筛查甲状腺的问题。通常仅需要一根针和一个血样就能完成所有的检查。

你还可能被要求留取尿液标本。尿液的分析可以确定你是否有膀胱和肾脏的感染,如果有则需要治疗。尿液标本还可以检测尿糖增高(提示可能存在糖尿病) 和尿蛋白(提示可能存在肾脏疾病)。

在第一次产检时可能还会进行超声检测,以确定预产期,并且排除异位妊娠(详见第 463 页),或者了解是否是多胎妊娠。

双胎妊娠、三胎妊娠及更高序的妊娠

你已经准备好要一个宝宝,但是如果是同时来两个宝宝或三个宝宝呢?对于一些女性来说,这个月去见保健医生可能会带来意外的消息,她们可能怀了双胎、三胎，甚至是更加罕见的多胎，我们称之为多胎妊娠。

多胎妊娠通常在第一次产检超声检查时被发现。何时进行第一次超声检查每个医学中心的要求不一样。在一些中心，第一次超声检查在第一次产检时进行，而有些中心可能在第二次或者第三次产检才进行第一次超声检查。而何时开始进行产检也是一个影响超声何时检查的因素。

如果你的保健医生在你第一次产检时就给你做超声检查，而你这时仅仅怀孕数周，你就可能在很早的孕周发现怀了多胞胎。超声可以检查到大多数 8 周以前或者更小孕周的多胎妊娠。在超声检查时，声波可以对子宫和你的宝宝（或宝宝们）进行成像。

体检时，多胎妊娠的特点包括子宫大于孕周，或孕妇极度疲劳和恶心。如果你的保健医生怀疑你是多胎妊娠，可能会给你做超声检查来确认。

高龄妈妈或者不孕症患者经过辅助生育治疗后多胎妊娠的风险增加。

多胎妊娠如何发生 双胎妊娠有两种：单卵双胎和双卵双胎。单卵双胎是一个受精卵分裂和发育为两个胎儿。从遗传学上讲，两个宝宝是完全相同的。他们的性别相同，并且看起来非常相像。双卵双胎是两个不同的卵细胞分别被两个精子受精而形成。在这种情况下，两个宝宝可能是两个女孩，两个男孩或者一男一女。总的来讲，他们不是非常相像，就像一般的兄弟姐妹一样。

孕早期的超声检查通常可以辨别是单卵双胎还是双卵双胎。胎盘形态和胎儿膜性是确定双胎妊娠种类的关键。

三胎妊娠可能有多种发生形式。最多见的情况是三个卵细胞与三个不同精子受精而形成的三卵三胎。另外一个可能性是一个受精卵分裂为两个而形成一个单卵双胎，而另外一个卵细胞与第二个精子受精，形成第三个独立的胚胎。也有可能是一个受精卵分裂为三个，从而导致单卵三胎，但这种情况非常罕见。

四胞胎及更高序多胎往往是四个或更多卵细胞分别与不同精子受精而形成的。这种情况往往是应用促排卵药物或者辅助生殖技术的结果。

对你来说意味着什么 如果你是多胎妊娠，那么孕期发生的不良反应可能会更重。恶心、呕吐、胃灼热、失眠和疲劳可能会更加严重。因为多个宝宝的生长需要更大的空间，你可能会感到腹痛和气短。在孕晚期，你会感到正前下方骨盆结构——耻骨的压力加大。

怀了多胞胎，你需要产检的次数可能会增加。多胎妊娠往往需要特殊关注。你的保健医生会更严密地监测宝宝们的生长情况和你的健康状况，以期在问题发生前提前发现。

当有一个以上宝宝需要营养的时候，你的营养摄入和体重增加会更加重要。如果你怀了双胞胎，你的保健医生可能会建议你每日摄入大于 300 卡的热量。

单卵双胎和双卵双胎

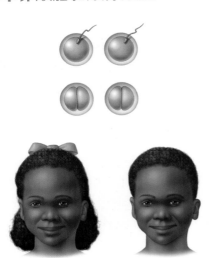

双卵双胎是最常见的双胎类型，由两个不同的卵细胞分别与不同的精子受精而形成

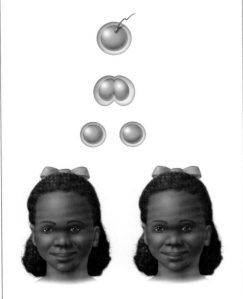

单卵双胎是一个受精卵分裂和发育成两个胎儿，他们有相同的遗传学物质

对于双胎妊娠，美国妇产科学会建议体重增长在 37~54 磅（16.7~24.5 千克）之间。但是，如果你在怀孕前已经超重，那么建议你体重增加要少一些。当更多胎妊娠的时候，建议增加的体重可能会多一些，这取决于你怀了几胞胎和你怀孕前的体重情况。

血中红细胞数量减少（贫血）在多胎妊娠女性更为常见。因此，你的保健医生可能会建议你每天补充 60~100 毫克铁剂。可能你的一些行为也要受到限制，如工作、旅行和运动。

可能的并发症　多胞胎可能会增加妊娠并发症发生的概率。在多数情况下，多胞胎分娩是健康的，特别是双胎妊娠。但是，怀孕胎数越多，孕期发生并发症的风险越高，包括以下情况。

早产　当怀孕 37 周前出现规律宫缩和宫颈扩张，被认为是早产。将近 60% 的双胎妊娠和高于 90% 的三胎妊娠都会在 37 周前分娩。双胎妊娠平均的分娩孕周是 35 周，三胎妊娠分娩孕周多数都会小于 32 周，甚至更早。几乎所有的更高序多胎妊娠都会早产。

早产的宝宝往往有更高低出生体重（小于 5.5 磅，约 2.5 千克）和其他健康并发症的概率。由于这个原因，你的保健医生对于你先兆早产的风险监测会更加严密，你也会更加关注。更多关于早产的信息，请参考第 154 页。

子痫前期　子痫前期是一种孕期发

生的状况，包括血压升高。在多胎妊娠女性中更容易发生。子痫前期的症状和体征包括体重增长迅速、头痛、腹痛、视物障碍以及手脚水肿。如果你有以上问题，尽快联系保健医生。

剖宫产分娩　在多胎妊娠中剖宫产分娩的概率更高。但是，多胎妊娠仍然可以经阴道分娩，这取决于胎儿的胎位和其他一些因素。如果你怀了多胞胎（多于两个），保健医生为了宝宝的安全可能会建议你选择剖宫产分娩。

双胎输血　这种情况通常只发生在单卵双胎。当胎盘一根血管连接两个胎儿循环系统时就可能发生，其中一个胎儿得到过多的血液而另外一个血液过少。那个得到过多血液的宝宝会长得更大，并且其循环系统中会有超负荷的血液量。而另外一个宝宝会小一些，生长缓慢并且贫血。

在这种情况下，双胎妊娠可能会早产。一些治疗措施可能会有帮助。羊膜腔穿刺引流放出过多的羊水可能有好处。在一些专科医院，激光手术可以切断两个胎儿之间的血管连接。

连体双胎　这种情况非常罕见。连体双胎的发生是由于单卵双胎的不完全分裂导致的。在过去，这种情况就是指连体儿。连体双胎可能是胸部融合，也可能是头部或骨盆融合。在一些情况下，他们可能共用一个或多个内脏器官。出生后手术治疗可以分离连体双胎。手术的复杂程度取决于双胎之间的融合部位以及他们共用多少器官。

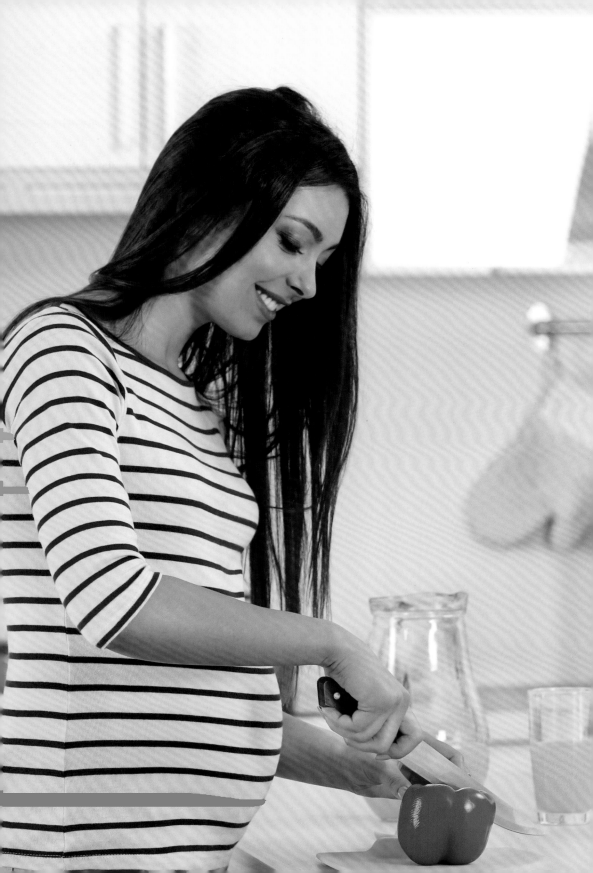

第 3 个月 : 孕 9~12 周

我感觉我的身体在提醒我为成为一个妈妈做准备。我每 3 小时就要吃一顿，还喜欢我不需要的东西，累了就会大哭一场，并且我发现我也变成了一个自我陶醉者。

——Yumna

坚持下去——很快你会开始感觉好起来的！当你进入了孕早期的最后一个月，早孕反应的症状和体征 (疲劳、饥饿、恶心、尿频) 将进入最高峰。这些情况会在接下来的几周内开始好转。对很多女性而言，孕早期状态是最差的。一旦她们度过了孕早期，那么剩下的孕期一般是比较舒服的。

宝宝的生长

宝宝在这时仍然很小——仅有约 1 英寸 (2.54 厘米) 长，但变化非常快。

在孕期的第 3 个月，他或她开始更具人形了。

第 9 周　在这周你的宝宝将不会太像一只蝌蚪了，而更像一个人了。在脊髓底部的胚胎尾巴将退缩而最终消失，而脸将逐渐丰满。与身体其他部位相比，宝宝的头部显得很大，而且向内卷曲与胸部贴近。手和脚将继续生长形成手指和脚趾，而肘部则更加明显。乳头和毛囊也开始形成。

宝宝的胰腺、胆管、胆囊和肛门已经形成，而肠将继续生长变长。内生殖器官，如睾丸或卵巢，在这周开始发育，但从外生殖器上还不能辨别男女。

在这个孕周，宝宝可能开始运动了，但你还无法感觉到胎动。在怀孕的第 9 周，受孕的第 7 周，宝宝仅重 1/8 盎司 (约 3.5 克)。

第 10 周　在 10 周末之前，宝宝所有重要器官都开始形成了。胚胎尾巴最终消失，而宝宝的手指和脚趾已经完全分开形成了。骨骼开始形成。宝宝的眼睑继续生长，眼睛也逐渐可以闭起来了。外耳进入最后的形成阶段。宝宝也开始形成牙齿的小芽了。他或她的脑生长逐渐加快。在这周，每分钟有将近 250000 个新的神经元产生。如果你的宝宝是个男孩，那么他的睾丸将产生雄性激素睾酮。

第 11 周　从此时开始直至宝宝足月出生，他或她将会被正式称为"胎儿"。此时所有的器官都已具备雏形，生长变得非常迅速。从孕 11 周至 20 周，宝宝体重将增长 8 ～ 9 倍，而身长也将变为原来的 3 倍。为了适应这些变化，胎盘血管将变大变多，以给宝宝供应足够的营养物质。他或她的耳朵在这周将向上迁移而最终位于头部两侧，而他或她的生殖器官在此时也迅速发育。在外生殖器的小组织芽开始发育成阴茎或者阴蒂和大阴唇，并且将很快变得可以区分。

第 12 周　在这周宝宝的脸将变得越来越可以辨识，因为下巴和鼻子变得更加清晰。这周还会有的变化是手指甲和脚趾甲开始形成了。宝宝每分钟的心率可能会加快一些。在怀孕的 12 周末，宝宝将接近 3 英寸（约 7.6 厘米）长，2 盎司（约 56.7 克）重，也标志着孕早期的结束。

你身体的变化

怀孕的第三个月是孕早期的最后一个月。一些孕早期的不舒服和令人不安的事，如晨吐、疲劳、尿频等，这个月将

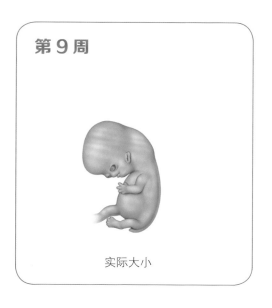

第 9 周

实际大小

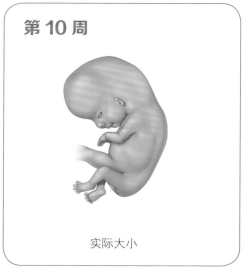

第 10 周

实际大小

尤其严重。但是曙光就在前方——至少相当一段时间会好一些。对绝大多数女性来说，孕早期的反应将在孕中期明显减轻。

将会发生什么　激素分泌在这个月还会持续增加，但分泌的部位不同了。至 12 周末，宝宝和胎盘相较卵巢，将会产生更多的雌激素、孕激素。

而持续的激素水平升高可能会导致你不舒服的症状和体征更加严重，如恶心、呕吐、乳房胀痛、头痛、头晕、尿频、失眠和多梦。尤其是恶心、呕吐会加重明显。如果你有晨吐，那它可能会持续一整月。但有一些女性，晨吐可能在中途好转而平稳进入下个月。

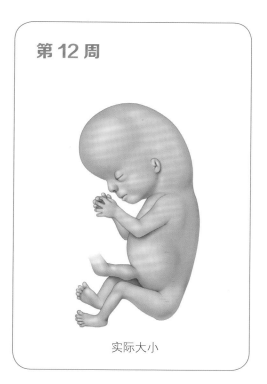

第 12 周

实际大小

心脏和循环系统　整个孕期循环血量都会不断增加，但是在第 3 个月末这一改变会减慢。为了适应这种改变，心脏泵血会更加有力，也会更快。这些循环系统的持续改变可能会引起一些不舒服的症状和体征，包括疲劳、头晕和头痛。

眼　怀孕的时候，身体会有多余的液体，从而可能引起眼睛最外层（角膜）增厚。这一改变常常从孕 10 周开始变得明显，并且一直可以持续到产后 6 周。同时，眼睛内液体的压力，我们称眼压，会在孕期下降约 10%。由于以上两种改变，你可能会有轻度的视物模糊，不过会在产后恢复正常。

乳腺　在持续增高的雌激素和孕激素刺激下，乳房和其内的腺体持续增长。乳晕会变大、变暗。乳房会继续感到疼痛或胀痛，虽然这时候胀痛会有所好转，你还会感到乳房饱满和变重。

子宫　在怀孕 12 周之内，你的子宫会在盆腔内。从外表看来，别人可能看不出你怀孕。即使这样，你也已经有了怀孕相关的症状和体征了。第 3 个月，由于子宫体积不断增大，并且更靠近膀胱，你可能会因尿频而需要经常小便。在这个月末之前，你的子宫会长出盆腔，膀胱的压迫症状就会有所好转。

骨骼、肌肉和关节　你可能会持续感到下腹部有刺痛、抽痛或牵拉。为了适应子宫增大，支持子宫位置的韧带会被牵拉。在孕中期的早期阶段，这种刺痛可能会突然发展成某一侧下腹的锐痛，常常因突然运动而引起。这是由于子宫和腹壁之间的圆韧带受到牵拉所致，这种牵拉是无害的，但是会感到疼痛。

体重　体重是怎么增加上去的——宝宝的重量、胎盘、羊水、身体增加的血液、身体组织内累积的液体和增大的子宫和乳房，以上这些可能会使你的体重在 12 周前增加 1~4 磅（0.45~1.81 千克）。如果早孕反应很重，你可能体重保持不变或者甚至会轻 1 磅（约 0.45 千克）。但不用担心，孕期绝大多数的体重增长会发生在怀孕的后半段。

你的情绪

在过去的几个月，你的情绪都是围绕着怀孕这件事和将要发生的改变。而现在的事实会使得你的关注点有所改变。这个月，当你的小腹微隆，你可能会将关注点集中在你的体形改变上。一些女性会喜欢这种孕期体形的改变，而另外一些人迟迟不能适应。

如何应对体形改变　身体外形和功能的改变可能会影响你的感受。在孕早期，你的身体开始有脂肪储存，但多数都是位于腰部以下的。另外，你的乳房可能每侧会增长近 1 磅（约 0.45 千克）。在这期间，你的身体可能看起来都不像你自己了。如果这次是初次怀孕，你可能更会对这种改变感到困扰。尤其是在提倡纤瘦的文化氛围影响下，你可能不喜欢现在身体发生的改变，你只会感到你胖了，且没有吸引力了。请记住你的体形变化是为了适应孩子的生长和营养需要。

如果不担心身体的改变，你可能在与爱人性生活方面缺乏兴趣。如果你有这个问题，记住以下几点。多数女性在孕期性欲都会有所下降，这很正常。而且你一定很难相信，你的伴侣可能会对你孕期的体形改变而感到兴奋，你可以问问他。

孕期的气色

是否对这个月你身体变化的一些好消息做好了准备？你的血容量加大、人绒毛膜促性腺激素（HCG）产生增多将会使你的皮肤在孕期更有光彩。血容量的增加使得血管内的血液增加，从而使你的皮肤看起来饱满而有光泽。另外，人绒毛膜促性腺激素（HCG）和孕激素增加，可以使你脸部皮肤腺体分泌更多油质，从而使你的皮肤看起来更加光滑和有光泽。但是如果你在怀孕之前就有痤疮发作，过多的油质可能会使你的痤疮加重。

产前检查

这个月你将到保健医生处进行第二次产前检查。这次检查很多项目和第一次产检是一样的，但用时会短一些。

如果你第二次产检在 12 周左右进行，保健医生可能会试着用胎心听筒听宝宝的心跳。如果没有听到，也别惊慌，可能还为时尚早。医生可能会通过超声检查来确认宝宝的心跳。

产前检查：是否还是不确定　这个月的产前检查，保健医生可能会跟你说关于胎儿畸形的检查。产检的目的是评估宝宝是否健康，主要通过血液检查和超声检查。一些产前检查可以有选择性，而有一些则是强烈推荐或者必须要做的。在美国的一些州，一些检查是被写进州法律的，如人类免疫缺陷病毒（HIV）或者一些性传播疾病的检查。

很多女性对于产前检查有疑问，这都非常正常。产前检查是一个跟保健医生交流想法的好时机，当你需要决定是否进行产前检查时，你可以先充分地了解情况。你可以按自己的需要选择产前检查的种类，因为不同的保险所覆盖的产前检查种类也不同。一般性的产前检查会在怀孕的 10~20 周完成，一些特定的遗传学筛查需要在特定的时间进行。

一些女性希望把所有的检查都做了，而有些女性只想选择一些必须做的或是医生强烈建议的。如果想多了解一些产前遗传学检查的内容，请参照第 21 章。

如果你的保健医生没有跟你讨论相关风险和益处，不要害怕，直接问就可以。

男孩还是女孩：你是否想知道　在接下来的孕周中，你可以知道宝宝的性别了。很多父母都是在 18~20 周的超声检查中得知宝宝性别的。

早在孕 10 周，你就可以通过检查身体中胎儿游离 DNA（cfDNA）而得知宝宝的性别，这也是一种产前检查。但其实这是一种筛查遗传性疾病的检查，如唐氏综合征的筛查。因此，这种检查不提倡以了解胎儿性别为目的而进行（详见第 21 章，学习更多关于产前检查的内容）。如果你已经做了 cfDNA 的检查，你和你

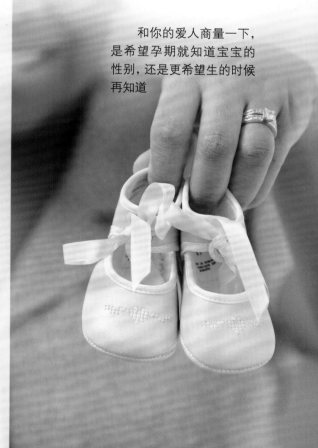

和你的爱人商量一下，是希望孕期就知道宝宝的性别，还是更希望生的时候再知道

这个月的运动

侧卧撑

这个运动将帮助你提升核心肌肉的力量,这对你接下来肚子逐渐长大后的身体支撑非常关键。

1. 左侧卧位,用左侧前臂支撑身体,左肩位于左侧肘部正上方,右侧臂沿身体放松。

2. 保持这一姿势数秒,而后降低身体至地面。重复 5~10 次。

3. 换另外一侧重复以上动作。

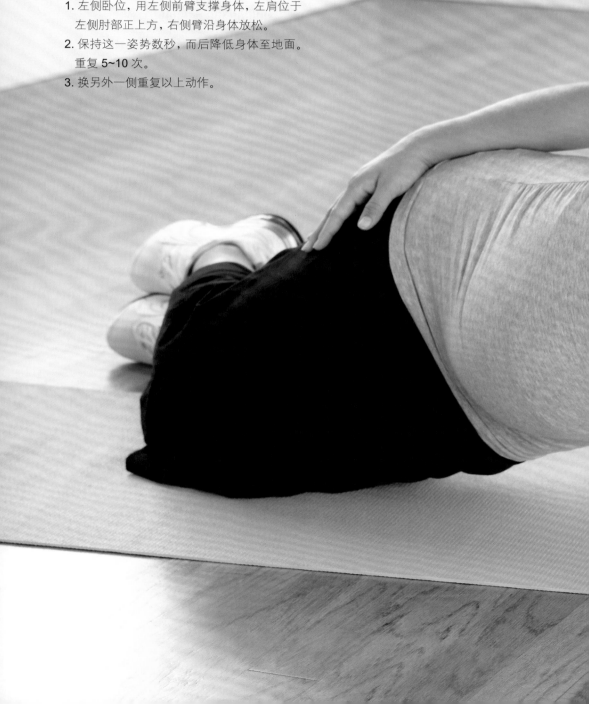

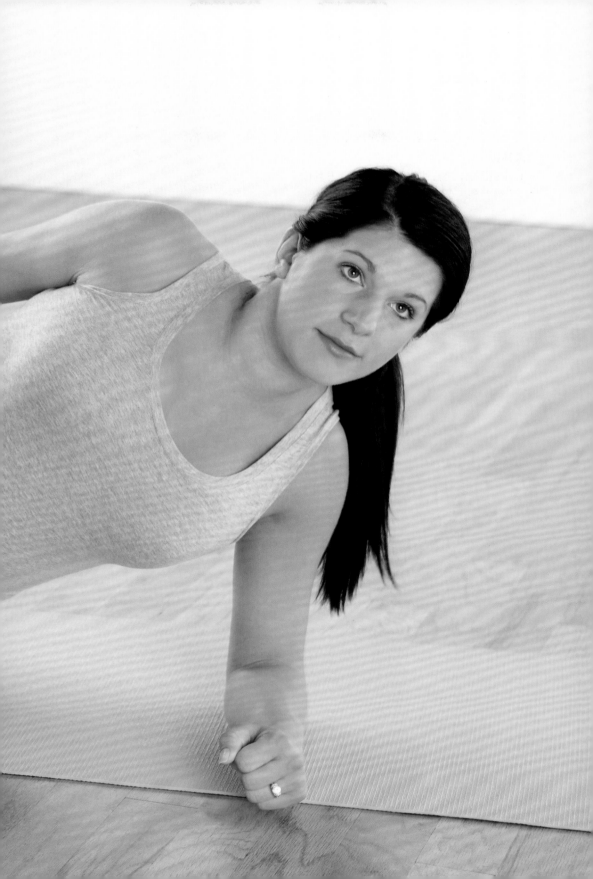

孕期性生活

怀孕是提高了你的性欲,还是抑制了这一愿望?无论是哪种,你都需要知道一下孕期性的情况。

孕期是否可以有性生活?如果你怀孕过程很正常,你可以按照自己的意愿进行性生活——但你不会总想。首先激素水平的波动、疲劳和恶心可能会降低你的性欲。在孕中期,生殖器官以及乳房血流的增加可能会增加你的性欲。但到了孕晚期,体重增加、后背疼痛以及其他症状又会抑制你对性生活的热情。

孕期性生活会引起流产吗?很多夫妻担心孕期性生活会导致流产,尤其是孕早期。但是并不会。早期流产常常与染色体异常或其他胎儿生长问题有关——与你做了什么或没做什么基本不相关。

孕期性生活会对宝宝有害吗?你成长中的宝宝在子宫内受到羊水的保护,孕期绝大多数时间宫颈部位的黏液栓也是对宝宝的保护。性行为不会影响到子宫内的胎儿。

孕期最好的性生活姿势是什么?只要你们觉得舒服,绝大多数性生活姿势都是可以的。随着孕周的进展,试着寻找适合你们的姿势。除了你平卧在床上的姿势,还可以尝试躺在伴侣的一侧、在伴侣上方或前方。

高潮会引起先兆早产吗?高潮可能会引起子宫收缩,但这种宫缩和生产时的宫缩是不一样的。如果你孕期情况正常,无论是有性交或是无性交行为的高潮,都不会增加先兆早产的风险。

哪些时候应该避免性生活?尽管绝大多数女性孕期性生活是安全的,但有些时候需要注意。保健医生在下列情况下可能会建议你避免性生活。

▶ 当你有先兆早产风险时。

▶ 你有不明原因阴道出血时。

▶ 你有胎膜破裂羊水漏出的情况。

▶ 你的宫颈提前开放(宫颈机能不全)。

▶ 你的胎盘部分或全部覆盖宫颈内口(前置胎盘)。

的爱人要对其提供的结果有心理准备。同样如果你的孕期发生了并发症或者需要遗传学的检查，可能还需要有创的遗传学检查。这些检查也可以告诉你宝宝的性别。

问题是你是否想知道。和你的爱人商量一下是希望孕期就知道宝宝的性别还是更希望生的时候再知道。一些父母想要马上知道宝宝的性别是出于很实际的原因，而有些单纯因为他们好奇！另外还有很多父母希望保持这份神秘感直到宝宝出生的那一刻。无论怎样决定都没有对错之分。

如果你希望宝宝的性别保密，那么请让你的健康检查团队知道这件事，这样他们就不会在你进行超声检查或者讨论检查结果的时候说出来了。胎儿游离DNA 结果和有创的产前检查结果都包含宝宝性别的信息，你可以跟医生说明不要把这部分结果透露给你。

如果你决定早一些知道宝宝的性别，请记住胎儿游离 DNA 筛查和超声检查也并不是万无一失的。这些检查结果可能会被其他结果干扰，或者根本就是错的。你最终可能会得到一份惊喜！

替代式产检模式

在有些医院，有一个称作以怀孕为中心的项目，相较于传统的产检模式，提供了新的替代式产检模式。在这个模式中，一组有相似预产期的女性在整个孕期经常聚集在一起，也鼓励他们的伴侣加入。

在每一次聚会中，参与者都要测量体重和血压。然后参与者与助产士或者其他产检医生获得一对一时间，可以对任何个人问题或顾虑提问，检查宝宝生长情况，听宝宝的胎心。在个人时间之后，一组人聚在一起讨论或者听讲座。

每次聚会重要的一点是参与者之间的互动，这些女性都处于相同孕期，处理相同的问题，有相同的乐趣。她们互相学习每个人的问题和经验。

与传统的课程或者讲座不同，成组式的孕前检查让她们有同感。在所有宝宝都出生后，这个组也常常会见面和交流。

其他一些形式的替代式产检项目也逐渐推出，如梅奥诊所的"产巢"项目。在这个产检模式中，孕妇来院产检次数减少，并且可以得到一些小的仪器，可以在家里监测血压和胎心率。每个孕妇由一名特定的护士负责联系。孕妇也可以参与在线社区。

这些项目为低危妊娠的孕妇提供了传统产检以外的替代模式。如果你喜欢放松的产检方式，那么这其中之一可能很适合你。

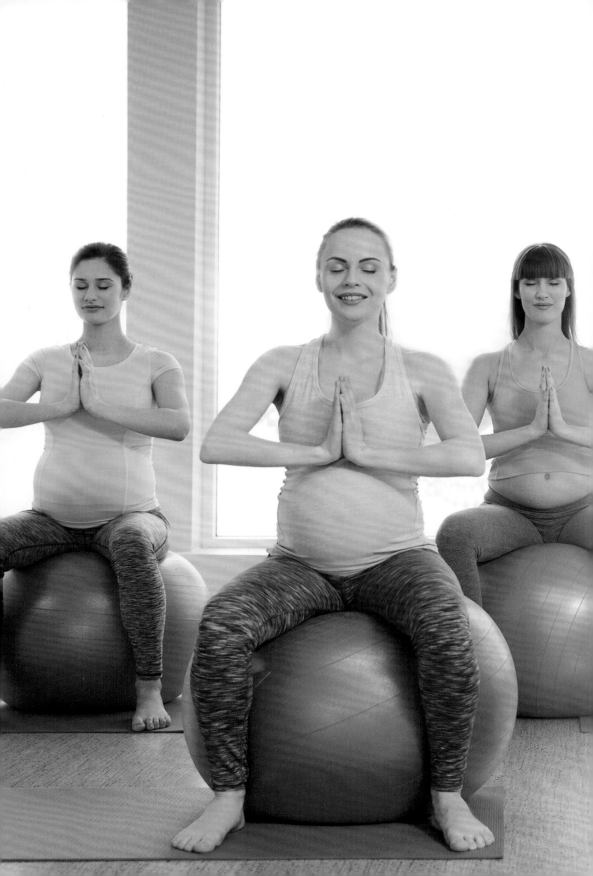

第 4 个月：孕 13~16 周

我们终于过了孕早期，这是多么大的一个安慰呀！我丈夫和我现在感到对别人说我怀孕了要自然多了。我的小腹现在也微微隆起了，真有趣。而且我现在感觉好多了。我有了更多的能量，也不再感觉那么恶心和头晕了。

——Amy

完成了一个，还有两个未完成。对于大多数孕妇来讲，孕中期的开始一般是不适症状减轻的开始。你已经过了怀孕的前三个月，也就是最容易发生流产的时期。你也已处在一个疲劳和恶心等孕早期症状开始减轻的时间点。

孕中期往往被认为是整个孕期最舒适的时期，因为绝大多数女性在这一时期感觉是最好的。所以请享受这段时光吧。来做你喜欢的事情吧。你甚至可以计划一次外出旅行。这时你可能对宝宝的存在没有感觉。

宝宝的生长

当你进入孕中期的时候，宝宝所有的器官、神经和肌肉都已有了基本形态，并且开始共同行使功能。宝宝的成长非常快速，但其实这时仍然很小——在这个月份开始的时候只有 2~3 盎司（56.7~85 克）。

第 13 周　现在宝宝的眼睛和耳朵都可以清晰辨识，尽管眼睑一直融合在一起以保护眼睛的发育。眼睛直到怀孕 28~30 周开始睁开。在宝宝头部、胳膊及腿将发育为骨头的组织开始生长。如果你可在这周窥视一下你的宝宝，你会看到小的肋骨开始生长了。

宝宝现在开始不停活动他或她的身体了，虽然是非常简单的动作，比如弯曲一下胳膊或蹬一下腿。但是这时你是感觉不到胎动的，直到宝宝长大一些才可以。宝宝的拇指可以够到他或她的嘴巴，在接下来的几周内可以开始做吸吮的动作。

第 14 周　这周最主要的是宝宝的生殖系统发育。如果你怀了一个男孩，本周他的前列腺正在发育。如果你怀了一个女孩，本周她的两个卵巢正在逐渐从腹部下降到盆腔。另外，由于甲状腺也逐渐有了功能，这周宝宝开始分泌甲状腺激素了。在 14 周末，宝宝口腔的顶（上腭）将完全形成。

第 15 周　这周皮肤上开始出现眉毛和毛发。如果宝宝拥有黑头发，那么毛囊将开始产生色素而使头发变成深色。

这时宝宝的眼睛和耳朵已经有了孩子的样子，耳朵开始接近最终的位置，尽管还是比在头部两侧最终的位置低一些。宝宝的皮肤会有更多的毛囊和附属腺体出现，但仍然很浅。

包括骨和骨髓的骨骼系统在这周继续发育。肌肉系统也在继续发育着。在 15 周末，宝宝将可以握拳了。

第 16 周　骨骼和肌肉系统已经发育得可以有足够的信号联系，从而使肢体和躯干在神经信号刺激下产生运动。另外，宝宝面部的肌肉已经发育得足够完善而可以有各种表情。在你的子宫里，宝宝可能在跟你眯眼睛或者皱眉头，尽管这些表情都是不自主的。

宝宝的骨骼系统继续发育，骨头上会有更多的钙质沉积。如果你怀的是个女孩，这周将有几百万个卵细胞在她的卵巢内形成。从 16 周开始，宝宝的眼睛开始对光敏感。

尽管你可能并不知道，你的宝宝可能会频繁地打嗝。打嗝的动作常常在呼吸相关的肺部运动之前发生。由于宝宝的气管是充满液体而非气体的，因此宝宝打嗝并没有声音。

在怀孕的第 16 周，宝宝的长度是 4~5 英寸（10.16~12.7 厘米），体重稍高于 4 盎司（约 113.4 克）。

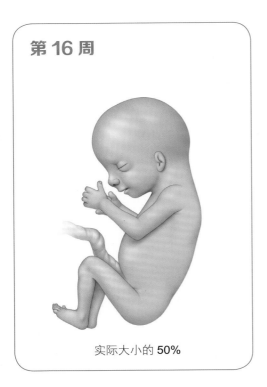

第 16 周

实际大小的 **50%**

你身体的变化

这周是怀孕黄金期的开始。孕早期的恶心、疲乏症状已经明显减轻，而孕晚期的不适还没有开始。另外，你流产的风险在此时已经显著降低了。在这一时期有新的感觉也是正常的。

在哪儿会发生什么　身体的变化在这几周开始加速——并且在别人看来越来越明显。血液中激素的水平在这个月持续上升，会影响到宝宝的生长和身体的各个系统。下面是各种变化的总览。

心脏和循环系统　你的循环系统还是在快速发展，造成你的血压下降。在怀孕的前 24 周，你的收缩压（最高血压）和舒张压（最低血压）都会降低 5~10mmHg。而在孕 24 周以后它们会逐渐恢复到孕前水平。请记住，在热天或洗热水澡的时候，你可能会有头晕或疲劳的感觉。这是因为热的环境可能造成皮肤表面的血管扩张，而暂时进一步降低血压，减少了回心血流量。

你的身体在这个月会产生更多的血液。多产生的血液主要是血液的液体部分（血浆）。在怀孕的前 20 周，你制造血浆的速度要快于制造血细胞的速度。当你有机会多产生血细胞而尽量追上血浆增加的速度时，也是寡不敌众，最终造成血液浓度的降低。

如果在这个月你没有得到足够量的铁离子而产生更多的红细胞，你将会发生贫血。贫血是血管里没有足够量的红细胞造成的，同时也就没有足够量的血红蛋白携带氧气到达身体各组织。贫血可能会使你感到疲劳和容易发生感染，但是除非是重度贫血，否则不会伤害到宝宝。在孕期身体会调整，即使你没有得到足够的铁离子，你的宝宝也不会缺铁。

呼吸系统　在孕激素的刺激下，在孕中期之前你的肺容量会显著增加。每次呼吸动作，你的肺都会比之前多吸进或呼出 30%~40% 的空气。这一改变使得血液携带大量氧气到达你的胎盘和宝宝体内。另外，这样也可以使你比平时多呼出一些二氧化碳气体。

这时你可能会注意到你比孕前呼吸要轻度加快。你也可能在这时会有气短

"充血" 问题

你的身体循环血量的增加可能会引起鼻子和牙龈的不适症状——动脉和静脉的多余血流导致的充血问题。

你的鼻腔组织水肿且脆弱。你的鼻腔黏膜可能会产生更多的黏液，从而造成鼻塞症状。你还可能会流鼻血，尽管你之前可能从来没有过这种症状。当你刷牙时，如果这时出现牙龈出血，也不要感到惊奇。很多怀孕的女性会经历牙龈软化和牙龈出血（详见第 387 页）。这些问题都不会对你或宝宝有害。

的症状。2/3 的孕妇 13 周左右会出现这一症状。这可能是因为大脑需要降低血液的二氧化碳水平，从而使二氧化碳从宝宝运输到你的体内更加容易。为了做到这点，你的大脑要调节呼吸量和频率。

为了适应肺容量的增加，你的胸围在孕期会增加 2~3 英寸（5.08~7.62 厘米）。

消化系统　孕激素和雌激素的增加容易使身体的平滑肌松弛，也包括消化道的平滑肌。结果是消化系统的蠕动会变慢。当你吞咽食物的时候，从食管到胃的推动变慢，肠道的排空时间也会变长。

这种变慢会使得营养物质有充裕的时间被吸收入血并运送给宝宝。不幸的是，你增大的子宫在肚子里占据了其他腹部器官的空间而使器官拥挤，再加上蠕动变慢就会引起胃灼热和便秘这两种孕期最常见的胃肠道不适反应。你在这个月可能就会开始经历这些怀孕不良反应了。多达一半的孕妇会有胃灼热感，而和胃灼热感的发生情况相似，约有一半的孕妇会发生便秘。

乳腺　在雌激素、孕激素水平升高的刺激下，这个月你的乳房和其内产生乳汁的腺体持续生长和增大。乳晕颜色加深会更加明显。尽管这些增加的色素在生产以后会变淡，但是相比怀孕之前，这些部位的皮肤颜色还是会比原来更深。这时你的乳腺会感觉有压痛、饱满和更重。

子宫　现在你已经到了孕中期，你的子宫位置会更高和更前屈，这些会改变你身体的重心。可能你并没有意识到这点，但你已开始调整自己的姿势以及站立、移动和行走的方式。你可能有时会感觉不稳，这都是正常的，你会在宝宝出生后恢复自己更优雅的姿态。

你的子宫由于太大而不局限于盆腔内，其他内脏器官会被推挤偏离正常位置。子宫周围的肌肉和韧带也会有更大的张力，这些牵拉可能会引起一些疼痛。

由于子宫增大可能会对你的下肢静脉造成压迫，你可能会有腿抽筋的症状，尤其是在夜里。你可能还会注意到肚脐也开始突出了，这也是子宫增大、腹腔压力增大引起的。在分娩宝宝以后，你的肚脐会恢复正常的。

泌尿道　孕激素会使得输尿管的肌肉松弛，而输尿管是连接肾脏和膀胱的管道，这样会造成尿流减慢。另外，增大的子宫会进一步阻抗尿流。这些改变，以及孕期尿液排出更多的葡萄糖，会使得膀胱和肾感染的概率增加。

如果你比平时尿频，在排尿时感到烧灼感或者你有发热症状，那么你可能发生了尿路感染。一旦有这些症状和体征，需要告知医生。腹痛和后背痛也可能是尿路感染的征象。孕期识别和治疗尿路感染是非常重要的。如果不治疗，这些感染很可能会引起孕期早产发生。

骨骼、肌肉和关节　骨骼、肌肉和

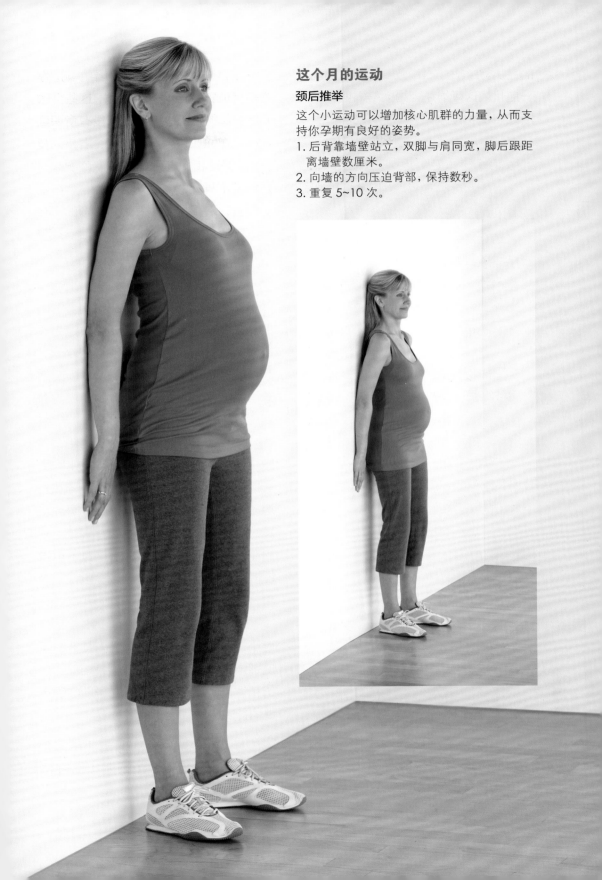

这个月的运动

颈后推举

这个小运动可以增加核心肌群的力量，从而支持你孕期有良好的姿势。

1. 后背靠墙壁站立，双脚与肩同宽，脚后跟距离墙壁数厘米。
2. 向墙的方向压迫背部，保持数秒。
3. 重复 5~10 次。

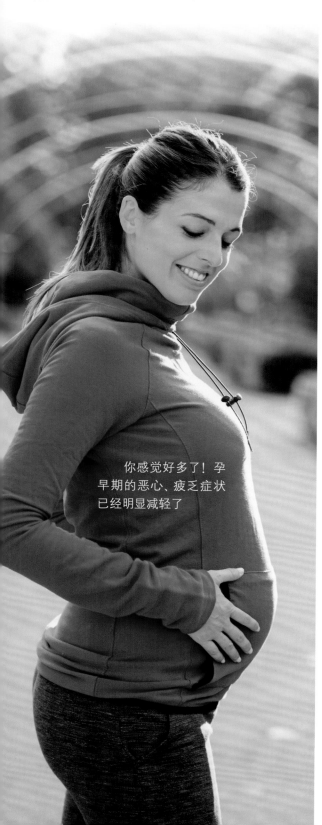

你感觉好多了！孕早期的恶心、疲乏症状已经明显减轻了

关节正在慢慢适应怀宝宝的压力。腹壁韧带会变得更加有弹性，而盆腔的关节开始变软和松弛。总之，这些改变会使得生产时盆腔扩张而使宝宝更容易通过产道分娩。但此时，这些改变会引起一些背部疼痛。

脊柱的下部分会开始向后弯曲来补偿宝宝增大导致的重心偏移。这一姿势的改变还可能会拉紧你后背的肌肉和韧带导致后背疼痛。

阴道   这个月你可能会有更多的阴道分泌物，这是由于阴道细胞快速生长引起的。这些细胞与正常阴道内水分一起形成一些稀薄、白色的分泌物。阴道分泌物为酸性，被认为是抑制阴道内潜在有害细菌感染的因素。

孕期激素水平的改变会干扰阴道内微生物的平衡，从而导致一些微生物生长比另外一些更快。这种失衡会导致阴道感染。如果你的阴道分泌物发绿或发黄、有异味并伴有外阴发红、瘙痒或有刺痛感，需要与医生联系。但是也不用过度惊慌，孕期阴道感染很常见，治疗很简单，治愈率也很高。

在告知医生这些症状前，不要私自应用抗真菌的非处方药。因为其他的阴道感染也可能引起与真菌感染相似的症状和体征。最好在保健医生帮助你确定是何种阴道感染后再开始进行治疗。

皮肤   孕期肤色加深是非常常见的。一般认为造成肤色加深的原因是激素水平的增高，虽然确切原因还不清楚。

你会发现乳头或乳晕、外阴和肛周、肚脐周围、腋下和大腿内侧的皮肤颜色变深。另外，在腹中线上出现深色的线形（称作黑线）也是很常见的。当你的肤色较黑时这些改变可能更加明显。肤色变深几乎在分娩后都会消退，但有些部位仍然会比孕前颜色深。

你可能会注意到面部皮肤也会轻度加深。这种情况称为孕期黄褐斑或孕期面相，会影响多达 70% 的孕妇。这种情况多出现在额头、太阳穴、两颊、下巴和鼻子部位。它可能不像其他色素沉着的变化一样强烈，而且基本在分娩后都会完全消失。当你外出时，涂抹防晒霜很重要，尤其是面部。暴露于阳光下可能会加重正常肤色的加深。

你可能还会注意到自己的手掌发红发痒，还有一些女性会发现腿部或脚部有浅蓝色斑点，尤其是受凉的时候。这些皮肤改变一般会在分娩后消失。

体重增长　这个月你的体重可能每周会增加半磅或者稍多一些，整月增加 2~3 磅（0.9 ~ 1.36 千克）。如果体重增加有波动也不要惊讶，因为有些孕周体重会增加多一些。

你的情绪

这时你已经长胖到牛仔裤也穿不了了，并且已经可以听到宝宝的心跳了，这时宝宝的存在对你来讲更加真实了。你感觉好多了，并且感觉有更多的能量了。

这都非常好！

感觉有成果　趁着你的情绪和能量都在上升，可以对怀孕进行"主持家务"工作了。如果你对生产的课程感兴趣，现在可以做一些选择。这时也可以熟悉男方和女方的产假情况。

如果你还没准备好，这时候也该开始想想如何照看孩子以及何时返回工作岗位。你可能会感觉现在想这些事为时尚早，但是婴儿看护机构在有些地区和城市是很难进入的，所以最好早些着手寻找。

当你想到了这些细节，你可能会发现有些难以专注。你甚至会感到有些精力不集中或是健忘。这些都是正常的，无论你在怀孕前多么有条理（或没有条理）。大步跨过这一模糊的阶段，你会在几个月后恢复正常的自己。

是时候去购物了

当肚子一天天大起来，你会发现你的衣服都穿不了了或者变紧了。你可能可以在几个月内穿你较为宽松的衣服，但是很快你就需要去买孕妇装了。好消息是怀孕是个美妙的时刻，如今孕妇装有各种时髦和经典的款式，所以你不必为了舒适而放弃自己的穿衣风格。

在你购买衣服的时候需要记住下面几点。

▶ **你的肚子刚刚开始变大。**　现在别买太多。当你买了第一批衣服后你可能会想买更多的！或者如果你想买整个孕期都可以穿的衣服，那就要买足够大的尺码。

▶ **不局限于孕妇装。**

▶ **不一定非要穿新的。** 寄售孕妇服或者朋友传给你的衣服同样适用和流行。

产前检查

这个月产检的目的是监测宝宝的生长，如果之前的产检还没有确定预产期，可以在这时确定预产期，同时检查一下你的健康情况。

医生会测量你子宫的大小从而帮助确定孕周。检测的方法是测量宫高——子宫底部到耻骨的距离。为了找到宫底，产检医生会轻柔地按压你的肚子，并且从最高点向下沿腹壁至耻骨联合处进行测量。

除了测量宫高，产检医生还会测量你的体重、血压，并且询问你是否有不适的症状。如果你之前没有听过胎心，这次你可以通过一个叫作多普勒的器械听到宝宝的心跳了。

提前想好照顾宝宝的事情

宝宝出生后许多在职女性觉得很难决定如何照顾宝宝。就像许多父母，你可能会犹豫到底是返回工作还是留在家里照顾宝宝。如果你返回工作，你是专职工作还是兼职工作？如果你是主要赚钱养家的人，或者两个人都赚钱养家，那么你的伴侣是希望返回职场工作还是在家照看宝宝？

如果你知道宝宝出生后你和你的伴侣将返回职场，那么应该尽早寻找婴儿看护机构。如果你还不确定是否一定返回工作，那么在你决定之前最好也先找到一些备选方案。需要考虑的因素如下。

▶ **你的预算。** 了解宝宝看护的价格，并且与自身预算结合考虑。如果花费过高，可以看看其他方式是否可行，你和你的伴侣可以调整工作时间或日程，从而降低宝宝看护的费用。

▶ **你的期望值。** 跟预约的宝宝看护公开坦诚地谈谈你的喜好和期望，从大的原则到尿布的使用。例如，你是喜欢一次性尿不湿还是尿布？如果你选择使用尿布，他们可以接受吗？还有什么情况对你来讲很重要？

▶ **你家庭的情况。** 如果一个家人想要帮你看孩子，请你认真地考虑一下。这对于你的经济有很大的帮助，请处理好安排这些事时伴随的情感问题。你的家庭成员在照看孩子时可能也想给你过多的建议——远远超过你想要的！而你也不希望让家人看孩子而引起家庭关系的裂痕。

宝宝看护的选择

宝宝看护的选择变数很大。例如，

一些大的公司会为员工提供工作场所的宝宝看护服务。但是对于多数女性，她们的选择会包括以下内容。

住家看护　这种情况下，会有人到你的家里看孩子。根据你的安排，这个人会和你们生活在一起。一些住家看护者为亲戚、保姆和互惠者。互惠者是指来美国进行交流的学生，他们为了交换一个房间住或者膳宿并且工资很低。雇佣住家看护者的好处是你的孩子可以待在家里，你自己设定标准并且更加灵活。但是你作为一位雇佣者仍然有一些法律和财务义务。

家庭式看护　很多提供宝宝看护的人在自己家里看护一小组孩子。提供宝宝看护的家庭通常需要符合州或者地区的安全和卫生标准。家庭式看护可以让你的宝宝在一个家庭中和其他宝宝一起，通常比住家看护或者在宝宝看护中心看护要便宜。看护质量变数大，所以你要亲自去看看那个家庭，可以从过去或现在的顾客那里得到一些参考信息。

宝宝看护中心　宝宝看护中心是一个机构，其内的员工都是经过宝宝看护培训的。这些中心都是需要达到州或地区标准的。看护中心的优点是可以和其他宝宝一起社交，玩具和游艺项目选择多并且有足够的人员看护而不至于没有后备人选。这取决于你的居住地，你也可以选择特定的看护中心，如蒙台梭利教学法或是语言沉浸式教育中心。如果

你的宝宝有轻度生病，宝宝看护中心是不会让你带孩子来的，而且他们通常会要求你能准时接送。当你想选择看护中心时，需要考虑一下看护者与孩子的比例。如果一个大人需要照看很多孩子的时候，你的孩子可能无法得到你想要的个体化看护。

做决定　考虑你所有的选择，不

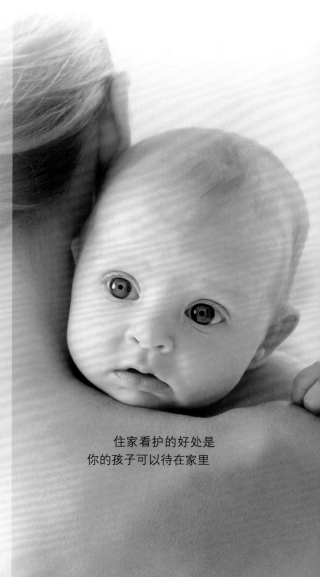

住家看护的好处是
你的孩子可以待在家里

要害怕问问题或再去考察第二次，甚至第三次。只有你找到了满意的宝宝看护方式，你才可能充满信心地到工作岗位，因为你的宝宝被照看得很好。有些妈妈在产后第一次返回工作岗位时，会对离开自己的宝宝而感到愧疚。或者她们会为宝宝跟看护者更加亲近而感到焦虑。但请不要担心，你还会有很多时间能跟你的宝宝在一起。父母和孩子之间的纽带是独一无二并且不能被替代的。

工作和家庭的平衡 研究证明充满关爱的亲子关系具有积极作用。影响教育的最主要的因素可能不是单纯和孩子在一起的时间。父母在家里也不是把所有的时间都用于跟孩子互动。他们有事情要做，有盘子要刷，有衣服需要叠，还有其他跟家庭运作相关的职责要去做。

无论你如何选择，只要你觉得快乐和满足，这都会影响到你的孩子。如果你对安排感到厌恶或者感觉受到了欺骗，你可能会把这些情绪传递给你的孩子。

如果你还没有确定你是否应该在生完孩子后回到工作岗位，以下这些情况你可以参考。请记住，这一决定并没有对错之分，但是可能有一个对你来说最好。多和你的伴侣和朋友，以及有不同选择的家庭聊聊此事，然后做出对你和家庭都好的决定。你可能还会发现随着时间的推移，你所处的环境改变了，可能你的选择也会改变。

你的财务需要 尽管金钱不是所有，但你的家庭有基本的需求。如果你需要这部分收入，那么和孩子分离去工作而减轻家庭财务问题的持续慢性压力是更好的选择。

如果你和你的伴侣有足够的收入维持家庭开销，你可能会觉得不需要两个人都去兼顾家庭和工作。很多孩子的父母会暂时从职场返回家庭，因为家庭看护所需的费用基本和工作赚的钱相抵了。但是如果减少的收入比你想象中带来的压力要大，那你可以做一些兼职工作或者可以在家做的工作。

你对保留职业的愿望 有些女性辛苦工作且已经达到一定职位，或者她们的职业对自己意义重大而不愿意放弃。你也可能希望享受在外工作的智力挑战和工作上与人交流。你还可能会想到中断工作对于长远职业发展和远期的赚钱能力的影响。

你在职场能有好的发挥和社交能力，那么在家里也会照顾周全。如果你在工作上非常快乐，那么在家里一样会很快乐。

你对做全职父母的愿望 相反，也许你认为作为孩子的主要看护者比上班更为重要。如果你真的希望能在家里和孩子在一起，那么就这样做吧。很多全职父母可以和社区的其他父母和孩子有很好的人际关系，通过在一起玩或者其他活动使得他们的孩子和自己都有充足的社交互动。

你应付压力的能力　同时应付父母的角色和在外工作实在很消耗能量。一些人对应付这两个角色觉得还好，而另外一些人则感觉自己是在挣扎。

想想自己是否可以承担多个角色和责任。如果你去工作，你是否可以给孩子你想要的足够的关注？你在工作上的表现和在家里的表现会不会有所下降？你会有朋友和家人的支持来帮你度过一些艰难的日子吗？

无论你如何决定，都要力求你感到成功和被需要——而且记住要善待自己。父母兼顾子女养育和职业会对他们的孩子起到积极的影响。

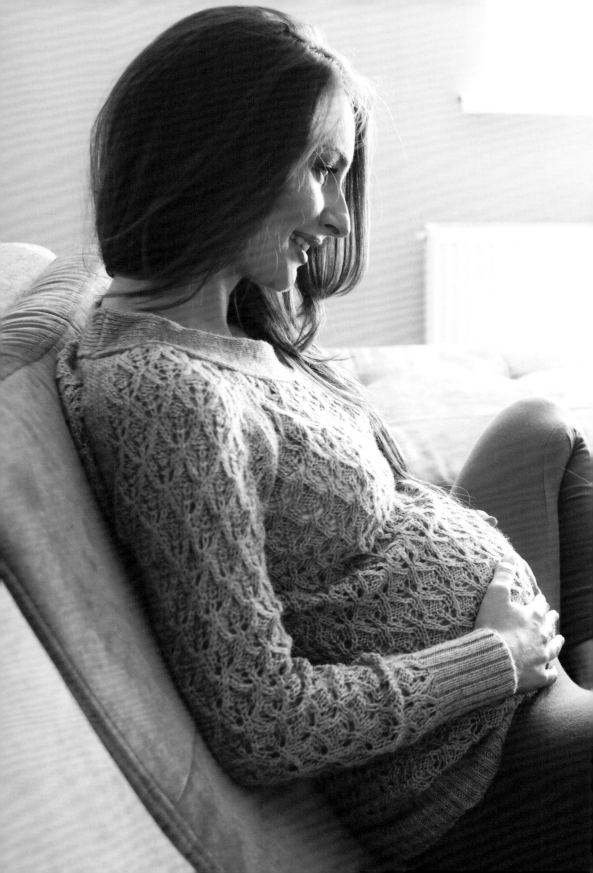

第 5 个月：孕 17~20 周

这真是最神奇的感觉——感觉像有个人在你的身体内部轻轻地给你挠痒痒。突然我就感觉到了这个活动，之后很快就消失了，我还没有来得及把我的手放在肚子上呢。这个小小的触动是我一天的快乐，我感觉到了了我的宝宝在动。

——*Kelly*

怀孕的第 5 个月带来了另外一种快乐。对于很多妈妈而言，在这个月她们会第一次感到宝宝在身体内的活动。这一胎动常常会使孕妈妈感到轻松——因为胎动证明宝宝安好。现在，不止你的肚子越来越大了，你的宝宝也开始和你互动啦！

宝宝的生长

怀孕第 5 个月，宝宝开始长胖了。逐渐地，他或她开始看起来更像一个你想象中臂弯中的孩子。但其实宝宝仍然很小。当你逐渐接近孕期的中点时，肚子里的宝宝体重还小于 1 磅（约 0.45 千克）。

第 17 周　宝宝的眉毛和头发逐渐出现。宝宝的脚趾甲也在这周继续生长，他或她的手指甲长得更快一些。

宝宝在羊膜腔内变得更加活跃了，不停地翻来翻去。宝宝还会继续一阵阵地打嗝。尽管你听不到，但你能感觉到，尤其在这不是你第一次怀孕的时候。

第 18 周　宝宝的骨骼开始变得更硬，这个过程叫作骨化。宝宝的腿骨、锁骨和内耳骨最早开始骨化。内耳的骨头这时已经发育到足够行使功能，且宝宝脑部的神经末梢已经和耳建立了联系，这时候宝宝已经可以听到声音了。他或她可能会听到你的心跳和你胃部蠕动的声音。宝宝甚至可能在听到大的噪声的时候受到惊吓。

宝宝这时也开始会吞咽了。在你的子宫内，宝宝每天会吞咽相当大量的羊水。科学家认为这个吞咽过程会促进宝宝肠道和肺的发育，并使母体维持适当量的羊水。

第 19 周 宝宝的皮肤开始被一层滑滑的、白色的、脂质的物质覆盖，称为胎外脂质层，简称胎脂。胎脂帮助保护宝宝易受损伤的皮肤，防止其皲裂或被抓伤。在胎脂下，纤细的、绒毛样的毛发覆盖在宝宝皮肤上，称作胎毛。

另外，棕色脂肪开始在宝宝皮肤下发育。当子宫内与外部世界的温度变化很大时，棕色脂肪可以帮助宝宝在出生

第 17 周

实际大小的 **40%**

后保持体温。在之后的几个月，宝宝会在皮下增加更多的脂肪。

宝宝的肾现在已经发育到能够产生尿液了。尿液会排泄到羊膜腔，羊膜腔指的就是子宫内一个"水袋样"的囊，其内装着你的宝宝和羊水。和你的尿液不同，宝宝的尿液是完全无菌的，因为他或她生活在一个无菌的环境中。因此，宝宝吞咽包含尿液的羊水是没有问题的。

他或她的听力此时已经发育很完善了。宝宝会听到很多不同的声音，甚至你们的谈话。在谈话中妈妈的声音是尤其突出的，所以当你对宝宝唱歌或说话时，宝宝也能够注意到。但目前还不清楚宝宝是否可以识别特定的声音。

宝宝的脑部继续发育出数以百万计的运动神经元，这些神经元可以帮助完成脑部到肌肉的信息传达。因此，这时宝宝可能会有有意识的肌肉运动，如吸吮大拇指或移动他或她的头，当然也有不自主的运动。你可能感觉到这些运动，也可能还感觉不到，如果还没感到胎动，那也不要着急，很快就能感受到了。

第 20 周 这周，宝宝的皮肤在胎脂的保护下开始变厚，并且皮肤开始分层发育。皮肤各层包括表皮（皮肤的最外层）、真皮（中间层，占皮肤厚度的90%）和皮下组织（皮肤的最下层，主要由脂肪组成）。

宝宝的毛发和指甲继续生长。如果你能在这周窥视一下宝宝，你会看到一个有明显人的特征的胎儿，细细的眉毛、

头发和发育很好的四肢。

现在已经到了整个孕期的中点，你可能已经感觉到胎动了。把感觉到胎动的日子记录下来，下次产检的时候告诉医生。宝宝现在大概6英寸（约15.24厘米）或更长一些，10~14盎司（283.5~396.9克）重。

你身体的变化

当你到达孕期中点的时候，你的子宫已经增大到平脐水平了。除非你很高，不然这时你怀孕的外表已经非常明显了。

最开始，你可能无法识别宝宝的胎动。一些女性描述胎动就像胃部有只"蝴蝶"轻轻掠过，或胃部像咆哮一样明显。早期的胎动不稳定，在孕晚期会变得规律。

在哪儿会发生什么 就像前几个月那样，你的激素水平在这个月还会持续上升，影响宝宝的生长和你的各个器官系统。

心脏和循环系统 你的循环系统还在持续快速扩张，使得这个月和下个月你的血压会维持在比正常较低的水平。

你的身体也继续产生更多的血液。你产生的更多的血液主要是血浆（血液的液体部分）。再过一些日子，你的身体在有足够铁离子的情况下，将会产生更多的红细胞。缺铁性贫血是一种红细胞下降的情况，如果你每天不能摄入足够量的铁离子来生产红细胞，就会造成此

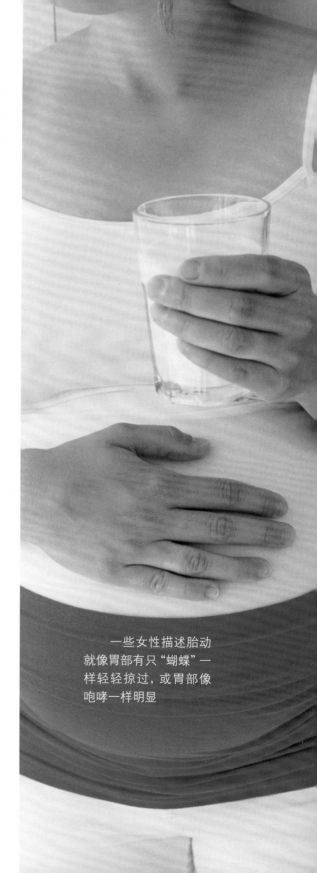

一些女性描述胎动就像胃部有只"蝴蝶"一样轻轻掠过，或胃部像咆哮一样明显

种贫血。缺铁性贫血常常发生在怀孕20周后，可能造成你感觉疲劳和容易生病。但是除非贫血特别严重，一般不会伤害到你的宝宝。

你可能还会继续经历一些怀孕的不良反应，如鼻塞、流鼻血、刷牙时牙龈出血。这些都是由于孕期鼻腔和牙龈血流增加的结果。

呼吸系统 在孕激素的刺激下，肺部的变化在这个月还在持续。每一次呼吸，你的肺脏都会比原来多吸入和呼出40%的空气，相当于多吸入20%的氧气到你的身体里。你还可能会轻度呼吸加快。很多女性会意识到自己有些气短。

消化系统 在孕激素和雌激素的影响下，你的消化系统仍会运动变慢。由于消化系统蠕动变慢，加上子宫的增大占位，胃灼热和便秘的症状可能会持续存在。绝对不是只有你有这些不适，如果这么说你会感觉好一些的话。多达一半的女性在孕期经历胃灼热和便秘的不适症状。

乳腺 这个月乳腺的变化会尤其显著。由于乳腺血流增加以及其内产生乳汁的腺体体积增大，你的乳房比怀孕前可能会大两个罩杯。乳房静脉在这个时候也更加明显。

子宫 你的子宫这时候正在持续扩张中。在你怀孕20周时，子宫底部会与肚脐平齐。当子宫长到足月大小时，它会从你的盆腔到达肋缘底部。这时增大的子宫肯定会影响你的重心位置，所以对你的站立、移动和行走都会有影响。你可能会觉得自己笨笨的，还可能会感到背部和下腹部持续疼痛。

在怀孕20周左右，你可能会感到你腹股沟的部位有牵拉感或刺痛感，或者身体一侧有尖锐的"抽筋样"疼痛，特别是当你突然活动或者想够什么东西的时候。这种疼痛是因为牵拉到了你的圆韧带，而圆韧带是维持子宫位置的韧带之一（详见第400页）。这种疼痛一般会持续几分钟，但是无害。但当你的疼痛持续存在的时候，你最好能跟你的保健医生沟通。

泌尿道 由于你的尿流仍然缓慢，你患尿路感染的风险仍然存在。由于怀孕，你上厕所的次数变多了。但如果尿频的同时伴有烧灼感、疼痛、发热或背痛，那么你可能得了泌尿系感染。这时候需要和医生联系。

骨骼、肌肉和关节 支撑腹部的韧带开始变得更有弹性，盆骨间各个关节也持续变软和松弛。另外，你的脊柱下部开始向后弯曲从而帮助你保持身体平衡。这些都会引起你后背疼痛。

后背疼痛可能从怀孕的任何时期开始，但最常见的是发生于孕5~7个月。你可能觉得这种疼痛是一个烦恼。但是，如果你在怀孕前就有背部的旧疾，这种疼痛可能会更加严重，甚至影响你的日常活动。想要了解更多关于后背疼痛的内容，请参考第372页。

阴道 阴道分泌物会持续增多。稀薄、白色的分泌物是由于激素作用于宫

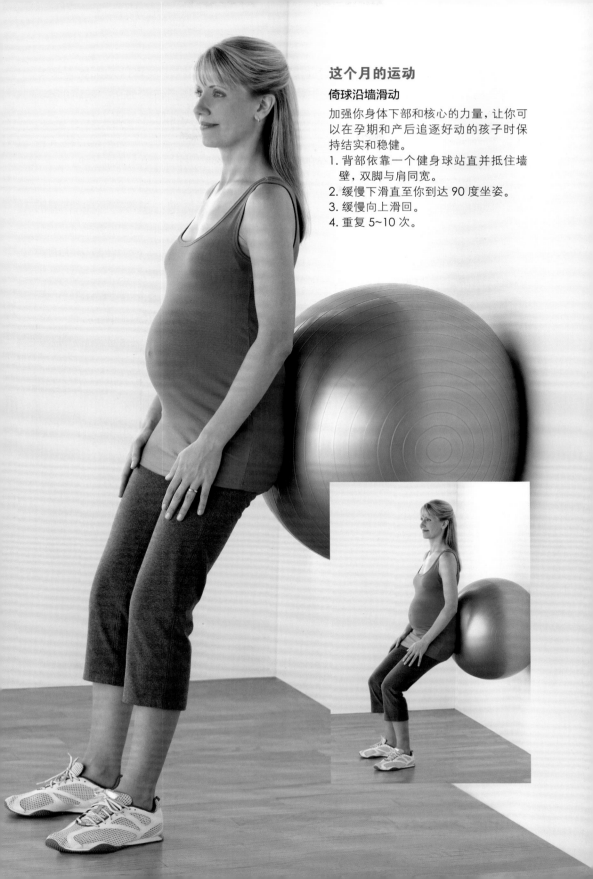

这个月的运动

倚球沿墙滑动

加强你身体下部和核心的力量，让你可以在孕期和产后追逐好动的孩子时保持结实和稳健。

1. 背部依靠一个健身球站直并抵住墙壁，双脚与肩同宽。
2. 缓慢下滑直至你到达 90 度坐姿。
3. 缓慢向上滑回。
4. 重复 5~10 次。

颈腺体和阴道上皮产生的。在孕期是正常的，不用引起特别关注。但是，当你的阴道分泌物发绿或发黄，有明显异味，或伴有外阴发红、瘙痒和刺痛感时，请及时联系医生。这些症状和体征是阴道感染的征象。如果你的分泌物有血丝或者有阴道出血，需要及时去医院。

皮肤　你会持续经历脸部和乳晕皮肤变暗。这些改变大都不用担心。孕期还有可能出现痣的改变，如果你有新的痣出现，或痣的大小、形状、外观有明显变化，则需要及时联系医生。

体重增长　这个月每周你的体重会增加 1 磅（约 0.45 千克），整个月大概增加 4 磅（约 1.81 千克）。到怀孕 20 周，你的体重总共增加约 10 磅（约 4.5 千克）。

你的情绪

怀孕的第 5 个月会带来一种真实的感觉。不但你的肚子一天天地大起来，这时候你还会感到宝宝的胎动。你会真实地感到宝宝在那里！

宝宝在活动　通常在怀孕 20 周前你会第一次感觉到宝宝的胎动，包括翻动、踢或出拳的感觉——这些早期的运动让孕妈妈感到奇妙和安心。这些经历比起孕早期提醒你在怀孕状态的恶心和疲劳要舒服得多。再过一段时间，你的伴侣也可以通过把一只手放在你的肚子上来一起感受宝宝的运动。

你可能想知道在这个时候你是否能跟宝宝进行交流。目前很难知道是否可行。但可以肯定的是，如果你放一些轻音乐或者轻轻跟宝宝说话，一定是对宝

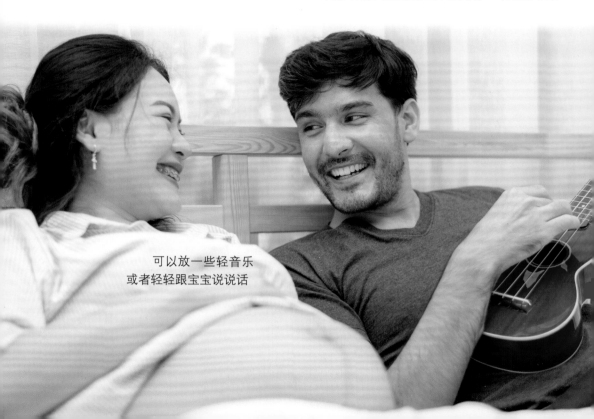

可以放一些轻音乐
或者轻轻跟宝宝说说话

问题和回答

真的有"宝宝脑"（baby brain）吗？

目前没有足够的信息支持宝宝脑的存在，宝宝脑是用来形容怀孕和刚当妈妈可能会损害妈妈的记忆力和思考能力的一个词。

研究者开始研究宝宝脑的理论是因为女性在孕期和产后早期常常会说出她们的一些认知改变，尤其是健忘。曾有一些研究希望了解怀孕或者产后与早期女性思考能力改变的关系，但是却得到一些相互矛盾的结果。一些研究显示，由于激素改变、缺少睡眠和大的生活改变导致的压力增加，会影响女性孕期和产后短期的记忆能力。但是，也有一些其他研究显示怀孕和成为母亲与认知损伤并无关联。

由于现在宝宝脑的概念被广泛接受，一些专家建议怀孕的女性和新妈妈要更加注意自己每天的认知下降状态。结果很多人错误地理解自己，认为自己有思考障碍。如果你是一个孕妇或者新妈妈，不要想当然地以为自己会经历认知下降，要知道成为一个妈妈包含情感和生理的转变。当你在调整自己的时候，要多想想怀孕、做妈妈和今后长远旅程中积极的方面。

宝无害的。随着宝宝听力的不断发育，他或她将对接下来听到最多的声音感到熟悉。

产前检查

这个月你产检的主要目的还是集中在检查宝宝的生长和看自己是否存在健康问题。一般的步骤是：测量体重、血压和宫底高度。医生也可能会问你是否已经感觉到胎动。

如果你在 18~20 周来产检，产检内容应该会包含超声检查。对于很多父母来说，这是一个非常令人兴奋的检查，因为医生可能会告诉你宝宝的性别，当然这和做超声检查时宝宝的位置有关（如果你想对宝宝的性别保持神秘感，要跟医生提前打好招呼）。在做超声检查时，医生还会对宝宝总体解剖结构、羊水量和胎心率进行评估。

如果你在这个月上半月产检，产检医生可能会让你在下个月的早期再做超声检查。

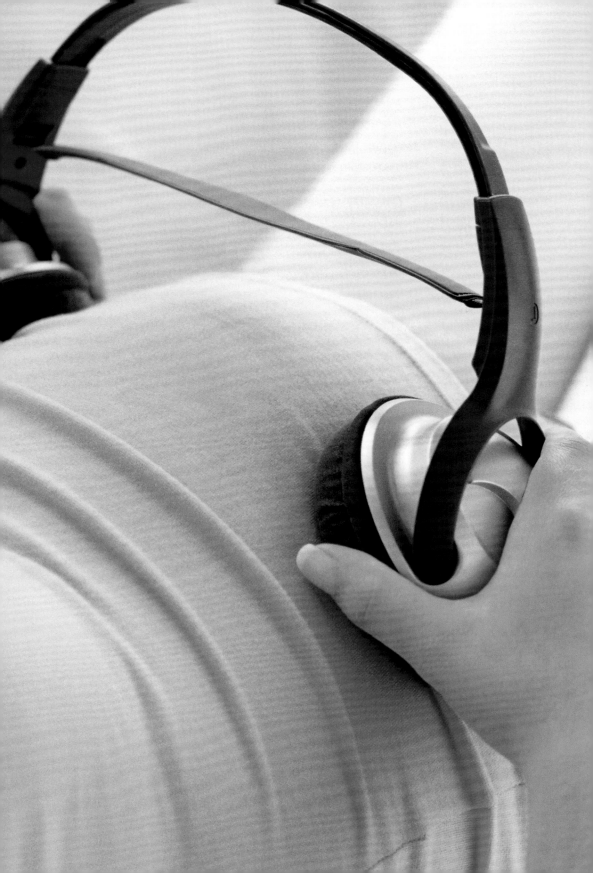

第 9 章

第 6 个月：孕 21~24 周

我的肚子已经足够大到让每一个人都能看出我是怀孕了，而不是胖了。对我来说，保持美好的身材是很重要的，所以我适量进食，保持锻炼，尽量不让体重增长太多。我现在感觉好多了。我开始想象我的宝贝是什么样子，我想她会是一个金发蓝眼睛的女孩。

——Tessa

几乎已经完成了 2/3！这个月是你孕中期的最后一个月。这意味着怀孕这条路你已经走完 2/3。与前几个月相比，现在是胎儿生长最快的阶段。事实上，如果你的男宝宝或女宝宝在这个月底出生，他或她将会有 50% 存活的概率，并且随着周数的增加，这个概率也会随之上升。

宝宝的生长

尽管胎儿大部分器官已经或者基本发育成形，但他仍然很小。到这个月底，他或者她可能就会超过 1 磅（约 0.45 千克）了！

第 21 周　宝宝的消化系统在这周进一步发育，已经具备一些基本功能。宝宝从他或她吞下的羊水中吸收少量的糖分。然而这些过程只是一种练习，胎儿生长发育真正需要的营养还是完全来源于胎盘。

同时在本周，宝宝的骨髓和造血器官肝、脾一起，开始产生红细胞。

第 22 周　在本周，胎儿的味觉和触觉开始发育。宝宝舌头上的味蕾开始形成，他或她大脑和神经末梢已经发育成熟，可以感受到触觉。这个时候他或者她正在体会这个新的感官——摸自己的脸，吸吮拇指，或者触摸身体其他部位。

宝宝的生殖系统同时也正在发育中。

如果是男孩，睾丸开始从腹部下降至阴囊。如果是女孩，她的子宫和卵巢已经就位，她的阴道开始发育。而她将来生育所需的所有卵子在此时已经全部产生。

到怀孕 22 周末，胎儿的身长大约 7.5 英寸（约 19 厘米），体重大约 1 磅（约 0.45 千克）。

第 23 周　在接下来的几周里，胎儿的肺迅速发育，开始为将来在子宫外的生活做准备。此时肺开始产生肺泡表面活性物质。这种物质可以使肺泡很容易扩张，同时也使得呼气时，肺泡不会因为萎缩而黏在一起。

如果宝宝在这之前出生，他的肺根本没有机会工作。而如果他在这一阶段出生，肺将在一定程度上发挥作用。但是在没有外界帮助的情况下，宝宝将需要大量的肺泡表面活性物质进行呼吸。

同时，宝宝肺内的血管开始生长发育，为了以后呼吸做准备。宝宝现在的呼吸运动只是练习，他或她仍然通过你的胎盘获氧，直到出生之前，肺内都是没有空气的。

尽管宝宝现在看起来已经像一个婴儿，但他或她仍然还很纤弱，皮下脂肪很薄，皮肤几乎呈半透明。在你怀孕的晚期，宝宝皮肤下有足够的脂肪堆积，皮肤就会更像新生儿的皮肤。

在 23 周出生的新生儿，如果能在新生儿重症监护室（NICU）接受适当的治疗，有时是可以存活的。但是经常会有很严重的并发症。值得庆幸的是，随着新生儿医学的不断发展，早产儿的长期预后也在逐年改善。但毫无疑问，如果可能的话，在这个阶段胎儿还是待在子宫里更安全。

第 24 周　这周宝宝开始能够感受到他或她在宫腔里是头朝下还是头朝上。因为宝宝体内控制平衡的内耳开始发育了。

到孕 24 周末，宝宝的身长平均达到 8.5 英寸（约 21.6 厘米），体重平均 1.2 磅（约 0.54 千克），在这个孕周出生的婴儿，有超过 50% 的生存概率，并且随着孕周的增加，这个比例也会随之增加。当然，也会经常伴随比较严重的并发症。

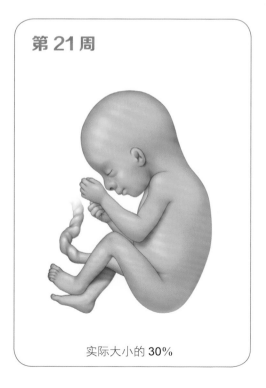

第 21 周

实际大小的 **30%**

你身体的变化

在这个月里，你会发现胎动变得很剧烈，与之前轻轻的、类似心慌的感觉完全不同。

发生了什么　在你怀孕的前 5 个月，孕激素的水平会稍高于雌激素，而在这个月里，雌激素水平开始升高，到 21 周或 22 周的时候，雌孕激素的水平基本持平。

心脏和循环系统　这个月里，你的血压可能会继续保持低于正常的水平。孕 24 周以后，血压将会逐渐恢复到怀孕之前的状态。这是因为在这个月里你的身体持续造血，充盈扩张的血管，产生的红细胞填充稀释的血浆。

由于鼻腔和牙龈的血流量增加，你可能会继续出现鼻塞、流鼻血和牙龈出血的症状。

呼吸系统　为了容纳增加的肺容量，你的胸廓会变大。当宝宝出生的时候，你的胸围将会增加 2~3 英寸（5.08 ~ 7.62 厘米）。而在你分娩以后，它将恢复到怀孕之前的尺寸。

宝宝同时在向上顶着你的横膈膜。但是你胸腔扩大的部分可以抵偿被压缩的部分。虽然你仍会呼吸稍快，但是气促的程度可能会减轻一些。

乳房　你的乳房可能已经开始准备泌乳了。你可能会看到乳头上有小的水滴或者淡黄色的液体。这种早期的乳汁称作初乳，内含有活性的、抗感染的抗体。如果你是母乳喂养，初乳将是你产后头几天宝宝的主要食物。

你乳房内的血管将会逐渐浮现，在你的皮肤下呈现粉色或蓝色的条索状。

子宫　孕 22 周左右，你的子宫开始为分娩做准备了。首先它开始练习肌肉收缩，为将来的分娩增强力量。这种热身的收缩叫作 Braxton Hicks 收缩。这种偶发的、无痛性的收缩，感觉上像是子宫底附近或者下腹部、腹股沟处的一种挤压感。

Braxton Hicks 收缩又被称作假宫缩，那是因为这种宫缩与真正分娩时的宫缩完全不同。Braxton Hicks 收缩不规律，并且其频率和强度也不同。真正的分娩宫缩是一种规律的、持续时间逐渐延长、强度逐渐增大、间隔时间逐渐缩短的宫缩。

也就是说，Braxton Hicks 收缩和真正的宫缩很容易区分。当你出现宫缩的时候，特别是伴有疼痛的感觉，或者 1 小时超过 6 次以上，要联系你的医生。真正临产的宫缩与 Braxton Hicks 收缩最主要的区别就是对宫颈的作用。Braxton Hicks 收缩对宫颈没有影响，而真正临产的宫缩会导致宫颈缩短（扩张）。你需要找你的医生来判断是否是真正的宫缩。

关于 Braxton Hicks 收缩的更多内容请参考第 378 页。

泌尿道　这个时期是泌尿系统感染的高危时期。随着子宫的增大以及输尿管肌肉的松弛，使得尿液从肾脏运送到膀胱的速度明显减慢。如果你自觉有泌尿系统感染的征象，请及时联系你的医生。

骨骼、肌肉和关节 支撑腹部的韧带持续伸展，骨盆间的关节将会变得松弛从而为分娩做准备。同时你的脊柱向后弯曲，以防由于宝宝的重量使你身体重心向前倾斜。以上这些改变会导致你后背和臀部的疼痛。

阴道 可能会有少量的、白色的阴道分泌物，不伴有或伴有少量异味。如果你的阴道分泌物呈黄绿色或淡黄色，并伴有强烈的气味，或外阴发红、瘙痒、刺痛，说明你可能有阴道炎，需要联系你的医生。

体重增加 这个月你的体重基本每周增加 1 磅（约 0.45 千克），也就是一个月增加 4 磅（约 1.81 千克）。也许你这周增加 1.5 磅（约 0.68 千克），下一周增加 0.5 磅（约 0.23 千克），但是这没有关系。只要你的体重增加保持相对稳定，没有突然增加或突然减少，那就说明你做得很好。

如何判断是假宫缩还是真宫缩？

宫缩的特点	假宫缩 （Braxton Hicks 收缩）	真宫缩
宫缩的频率	• 不规律 • 稀发	• 规律 • 逐渐频繁
宫缩持续的时间和强度	• 变异性大 • 通常较弱 • 不会增强	• 每次持续至少 30 秒 • 持续时间逐渐延长 • 强度逐渐增大
随活动的变化	• 当你走路、休息或者改变姿势的时候就会停止	• 无论怎样都不会消失 • 活动后会更强烈，如散步后
宫缩的位置	• 位于下腹部和腹股沟处	• 从后背到腹部 • 辐射到整个后背和上腹部

这个月的锻炼

骨盆倾斜球

1. 坐在地板上，后背靠着健身球，双脚踩在地板上，胳膊
   置于身体两侧。
2. 背部轻轻向上推几秒钟，再回到初始的位置。
3. 重复 5~10 次。

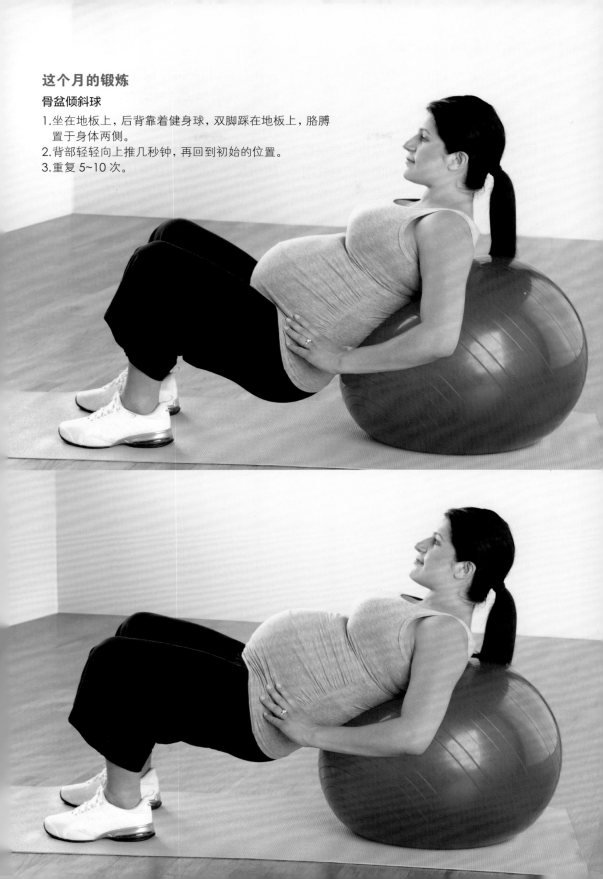

你的情绪

你将会发现(或者你的伴侣会告诉你)你的情绪波动正在改善。这也许是因为激素水平逐渐平稳,而你也逐渐适应了身体的变化。然而随着预产期的临近,你的情绪可能会被恐惧替代。

面对你的恐惧 这个月你可能会开始对分娩的过程产生恐惧,事实上,也许你早就已经开始担心了:"如果我不能及时赶到医院怎么办?我该怎么在陌生人面前暴露自己?如果我在分娩的过程中失控了怎么办?如果孩子有什么问题怎么办?"

你的伴侣可能也在考虑这些问题。通常,新手父母们都有同样的担心,然而他们的伴侣却不愿意承认这些。每个人都认为自己应该比对方更坚强一些。同样你的伴侣也会担心在你分娩的过程中会有这样或那样的问题。

找个时间坐下来,把你的担心写下来,让你的伴侣也这样做。然后对比一下你们担心的事,并且把这些担心和你的医生进行沟通,寻求帮助。当你和别人分享你的恐惧以后,你就会变得没那么害怕了。

亲热 如果你像大多数女性一样,你现在可能会比孕早期对性更感兴趣。甚至有可能比怀孕之前更有"性"趣。这是因为你现在感觉好了,睡得好了,也更有精力了。充分享受宝宝出生前的这段时间吧。这种高度的性欲并不是每个人都有的,也许你就一点感觉也没有。当你进入孕期的最后几个月,你会发现你对性的渴望再次减弱。

找个时间坐下来,
把你的担心写下来

产前检查

到目前为止,你去产检的频率应该很规律。规律的产检意味着一切顺利并且按计划进行。当本月最后一次产检的时候,你的医生将会通过测量宫高(从宫底到耻骨的距离)来判断你子宫的大小。这个月你的宫高为 21~24 厘米,大致与孕周相符。

　　除了测量宫高，医生可能还会测量你的体重和血压，测量胎儿的心率。同时也可能会询问你目前的症状和体征。如果你到上个月为止还没有做过标准彩色超声检查或者排畸超声检查，建议你在这个月的前两周做一个检查。

分娩课

　　如果这是你第一次怀孕，你可能会有一些紧张，甚至焦虑——当你开始考虑分娩的时候。这是很正常的，毕竟你以前从来没有经历过这些。

　　那么如何平复你的紧张情绪呢？如果你以前从来没有上过分娩课，那么现在是时候这样做了。分娩课可以帮助你和你的伴侣为分娩做准备。大多数医院和分娩中心都提供这些课程，你可以在做产前检查时咨询一下。通常这些课程每次 1~2 个小时持续数周或者是 1~2 个周末的全天课程。

　　你将会学习到分娩的征象、在分娩过程中缓解疼痛的方法、产后及新生儿的护理和母乳喂养的知识。在这些课上你将会学到在分娩过程中你身体的变化，因此你会战胜你的恐惧。如果你是第一次当父母，你会发现分娩课程可以帮助你消除恐惧，并可以回答你很多问题。

　　而且，作为课程的一部分，你将实地参观你即将分娩的地方，因此，当那一天来临的时候，你知道要去哪里以及将会发生什么。同时你将会遇见和你一样有很多问题、带着焦虑的其他准父母们。如果你准备要有人陪产，如你的伴侣或者其他爱你的人，记得带着他们一起来上分娩课。

　　不同类型　一些分娩教育课还包含一些特殊类型的分娩，如剖宫产、剖宫产后的阴道分娩以及多胎妊娠分娩。同时也会为一些想复习基础知识的父母提供复习课程。

　　其他的课程则更大众一些，或者他们主要集中讲授一些特殊的分娩方式。

▶ *拉玛泽分娩法*。　拉玛泽分娩法的主要目的是提高分娩的舒适性。拉玛泽分娩法课程帮助你学习怎样缓解疼痛，促进分娩——包括集中呼吸法、运动及按摩。即利用女性本身的智慧引导她顺利分娩。

▶ *布拉德利法*。　布拉德利（Bradley）法强调分娩是一个自然的过程。这个方法鼓励人们相信自己的身体，并在孕期注意节食和锻炼。教会孕妇通过深呼吸以及伴侣的支持顺利分娩。

▶ *正念分娩与育儿法（MBCP）*。　正如名称中所提到的，这个新的方法是以"正念"为导向——把注意力集中在当前的时刻。正念分娩与育儿法教你把分娩疼痛的注意力转移成体会分娩过程中偶尔平静的时刻。近期研究发现，与传统方法相比，这种方法可以帮助女性更有效地应对分娩疼痛，减少镇痛药的应用。它甚

超前思维：为你的宝宝寻找一个保健医生

最好在宝宝出生之前就决定好由谁来照顾你的宝宝。你应该有一个可以咨询关于新生儿护理问题的人，因为很多新手夫妇都有很多的问题。如果你现在还没有合适的人选，可以让朋友或者生过孩子的家庭成员推荐一个。你自己的家庭医生当然也是一个不错的选择。

护理人员的类型   主要有三种类型的人员可以提供儿童保健：家庭医生、儿科医生和儿科护士。

家庭医生   家庭医生可以为各个年龄的人群，包括儿童，提供健康护理。他们同时经过成人医学和儿科医学的训练。家庭医生可以一直照顾你的孩子从儿童时期到成人，他可以解答大部分医学问题。同时你的其他家庭成员如果也看这个家庭医生的话，那么这个医生会对你的家庭有一个全面的了解。如果你已经有了一个信任的家庭医生，你可以问一下他或她能否给婴儿看病。

儿科医生   很多父母选择儿科医生为他们的孩子提供医疗保健，因为儿科医生是经过专业培训的。儿科医生专门研究从婴儿期到青春期的孩子的护理。从医学院毕业后，他们经过三年的住院医师培训，一些儿科医生还接受了专科培训，如过敏、感染性疾病、心脏病和精神性疾病。如果你的孩子有健康问题或者需要特殊的医疗照顾，选择儿科医生是比较有帮助的。

从业护士   从业护士是指在医学专科领域经过高级培训的注册护士。护校毕业以后，从业护士必须要在她的专科领域经过正规的教育培训。儿科从业护士主要照顾婴儿、儿童和青少年。大多数儿科从业护士可以开处方药或者开一些化验单，他们与内科医生或者医学专家密切合作。

思考的问题   无论你选择哪种类型的保健医生，重要的是这个人让你感觉很舒服。你可能希望在你的宝宝出生之前多见几名保健医生，那么你应该考虑以下几点。

- ▶ 这个保健医生的资质如何？
- ▶ 他对患者的态度如何？
- ▶ 他回答你的问题你满意吗？
- ▶ 怎样联系你的保健医生，是通过电话还是预约？
- ▶ 如果你在一个托管医疗计划中，提供者是计划网络的一部分吗？

至可以有助于预防产后抑郁症。基于正念分娩与育儿法的短期集中分娩课程叫作分娩思维，可能对于你更有效。

还有一些课程是从这些常见的方法中借鉴一些元素。而且，你还会在一些课程中了解新的可选择的分娩方式，如催眠疗法或水中分娩。

寻找什么　尽量去找由专业人士来教授的分娩课程，如护士、助产士或者其他经过认证的专业人士。最好是小班，不超过 10 对夫妇，这样可以方便讨论或者可以亲自实践。我们推荐大家上综合课程，包括分娩的各个方面，如新生儿的护理。当然也别忘了询问价格。一般来说分娩课应该在孕 6~7 个月开始上，但是多学习一些对你来说也没有坏处。

对于第一次当父母的人来说，都希望寻找到能提供更多有用的信息和细节的课程。试着在你的附近找一找，婴儿护理基础知识、母乳喂养和汽车安全座椅安装等课程。

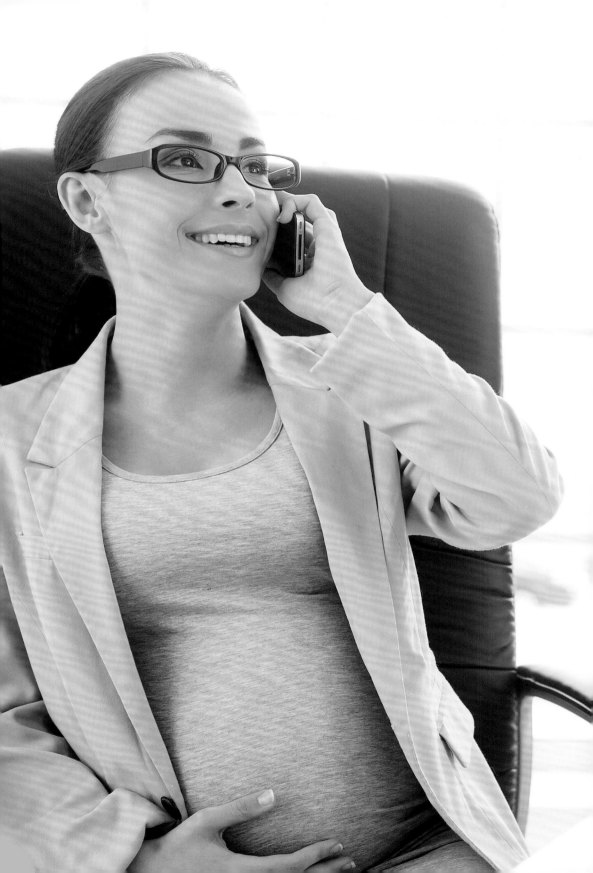

第 7 个月：孕 25~28 周

　　事实上，在孕期我们对宝宝几乎一无所知。因此，我们学习了很多。我记得有一个图表，里面描述了不同婴儿哭泣的状态，从而判断宝宝什么时候饿了，什么时候拉尿了还是只是无聊。在我换纸尿裤之前，我甚至能知道宝宝是拉了还是尿了。但是我很惭愧，选择哪个牌子的婴儿推车真的难倒我了。所有时髦的妈妈都有，而我也想有一个。再加上一个很酷的尿布包和一个婴儿背带。而到目前为止，我准备的东西还不到一半。我敢肯定你知道这代表着什么。你的宝宝并不在乎你的婴儿车是否时髦，或者尿垫是否是最好的。当然如果你想买，是可以的，但是你要知道，这是为了你自己，而你的宝宝只需要舒适、营养，最重要的是你的爱。

——Patty

　　你现在处于怀孕的自我拉伸期。是的，"拉伸"这个词是关键词。在接下来的 3~4 个月里，你的宝宝将完成他或她出生以前绝大部分的体型增长。

宝宝的生长

　　这个月宝宝会产生很多体脂，使得他或她的皮肤更加光滑，皱褶减少。皮肤也会增加一些颜色，不那么透明了。

　　第 25 周　在这段时间，宝宝的手脚开始充分发育，长出了指（趾）甲，并且能够把手攥成拳头。他或她正在用手感知身体的各个部分，探索子宫内的环境和结构，包括脐带。然而还需要很长一段时间他或她手部的神经才能发育完善。如果他或她想抓住自己的大脚趾，即使成功也是碰巧而已。

　　第 26 周　宝宝的眉毛和眼睫毛开始形成，头部的毛发也变得长而茂密起来。他或她仍然看起来红红的、皱皱的，但是随着时间的流逝，宝宝的皮下脂肪逐渐增多。随着接下来 14 周不断地增加体重，宝宝身上的皱褶也逐渐消失，将会变得越来越好看。

宝宝的脚印和指纹开始形成。虽然眼球已经发育完成，但是 2 周后他才会睁开眼睛。到孕 26 周末，宝宝的体重在 1.5~2 磅（0.68~0.91 千克）之间。

第 27 周 宝宝已经长得和出生时差不多了，除了瘦一点、小一点以及看起来更红一点。宝宝的肺、肝和免疫系统虽然没有完全发育成熟，却也差不多了。如果在这个时间分娩，宝宝的存活率大概在 85% 以上。

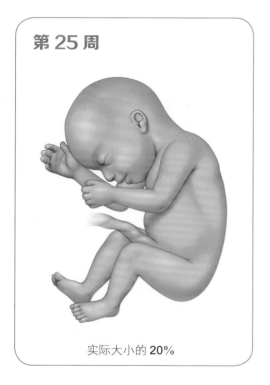

第 25 周

实际大小的 20%

宝宝现在能够识别你或者你的爱人的声音了，但是并不能听得很清楚，因为宝宝的耳朵被一层厚厚的体脂（为了保护他的皮肤不皲裂或者被刮伤）所覆盖。同时，子宫里的羊水也影响宝宝的听觉，就像你在水下很难听清楚声音一样。

孕 27 周时，宝宝的身长是孕 12 周时的 3~4 倍。

第 28 周 宝宝的眼睛在过去几个月一直闭着，这周开始睁开眼睛了。如果你能在这周窥视他，你将会看到他眼睛的颜色。宝宝出生后的头 6 个月，眼睛的颜色经常会变，特别是出生时是蓝色的或者灰色的眼睛。所以宝宝现在的眼睛颜色并不一定是他将来的眼睛颜色。

宝宝的大脑也在持续发育，大脑的体积在这周将会迅速增大。同样，他的皮下脂肪也在不断累积。

宝宝现在有一个规律的睡眠周期，但是这个周期与成人或者新生儿都不同。他或她每次只能睡 20~30 分钟，当你坐下或者躺下的时候，你经常能感觉到他或她的运动。

在孕 28 周末，也就是你怀孕的第 7 个月底，宝宝身长，也就是头臀径大概有 10 英寸（约 25.4 厘米），体重大约是 2 磅（约 0.91 千克）。

你的身体变化

当你的肚子越来越大，你可能会怀

疑是否还有空间容纳你增大的子宫。答案是肯定的——身体真的很奇妙。

将会发生什么　这个月你的子宫继续增大，宫底位于脐水平与两侧乳头连线水平中间，你的宝宝将会变得非常活跃，特别是在这个月的后半个月里。

心脏和循环系统　你的血压开始升高，会恢复到你怀孕之前的水平。而且你将感受到心脏剧烈的跳动，就好像你的心脏都要跳出来了一样。子宫的增大可能会影响血液向心脏的回流。这个感觉可能会困扰你，但是这通常并没有什么严重的影响，也会在孕晚期逐渐消失。如果这种感觉一直存在的话，联系你的医生，特别是当你感觉到胸痛或者呼吸困难的时候。

呼吸系统　受孕激素的影响，你的肺容量在这个月持续增加。这种改变使得你的血液能够摄入更多的氧气，而排出更多的二氧化碳。此时你仍然会感觉呼吸轻度加快，并伴有轻度呼吸困难。

消化系统　食物通过消化系统的运动仍然很慢，你的子宫持续增大并且压迫你的肠道。因此，你可能会一直被胃灼热或者便秘所困扰。

乳房　你可能发现在你的乳晕周围会产生一些小的颗粒样腺体。这是你的身体表现出已经准备好泌乳的另一种方式。当这一天来临的时候，这些腺体将分泌油脂以使你的乳头和乳晕湿润变软。这可以防止你在哺乳的时候，乳头皲裂。

子宫　这个月你的宫底将达到你的脐水平和两侧乳头连线水平中间。最终它将占据你的耻骨以上到胸腔的全部位置。

宝宝在这个月变得更加活跃，特别是这个月的后半个月。很多宝宝最活跃的时间是在孕 27~32 周。他们现在已经有挥舞拳头的力量，并且也有足够的空间让他们发挥了。随着他们越来越活跃，现在你很难判断到底是真宫缩、假宫缩还是宝宝的拳打脚踢。你要记住的是，假宫缩（Braxton Hicks 收缩）是不可预测的，持续的时间和强度不同，并且没有规律。真正的宫缩都有这样的特点：宫缩时间逐渐延长，强度逐渐增大，间隔时间逐渐缩短（详见第 378 页）。如果你担心宫缩，记得联系你的医生。

泌尿道　由于子宫的增大和输尿管肌肉的松弛，这个月你的尿液流动仍然很慢。因此，你仍然有泌尿系统感染的高风险。如果你出现尿频，并且伴有烧灼感、排尿痛、发热，或者伴有尿液颜色、气味的改变，告诉你的医生。

骨骼、肌肉和关节　维持骨盆的韧带在这个月变得更加松弛。这将使得你的骨盆在最终分娩的时候能够充分扩张，从而让你的宝宝能顺利娩出。然而现在，由于这些韧带失去了平时的支持作用，将会增加你背部拉伤的风险。同时为了维持新的稳定性，你骨盆的关节也很容易损伤。疼痛主要位于骨盆前方的中点，以及背部的两侧。

阴道   阴道分泌物增加，如果分泌物稀薄、透明并且无异味，那么无须担心。

体重增加   在这个月，你的体重将每周增加 1 磅（约 0.45 千克），总共增加 4 磅（约 1.81 千克）。你增加的大部分不是脂肪，而是宝宝的体重、增大的胎盘、增加的羊水以及你的体液。

你的情绪

从现在开始直到宝宝出生，这是一段令人激动的时光，但同时也会有一点压力。你可能会忙于采购，布置宝宝的房间，参加分娩课程以及更加频繁地去看医生。同时，怀孕的最后 3 个月也会带来新的

记得慢下来，休息，放松

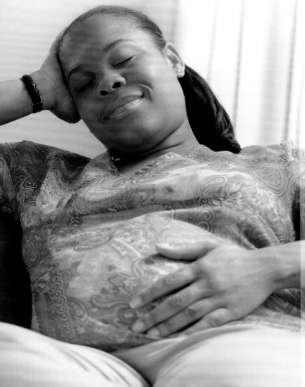

生理上的需求。

享受休息时光   当你有时间的时候，记得慢下来，休息，放松。在那个疯狂而又痛苦的时间来临之前，尽量去享受这怀孕的最后时光。你甚至可以在旅行中记录下你的感受，听一些轻柔的音乐，以及和你的宝宝温柔对话。也可以拍摄一些照片留念，将来给你的宝宝看。尽量做一些可以释放你由于怀孕而引起的不良情绪及感觉的事。

产前检查

当这个月来临的时候，你的医生可能会告诉你宝宝的位置，是头先露还是足先露或者臀先露。如果是足先露或者臀先露，我们称之为臀位。幸运的是，宝宝还有充足的时间可以改变胎位，因此，即使你听到你的宝宝是臀位，也不要太担心。

在这一时间段，你需要知道你可能会有早产的风险，也就是在 37 周之前开始出现宫缩，宫口扩张。在这个时间出生的婴儿通常伴有低出生体重 [低于 5.5 磅（约 2.5 千克）] 而引起一些并发症。早产的症状和体征如下。

▶   子宫收缩，腹部有紧缩感。

▶   伴有腰痛或者下腹部和大腿上部的沉重感。

▶   少量阴道流血、排液或者血性分泌物。

在这个月的产检中，你可能需要做

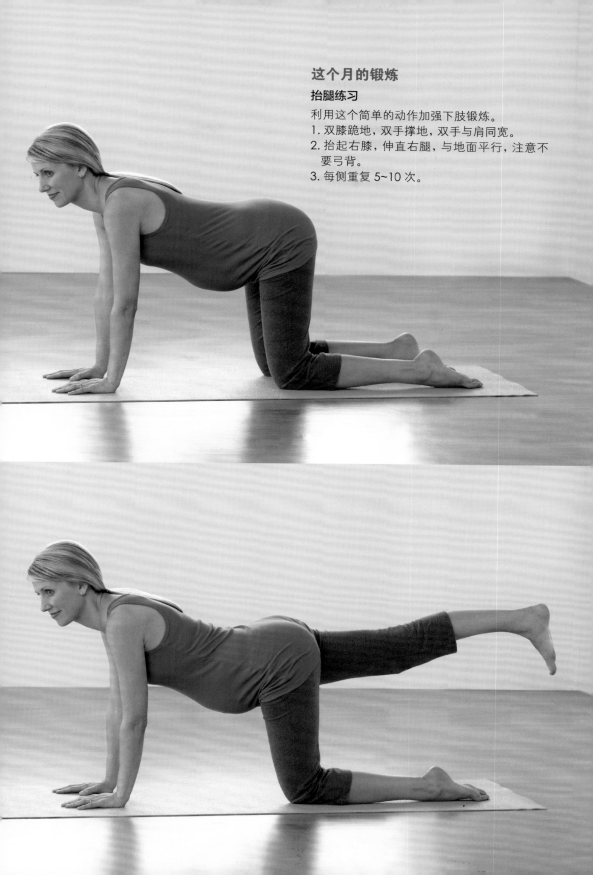

这个月的锻炼

抬腿练习

利用这个简单的动作加强下肢锻炼。

1. 双膝跪地，双手撑地，双手与肩同宽。
2. 抬起右膝，伸直右腿，与地面平行，注意不要弓背。
3. 每侧重复 5~10 次。

失去了你的个人时间

当怀孕以后，你会发现在你的周围会发生很多有意思的事情。你个人的界限在慢慢消失，你不再拥有隐私。每个人对你的肚子都很有兴趣，从你的亲戚到完全陌生的人。

记住：无论是否怀孕，你都有权利决定谁能碰你的身体。也许你愿意让家庭成员摸你的肚子感受胎动。但是很多女性不喜欢外人擅自摸自己的肚子。你将会注意到这些征象：第一个，快速靠近，伸出双手，微笑着嘴里说着"哦，你不介意吧"。而这时候，手已经拍到你的肚子上了。如果你不想被人碰，又不好意思说（或者根本来不及说），你可以试着先用双手盖在肚子上，小小地暗示一下这是你的身体。

第二个常见的现象是，对于你的身体，人们不再考虑你的情绪和感受。你的朋友、家人、邻居，甚至完全陌生的人都在讨论你的肚子有多大或者多小。一些人会很自然地讨论你的体重增长了多少。如果是一个曾经怀孕过的女性，她会认为通过分享经历可以拉近彼此的距离。然而，你要知道，你有权利保护自己的隐私。

第三个特别的经历是，每一个你认识的人告诉你的怀孕经历都是不同的。她们或者她们的朋友的分娩和产后的经历，虽然她们可能是好意，但也不要认为自己就会像她们所讲的那样生了 92 小时。

同样，母乳喂养的经历也各不相同。要有选择性地接受，如果你担心会发生某种可能的风险或并发症，和你的医生谈一谈。

当你结束怀孕以后，要记得这些遭遇如何影响你的情绪，试着避免这些情况再发生。对于一个怀孕中的紧张焦虑的女性而言，多给她积极的鼓励和多给她分享美好的经历会让她非常感激。

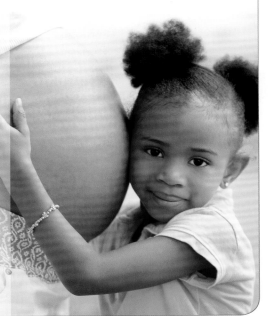

一个葡萄糖耐量试验以排除妊娠糖尿病，这是一些女性在怀孕期获得的暂时性的糖尿病。而且，如果你是 Rh 阴性血，你需要检测 Rh 抗体，你可能需要在这个时间注射第一针 Rh 免疫球蛋白。

葡萄糖耐量试验　通常在怀孕 24~28 周行葡萄糖耐量试验，如果你有高危因素，医生可能会把这个试验时间提前。为了做这个试验，你需要喝一整杯溶解了葡萄糖的水，1 小时以后抽静脉血检测血糖，如果结果异常，你需要回来再做第二个试验。

如果你需要做第二个试验，你将会被要求禁食一夜。到医院以后，你需要再喝一杯更高浓度的糖水，分别在 1 小时、2 小时、3 小时后抽血检测不同时间的血糖情况。研究表明，在第一项糖耐量试验异常的女性中，只有一小部分在接下来的试验中被诊断为妊娠糖尿病。

如果你被诊断为妊娠糖尿病（详见第 420 页），你需要在剩下的怀孕期间严格控制你的血糖，不让你的宝宝长得过大，并且需要定期监测你的血糖。

Rh 抗体检测　Rh 因子是发现于人红细胞表面的一种蛋白。85% 以上的人有 Rh 因子，被称为 Rh 阳性。而那些没有 Rh 因子的，则被称为 Rh 阴性。这就是你血型中的"Rh 阳性"和"Rh 阴性"血型。

在你未怀孕的时候，你的 Rh 因子状态对你的健康没有影响，除非你需要输血。在怀孕期，如果你是 Rh 阳性血，那么没有什么需要担心的。但是如果你是 Rh 阴性血，你的宝宝是 Rh 阳性血——当你的爱人是 Rh 阳性血的时候，这就可能会导致母儿 Rh 血型不合。

你的机体发现了来自胎儿血液的 Rh 蛋白，作为异物，会产生抗体攻击它。因此，在接下来的怀孕过程中要更关注这个问题（详见第 413 页）。如果你是 Rh 阴性血，这个月你需要接受 Rh 免疫球蛋白注射。Rh 免疫球蛋白覆盖到你血液中的任意 Rh 阳性的细胞上，以防它们被当成异物排斥，也就不会产生抗体。所以我们可以认为，这是预防将来可能的并发症的提前保护措施。

是否选择母乳喂养的问题

如果你还没有考虑这个问题，那么现在是时候考虑一下了，当宝宝出生的时候，你准备如何喂养？显而易见，母乳喂养对新生儿来说是最适合的喂养方式，无论对你或者宝宝都有很多益处。梅奥医学中心（Mayo Clinic）的专家们推荐母乳喂养。然而你要根据自己的情况，如果有以下情况可以考虑配方奶粉喂养。

对于一些女性来说很难的决定　一些女性从开始就清楚地知道她们的选择：母乳喂养还是配方奶粉喂养，然而另一些人却一直在纠结。如果

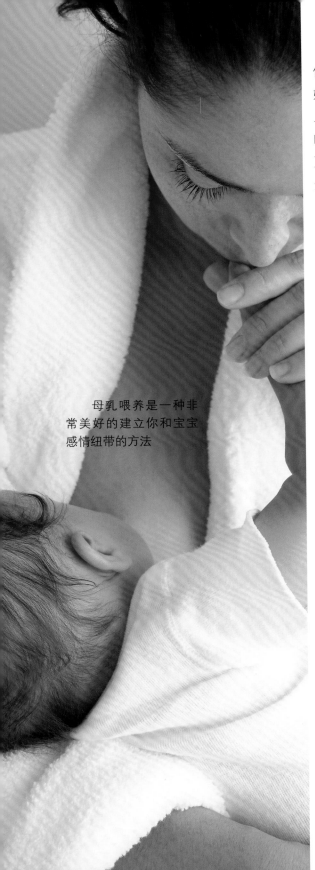

母乳喂养是一种非常美好的建立你和宝宝感情纽带的方法

你不确定自己到底想母乳喂养还是配方奶粉喂养，现在是时候做一些研究，并且做出你的选择了。即使当你的宝宝来临的时候你还没有做出最后的决定，但至少可以对这些选择的利弊有所了解，这样也能更好地帮助你做出选择。

即使你倾向于选择配方奶粉喂养，那么至少在你做决定之前了解一下母乳喂养以及它的优点。这本书的第 22 章提供了很多资讯，可以帮助你做决定，这一章涵盖了很多关于母乳喂养的内容和话题，当然也包括配方奶粉喂养的内容。

对于一些倾向于选择配方奶粉喂养，或者因为医学原因，不能进行母乳喂养的女性，她们放弃母乳喂养的决定会给她们带来很强烈的内疚感。她们可能会觉得自己不是一个好母亲，没有把孩子的需求放在第一位。如果你是其中一员，这种负面的想法对你或者对你的孩子都没有好处。不要让内疚淹没了你。你最应该做的是学习两种喂养方式，直到你做了一个明智的选择。

如果读了第 22 章，你还是没有决定如何选择，我这里有一个建议：试一试母乳喂养吧。把它作为你的一个分娩计划，你就可以在产后接受母乳喂养的训练，以及向专业人员学习母乳喂养的知识，甚至当你回家以后还可以接受专业的指导。如果你可以的话，先试着母乳喂养几周，如果对你来说不合适，你可以随时停止，改成配方奶粉喂养。这样的话，你至少

问和答

问题：母乳喂养后一定会乳房下垂吗？我很担心母乳喂养会影响我的乳房。

回答：你担心母乳喂养会影响乳房是很正常的，但是不要担心，研究表明，母乳喂养并不会对乳房的形状和大小产生不良影响。

事实上，怀孕本身就会导致乳房下垂。在怀孕期，当乳房变得丰满以后，支撑乳房的韧带会被拉伸。这种牵拉会导致怀孕后乳房下垂——与你是否母乳喂养无关。如果你的胸部很大的话，在之后的每一次怀孕都会很容易乳房下垂。当然，导致乳房下垂也有其他因素，如年龄以及吸烟，这两点都会导致皮肤弹性下降。而肥胖也有类似的作用。

记住，母乳对大多数宝宝来说都是最好的食物。不要因为害怕乳房下垂而放弃母乳喂养。为了维持乳房的形状，在生命的每一个阶段，都要选择健康的生活方式，包括常规进行体育运动，健康饮食。如果你吸烟的话，请求你的医生帮助你戒烟。

试过了，也许和你想象的感觉完全不同。

母乳喂养是你和宝宝建立感情纽带的好方法，同时也是有效增进宝宝营养健康的方法。当然你可以通过其他方法和宝宝建立爱的联系，这只是其中一种自然的方法。

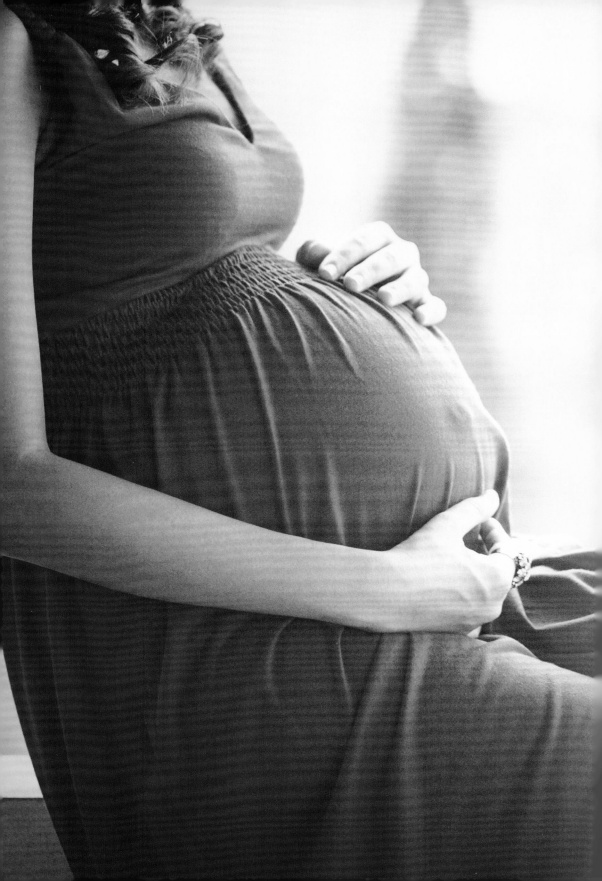

第 8 个月：孕 29~32 周

在我怀孕的这个时期，我感觉非常好。一般来说，我会连续两天非常有活力，能量充沛，但是第三天就感觉需要慢下来，休息、小憩一下。后来我发现，当我吃完饭以后，会觉得很胀，不舒服，有时候甚至我都没有吃饱，也会有这种感觉。在最近的一次就诊中，我知道了，因为宝宝喜欢平躺，并且随着宝宝逐渐长大，需要更多的空间，这可能是造成额外拉伸的原因之一。

——*Lori*

现在你的预产期越来越近，你开始感觉有些不舒服。在怀孕的第 8 个月，你可能会感受到腿抽筋、骨盆压迫、后背痛加重、脚踝部肿胀以及痔疮。当宝宝快速发育的时候，以上这些问题就会出现。但是令人兴奋的是，这些疼痛和痛苦也提示，你马上就能看到这个神奇的小东西了。

宝宝的生长

在最后的这几个月里，你的宝宝在完善自己，完成在他或她发育完全之前剩余的步骤。

第 29 周　随着重要部分发育完成，宝宝现在在体重开始快速增长。因为空间变挤，你现在可以明显感觉到胎儿的拳打脚踢。宝宝现在开始建立睡眠周期。在睡眠周期中，宝宝将会变得非常安静。

第 30 周　当宝宝体重增加的时候，他的脂肪层也随之增加。从现在开始直到分娩，宝宝基本每周增加 0.5 磅（约 0.23 千克）。这周，宝宝通过反复规律运动他或她的横膈膜来练习呼吸运动。这些运动可能会导致宝宝打嗝。你有可能在宝宝打嗝的时候偶尔会感觉到子宫内轻微的颤动。

到你怀孕 30 周的时候，宝宝的体重大约是 3 磅（约 1.36 千克）多一点，头臀长大约是 10.5 英寸（约 26.67 厘米）。

第 31 周　到怀孕 31 周，宝宝的生殖系统开始发育。如果你的宝宝是一个男孩，他的睾丸将从他肾区位置经由腹股沟下降至阴囊中。如果她是一个女孩，她的阴蒂相对开始突出，然而阴唇还是很小，并不能覆盖阴蒂。

宝宝的肺仍在继续发育，但是还不足以适应体外的环境。如果宝宝在这周或者 37 周之前出生，你的医生极有可能会给你注射一支类固醇激素促进胎儿肺成熟。在这周出生的新生儿仍然需要在新生儿重症监护治疗病房（NICU）里

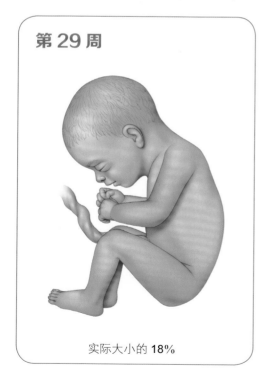

第 29 周

实际大小的 **18%**

观察。

第 32 周　胎毛是宝宝皮肤表面的一层柔软的绒毛，在这周胎毛开始脱落。他或她将会在接下来的几周内脱落掉所有的胎毛。宝宝出生以后，我们还可能会在他或她的肩膀和后背部看到一些剩余的胎毛。

一些女性可能会注意到宝宝这周的运动发生了变化，现在他或她已经长到一定程度，在你的子宫里感觉到有些拥挤了。尽管宝宝还像平时运动得那么多，然而踢腿或者其他运动的力度明显减弱了。很多女性，从 34 周开始就能感觉到这种明显的变化。

你可能总想时不时地感受到胎动，特别是你已经意识到胎儿活力的下降。你可以坐下来，感受胎动的频率。宝宝的踢腿或者其他运动似乎受到子宫空间的限制，变得不那么清楚。如果你的胎动 2 小时小于 10 次，需要通知你的医生。

到 32 周末，宝宝的体重大约是 4 磅（约 1.81 千克），头臀长大约是 11.5 英寸（约 29.21 厘米）。如果你在这段时间分娩，宝宝出现严重并发症的风险要比之前低得多。

你身体的改变

这个月你的子宫将继续增大达到你的肋骨下缘，你身体会有一些生理性改变，出现一些新的症状和体征，你很容易就会觉得累。

将会发生什么　这个月你可能注意到的一件事就是，你头发的改变。它们会看起来更加茂密更加健康，这可能与头发生长周期的改变有关。正常来说，头发每个月长 0.5 英寸 (约 1.27 厘米)，持续 2~7 年，接着进入休止期，停止生长，最后脱落。而在怀孕期，你的头发倾向于停滞在休止期，因为每天脱落的头发很少，所以看起来很茂密。

当你分娩完，很多毛囊会转变至休眠期，你将在几个月内每天掉头发，你的头发甚至可能会变得很少，但最终一般都会恢复正常。

心脏和循环系统　为了满足怀孕的需要，你的身体会比平时增加更多的造血，因此你的心率会增快。不幸的是，你的循环系统为了供应宝宝的发育而出现的变化会带给你一些新的、不舒服的不良反应。你的静脉为了容纳更多的血流而变粗，它们会变得突出。你可能会注意到你的皮肤下面，特别是腿和踝关节处，会有蓝色或者红色的线。

还有一些孕妇可能会出现静脉曲张，这是由于静脉瓣的功能减弱导致的。孕晚期你的子宫增大到一定程度而压迫下腔静脉，导致下肢静脉扩张，会出现很典

宝宝运动的变化

大多数孕妇都已经熟悉了宝宝运动的模式，适应了他们运动的频率和强度的改变。在宝宝出生之前的几天，你可能会感觉他或她不那么活跃了。在怀孕晚期，胎动的数量会逐渐下降，因为子宫内的空间变小了，特别是胎头入盆以后。

而且随着怀孕进展，宝宝开始建立睡眠和清醒周期，你可能会注意到每隔 1~3 小时胎动会增加或者减少。尽管胎动少的宝宝也可能会很健康，但是胎动减少是某些危险的信号。怀孕的后 3 个月里，胎动明显减少经常提示宫内风险，而这可能是由于脐带或者胎盘的因素导致的。

胎动减少的自我监测　如果你担心宝宝的胎动情况，那么从你目前的活动中先暂停一下。坐下来喝一杯果汁或者一杯凉水。集中注意力在宝宝的胎动上，大多数情况下，你会发现宝宝很活跃。大多数胎儿每个小时都要动 4 次以上。

什么时候寻求医学帮助　当你担心宝宝胎动减少的时候，可以联系你的医生。你可能会被问到最后感觉到胎动的时间和最后几个小时胎动的次数。你的医生可能会要求检查胎儿的状态，大多数情况下都没什么问题。如果发现了问题，就有可能需要提前终止妊娠或者采取一些治疗措施。处理及时可以避免更严重的问题发生。

型的变化（详见第 409 页）。还可能会出现蜘蛛痣，这些紫色或者红色的小点从中心扩散出分支，像蜘蛛腿一样，这是血液循环增加的另一种形式。它们会出现在你的脸上、颈部、胸部或者胳膊上，在你分娩后的几周内消失。

而且你会发现，你的眼睑和皮肤开始出现水肿，特别是在清晨。这也是血液循环增加的结果。

孕期另一个让你非常不舒服的症状是痔疮。痔疮是由于你肛门周围的静脉曲张引起的，通常伴有瘙痒和疼痛。这是由于血容量增加以及增大的子宫压迫所致，便秘也是高危因素之一。如果你的痔疮逐渐加重，那么你需要看医生。医生可能会建议你多吃富含膳食纤维的食物，使用一些非处方药或者局部冰敷以缓解症状。

有一些女性在怀孕期第一次患痔疮，而对于以前曾经得过痔疮的人，怀孕会使痔疮加重。

呼吸系统　你的横膈膜（位于你的肺部以下的宽阔的扁平肌）正在被增大的子宫向上抬离它正常的位置。因此，你可能会感觉呼吸困难，好像得不到足够的空气。虽然你会感觉不舒服，但是不用担心你的宝宝。你的肺容量虽然改变了，但是你呼吸更深了。每次呼吸，你都会比怀孕以前吸进更多的空气。

乳房　这个月你的乳房还在持续变大，可能会感觉有一点沉。在你怀孕的过程中，你胸部增加的重量为 1~3 磅（0.45~1.36 千克）。在这增加的重量中只有一小部分是脂肪，大部分是增大的乳腺腺体和增加的血液循环。

从怀孕开始，你的垂体就开始分泌催乳素，这是一种刺激你乳腺泌乳的激素。在之后的几周里，你可能会产生初乳。初乳富含蛋白质，是宝宝在他最初的日子里最主要的营养成分。如果你的乳腺之前没有分泌初乳，那么这个月可能就会出现。然而也有一些女性在怀孕期都没有分泌初乳。不要把它当成你不能母乳喂养宝宝的征象。

子宫　你的子宫不断产生假宫缩（Braxton Hicks 收缩），可能是在为分娩做准备。记住，假宫缩是散发的，而真宫缩是有进展的。真宫缩逐渐增强，持续时间延长，间隔时间缩短。如果你感觉疼痛或者宫缩 1 小时超过 6 次以上，记得联系你的医生。

泌尿道　因为你增大的子宫压迫膀胱，所以在这个月即使你漏尿也不用太惊讶，特别是当你大笑、咳嗽或者打喷嚏的时候。这些是怀孕最闹心的不良反应之一，但是它不会永远存在，生完孩子以后就会好。

你还是处在泌尿系统感染的危险之中，如果你比平时尿频，尿路有烧灼感，或者发热，下腹痛或者背痛，那么告诉你的医生。因为这可能是尿路感染的症状或者体征，千万不要大意。

阴道　在这个月的任何时间，只要你出现鲜红色的阴道流血，马上联系你

这个月的锻炼

低背部拉伸

随着肚子的增大，这个轻柔的伸展可以帮助你缓解背部的紧张感。

1. 双膝和双手着地，保持头和背部在一条直线上，吸气，轻轻地弓起背部。
2. 保持这个姿势几秒钟，然后放松，把背部尽量伸平。
3. 重复 5~10 次。

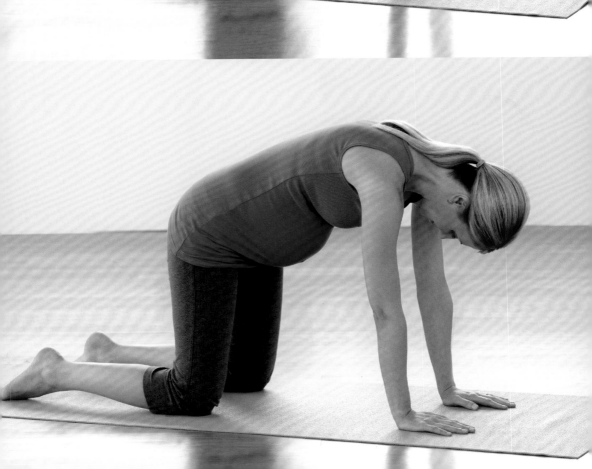

当心早产

早产的风险这个月仍然存在。以下是需要注意的症状和体征。

▶ 宫缩——有可能为无痛性，感觉像腹部的紧缩感。

▶ 伴有下背部疼痛的宫缩或者是骨盆下部和大腿上部的下坠感。

▶ 阴道分泌物的改变，如少量阴道出血，阴道排水样物或者伴有血迹的分泌物。

如果你发现 1 小时有 6 次以上的宫缩（间隔少于等于 10 分钟），即使这时候的宫缩不伴有疼痛，也需要联系你的医生或者医院。特别是当你有下腹痛，同时伴有阴道流血的时候，这一点尤其重要。

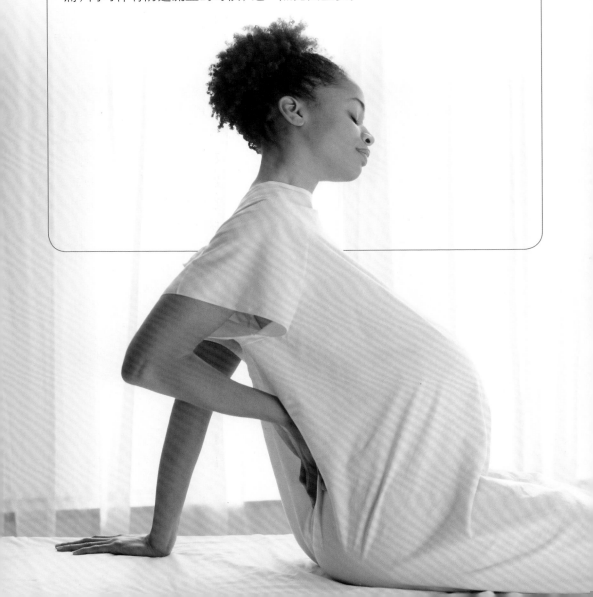

的医生。这可能是胎盘早剥的征象，即在分娩前胎盘从子宫壁上剥离开。活动性出血也可能提示胎盘位置异常（前置胎盘，通常在 18~20 周经过超声进行诊断），或者与早产相关。这些情况都需要急诊进行处理。

骨骼、肌肉和关节　骨盆之间的各个关节将会变得更加松弛。这是分娩的必要准备，但是同时也会引起一侧或双侧臀部疼痛。由于增大的子宫所导致的下背部疼痛可能会加重你的不适。

子宫增大同时会压迫坐骨神经，从下背部沿着双腿到脚部。可能会导致你的臀部刺痛或者麻木，或者其他的感觉，这叫作坐骨神经痛。坐骨神经痛虽然很不舒服，但它通常都是暂时的。

皮肤　因为怀孕以后的牵拉和张力，你腹部的皮肤可能会变得干涩、瘙痒。至少 20% 的妊娠期妇女会有腹部甚至全身瘙痒。如果你的瘙痒很严重，并且皮肤上出现凸起的红斑，你可能患有妊娠瘙痒风团性丘疹和斑块。妊娠瘙痒风团性丘疹和斑块一般先出现在腹部，然后扩散到胳膊、小腿、臀部和大腿。科学家们对妊娠瘙痒风团性丘疹和斑块的病因并不明确，但是它具有家族倾向。并且在初次妊娠或者多胎妊娠的患者中比较常见。

你还可能会注意到在你的胸部、腹部甚至在上臂、臀部或者大腿上，出现粉色的、红色的或者紫色的锯齿状的条纹。

这叫作妊娠纹（详见第 403 页）。与我们想象的不同，妊娠纹与增加的体重并没有直接关系。它们看起来似乎是由于皮肤的牵拉所致，再加上由于激素变化导致皮肤纤维弹性下降而引起。但科学家们认为你的基因对于你是否会有妊娠纹起到重要的作用。

我们也没有什么办法预防妊娠纹，因为它们是你皮肤深部连接组织断裂引起的，所以你在皮肤表面抹一些膏或者乳液起不到什么作用。随着时间的流逝，它们会逐渐变成浅粉色或者浅灰色的条纹，但是完全消失不太可能。

体重的增长　这个月你可能继续每周增加 1 磅（约 0.45 千克），总共增加 4 磅（约 1.81 千克）。随着孕周的增大，你会感觉到双手有烧灼、麻木、针刺样或者疼痛的感觉。这是腕管综合征的表现，是由于一些女性怀孕期体重增加、水肿，导致腕管内神经受压而引起的。

腕管综合征一般在产后和水肿消失后可自然缓解。

你的情绪

几周之后，你就要为一个新生命负责了。因此，你会感觉更加焦虑，特别是初次怀孕的时候。

处理焦虑　为了控制你的焦虑情绪，在宝宝出生之前回顾一下需要你做的决定。

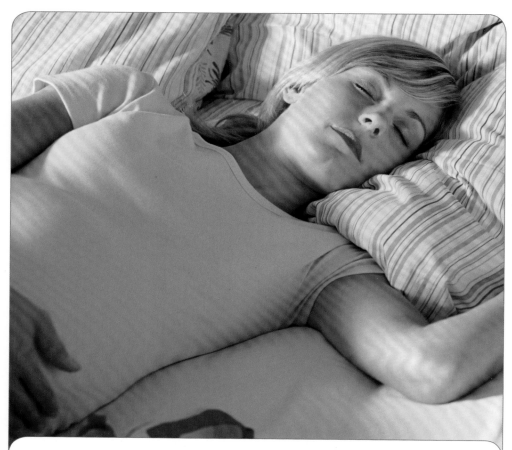

找到一个舒服的睡姿

　　随着肚子越来越大，你会发现睡眠变得越来越困难。胃灼热感和后背痛也会影响睡眠，因此找到一个舒适的睡姿异常重要。趴着睡肯定是不可能的了，平躺着睡也不舒服，因为子宫所有的重量都压在你的脊柱和后背的肌肉上。并且平卧位在孕晚期也不推荐，因为会压迫到主动脉。

　　这个时期最好的姿势是侧卧。左侧卧位对于血液流动更好，但是右侧卧位也可以。你会发现最好的姿势是：侧卧位，膝盖弯曲，在两个膝盖之间夹一个枕头。还有一些女性喜欢在肚子下面垫一个枕头，或者你试一试全身枕头。

　　有少部分人整夜保持同一个姿势，如果你半夜醒来发现你平躺着睡，也不要害怕。这不会对宝宝造成任何伤害，只需要再侧过来继续睡就行了。

- 你的宝宝是需要一名儿科医生还是一名家庭医生来负责他或她的健康？
- 你是准备母乳喂养还是配方奶粉喂养？
- 如果你的宝宝是一个男孩，你准备给他割包皮吗（详见第 231 页）？

盘点一下这些问题的答案，将会帮助你更好地掌控局面。并且当你的宝宝出生的时候，你的新责任也能看起来没那么可怕。

同时，你对宝宝来临的期待让你很难入睡或者很难睡一整夜。如果你在夜里感觉无法放松或焦虑，可以试着做一些你在分娩课程上学过的放松的练习。这些练习不仅能让你放松，并且在你最后分娩的时候也能给你带来帮助。

产前检查

到这个月为止你还是每个月做一次产前检查，从下个月开始，你可能就需要更频繁地看医生了。一开始是每两周一次，之后是每周一次，直到分娩。在这个月的产前检查中，医生将会再次测量你的血压、体重，并且会问你有什么症状和体征。他或她还可能会让你描述胎动的情况和胎动的规律——什么时候活动什么时候休息。还有一些产前检查，医生会通过测量你的子宫大小来监测胎儿的生长发育情况。

脐血库

在怀孕的这个时期，你还有一件事需要做决定，那就是你是否保存脐血。当你分娩以后，脐带被钳夹后剪断，这时从脐带中取出的血叫作脐血。脐血中含有非常丰富的能产生其他细胞的干细胞，我们可以把它储存起来，将来万一需要进行干细胞移植，就可以使用了。收集脐血对宝宝和妈妈们一点危险也没有。如果脐血不用来储存或者研究，它只会被丢弃。

公用还是私人的　有两种储存脐血的方式。第一种就是捐献给公用的脐血库。公用的脐血库收集储存脐血，任何人有医学治疗的需要都可以使用。第二种是私人的脐血库。这种形式的脐血储存需要付费保存，只有家庭成员可以使用。

有一些机构也会收集脐血用于科学研究。如果你分娩的医院需要收集你的脐血做研究，你的医生会通知你。为研究收集的脐血是不会用于医学治疗的。

你是否应该考虑　捐赠脐血给公用脐血库是帮助别人的一个好机会。脐血移植可以治疗很多疾病，包括血液系统疾病、免疫缺陷病以及各种代谢性疾病。公用的脐血库储存脐血不需要你付任何费用。

是否应该储存私人脐血以备将来的不时之需是有争议的。你需要付前期处理费以及每年储存的年费，并且你的孩子将来能使用他或她自己的脐血的概率也是很小的。即使你的孩子需要干细胞移植进行治疗，也不能保证他或她的脐血可以使用，因为血液中的干细胞可能会携带与这个疾病相关的基因。但如果你的大孩子需要干细胞移植治疗，储存私人脐血也许是一个解决方案。

美国儿科学会（AAP）鼓励大家捐献给公用脐血库，不鼓励私人储存脐血。根据美国儿科学会的意见，公用脐血库使用脐血的机会要远高于私人储存的脐血。随着脐血干细胞新用途的开发，对它的需求日益增多。美国儿科学会建议大家首选捐献给公用脐血库，"家长们必须意识到，目前还没有科学数据支持这样的说法，即自体脐血是一种被证明对再生医学有价值的组织来源，尽管研究人员正在研究这一可能性。"

如果你正在考虑储存脐血，无论是公用的还是私人储存，建议你和你的医生沟通一下。他或她会解答你的任何疑问，并且帮助你更好地理解，然后做出明智的选择。请记住，你必须提前在脐血库进行登记，以便在你分娩的时候有收集器可以收集脐血。

婴儿必备用品

这个月你可能需要做出很多非医学方面的决定，如购物。在接下来的几周里，你将会花很多时间为你的宝宝列一个清单。除非你已经买了很多东西。否则当你走过一排排商店，想象着将会有一个小男孩或者小女孩，你可以给他们打扮，陪他们玩耍，这种期待和兴奋的心情，很难控制住自己不去买点什么。你肯定会忍不住的！

尽管有很多需要买的，但你买的时候一定要注意，对这些给孩子买的东西来说，安全性是最重要的。当你购买这些婴儿用品的时候，一定要买那些安全系数高的。

购买汽车座椅　在宝宝的必备品中，很重要的一个就是汽车座椅。你从医院回到家开始，宝宝第一次坐车，就能用得上了。在美国所有的州，法律都规定婴儿必须使用汽车座椅，并保证正确使用汽车座椅，这也是父母保护他们孩子最好的方法。抱着婴儿或者儿童坐在一辆行驶的汽车上，从来都不是一个安全的选择。婴儿绝对不能坐在有安全气囊的汽车的前排座椅。

对孩子们来说，最安全的座位就是后排座椅。而且必须要面朝后安装汽车座椅，这才是婴儿在汽车上唯一安全的位置。因为在碰撞过程中，如果宝宝面朝前，头部会向前冲，很容易损伤头部和颈部。

汽车座椅的种类　有3种类型的汽车座椅适合婴儿：婴儿专用座椅、可变换座椅以及三合一座椅。

婴儿专用座椅。专门为20~40磅（9~18千克）的宝宝设计的。它们对于新生儿，特别是早产儿是最好的选择。大多数型号有可拆卸底座，可以固定在汽车上。你可以购买额外的底座，能在多辆车上使用。汽车座椅很容易扣上底座，这样你就可以连同座椅一起把宝宝带上车或者带下车，而不用重新组装。如果宝宝在车里睡着了，带下车就会特别方便。

典型的婴儿专用座椅配备的是五点式安全带，可以带给宝宝更好的保护。安全带是可以把宝宝固定在座位上的带子。安全带跨过婴儿的肩膀，穿过每一侧臀部和胯部，扣到适当的位置。老式的汽车座椅是三点式安全带，如果你的孩子比较老实，也可以使用这款。而比较小的婴儿则不适合用三点式安全带固定。

可调节座椅。　这种座椅适合40~50磅（18~22.7千克）的宝宝或者儿童。可变换座椅比婴儿专用座椅更大，也更重，而且整个座椅都是为留在车内而设计。如果你的孩子大于2岁或者体重、身高超过这个座椅的限制，就需要重新进行安装。座椅可以切换到前向座椅，直到你的孩子超过设定的身高体重。

目前生产的可变换座椅都是五点式安全带。除非你为了省钱，想用得久一些，否则对于新生儿来说，婴儿专用座椅更简单也更合适。

三合一座椅。　又称多功能座椅，与可变换座椅类似，可以面朝前或者面朝后。并且当你的孩子超过前向座椅规定

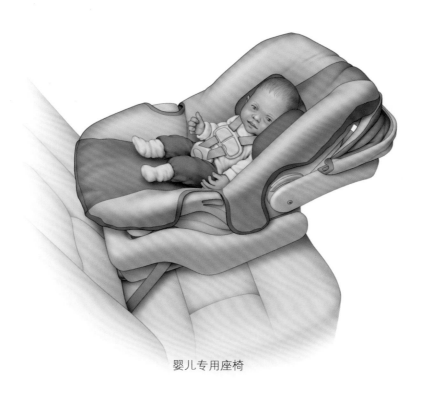

婴儿专用座椅

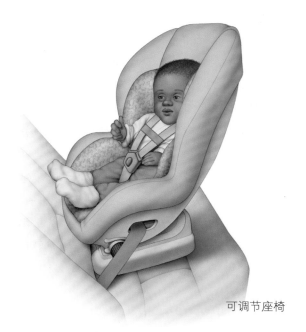

可调节座椅

的身高和体重时，三合一座椅可以当作增高坐垫使用。有一些座椅可以一直用到孩子超过 100 磅（约 45.3 千克）。你的医院或者诊所也许会在你买汽车座椅前为你提供更多的信息，你可以了解一下。

如何选择汽车座椅 该买哪一个汽车座椅呢？最好的汽车座椅是适合你孩子的年龄、体重、身高，并且能正确安装，方便使用的。

当你逛街看到各式各样的汽车座椅时，如果发现你喜欢的，一定要试一试。试着调整安全带和固定扣，确保你知道如何正确使用它，如果可能的话，在你购买之前，尽量安装在你的车上试一试。

一定要记住，宝宝是很容易脏的，所以一个可以简单拆卸、清洗的针织物汽车座椅会使你的生活变得容易得多。当

宝宝第一次在汽车上排便以后，你会很庆幸的。

在你购买汽车座椅的时候，还有些关键点需要注意。

▶ **宽的无扭转的肩带。** 扭转的肩带在发生冲撞时对孩子的固定作用效果要差一些。

▶ **两件套的胸夹。** 可以帮助你保护孩子，并且对孩子来说很难脱离。

▶ **可调整的前束带。** 有一些汽车座椅在前面有调节装置，可以调节束带的松紧。

▶ **头部冲击保护。** 大多数汽车座椅都有一个用泡沫或者针织物做成的附加层，用来在意外中保护婴儿的头部。这个泡沫或者针织物嵌在汽车座椅的里面，固定头部。

避免常见错误　下面是父母们在选择汽车座椅时的常见错误以及该如何避免这些错误。

- **买一个二手的汽车座椅且不了解它的使用历史。**　如果你考虑买一个二手的汽车座椅，一定要确保它符合安全标准，要知道它是否被返厂过？是否经历过事故？是否被撞击过？是否缺少零件？如果你不了解它的使用情况，那么不要用。另外，无论是新的汽车座椅还是用过的汽车座椅，都要检查汽车座椅的有效期，一般是在手册里或者印在座椅上的标签上。随着汽车座椅材料的老化，它的安全性也逐渐降低。

- **汽车座椅安置在错误的地方。**　对宝宝的汽车座椅来说，最安全的地方就是后排，远离安全气囊的地方。一旦安全气囊打开，它会冲击安全座椅的后背，正是宝宝头部的位置，因此会导致很严重甚至致命的损伤。把汽车座椅安置到门旁，在安全气囊的旁边，也不是一个合适的选择。如果你只准备安装一个汽车座椅，把它安在后排座椅中间的位置比较好。

- **正确安放你的孩子。**　在你安装座椅之前，阅读一下说明书。确保座椅的安全性，前后或者左右移动的距离不超过 1 英寸（约 2.5 厘米），并且朝着正确的方向。花一些时间把你的孩子正确放到座椅上，以确保安全。用束带和胸夹固定孩子的腋窝，而不是仅固定腹部或者颈部。

- **不正确地让你的宝宝直立。**　按照说明书，以 45 度角斜着安装汽车座椅。这样的话，在有事故的时候，新生儿的头不会因为撞击而前倾。

- **太快把座椅转向前方。**　当你的孩子长大一些，要忍住把汽车座椅面朝前，使得你能从后视镜中看到他们的脸的冲动。一般推荐孩子 2 岁以上或者身高体重超过规定数值以后，再把座椅转向前方。

- **把汽车座椅当成婴儿床。**　记住汽车座椅不是床。多项研究表明，坐在汽车座椅中会压迫新生儿的胸腔，导致摄氧量减少。尽管在旅行中，把宝宝固定在汽车座椅中是必要的，但是当你不在汽车里的时候，一定不要让宝宝长期睡在汽车座椅中。

买一个婴儿床　因为新生儿有一大半的时间都在睡觉，所以你把你的女儿或者儿子放在哪里睡不是一个小问题。如果把宝宝放在一个不安全的地方有可能会发生意外。当你购买或者借一个婴儿床的时候，一定要确保它符合美国消费品安全委员会和美国儿科学会的安全指南。

如果你考虑使用一个二手的婴儿床，如借的或者以前用过的，要确保它的安全性符合 2011 年的新标准。这些新的标准里面指出不再允许设计传统的带围栏的婴儿床。同时还要求更严格的测试，坚固的板条和硬件以及更耐用的床垫支架。

你需要确保婴儿床没有破损或者不缺零件，并且必须附带安装说明，确保每一个部分都准确无误。

还有一些家长为了旅行，会购买便携式婴儿床和婴儿护栏。如果你这样做了，一定要记住便携式婴儿床的安全标准并不像固定的婴儿床一样符合联邦安全标准。因此，仔细检查每个部位以确保它的安全性。

婴儿床的安全　确保你的婴儿床符合以下要求。

▶ 床垫要很结实并且要与床严丝合缝，这样宝宝才不会陷到床垫和床之间的缝隙里。如果在床和床垫之间能容 2 指，这个床就不能用。

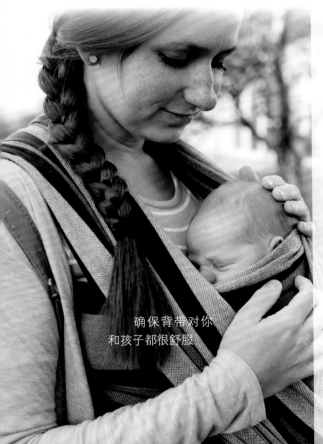

确保背带对你和孩子都很舒服

只使用专门为婴儿床设计的安装底板。

▶ 要检查没有丢失、松掉或者破损的螺丝钉、支架以及其他零件。

▶ 婴儿床的床板之间的距离不超过 2.375 英寸（约 6 厘米），也就是一个苏打水罐的宽度。

▶ 角柱不能超过 0.0625 英寸（约 0.16 厘米）高，这样就不会刮到孩子的衣服。

▶ 不能有裂缝或者油漆剥落的情况，所有的表面都要覆盖无铅油漆。

▶ 使用婴儿睡袋，或者叫作防踢睡袋，而不是疏松的毯子。

▶ 不要在婴儿床里放枕头、棉被、橡皮奶嘴、羊皮、枕头式的防撞护垫或者枕头样的棉毛玩具。它们会导致窒息。

▶ 悬挂婴儿床玩具一定要在孩子够不到的范围。

▶ 婴儿床一定要远离窗帘或者门帘的绳子。

购买婴儿背带　婴儿背带可以让你的宝宝固定在你身上，而你的双手可以做其他的活动。背带有各式各样的，包括前背带、背巾和后背带。前背带和背巾在宝宝前几个月里特别有用。但是当你的宝宝体重达到 15~20 磅（6.8~9 千克）的时候，就不能用这个方法了。当孩子大一些以后，后背带用得更多，也更能让他或她支撑自己的身体。

前背带包括两条肩带，用以固定织

物底垫。背巾是一个宽的针织物穿过你的躯干，由肩带支撑。有一些父母觉得背巾很麻烦，而另一些人则很喜欢。

　　背带的安全性　当你选择婴儿背带的时候，注意以下特点。

▶ 如果你希望一个背带能够牢固地容纳和支撑你的宝宝，尽量找有填充物支撑婴儿头部的背带。

▶ 确保背带对你和孩子来说都很舒服，尽量找宽肩带的，腰部和臀部带子有填充的，肩带和孩子伸腿的位置可以调节，不至于太紧。如果

选择背巾，一定不要选太大的，你的宝宝在里面会比较松。

▶ 是否简单易用？确保你能很容易地穿上或者脱下来。

▶ 选择针织物耐用并且易洗的背带。棉质是一个很好的选择，因为透气性好、柔软并且好洗。

▶ 选择一款既可以让宝宝面朝里也可以面朝外的背带。

▶ 选择一款有口袋或者有拉链侧袋的背带，可以随手放一些常用的小东西。

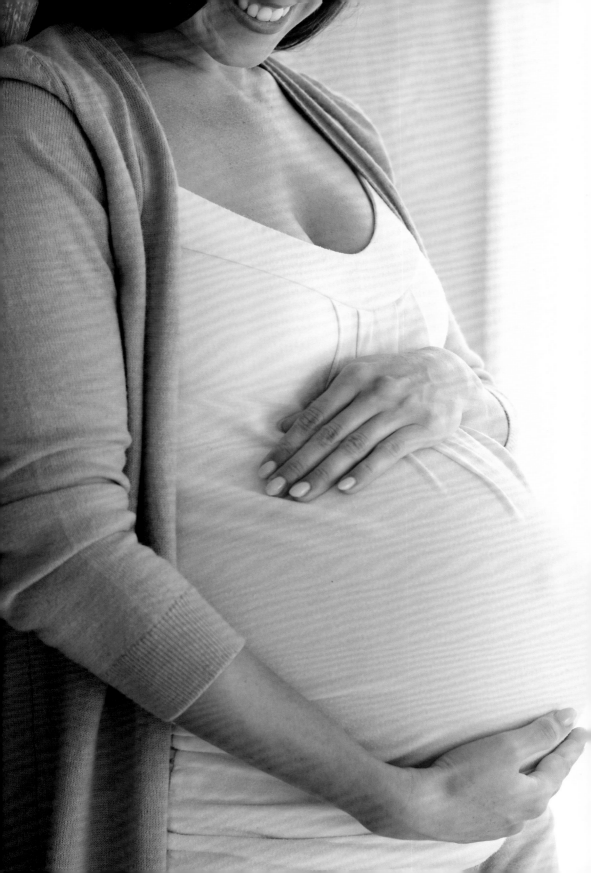

第 9 个月：孕 33~36 周

　　我和我的妻子要孩子比较晚，我 41 岁，她 36 岁。我很担心妻子的身体变化，我对她将要忍受的怀孕期的不适感到非常抱歉。另一方面，通过超声看到孩子的成长以及用手感觉宝宝踢她的肚子还是很令我兴奋的。这些事情使我意识到这一切都是真实的。也许怀孕 10 个月也是不错的，因为它可以给我们充足的时间迎接这个家庭的新成员。

——*Sylvaine*

　　对你来说，这个月会很忙，为新生命的到来做各种准备。这也许是一段漫长的日子。期待也许折磨着你，同时折磨你的还有你的背部、脚，以及其他所有一切。孕晚期的各种不适现在已经达到了顶峰。但是你要记住，你的努力和耐心马上就要得到回报了。

宝宝的生长

　　这段时间宝宝体重增长非常快，大约一周增加 0.5 磅（约 0.23 千克）。

　　第 33 周　接下来的这四周将是一个胎儿发育的关键时期。下一个月，当你的怀孕即将结束的时候，体重会增加得缓慢一些。到怀孕 33 周，宝宝就基本发育完成了。他或者她的瞳孔可以对光进行收缩或扩张。宝宝的肺已经基本发育完成，如果在这周出生，预后会比较好。与足月妊娠相比，这个时期分娩，宝宝的健康还是存在高风险，因此，大多数宝宝需要在新生儿重症监护病房进行护理。

　　第 34 周　保护宝宝皮肤的白色黏稠的胎脂在这周变厚。当宝宝出生的时候，你还能看到胎脂原本的痕迹，特别是在他或她的胳膊下面、耳朵后面以及腹股沟里。同时，已经长了几个月的软软的胎毛，现在已经基本完全消失。

在怀孕的第 34 周，宝宝重 4~6.6 磅（1.81~2.99 千克），头臀长大约 12 英寸（约 30.5 厘米）。

第 35 周   宝宝还在持续地增长体重，脂肪分布他或她的全身，特别是肩膀处。随着子宫腔环境变得拥挤，你可能会感觉胎动略有减少。因为拥挤，使得这个大而强壮的宝宝很难给你一拳，但是你可能会感觉到很多伸展、翻滚和蠕动。

第 36 周   宝宝继续在他的皮下储备脂肪。如果你在这周能窥视你的宝宝，

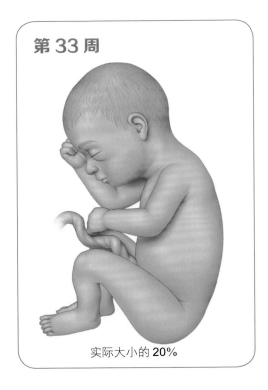

第 33 周

实际大小的 **20%**

你可能会看到一个丰满的、圆圆的脸。宝宝的脸之所以丰满是因为这段时间脂肪的堆积，并且有力的咬肌已经充分发育完成，随时准备工作。

在你怀孕的第 36 周，也就是第 9 个月底，你的宝宝体重大约 6 磅（约 2.7 千克）。

你身体的变化

这段时间成长中的宝宝可能会影响你的睡眠。你的肌肉也因为带着这个大包袱而酸痛。因为把所有的重量都集中在一起，所以你可能大多数时间都会感觉很累。如果你觉得很疲劳，休息一下。坐下，放松，把脚抬高。疲劳就是你的身体告诉你要慢下来的一种方法。

将会发生什么   你的身体在这个月会为即将到来的分娩做好充分准备。

呼吸系统   因为你的膈肌被推向上方，你可能会感觉持续氧气不足。如果你的宝宝这个月降入盆腔，你的呼吸就会有一些改善。

乳房   乳房内泌乳的腺体在继续发育，你可能会注意到腺体分泌的一些脂滴，湿润着你的乳头和乳晕。

子宫   这个月宝宝将会在你的子宫里固定好位置，找好他们的出口。如果他或她的胎位是正常的（通常是头位，胳膊和腿紧紧地抱在胸前），那么你就准备好了。

这个月的锻炼

踏板运动

这个运动可以帮助你锻炼下半身，加强基础支撑。

1. 保持后背挺直，小心踏上踏板，双脚站在踏板中间。
2. 退回到你开始的位置。
3. 选择你开始的那条腿，并重复。做 5~10 次，或者直到你感觉疲劳。

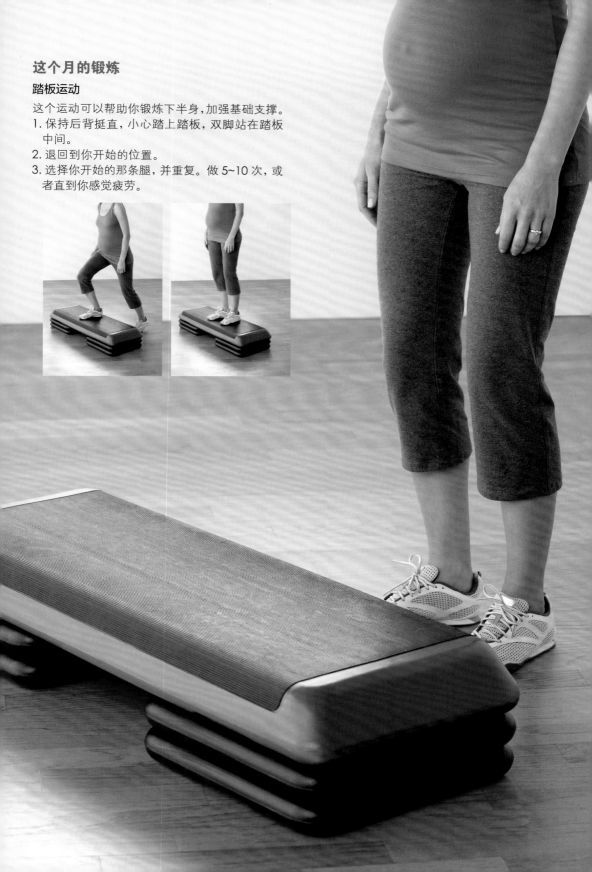

你可能会真切地感觉到胎头下降，陷入盆腔，为分娩做准备。这就是我们所知道的胎头入盆，虽然单词上有一些误导。尽管你的上腹部感觉好像轻松了，但这是以你的骨盆、膀胱和髋部受到更大的压力为代价的。

有一些女性，特别是第一次当妈妈的女性，在分娩前几周就会感觉胎头下降，而另一些女性直到分娩当天胎头才入盆。很难说你的宝宝什么时候会入盆，以及当它发生的时候你能否感觉到。

消化系统　如果宝宝这个月入盆的话，你会发现你很多消化系统的问题都得到了改善，如胃灼热或者便秘。然而并不是所有的女性都会经历这个缓解的阶段。随着宝宝的发育，即使他或她降入产道，还是会持续压迫你的肋缘。

泌尿道　如果宝宝这个月胎头下降，你的泌尿系统的问题可能会加重。当宝宝深入盆腔以后，你会感觉到膀胱受压，你将会经常光顾洗手间。在怀孕的最后几周，你可能会一夜起来几次去排尿。这种现象在分娩以后就会结束。

骨骼、肌肉和关节　你身体的各个关节周围的结缔组织继续变得柔软和松弛，为分娩做准备。特别是你的骨盆区域。你会感觉你的腿和身体的其他部分几乎是分开的，但其实当然不是这样。

不要放弃锻炼，但是你锻炼的时候一定要特别注意，因为所有关节周围的结缔组织持续变得松弛，所以肌肉或者关节很容易受到损伤。

由于子宫持续增大，你可能会继续感觉屁股痛，后背痛。子宫增大压迫坐骨神经，你还可能会感觉屁股、大腿或者小腿有针刺感、麻木感。当胎头入盆以后，这种疼痛就会缓解。

阴道　你的宫颈这个月开始变软，一些女性的宫颈可能会变得松弛并且扩张。这些可能发生在分娩前几周、几天或者几小时。但也有可能在分娩前你的宫颈也没有变软或者扩张，因为每个人都不一样。

在怀孕晚期，一些女性会感觉阴道有刺痛。即使有，这也并不意味着你即将分娩。产生这种疼痛的原因不明，但它不会对你和孩子产生威胁。一般来说，阴道的疼痛不需要担心，但是如果你特别不舒服，可以告诉你的医生。

这个月你会感觉有一些宫缩（分娩痛）。可能它根本就不会影响你，甚至你根本就注意不到。如果在宫缩的时候你感觉疼痛而且逐渐加重，注意一下宫缩的频率。假宫缩（Braxton Hicks 收缩）是不可预料的，且没有规律。真正的宫缩是有规律的，5 分钟一次或更频繁，周期性出现。

皮肤　一些由于怀孕导致的皮肤改变在这个月会更加明显。

- 静脉曲张，特别是在你的腿部和踝部。
- 蜘蛛痣，特别是在你的脸上、颈部、胸前和上臂。
- 你的腹部以及全身可能出现干燥、

瘙痒。

▶ 妊娠纹遍布你的胸部、腹部、上臂、臀部和大腿。

　　大部分改变在分娩以后会逐渐减弱或者消失。一些妊娠纹的痕迹会逐渐变淡，但是多数会一直存在，不会消失。

　　体重增加　这是一个增加体重的月份。如果在怀孕前，你的体重在正常范围内，那么这个月你基本上每周增加 1 磅（约 0.45 千克）。但是每个人孕期体重增加都不同。一些医生会在这个月建议你控制体重。

身体做好分娩的准备

　　除了每个月的锻炼以外，还有一些练习可以帮助你为分娩做准备。这些锻炼主要针对在分娩过程中主要受力的肌群。

　　凯格尔运动　盆底的肌肉有助于支撑子宫、膀胱和肠道。凯格尔运动可以帮助你减轻孕晚期的不适，减少孕期最常见的问题——漏尿和痔疮，它们从怀孕开始就出现，而且会一直存在。加强锻炼你的盆底肌肉有助于在孕期和产后减少发生尿失禁的风险。建议你在这个月或者怀孕更早些的时候开始练习凯格尔运动，加强分娩时的肌肉锻炼。

　　怎么去做？　鉴定你的盆底肌——围绕在阴道和直肠周围的肌肉。为了证明你已经找到正确的肌肉，当你排尿的时候试着停止排尿。如果你能暂停排尿，就说明你已经找到了正确的肌肉，但是不要养成习惯。当你排尿或者膀胱充盈的时候做凯格尔运动事实上减弱了肌肉的力量。同时它也会导致膀胱排空不净，从而增加尿路感染的风险。

　　如果你找不到正确的肌肉，试着换一种方法。把一根手指放入你的阴道内，当你用力的时候，感受阴道的紧缩。这些使阴道紧缩的肌肉就是盆底肌。

　　当你确定了你的盆底肌以后，排空膀胱，选择坐位或者站立位。紧紧地收缩你的盆底肌。每隔 5 秒做一次，连续做 4~5 次，逐渐达到你可以让肌肉每次持续收缩 10 秒的程度，在两次收缩之间放松 10 秒。每天做 3 次凯格尔运动，再做 3 次简易凯格尔运动，快速数到 10 或者 20，每数一个数的同时收缩或者放松你的盆底肌。

　　当你做凯格尔运动的时候，你的腹部、大腿和臀部的肌肉不要用力。否则会影响盆底肌的锻炼效果。也不要屏气，全身放松，集中注意力收缩阴道和直肠周围的肌肉。

　　会阴部的按摩　在分娩前最后几周，按摩你的阴道口和直肠中间的部位，有助于伸展这些组织，为分娩做准备。当宝宝的头从阴道口娩出的时候，可以减少损伤，甚至还可能避免会阴侧切，所以护士和助产士们一直推荐会阴按摩。虽然目前并没有直接证据证明会阴按摩可以预防会阴损伤，但是有一些研究支持这个观点。

怎么做 用香皂和热水彻底洗净双手，修理指甲。在手指上放点润滑油，然后置入阴道内，向着直肠的方向按摩，舒展组织。每日重复 8~10 分钟。当然如果你愿意，也可以让你的伴侣来做。当你按摩会阴部的时候，你可能会感到有一点烧灼感或者其他不适。这很正常。当你感到刺痛的时候就停下来。

还有其他的一些建议：如果你不能接受，也可以不做这个按摩。即使你做了，也不能保证就一定不会行会阴切开术。有一些情况，比如孩子偏大或者胎位不正，还是有可能需要行会阴切开术。

你的情绪

这个月你可能会考虑很多，比如什么时候会生，以及你会经历怎样的分娩过程。随着时间的临近，紧张的情绪逐渐增加，这是可以理解的，你也会担心你的孩子是否健康。

你还会花时间去考虑分娩过程中到底是什么样的疼痛？最痛能到什么程度？会持续多长时间？我能应付得了吗？

为分娩做好准备 你可能会对分娩感到焦虑，但是你要知道每一天都有人在经历这些。这是一个自然过程。为了帮助你冷静下来，你可以做好如下准备。

▶ *自我学习。* 知道分娩的时候你的身体会发生哪些变化，这会帮助你在真正发生的时候减少恐惧。恐惧和紧张减少了，你的痛苦也就随之减少。去上分娩课不仅能认识很多其他的准妈妈，还能学习到分娩时你身体的变化，你还可以读一下这本书中关于分娩的那一章节。

▶ *与那些有好的分娩经历的人多沟通。* 向她们学习那些在分娩的时候有帮助的经验。

▶ *告诉自己你能做到最好。* 过程如何取决于环境和你的力量。生孩子的方法没有对错之分。

▶ *熟悉在分娩过程中可能会缓解疼痛的方法。* 阅读第 23 章，学习在分娩过程中缓解疼痛的药和方法。但是尽量不要形成固定的想法，我准备用什么和我不准备用什么。因为直到那一刻你都不知道你真正需要什么。最好你是知情的，但方法是灵活的。

产前检查

这个月你可能需要隔周见你的产科医生 1 次，或者更频繁。在之前的产检中，他可能会测量你的体重和血压，以及宝宝的胎动。现在医生会测量你的宫底高度。在这月的头半个月，你的宫高在 33~34 厘米——和你怀孕的周数基本相同。你的医生还会问你一些可能预示你快要分娩的症状及体征，比如规律的宫缩、阴道流血或者排液。根据你的症状，可能需要检查你的宫颈是否松弛以及扩张。

链球菌检测　在怀孕的这个时期，如果你还没有查过 B 族链球菌，你的产科医生可能会让你进行筛查。这个试验我们通常叫作 B 族链球菌试验。从阴道和直肠内取样培养，检测细菌。B 族链球菌在体内通常是无害的，尽管如此，携带细菌的女性会在分娩的过程中传染给她的孩子。新生儿还没有足够的免疫能力去耐受这些细菌。如果检测到了 B 族链球菌，通常会在你准备分娩之前给予抗体，这可以减少宝宝感染细菌的风险。

检查胎位　在这个月的产检中，你的产科医生将会检查宝宝的位置。怀孕 33 周时的胎位，一般来说就是分娩时宝宝的位置，无论是头先露，臀先露还是足先露。但是如果你已经生过几个孩子，那么很有可能最后几周胎位还会改变。

为了判断子宫内胎儿的位置，你的产科医生将会检查宝宝的身体哪个部位在盆腔的最低处，也就是先露部。为了判断胎儿的先露部，产科医生会仔细地进行腹部触诊。随着预产期的临近，如果还不能明确胎位，你可能需要做一个超声检查。

如果你的宝宝是头先露，这是正常胎位。如果宝宝是臀先露或者足先露，这就是所谓的臀位。

如果一个臀位的宝宝没有入盆，你

的医生可能会建议将胎儿由臀位转成头位，也就是所谓的内倒转术。医生会在你腹部的某一点施压，使胎儿转到正确的位置。为了转起来轻松，同时会应用一些松弛子宫的药物。通常会在产房或者临近产房的房间进行这个操作，以防发生并发症或者需要迅速接生。并且在操作之前和之后都要监测胎心，一般在 37 周或 37 周以后进行内倒转术，以防在分娩前再次转回臀位。

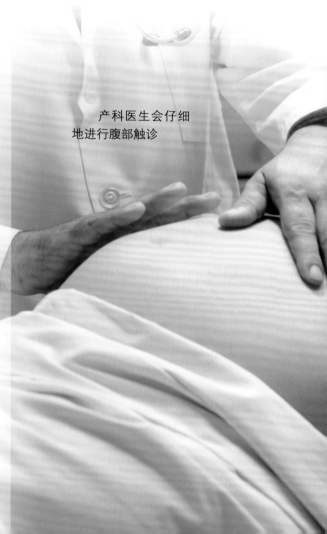

产科医生会仔细地进行腹部触诊

你的分娩计划

现在是时候考虑你的分娩方式以及产后护理的喜好了。制订一个分娩计划会帮助你做好你将面临的所有决定，同时给你一个机会和你的医生交流你的喜好。

记住，你的分娩计划不是一成不变的。没有人可以预测分娩的时候将会发生什么。例如，你本来以为你不需要任

分娩计划清单

你的分娩计划清单应该包括以下细节。

○ 考虑你分娩时可能会面临的情况。

○ 你分娩时需要的物品。

○ 在你分娩过程中可以帮助你的人。注意你的医院允许留在病房陪伴你的人员数量。

○ 喜欢的自然镇痛的方法——洗澡、分娩球、音乐、微弱的灯光、散步、摇椅。

○ 喜欢的镇痛药——笑气、硬膜外麻醉或者其他。

○ 药物使用的目标——不用药、用一些药、再等待看看。

○ 饮水的偏好——在分娩过程中你希望喝水吗？希望饮食不受限制还是不进食？

○ 分娩和用力的姿势——坐在床上、平躺使用脚蹬、侧躺、蹲着。

○ 关于分娩的偏好——你希望通过一个小镜子来观察分娩过程吗？

○ 关于照片或者视频的偏好——你希望你的爱人或者其他陪产的人在你分娩的时候照相或者录像吗（你的医院有可能对照片或者录像有限制，所以要查一下医院的规定）？

○ 分娩之后的偏好——你希望宝宝在分娩后直接递到你手上还是包在毯子里递给你？

○ 如果你生的是一个男孩，是否希望做包皮手术？

○ 你希望怎么喂养宝宝？

○ 你是否希望宝宝第一次洗澡和查体的时候你也在场。

○ 妈妈和宝宝的后续护理。

此外，你应该告诉你的医生你希望的分娩方式，比如避免会阴切开术或者剖宫产术。但是，最终还要根据你和宝宝的安全情况来决定适合的分娩方式。你的分娩团队在进行任何操作之前，都会征求你的意见。

何镇痛药物，但是你可能在分娩的过程中改变主意。制订计划能让你尽可能地接近你的合理的预期。

你的产科医生会让你填一个表，标注你的喜好。你也可以制订一个你自己的分娩计划。把你的计划和你的医生充分沟通。

镇痛　如果你还没有决定分娩时怎样镇痛，现在是时候考虑这个问题了。是的，分娩是疼痛的，但是你有很多方法缓解疼痛。为了帮助分娩尽可能顺利进行，最好了解当疼痛发生的时候，什么能帮助你应对疼痛。

知道你的意见　关于如何缓解怀孕相关疼痛，有各种不同的意见。一些人上课学习的呼吸法和放松的方法，他们靠这些方法缓解疼痛。另一些人选择药物镇痛，主要有两种类型：解热镇痛药减轻疼痛，麻醉药阻滞疼痛。你可以联合使用呼吸法和药物。你也可以在第一阶段——比较容易的阶段，选择不用药，在后一阶段，当疼痛更厉害的时候，选择应用药物镇痛。

了解自己的所有的想法，做出决定，选择一个最适合你的方法。与那些曾经经历过分娩的朋友交流，问问他们哪一种方法最有效。但是无论如何，要记住这是你自己的选择。

关于更多镇痛方法的信息以及如何选择，请参考第 23 章。

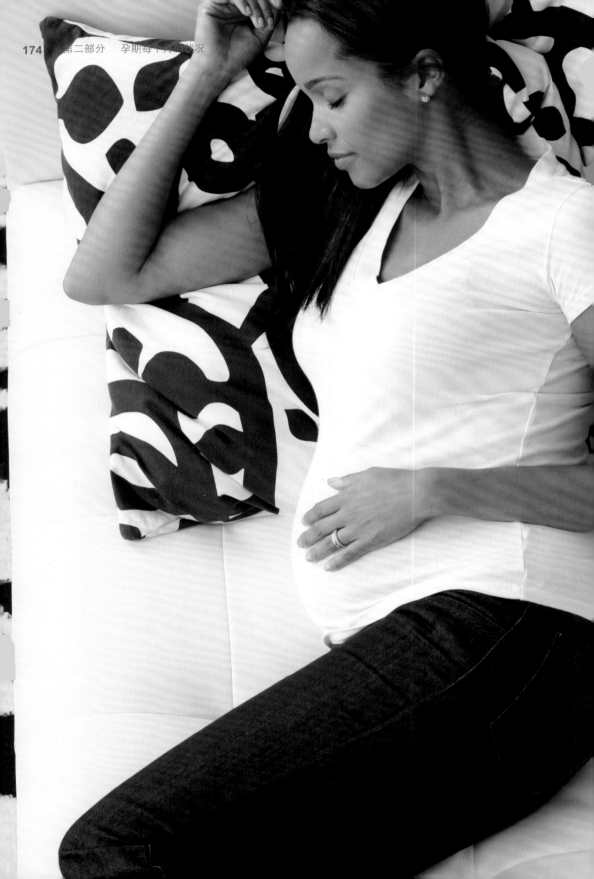

第10个月：孕37~40周

我想大自然就是为了让我们期待分娩才使得最后一个月这么不舒服吧。虽然我可以再忍受几周，但我已经做好分娩的准备了。

——Kris

第10个月！通常怀孕不是只有9个月吗？到底怎么回事？如果你错过了这些，在第二部分我们解释了为什么这本书把怀孕分成10个月而不是9个月。现在，你随时可能临产。但是，从专业角度来说怀孕应该在第40周结束。

宝宝的生长

在这最后的几周里，你的子宫停止增大，宝宝变得丰满了。在这几周，你的体重的增加会因宝宝的不同而有所不同。有些宝宝的体重比其他宝宝增长得更多。

第37周　在这周末，你的宝宝就基本足月了。虽然他或她还没有完全发育好，但是体重增加的速度开始减慢。随着脂肪的堆积，宝宝开始变得圆润。宝宝的性别可能对出生时的体重有一定影响。同样的孕周，男孩似乎比女孩出生体重稍重一点。

第38周　最近几周，宝宝的发育主要集中在完善器官功能。他们的大脑和神经系统发育得越来越好。但是这种发育会一直持续至幼年乃至青少年阶段。在这个月，宝宝的大脑已经准备好处理一些比较复杂的工作，如呼吸、消化、进食以及维持适当的心率。

怀孕38周以后，胎儿的平均体重大约是7磅（约3.2千克），头臀长大约14英寸（约35.6厘米）。

第39周　现在就差不多了，这个

周末，你将拥有一个足月的宝宝。曾经保护胎儿皮肤的胎脂和胎毛现在已经减少了很多，但是他出生的时候你也许还能看到一些痕迹。宝宝有足够的皮下脂肪以维持他们的体温，使得他们在出生时看起来很健康、饱满。

　　尽管身体其他部位的发育已经逐渐赶上，但宝宝的头仍然是最大的部分，这也是为什么出生的时候头朝下的原因。

　　你持续地供给宝宝抗体——蛋白成分帮助宝宝抵抗细菌和病毒的攻击。在宝宝出生后的第一个月，这些抗体可以帮助宝宝的免疫系统抵御感染。母乳也可以提供一些抗体。如果你没患过破伤风、白喉、百日咳，宝宝将会在出生后获得这些保护性抗体。

　　至目前为止，胎儿的个体差异已经可以看到了。孕 39 周的宝宝体重在 6~9.5 磅（2.7~4.28 千克）。

　　第 40 周　恭喜！你的预产期终于到了。然而据统计只有 4% 的女性在预产期分娩，虽然大多数女性都不会在预产期分娩，但是你也要做好迎接宝宝到

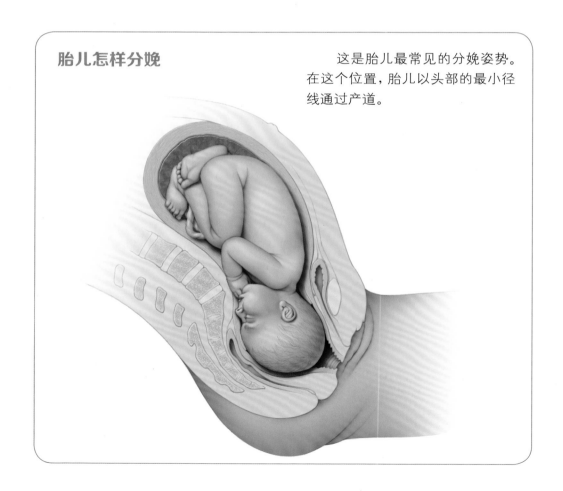

胎儿怎样分娩

这是胎儿最常见的分娩姿势。在这个位置，胎儿以头部的最小径线通过产道。

来的准备。推后一周或者提前一周分娩都很正常。虽然这的确不容易，但考虑到你已经做了这么多工作，耐心一些。

随着分娩的临近，宝宝将会为了准备出生经历很多改变，包括你的激素水平的激增。这可能有助于你在分娩后维持适当的血压和血糖水平。当分娩来临的时候，你的子宫也会发生相应的变化。

在分娩过程中，每一次宫缩时胎盘的血流都会略有下降。只要宫缩不太频繁并且持续时间不长，宝宝都可以耐受。他已经为即将到来的神奇的分娩时刻做好了准备。

在 40 周时，宝宝的平均体重是 7.5~8 磅 (3.4~3.6 千克)，如果腿伸直了，身长大约是 20 英寸 (约 50.8 厘米)。你的宝宝也许稍微大点，也许稍微小点，但都是正常的、健康的。

你身体的改变

在你怀孕之前，子宫仅重 2 盎司 (约 56.7 克)，容量大约 0.5 盎司 (约 15 毫升)。最终，它将增加 20 倍的重量，大约是 2.5 磅 (约 1 千克)，并可以容纳你的宝宝、胎盘以及 1/4 的羊水。

发生了什么　这个月底的某一个时刻，经过了 40 周的生长发育和改变，你将经历阵痛和分娩，带来一个新的生命，一个独一无二的男孩或者女孩。

呼吸系统　你可能还是会觉得气短。如果你的宝宝在分娩开始之前入盆，这在初产妇中比较常见，你会感到横膈膜的压力变小了。然而很多女性感觉在整个孕期都有气短的表现，那是因为当胎儿生长的时候，他或她会压迫你的肋缘。

消化系统　就像前几个月一样，你的消化系统继续缓慢地运行着。你仍然会感觉胃灼热和便秘。如果胎儿在这个月入盆，这些症状可能会改善。胃部的压力变小了，消化起来也会更容易。

乳房　在雌激素和孕激素的作用下，你的乳房已经充分准备好哺乳了。随着分娩的临近，你的乳头可能会开始泌乳——你的乳房会初次产生黄色的蛋白质液体。

在怀孕的过程中，有一些女性的乳头会凹陷，内陷入乳房中。如果发生这个问题，也不要担心。哺乳顾问会帮助你调整乳头，做好泌乳的准备。

子宫　这个月，你的子宫完成了它的伸展。到足月的时候，子宫从耻骨联合上缘达到肋骨下缘。如果这是你第一次怀孕，那么在你分娩前几周内胎儿可能入盆。如果你之前生过孩子，那么胎儿可能会在分娩前不久入盆。

泌尿道　你会发现你很难睡一个好觉，因为你不得不经常起来小便。你可能还会漏尿，特别是大笑、咳嗽或者打喷嚏的时候。坚持住！怀孕就快结束了！

骨骼、肌肉和关节 胎盘会分泌一种激素，叫作松弛素，它会持续地放松和松弛连接骨盆之间的韧带。这会让你的骨盆在分娩的时候开得更大，足以让胎头通过。但到目前为止，松弛素的作用可能只是让你觉得行动笨拙，背部和骨盆疼痛，四肢发麻。

如果你的宝宝在分娩开始前几周内就已经入盆，这常见于第一次怀孕的女性，你可能会感觉骨盆的关节有一些压力或者疼痛。

阴道 在接下来的几周，你的宫颈将会开始扩张。它可能在分娩前几周就开始了，也可能在分娩前几小时开始。最终，你的宫颈都会从 0 厘米（闭合）扩张到 10 厘米（开全），从而使你的宝宝娩出。在最后的几周里，你可能偶尔会感到阴道内有刺痛。当胎头压迫盆底的时候，你也可能感觉到会阴部（位于阴道口和直肠之间的区域）有压力、疼痛或者尖锐的刺痛。

随着宫颈变薄消失，你将会失去在怀孕过程中防止细菌进入子宫的位于宫颈口的黏液栓。黏液栓消失和分娩开始之间并没有直接关系。黏液栓消失可能发生在分娩前 2 周，也可能发生在分娩当时。当黏液栓脱落的时候，你可能会发现白带变稠，伴有透明的、粉色的或者血性的分泌物。即使没有，也没有关系。有些女性可能根本就没有意识到黏液栓已经脱落。

在一些怀孕的女性中，分娩前会出现胎膜早破，而这些羊水本来应该作为缓冲在分娩的时候流出或者喷出。你如果出现了这种情况，要按照医生指导的去做。当你发生胎膜早破的时候，医生可能会希望尽早对你和胎儿进行评估。同时，不要做任何会让细菌进入阴道内的事情。也就是说无论任何原因，都不要使用卫生棉条，或者发生性行为。

如果阴道内流出的羊水不清亮或者有颜色，立即通知你的医生。例如，羊水是绿色的或者黄色的，并伴有恶臭，可能提示有宫内感染或者胎儿在你的羊水里排便（胎便）。

增加的重量 这个月宝宝的体重增长比较缓慢。因此，你可能会发现你自己的体重也增加很慢或者不增加。甚至有一些女性会在怀孕的最后体重减轻 1 磅（约 0.45 千克）。关于过去 10 个月中所有这些重量的来龙去脉，请参考第 31 页。

你的情绪

在这个阶段，你看起来对怀孕已经感到很疲惫了。你很可能入睡困难，因为你找不到一个舒服的睡姿。即使你慢慢睡去，你的膀胱也会每隔几小时把你叫醒。时间似乎流逝很缓慢。

为了应付无聊和不适，尽量让自己忙碌一些。找点事情做，阅读最新的畅销书，在你休产假之前把工作完成，和朋友及家人在一起。确保你有足够的食品、尿布，医院待产包已经准备好，你的汽车座椅已经安装好。保持积极乐观的心态会让你分娩前的这些日子过得快一些。毕竟，你以后很难有这么多自己的时间了。

放松的时间

事实上，如果你在分娩时害怕和焦虑，你的分娩会变得更加困难。如果把全部注意力集中在你身体的变化上，最终会妨碍你的分娩。分娩教育把这叫作害怕—紧张—痛苦循环。为了不让自己变得太紧张，你需要寻找放松的方法。有很多可以放松的方法：好的音乐可以减轻痛苦，吹吹傍晚凉爽的微风或者晚上把双脚抬高看一个有趣的电影，也能起到同样的作用。

让你冷静的方法　这里有很多不同的方法可以让你保持冷静。你也许在分娩课上学习过这些技巧，我们可以快速复习一下。

▶ *渐进式肌肉放松。*　从头部或者足部开始，每次放松一个肌群，从一端向另一端逐渐放松。

▶ *触摸放松。*　从你的太阳穴开始，让你的同伴有力但是轻柔地按压几秒钟。然后移向你的枕骨、肩膀、后背、胳膊、双手、双腿和双脚。当你的同伴触摸你身体的每个部位的时候，尽量放松那个部位的肌肉。

▶ *按摩。*　你的同伴按摩你的背部和肩膀，向下撸你的胳膊和腿，按压你的眉骨和太阳穴。这些动作会帮助你放松肌肉，让你的大脑释放一种叫作内啡肽的化学物质，它让你有幸福的感觉。你可以尝试不同的方法，直到找到让你舒服的感觉。

▶ *引导想象。*　想象自己在一个轻松舒适的环境中，制造一个特殊的、非常安宁的想象空间。集中注意力在

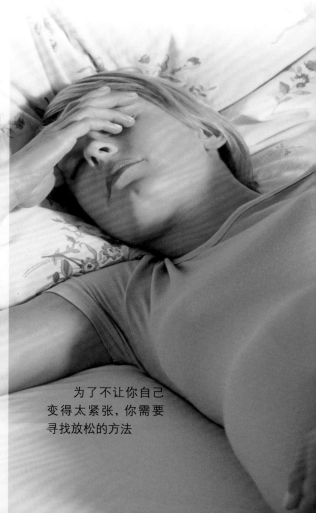

为了不让你自己变得太紧张，你需要寻找放松的方法

某个细节上，如气味、颜色或者你皮肤的感觉。为了帮助想象，你可以播放自然轻柔的音乐。

▶ **冥想。** 在这个方法里，你要集中注意力在你的呼吸，或者反复重复一个单词、句子或声音。这样做是为了打断经常占据你头脑的思想，当你的思想被暂停，你就会出现身体上的放松和精神上的平静。

▶ *呼吸法。* 用鼻子吸气，想象凉爽的、纯净的空气进入你的肺里。用嘴缓慢呼气，想象你正在把你的紧张释放出去。练习缓慢呼吸和快速呼吸，你会在分娩的时候用到这两种呼吸方法。

这个月要经常练习放松的方法，当你练习的时候，要保证周围环境安全，你感觉舒适。如果愿意，你也可以使用靠垫或者放一些轻柔的音乐。

产前检查

你现在需要每周去看医生直到分娩。在产检过程中可能不会常规做盆腔检查，但是如果你的医生认为你临近分娩，他或她可能会检查你的宫颈。这个检查结果会以数字和百分比的形式呈现。例如，你的医生告诉你宫口开了 3 厘米，宫颈消退 30%。当你准备好用力的时候，你的宫口应该开了 10 厘米，宫颈消退 100%。

不要对这些数字抱有太多期待。你可能宫口开了 3 厘米持续几周，也可能

事前没有发现宫口开了，宫颈消退就直接进入产程了。但是检查宫颈确实可以帮助你的医生决定用什么药物或者方式引产，以及是否需要引产。

什么时候叫救护车 在怀孕的最后一个月，如果出现这些症状和体征需要马上就医。

阴道流血 如果这个月你出现阴道流鲜红色的血迹，并且一次多于两滴，需要马上看医生。这可能是胎盘早剥的先兆。胎盘早剥是指你的胎盘从你的子宫壁上剥离下来，是一种孕期严重的并发症，需要急诊就诊。不要把这种出血和你在盆腔检查后出现的少量阴道流血或者见红混淆。

持续且严重的下腹痛 如果你出现持续且严重的下腹痛，立即联系你的医生。虽然不常见，但这也可能是胎盘早剥的另一种表现。如果除了腹痛，你还有发热和阴道分泌物异常，那么有可能是感染。

胎动减少 在分娩前最后几周胎儿的活力有时下降，这是正常的现象。就好像你的宝宝正在为分娩养精蓄锐。但是胎动不应该明显减少，有时胎动减少可能是不良产兆。检查宝宝的胎动时，要左侧卧位，计数胎动次数。如果每小时胎动次数小于 4 或者你非常担心宝宝的胎动情况，通知你的医生。

过期妊娠怎么办 你的预产期过

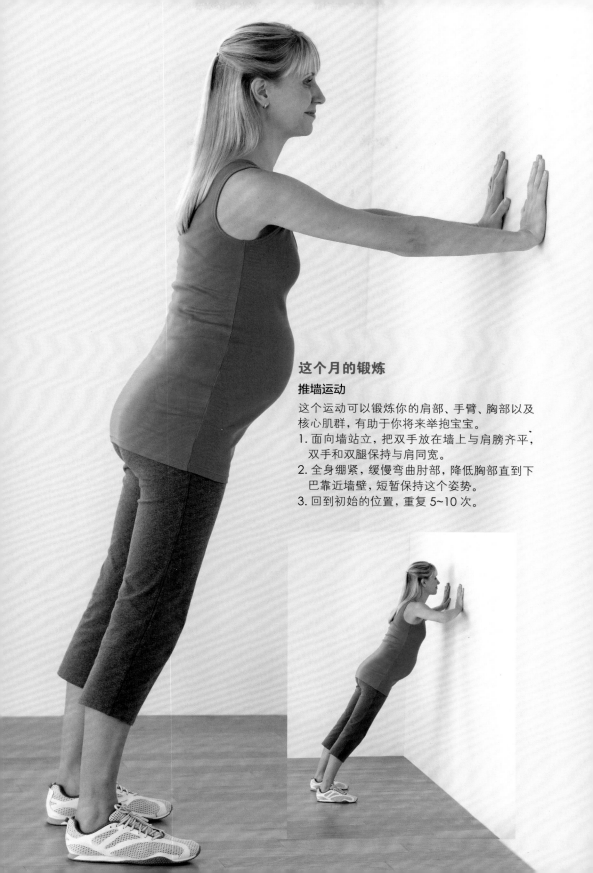

这个月的锻炼

推墙运动

这个运动可以锻炼你的肩部、手臂、胸部以及核心肌群，有助于你将来举抱宝宝。

1. 面向墙站立，把双手放在墙上与肩膀齐平，双手和双腿保持与肩同宽。
2. 全身绷紧，缓慢弯曲肘部，降低胸部直到下巴靠近墙壁，短暂保持这个姿势。
3. 回到初始的位置，重复 5~10 次。

食胎盘行为

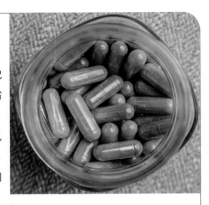

近年来，特别是在美国，人们对食用分娩后的胎盘越来越感兴趣——这种做法叫作食胎盘行为。在众多的可知的益处中，有报道称，产妇通过食用胎盘可以增加母乳的分泌，避免产后抑郁，减少产后出血，恢复体内铁的含量，全面提高她们的能量。所以当你预产期临近的时候，你可能会对这个很关注。

胎盘是在孕期为你的宝宝提供营养的重要器官。一般在分娩后 5~30 分钟内胎盘娩出。分娩后立即将胎盘放入真空袋中冷藏保存，以防细菌污染。一些女性会找公司将胎盘做熟或者脱水，制成胶囊。有的人则可能直接生吃，做熟了吃，脱水或者混入冰沙中食用。

然而，科学研究没有发现任何证据证明人类服用胎盘有任何传闻中的那些好处。一些对照研究进行过效果的检测，目前得出的结论认为食用胎盘胶囊的产妇的情绪、疲劳或者体内铁的含量并没有明显改善。事实上，数据证实在这个过程中胎盘中的营养大部分已经丢失，剩下的成分并没有什么临床价值。

另外一个需要特别谨慎的原因——你宝宝的安全。在这个过程中胎盘上可能有细菌残留，如 B 族链球菌（GBS），这对新生儿是有危险的。美国疾病控制和预防中心曾经报道过 1 例健康的新生儿因为母亲食用胎盘而感染 B 族链球菌。同样，胎盘中的细菌也会使你生病。

因为食用胎盘有很多的危险而又没有明确证据对人体有益，所以专家建议不要食用胎盘。

了，你还是没有生。发生了什么？尽管"预产期"这个词听起来有些神奇的效果，但是它只是医生对于你大概什么时候分娩的一个预估。提前一两周或者错后一两周分娩都是非常正常的。如果过了预产期 1 周还没有分娩，这叫作晚期妊娠。预产期过了 2 周如果你还没有分娩，你会被诊断为"过期妊娠"。

如果你有以下情况，可能会出现过期妊娠。

▶ 不知道确切的末次月经的时间，孕早期没有做超声检查，无法核对孕周，因此你的预产期也许会推迟几天。

- 这是你第一次怀孕。
- 曾经有过期妊娠史。
- 有过期妊娠家族史。
- 怀的是个男孩。
- 个别情况下，过期妊娠与胎盘或者胎儿有关。

如果过了预产期，你还是要继续你的产检。你的医生也会持续监测你的健康情况。为了促进分娩，他或她可能会进行人工破膜术。在这个过程中，你的医生可能会顺着部分扩张的宫颈，轻柔地伸入一根手指，顺着宫颈或者子宫下段的内壁进行剥离。这个操作可以使附着于子宫下段的羊膜囊分离，释放化学物质和激素，如缩宫素，从而促进产程进展。研究表明，人工破膜术可以降低晚期或者过期妊娠女性引产的比例。

如果你预产期过了一周，你的医生会用电子胎心监护仪检查胎心，或者使用超声监测胎儿的运动，测量羊水的深度。

给宝宝一个助力　有时早点分娩要好于晚点分娩——特别是你的医生很担心你的健康或者你宝宝的健康，或者已经过了你的预产期 2 周。

为什么超过 2 周要担心呢? 因为随着怀孕周数的增加，你的宝宝也会继续增大，可能影响顺利阴道分娩。过了 42 周，胎盘的老化的概率会轻度增加，这会影响胎儿宫内发育。过期妊娠的胎儿更容易发生胎粪吸入，从而导致分娩后新生儿呼吸道问题或者呼吸道感染。

如果你发生了过期妊娠，你的医生可能会建议你引产 —— 一步一步地去试，开始你的分娩阶段。可能会用药物使你的宫颈软化使宫口扩张。如果你的羊膜囊是完整的，你的医生可能会用一个尖锐的塑料弯钩在羊膜囊上开一个小口 (破膜)。这个过程并不会疼痛，但是破膜的时候你会感觉有温热的液体 (羊水) 流出。

必要的时候，医生会用药物加强宫缩。通常会选择人工合成的催产素，可以诱发宫缩，也可以调整剂量从而调节宫缩的强度和频率。

更多内容，请参考引产章节，见第 433 页。

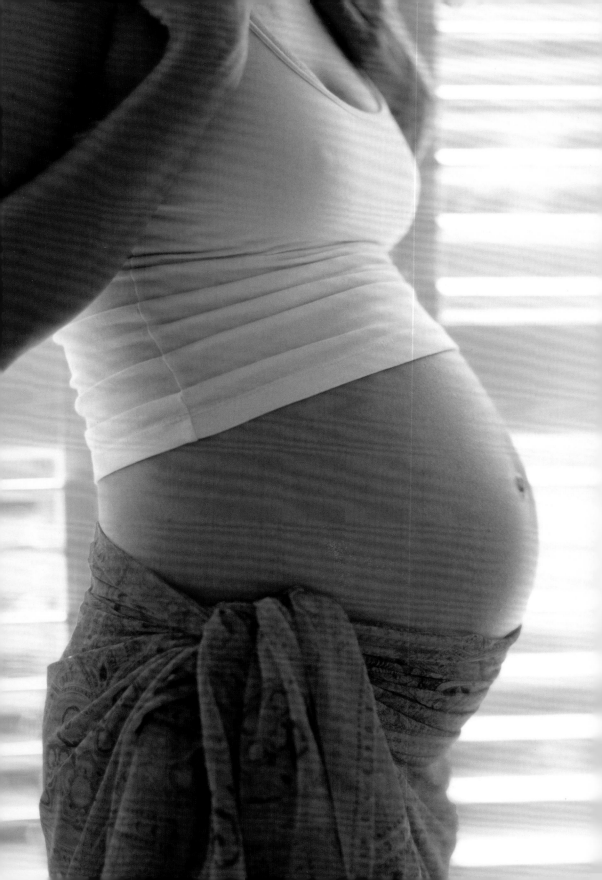

第 14 章

分娩

怀孕的最后几个星期你可能觉得像是一个永无止境的等待过程。如果你超过了预产期还没有分娩，这尤其明显。当你一直期盼着分娩发动时，时间似乎也慢了下来。

当你等待的时候

当你等待宝宝出生的时候，有非常多的事情需要做。下面是一个可能会有帮助的事项清单。

回顾你的分娩计划　确保你已经提前与医生讨论过分娩方式，你自己也要熟悉分娩过程中的常规流程。例如，什么时候应用药物催产；你的医生对于其他的分娩姿势，而不是传统的躺在床上的姿势是否习惯；什么情况下会进行会阴切开术以扩宽产道。

此外，需明确当你临产后什么时候通知你的医生。你是否要直接去医院？先打电话给医院，还是先给医生打电话？明确你的医生是否还需要你采取其他措施。

牢记，并非所有的事情都是和计划的一样。如果你从来没有分娩过，可能不知道该如何应对分娩过程中的疼痛；即使既往生过孩子，每一次怀孕、每一次产程都是不同的。此外，问题可能在无人预料的情况下发生。控制你能控制的，但是准备好面对你不能控制的。

在医院预登记　询问你打算分娩的医院或者分娩中心关于预登记的问题。提前填写必要的文件并整理保险相关事宜，可以在重要日子到达时节省额外的工作量。一定要提前准备它，在宫缩期间再进行文书工作可没有什么乐趣可言。

收拾好行囊　因为你的最终临产日期是不确定的，所以最好提前准备好东西以便随时可以去医院。这里罗列出一些你可能需要的东西。

▷ 手表或者可以作为秒表的手机 App，用来记录宫缩时间。

▷ 分娩计划的复印件。

▷ 袜子或者拖鞋——分娩室室温经常较低。

▷ 眼镜——你可能需要摘下你的隐形眼镜。

▷ 润唇膏，防止嘴唇干裂。

▷ 相机或者录像机以及充电器。

▷ 手机充电器。

▷ 前开式的睡衣或者睡袍以方便哺乳。

▷ 长袍。

▷ 哺乳胸罩，如果你打算用奶瓶喂养则需要支撑型胸罩。

▷ 一些可以装下护理垫的宽松的内裤。

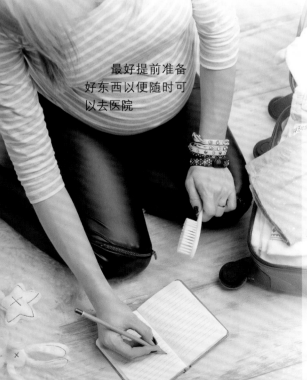

最好提前准备好东西以便随时可以去医院

▷ 保湿霜、你想要的化妆护肤品以及吹风机。

▷ 在医院穿的舒适的衣服以及回家时需要的宽松的衣服——孕中期的衣服即可。

▷ 宝宝的衣服，包括帽子以及应季的回家时所需的全套装备。

▷ 一个婴儿篮。

▷ 胎儿娩出后你吃的零食及饮品。

　　如果你还不想把每一件东西都打包收拾好，比如你的化妆品，那你需要提前列一个表方便临走前快速整理。通常情况下，你不需要太着急——你甚至还有时间慢慢准备，但最好是有条理性的。另外，在车的座位上安装宝宝座椅，以便载宝宝回家。

试着放松　大多数女性在怀孕后期都会既期待又紧张，但别担心，女性的身体生来就适合分娩。分娩，就像它的名字所提示的一样，是一项体力活。虽然的确如此，但是还是可以通过放松来使得整个分娩过程尽可能地顺畅。

　　许多人在怀孕的最后几周会经历能量的迸发阶段，这种行为是通常所称的"筑巢"现象。你可能会发现自己像个女仆一样在疯狂清扫或者急于开始任何一个你之前拖延的事情，即使想到回家的时候是到洁净的房子中非常具有诱惑力，但也不要让自己精疲力竭。

　　尽情享受宝宝到来前的时光，奖励自己一顿美味的晚餐或者一次有趣的郊游，尽量享受个人兴趣爱好，读一本好书，

常见问题

与医生讨论产程和分娩时，不要因为问任何问题而感到尴尬。例如，你可能会为以下问题感到困惑。

如果我在分娩过程中想去洗手间怎么办？　一些女性可能可以起身，每几小时去解一次小便，你的医生很有可能鼓励你这么做，因为膨胀的膀胱可能延缓胎儿下降。然而，当你开始宫缩的时候可能无法感觉到涨大的膀胱，尤其是你进行硬膜外麻醉后。或者你完全不想动，担心活动后会使得宫缩变差，那么你的护理小组可能会为你提供便盆或者通过导尿来排空膀胱。有时，分娩的时候会排出少量粪便，这是完全正常的，没有什么可担心的。

我需要剃除阴毛吗？　不需要，剃除产妇阴毛曾经是常规的做法，目的是使分娩部位保持清洁。即使曾经这么做过，但现在很少会剃除阴毛。你不需要在家里提前剔除。

我会在很多陌生人面前暴露自己吗？　产程中，医疗团队会定期给你进行阴道检查以了解你的产程进展情况。新生儿护理员也可能在新生儿出生后检查新生儿。谁还会出现在分娩室或者产房中主要取决于你自己。帮助婴儿出生的医学专家几乎每天都可以看到胎儿出生，所以他们习惯了凌乱而可怕的分娩经历。在一些大学附属医院中，如果分娩的准妈妈允许的话，医学生可能会观察产程及分娩过程。要记住，医学生也是专业的，可能给予额外的帮助，所以可以把他们的存在作为你的优势。

如果我在分娩过程中发出较大的声音怎么办？　分娩是一个需要你参与的物理行为。在分娩过程中，你可能会发出使劲或痛苦的声音。分娩极少数是沉默的，需要太多的体力与精力而难以保持安静。在产程和分娩过程中发出大的声音是非常正常的。帮助接生婴儿的医学专家绝对不会感到吃惊。

分娩过程会伤害我的宝宝吗？　在产程和分娩的最艰难阶段，你的宝宝在狭窄的阴道中被挤压并向下推出。你的宝宝还需要在骨盆、产道中进行旋转。然而，这些不太可能会伤害到婴儿，在剧烈的分娩过程中，婴儿的心跳会随着产道的压力而间断地减慢。这是预料之内的，并且没有严重的影响。

与伴侣相拥，处于忙碌但是放松的状态，可以使时间过得飞快。

你的身体如何准备

随着分娩的临近，你的身体发生了某些变化，预示着你的宝宝很快就会到来。

产兆　怀孕晚期要注意的一些变化如下。

胎儿下降感　当临近分娩时，你可能感觉宝宝逐渐进入骨盆，这个自然的过程称为胎儿下降感。你的腹部轮廓可能会改变——宫底可能会降低，腹部更加前倾（朋友及家人甚至也会注意到胎儿位置下降了）。你可能会感到呼吸轻快，因为膈肌的压力减小了。

相应地，由于胎儿逐渐进入盆腔，你可能感觉膀胱的压力增加。由于胎儿与你的盆底相邻，你可能会感觉到阵痛，同时你可能会感觉重心下降，会轻微失去平衡。

如果你没有感觉到或者注意到胎儿下降，也不用担心。一些女性并不会经历这些改变。对于胎先露已经非常低的女性尤其可能。与第一次怀孕不同，对于经产妇而言，胎儿下降感通常更晚才出现。胎儿可能在动产前几小时甚至进入产程后才下降到相应位置。

Braxton Hicks 收缩　在怀孕中晚期，你可能会感到不规律的、通常没有明显痛感的宫缩——是你的子宫正在收缩与放松的感觉。当你把手放到腹部的时候感觉更加明显。这些假临产阵痛称为 Braxton Hicks 收缩，你的身体在提醒你即将临产。你的子宫正在为将要面对的重大工作锻炼肌肉组织。当接近临产时，这些宫缩通常变得更强，有时候甚至可能会有疼痛感。

见红　怀孕期间，宫口（宫颈）被厚厚的黏液栓封堵。黏液栓在阴道与宫颈间形成一道屏障，使得细菌不能进入子宫导致感染。临产前几周、几天或者几小时，黏液栓可能脱落，会出现所谓的见红现象。你可能会发现少量血迹或咖啡色黏液自阴道排出。但有一些女性可能没有注意到黏液栓的排出。见红是即将临产的征象，但也许在一周或者更久之后才会临产。

临产开始的标志　准妈妈向医生提出的最常见的问题是"我怎么才能知道我临产了？"，你可能听到其他的妈妈回答"你就是会知道"，但是并不能令你感到欣慰。微妙的征象通常宣布了产程的开始，但是阵发性的分娩痛告诉你临产了——你可以感觉到它！

子宫颈变薄变软　产程开始的一个标志是宫颈变薄（缩短）变软（成熟），为分娩做准备。随着产程的进展，子宫颈自 1 英寸（约 2.54 厘米）甚至更厚逐渐变得像纸一样薄。宫颈缩短是按照比例测量描述的，如果你的医生说"宫颈大约缩短了 50%"，表示你的宫颈只有初始长度的一半了，当你的宫颈 100% 缩短时，表明宫颈完全消失。

宫口的扩张　你的医生可能同时会告诉你，你的宫口开始扩张，宫口扩张通过厘米数表示，宫口在整个产程中自 0 厘米扩张到 10 厘米。宫颈变薄、变软以及宫口扩张经常先于临产的其他征象。它们也可能在实际临产宫缩开始前的数周、数天前开始。第一次怀孕，通常是先宫颈缩短后宫口扩张，而经产妇往往相反。

破膜　在分娩的某一个时间，宝宝居住的空间——羊膜囊的胎膜会出现破口，对宝宝起到缓冲作用的羊水经过阴道缓缓地流出或者大量喷出。

你可能会担心在公共环境下破膜及临产，实际上，极少数女性会经历戏剧化的破膜，即使出现，也通常发生在家中。

大多数情况下，女性在临产且已经到达医院后才会破膜。事实上，你的医生可能会在产程中，通过人工破膜去除周围的阻挡，进而对胎儿进行更严密地监测。

宫缩　在产程开始后，子宫开始收缩（宫缩）。宫缩使得胎儿在产道中向

胎先露、胎方位、胎头位置

当临近怀孕晚期，你的医生可能会告诉你胎儿的位置，医学术语就是胎先露、胎方位及胎头位置。

胎先露指的是胎儿进入骨盆的部分，比如胎儿的头部或者足部。在整个怀孕期，宝宝在子宫内悬浮着，随时可以自由地改变位置。但是，在怀孕 32~36 周，理想状态下胎儿会旋转到头先露，也就是进入产程时的姿势。然而有时，胎儿可能在子宫里以足作为先露（臀位）或者横向躺着（横位）。

胎方位指的是胎儿先露部位与母亲骨盆的位置关系。换句话说，就是胎儿面向上还是面向下，朝左还是朝右。左枕前是分娩时最常见的胎方位。

胎头位置指的是胎儿头部进入骨盆的程度，便于准备好开始分娩。胎头位置以厘米数表示，每个位置间隔 1 厘米。如果抬头高浮于骨盆上为 -5 位置，0 位置指的是胎头正好位于骨盆中部。位于 +5 位置指的是胎头着冠，即在阴道口可见胎头，它将马上完成通过骨产道的过程。大多数第一次分娩的产妇，产程开始时胎头已经位于 0 位置。对于分娩第三个、第四个宝宝的产妇，产程开始数小时后可能胎头才能到达 0 位置。

下移动。临产阵痛（宫缩）通常从腰部及下腹部痉挛及不适开始，当改变体位后也不会消失。随着时间的推移，宫缩逐渐增强，变得更加规律。鉴别真假临产考虑以下因素。

宫缩的频率：用手表、钟表或者手机App为你的宫缩计时——从一次宫缩开始到下一次宫缩开始。临产宫缩是规律的，你的宫缩会变得越来越密集。假临产，宫缩是不规律的。

宫缩的持续时间：测量每一次宫缩的持续时间（从宫缩开始到结束的时间），产程开始时宫缩持续 30~60 秒，之后逐渐延长并且逐渐增强。假临产的宫缩持续时间及强度变化不固定。

是时候了！——是吗

一旦你出现了规律宫缩，接下来的问题是：是该去医院或者分娩中心？还是打电话给医生？

你的医生可能会给你指示：打电话给谁，什么时候打。比如当你在宫缩期无法行走或者说话的时候，你需要打电话给你的医生。许多女性被告知当规律宫缩间隔 5 分钟一阵，持续 1 小时后应该去医院或者分娩中心。但如果你的产程进展迅速或者胎膜早破了，你需要尽快去医院或分娩中心。

当预产期临近时，你需要保证你的车加满汽油。如果你不熟悉路线，你甚

是否需要引产？

许多孕妇可能听说过至少一种偏方来促使动产。也许你也会获得如下针对帮助发动宫缩的建议。

- 经常散步
- 做爱
- 运动
- 使用泻药
- 刺激乳头
- 吃辛辣食物
- 在颠簸的路上开车
- 禁食
- 受到惊吓
- 食用蓖麻油
- 喝草本茶等

要牢记，大多数偏方都没有科学依据且根本没有效果，有些甚至是不明智的。比如禁食对于你和胎儿都不好。某些偏方可能有一些科学依据。比如刺激乳头可能会引起宫缩，这也正是刚刚分娩后给婴儿哺乳的原因之一。精液中所含的物质与导致临产发动的物质相似，因此做爱诱发动产在生理学上也是合理的。但是，并不代表你的医生会建议你尝试这些方法。总而言之，最好的建议是充满耐心等待自然发动。

至需要练习一下跑到医院或者分娩中心。如果你有其他孩子，那么你需要安排一个朋友或者亲戚到家里来照顾他们，以防你在半夜需要去医院或分娩中心。

预备，开始，还没呢　有可能你已经出现了 5 分钟一次的规律宫缩，你赶到医院或者分娩中心后宫缩又停止了。如果你没有进入产程活跃期，宫颈没有扩张，有可能会被要求回家观察，如果发生这种情况，千万不要觉得不好意思，尽量不要让自己觉得挫败，请把它当作一次很好的实践。

有时候鉴别真、假临产非常困难。如果感到困惑，给你的家庭医生打电话或者去医院。如果你胎膜早破了，大多数家庭医生希望你直接去医院。为了你的健康状况着想，你的家庭医生可能建

将会面临什么？

如果你从来没有住过院，你可能会发现医院环境有点吓人。如果你熟悉你周围的环境，可能会更好地放松。以下是分娩室常见的仪器及设备，还有它们在产程、分娩过程中的作用。

产床　产床（分娩床）经常是张离地面很高的分为两部分的床。产床是为了实际应用而设计的，可以升高或者降低，床的后半部分可以卸下来便于接产。产床可能会有扶手，当你分娩用力的时候可以握持。大多数产床都有脚蹬，可以拉出来。有时，脚蹬在分娩过程中非常有用，或者在分娩后需要缝合会阴伤口时你也需要它。

胎儿监护仪　这个设备可以帮助你的医疗团队了解宫内胎儿情况。在胎儿外监护中，一个仪器用来测量和记录你的宫缩频率，另一个仪器用来记录胎儿的心率。两个仪器与一个监控仪相连接，其可以同时显示并且打印宫缩和胎心率的波形，便于观察二者之间的关系。胎儿监护可以显示胎儿的状态怎样。特定的模式可能预示着宫缩对胎儿有不良影响，可能需要进行干预。

血压监测仪　这个仪器用来监测你在产程及分娩过程中的血压情况。在你的肘上方会绑一个袖带并且连接着测量装置。

其他设备　你的房间里也可能有额外的设施，如摇椅、分娩椅、凳子或分娩球。你可以要求额外的枕头、毛毯和毛巾。部分房间有浴缸或淋浴供你在分娩时使用。在某一时刻，摇篮可能会被带进房间，婴儿一旦出生就会被放在其中。

议你尽早去医院或者分娩中心。

如果你回家,但是用不了多长时间你会真正进入产程,然后再次回到医院,这次就需要留下住院。

产程及分娩阶段

产程包含一系列事情,或者说过程,可能持续 1 小时到甚至数天的时间。你的产程需要多长时间受很多因素影响。常规来讲,第一次分娩所需时间一般较长。因为初产妇的宫口(宫颈)及产道(阴道)的弹性较差。对于初产妇而言,产程通常持续 12~24 小时,甚至更长时间。对于经产妇,产程通常持续 8~12 小时或者更长时间。

产程持续多长时间及进展情况每个产妇、每次分娩均不同。然而,虽然每个产程都是独特的,但事件发生的顺序大体相同。产程通常分为 3 个自然阶段。第一产程开始于宫口扩张及胎先露下降。第二产程是用力及分娩——胎儿娩出。

第三产程是娩出胎盘(产后)。

第一产程　第一产程是耗时最长的阶段,它又分为 3 个阶段——潜伏期、活跃期及过渡阶段。

潜伏期　潜伏期开始于宫缩开始后。随着不断地宫缩,你的宫口逐渐扩张到大约 6 厘米,这个阶段通常是产程中最不紧张激烈的阶段。宫缩导致宫颈逐渐变薄,并且逐渐包裹在胎头周围。规律的宫缩最终导致宫口扩张到 10 厘米,足够胎儿头部通过。

潜伏期的宫缩每次持续 30~60 秒,可能规律或者不太规律,间隔 5~20 分钟。通常是轻到中度的强度。你可能会感受到背痛、胃部不适、腹泻。有的产妇反映在产程开始后感到腹部温热。

潜伏期可以持续数小时,所以你需要耐心等待。你的宫颈在扩张之前需要先逐步软化。绝大多数情况下如果没有宫缩,产程不会开始。在宫颈扩张前,你可能经历数小时、甚至数天的有痛感的

分娩的感觉是怎样的?

除了可能与痛经相似,分娩痛(宫缩)可能不像你经历过的任何感觉。那是因为你对子宫肌肉收缩的感觉并不习惯。

宫缩通常自子宫的底部开始(临近你的膈肌),逐渐放射到腹部及腰部。你可能感到下腹部、腰部、臀部及大腿上部疼痛。这种感觉可被描述为疼痛感、压迫感、坠胀感、紧缩感、痉挛以及背痛。

对于某些女性,分娩痛像非常强烈的痛经,而对于其他人则是一种完全不同的感受。

不规律宫缩，第一次分娩尤其可能。

你的感觉可能是怎样的。　当第一次真正的宫缩发生时，你可能会兴奋到头晕。同时，你也会因为未知事物感到害怕，尽量保持放松。

你能做些什么。　在宫缩到达一定的频率和强度之前，你可以做些家务、看电视或者电影，也可以打电话。你还可以坐在椅子上放松，或者站起来走动一下。散步是非常好的运动，它有助于缓解你的不适感。你可能发现洗澡或者听放松的音乐也很有帮助。喝水或吃点点心也有帮助。

如果你感到腰部疼痛，可以尝试冷敷或者热疗，也可以冷热交替。或者用一个网球或擀面杖按压腰部。

你的宫缩持续时间以及强度有助于知道什么时候该去医院或分娩中心，或者打电话给家庭医生。

在医院或者分娩中心。　办完入院手续后，你可能会被带到房间里，通常是分娩室。当你换上医院的衣服或者你自己的内衣后，医生可能会检查你的宫颈扩张程度。也许会连接胎心监护仪来监测你的宫缩及胎儿的心率。你的生命体征(包括脉搏、血压以及体温)，可能会在产程及分娩过程中定期测量。

你可能会被置入静脉套管，通常在手背或者胳膊上，可能通过导管连接上液体袋，使得液体逐渐滴入你的身体。液体袋挂在有轮子的架子上，当你活动或者去洗手间的时候可以推着。通过静脉点滴帮助你补充必要的液体。如果需要的话，还可以通过静脉通道给药。

宫缩可能开始和停止得非常有规律，也可能有很长一段时间的停顿。如果是这样，你的医生可能会建议你小憩一会或者散步。如果产程没有进展，你也没有胎膜早破，医生可能会采取人工破膜或者用一些药物来促进产程进展。

活跃期　在这个阶段，产程进展将比潜伏期要快得多，特别是宫口扩张到

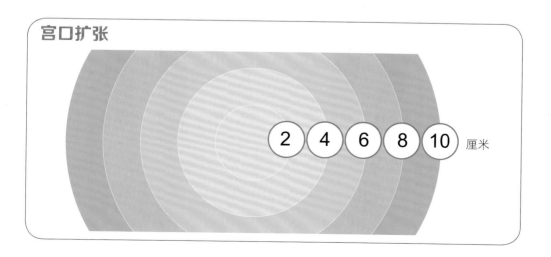

宫口扩张

2　4　6　8　10　厘米

分娩体位

分娩并没有所谓的最佳体位，如果你临产了，可以尝试找出哪种位置你觉得最舒服。听从你的身体的建议，去发现什么姿势对自己最好。这里有一个小诀窍：尝试每一种姿势。当你每次尝试一种新的姿势时，新姿势的最初几次宫缩可能感觉非常强烈。和你的想法可能相左，并不推荐在产程中仰面平躺在床上。这种体位可能导致子宫的重量压迫在腹部的主要血管上，导致子宫的血流下降。

以下是几种你可能想尝试的体位。

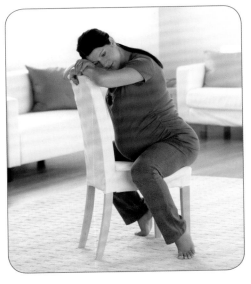

前倾位：如果你感到背部疼痛，前倾位可能会让你感到舒适。跨在椅子上或者倚靠在桌子或者台面上。

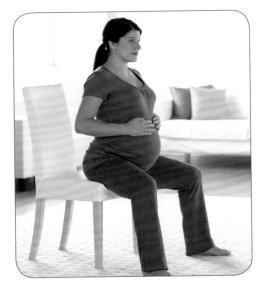
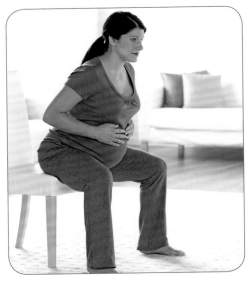

晃动：坐在一个结实的椅子、床沿或者分娩球上，前后轻轻地摇晃，有节奏的运动可以对疼痛起到舒缓作用。

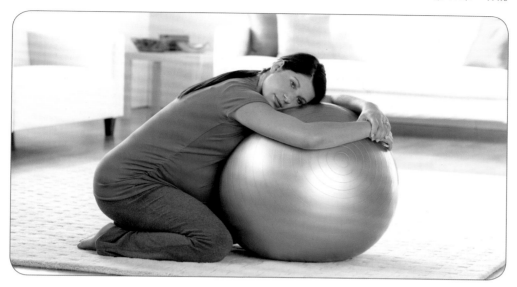

跪着：使用分娩球或一堆枕头，跪在地板上，将你的手臂和上半身搭在球或枕头上进行休息。

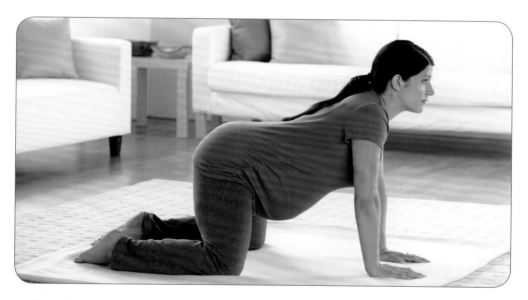

手膝卧位：这个体位可以缓解脊柱的压力，进而缓解背部疼痛。而且有助于增加胎儿的氧气供应。

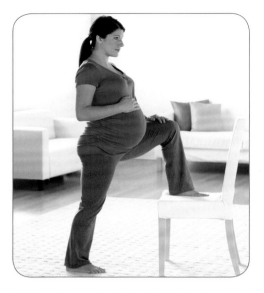

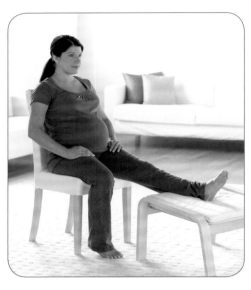

箭步：将一只脚放在稳固的椅子上，在下一次宫缩期间，身体缓缓地倾向抬高的脚。如果椅子太高，就用一个脚凳。

坐位：坐在稳固的椅子上，一只脚放在另一个凳子上，每一阵宫缩期间，你的身体可能想倾向抬高的脚。

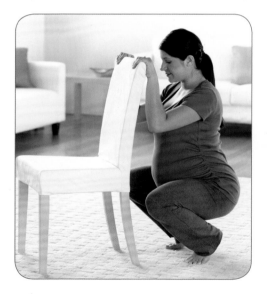

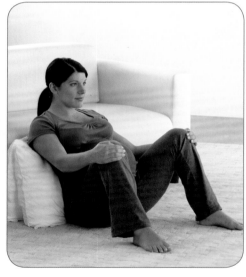

蹲位：蹲位有助于打开骨盆，使得胎儿在产道内获得更多的空间，便于二者适应。需要用一把稳固的椅子或者蹲着使用的扶手。

半坐位：用枕头支撑起自己，或者让你的伴侣坐在后面扶着你。每阵宫缩期间，前倾身体，用你的双手使膝盖靠近身体。

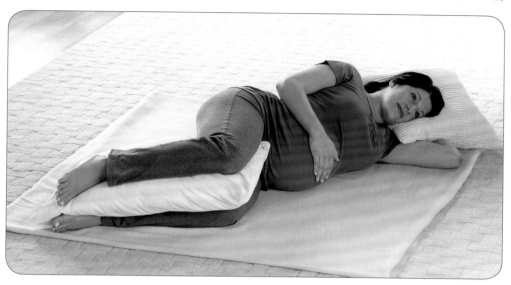

侧躺：左侧卧位，在膝盖中间放置一个或多个枕头，或者花生型按摩球，这个体位可以使子宫的血流充盈，并且缓解背部疼痛。

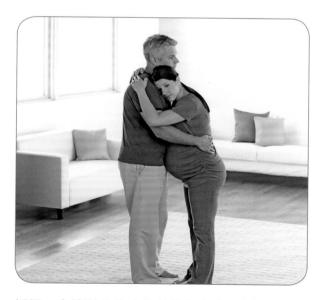

摇摆：宫缩时依靠在你的伴侣身上，或将手臂环绕在对方的脖子上左右摇摆，就好像在慢舞一样。

可能加速或者延缓产程进展的因素

许多因素会影响你的产程进展，包括：

宝宝头的大小 由于胎儿颅骨还没有融合，当胎儿头部通过产道（阴道）时，它会根据骨盆的形状和大小进行塑形。如果胎头以一个异常的角度通过产道，会影响你的产程持续时间。

胎儿的姿势 胎儿的头可能并不在最理想的位置，有时是足先露、臀先露，甚至胎儿会横卧在子宫内，见第 28 章。

宫颈条件（变薄及扩张的能力） 在大多数产程中，宫口会扩张，但是宫口扩张的速度个体差异非常大。

应用药物 缓解疼痛的药物可以起到帮助作用，同时可能延缓产程。有的医护人员认为如果早期应用药物缓解疼痛，可以让你休息得更充分，分娩得更顺利。一些药物可能会影响你分娩用力，进而延长产程。

骨盆的大小及形状 你的骨盆必须足够大，可以让宝宝的头通过。幸运的是，宝宝通常与他们的妈妈非常匹配。比如，骨架较小的妈妈，容易生出较小的宝宝。在极少数的情况下，骨盆的大小会成为一个延缓产程的问题。

产力 因为需要应用腹肌的力量将胎儿推出，所以你平时锻炼得越好，越会起到帮助作用。如果你的产程很长，你变得非常疲劳，那么你的力量可能变得不太有效。

身体状况 如果你进入产程前身体健康且休息得好，那么你在宫缩的时候就能更好地用力。如果生病、疲劳或者产程的潜伏期过长，当你需要用力的时候你可能已经精疲力竭了。

你的态度 如果你持有乐观的态度，积极参与到产程和分娩过程中，你可能应对得更好，产程可能更加顺利。

助产人员的支持 关怀支持的氛围有助于你保持冷静，增加你的应对技巧。导乐，也就是经过特殊训练的分娩教练，可能会提供非常实用的帮助。有些研究显示，分娩过程中持续支持，比如通过导乐的形式，可能与缩短产程时间相关。关于导乐的更多信息，请看第 335 页。

6 厘米以后。宫缩可能变得持续时间越来越长、强度越来越强。宫缩可能会持续 45~60 秒，甚至更长时间。可能 3~4 分钟一阵，甚至 2~3 分钟一次。宫缩间歇期越来越短。

好消息是，你的宫缩在更短的时间完成了更多的工作，当宫颈持续扩张时，宝宝在产道中逐渐下降。初产妇一旦宫口扩张到 5~6 厘米后，宫口每小时至少扩张 1 厘米。对于经产妇而言，产程会更快，活跃期平均持续 4~8 小时或更多。

在产程活跃期，会定期进行阴道检查了解宫颈变化。同样会定期监测生命体征。如果你的羊膜囊还没有破裂，那么宫口扩张的时候羊膜囊可能会破，或者助产人员会进行人工破膜。

你会感觉怎样。　在产程活跃期，

你会感到宫缩更加疼痛，感到后背的压力越来越大，你可能在宫缩期无法说话。在活跃期的早期阶段，宫缩间歇期你仍旧可以说话、看电视、听音乐。你可能会对将要发生的事情感到兴奋。

随着产程的进展及疼痛的加剧，你的兴奋感会逐渐被集中注意力应对产程和加剧的疼痛所代替。你的微笑可能会逐渐消退，会变得专注于内在。你可能会感到疲倦和不安。有的女性会变得敏感与焦躁。你有可能需要房间里保持安静，灯光变暗，使你完全专注于当前面临的疼痛。

在产程活跃期，随着宫缩的高峰和消退你可能需要助产士更多的帮助。或者你可能表现得完全相反，你可能对碰触和指导产生抵触，因为你想保持专注

背部阵痛

一些产妇可能会经历背部阵痛——非常严重的背部疼痛，尤其是在产程活跃期和过渡阶段。背部阵痛经常发生在胎儿不是处于最常见的胎位，也就是枕前位的时候。胎儿的头部可能与妈妈的骶骨相背。但这不是唯一的原因，有些产妇可能仅仅是因为背部比其他人更加紧张。

缓解背部疼痛的方法。

▶ 让你的助产士在腰部予以反作用力，让他 / 她按摩疼痛区域或者用手和关节直接按压。

▶ 如果你带了，可以用一个网球或者擀面杖在骶骨上部予以反作用力。

▶ 可以在腰部加热或者冷敷，你感到怎样舒服就怎样做。

▶ 换一个更加舒适的姿势。

▶ 如果可能，可以洗一个热水澡，或用热水喷头直接冲一下腰背部。

▶ 如果你非常想缓解疼痛，可以要一些镇痛药物。

及控制。

你能做什么。　应用你的呼吸及放松技巧，如果你没有实践过或者学过自然分娩的技巧，你的医生可能会提供指导以及一些可以尝试的技巧。然而，没有任何一种方法适合每一个人，如果给你的某一个建议无效，就尝试另一个。

有些女性发现，随着疼痛的加剧，摇动摇椅，在分娩球上晃动，或者洗个热水澡，有助于在宫缩期间放松。改变你的体位可能可以帮助你的产程进展。有些人发现散步有一定的帮助。如果散步使你感到舒适，那么请继续，在宫缩期停止呼吸。你可以随时改变你的活动方式，因为没有哪一种方法在整个产程中都有效。如果这些方法都没有效果，不要担心，可以尝试镇痛药物。

在宫缩期间集中精力放松，这样可以帮助你在产程及分娩的每个阶段保持活力。你的产程不会永远持续下去，实际上唯一能够帮你度过产程及分娩的方法就是尽可能地坚持及专注。

你可能在活跃期感到轻度的恶心，尝试吸吮一些冰块或者硬糖来抑制恶心，同时可以避免产程中深呼吸导致的嘴唇和喉咙干燥。在嘴唇上涂上唇膏以保持湿润。

过渡阶段　产程中活跃期的后半部分称为过渡阶段。它可能是最短的也是最困难的阶段。在过渡阶段，你的宫颈扩张剩下的一些厘米，最终扩张到10厘米。

在过渡阶段，宫缩的强度和频率进一步增加，间歇期变得更短。感觉像是在下一次宫缩到达前，时间只够你急促地呼吸一下。你的宫缩几乎立即达到峰值，然后持续60~90秒。实际上就感觉像是你的宫缩一直都没有完全消失一样。

过渡阶段是一个非常必要的时期，你可能会感到腰部及直肠承受巨大的压力。另外，你可能感到恶心、呕吐。你可能前一分钟感觉发热、出汗，下一分钟就觉得发冷。你的腿可能会开始颤抖或痉挛，这都很常见。

越临近宝宝出生，你能获得的镇痛药物就会越受到限制，但仍有一些选择的余地。相信你的医生帮你做出的关于镇痛药物的决定。

你会感到怎样。　过渡阶段进行得非常快，你可能突然就度过了这个阶段，接着就准备用力了。在产程的这个阶段，如果你感到精疲力竭以及不知所措不用担心，这很正常。尽最大努力保持专注。在你可以用力之前，尽可能地放松你能控制的肌肉，保留体力。

你能做些什么。　在过渡阶段，集中精力度过每一次宫缩，如果有帮助的话，集中精力度过每次宫缩的前半段。宫缩顶峰之后，后半段就感觉好一些了。如果监测了宫缩，你的伴侣可以看着它们演变，告诉你何时到达宫缩高峰，你就知道最困难的时期已经过去了。

在这个阶段，你可能不希望录音机或者电视打扰你。不要想下一阵宫缩，只要应对好每一阵到来的宫缩即可。

如果你感到非常想用力,尽量不要自己用力,直到医生告诉你宫口已经开全了再用力。这可以帮助你避免宫颈撕裂或者水肿,否则会影响产程进展。在宫缩的时候呼气(短时间内向外吹气)避免向下屏气用力。

第二产程:胎儿的娩出 一旦你的宫口开全,按照指示你就可以用力了。对于初产妇而言,需要用力 1~2 小时甚至更长时间胎头才能着冠,胎头着冠以后还需要再屏气用力几次才能娩出宝宝。

当你用力分娩出胎头后,你的医生很有可能指导你不要用力,来确定宝宝没有脐带缠绕。

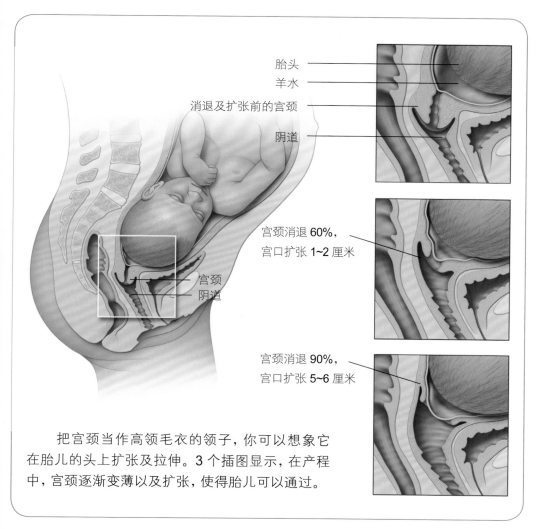

胎头
羊水
消退及扩张前的宫颈
阴道

宫颈
阴道

宫颈消退 60%,
宫口扩张 1~2 厘米

宫颈消退 90%,
宫口扩张 5~6 厘米

把宫颈当作高领毛衣的领子,你可以想象它在胎儿的头上扩张及拉伸。3 个插图显示,在产程中,宫颈逐渐变薄以及扩张,使得胎儿可以通过。

宝宝怎么出生

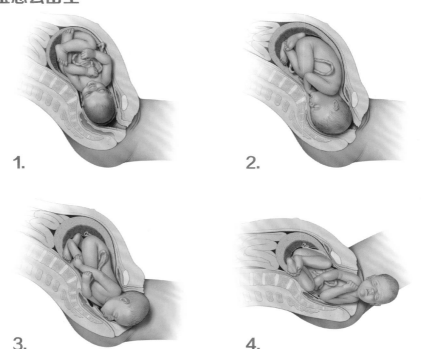

1.

2.

3.

4.

　　人类的骨盆具有非常复杂的形状，使得胎儿在产程及分娩过程中进行一系列适应性的转动。女性骨盆的入口是横径（左右径线）最大，出口是前后径线更大。而胎儿头部的最大径线是前后径，肩部的最大径线是横径。所以胎儿在经过产道的过程中要进行俯屈及旋转。

　　由于几乎所有产妇的骨盆入口都是横径最大，所以大多数胎儿都是以面向左侧或者右侧的姿势进入骨盆（图示 1）。骨盆出口的最大径线是前后径，所以胎儿几乎需要转为面向前或者面向后的姿势（图示 2），这一系列转变都是由于产力与产道的阻力二者相互作用导致的。

　　在产道中进行适应性旋转的同时，胎儿逐渐下降到阴道内。最终胎儿头部的顶端在阴道口显露（着冠），阴道进一步扩张（图示 3）。当你的会阴扩张充分后，胎头即将分娩——通常通过胎头仰伸，使得他的下巴远离胸部，从而从耻骨下娩出。胎头通常以正枕前位娩出，接着很快进行复位（使得面部朝向一侧），接着肩部经过相同的路径娩出（图示 4）。

　　胎肩分娩后，胎体及胎儿下肢已没有任何阻力，瞬间即可娩出——你就可以抱着你的宝宝了。

分娩发动的诱因是什么？

实际上分娩发动的诱因仍旧是医学奥秘，但是你的身体知道——实际上，大多数情况是你的宝宝发育成熟可以在体外存活，分娩就开始了。

当前我们对于分娩发动诱因的了解涉及一系列身体产生的化学物质，称为前列腺素。这些介质使你的宫颈变薄、变软、逐渐扩张。在适当的时候，你的身体开始产生大量的前列腺素。高浓度的前列腺素导致宫缩变得越来越频繁及强烈。相反，宫缩触发身体产生更多的前列腺素，这个循环逐渐加速了产程进展。

这些过程很有可能经过了一系列复杂的演变——宝宝内分泌系统、胎盘以及母体子宫间的相互作用，最后导致前列腺素产生的增加。

当你被告知停止用力后，你会发现很难控制自己，但是你需要努力做到。呼气可能会对你有所帮助。胎儿缓慢地娩出可以让阴道充分扩张而不被撕裂。为了保持动力，你可以把你的手放下来感觉宝宝的头或通过镜子看到他。你马上就要成功了！当你再次被告知用力时，你的宝宝就要出生了。

胎儿娩出后　胎儿娩出后仍旧通过脐带和胎盘相连。通常，父母可以用止血钳协助剪断脐带。如果你想经历这一过程的话，你需要提前告诉医生，医生会教你怎么做。对于没有并发症的健康宝宝，胎儿娩出后延迟 30~60秒剪断脐带可以让更多的血液回流到胎儿体内。需要先用两把止血钳钳夹在脐带上，然后用剪刀在两把止血钳之间剪断脐带。如果脐带在胎儿颈部缠绕，可能需要在胎儿肩部娩出之前剪断脐带。

胎儿娩出后，医护人员可能会把宝宝放在你的臂弯或者肚子上。把宝宝直接放在你的皮肤上来帮助他保持体温，并且让你与他 / 她进行早期接触。少数情况下，宝宝会交给一个护士或者医生进行评估和照顾。

最终，医护人员会对宝宝进行称重和体检。护士会将他 / 她擦干，用毯子裹好来保暖。在出生后 1 分钟、5 分钟时医生对他进行 Apgar 评分（详见 228 页）并记录。医护人员会给你的宝宝系上识别手环，以免在婴儿室内产生混淆。这只是保障不会产生混淆的诸多措施的第一步。

在大多数情况下，分娩后你可以抱着宝宝进行哺乳。如果宝宝被发现有需要帮助的迹象，比如呼吸问题，他 / 她可能需要在婴儿室被医生进行彻底地评估。

第三产程：娩出胎盘　当你的宝宝娩出后，很多事情会接着发生。你和你的伴侣会庆祝宝宝的诞生。随着胎儿的娩出，你可以感到放松了。同时，医生会检查你的宝宝，你会听到她/他进行第一次呼吸，发出第一次美妙的哭声。

产程的第三阶段，也是最后一阶段就是娩出胎盘。胎盘是子宫与胎儿通过脐带相连的组织器官。在整个怀孕期，都是通过胎盘向胎儿提供营养的。

对大多数父母来说，胎盘（也被称为胎衣）并不重要。但对接生的医务人员来说，娩出胎盘，确保妈妈不会大出血非常重要。

发生了什么。　宝宝出生后，你仍旧会有宫缩，但是较前明显减轻。这些宫缩从几个层面上来说是必要的——其中一个就是帮助你分娩胎盘。

通常在胎儿娩出后 5~10 分钟，胎盘自子宫壁上剥离。你最后的宫缩将胎盘排出子宫到阴道内。医生可能会要求你再向下用力来娩出胎盘，通常伴随着一小股血流出。有时候，胎盘剥离并排出可能需要 30 分钟左右时间。

在胎儿娩出后，医生可能会按摩你的下腹部。这个方法可以促进子宫收缩，帮助胎盘娩出。

胎盘娩出后，可能会通过肌内注射或者静脉点滴给予你催产素等药物促进子宫收缩，因为分娩后宫缩非常重要。有时候需要再予以额外的药物帮助你维持有效宫缩减少阴道出血。

分娩过程中，会阴组织出现轻度的撕裂并不罕见。胎盘娩出后，你的助产士将会评估是否需要缝合。如果需要，助产士将会确保你有足够的镇痛药物，缝线通常会自然吸收，无须拆线。

你会感到怎样。　在子宫收缩娩出胎盘的过程中，你的痛感不会很强烈。最困难的环节可能就是需要耐心地等待胎盘娩出。医生对你的腹部进行的深部按摩可能会比较痛。

你能做些什么。　在医生的指导下，你可以用力排出胎盘。伴随着你向下用力，医生会轻轻地牵拉连接胎盘的剩余部分脐带。在大多数情况下，娩出胎盘是分娩的常规部分，但是，如果你的胎盘不能从子宫壁上自然剥离（胎盘粘连），可能会出现并发症。在这种情况下，医生需要用手进入宫腔内剥离胎盘。

一旦胎盘娩出，医生会仔细检查胎盘确保它的形态正常且完整。如果胎盘不完整，医生必须将宫腔内残留的部分取出。极少数情况下，需要通过手术取出宫腔内的残留组织。如果不把宫腔内残留的胎盘组织取出会导致产后出血及感染。

胎盘娩出后，医生会快速检查胎盘，然后将胎盘送到病理实验室进行评估，进而可能储存起来。大多数产妇从来没有见过胎盘，但如果你有兴趣可以要求看一下。胎盘一般是红色圆形，直径 6~8 英寸（15~20 厘米），大约 20 盎司（约 567 克）

重。如果你想将胎盘带回家（见第182页），可以告诉你的助产士。你可能会获得一个完整或部分胎盘。

多胎妊娠的情况下，胎儿脐带可能连接同一个胎盘，或者不同的胎盘，因此，可能需要娩出多个胎盘。

最终。 对于大多数父母而言，所有为生孩子而进行的准备、疼痛以及努力都将在抱着孩子的一瞬间烟消云散。这将成为你人生中最重要的时刻之一。此时，你也为人父母了，一个新的生命在你的家庭中占据了一席之地，这绝对是一个奇迹。细细品味这珍贵的一刻，拥抱人生中其他时刻都无法比拟的快乐。

如果你是产程指导

你可能是伴侣、情侣、父母、兄弟姐妹或朋友。无论你是谁，你作为产程指导的工作就是在整个产程中给予准妈妈身体上及精神上的支持。你可以通过以下几种方式来帮助她。

在潜伏期 产程第一阶段。

为她的宫缩计时 时间是从一阵宫缩的初始到下一次宫缩开始，你要记录下来。如果宫缩间隔5分钟一阵，持续1小时后，通常是时候通知医生或者去医院了。

让她保持冷静 一旦宫缩开始，你们可能都会感到非常兴奋。毕竟，这是过去10个月内最大的事情。但是产程

及分娩过程中，你的目标是保证让兴奋的妈妈放松，也就是说你首先要尽可能地保持冷静。在宫缩间歇期深呼吸，应用在分娩课程上学的放松技巧。比如让她尽可能地放松肌肉，或者专注于放松下巴及双手。你可以尝试轻轻地按摩她的背部、双脚及肩膀。

分散她的注意力 推荐的活动——陪她看电视或者散步——这将有助于她不把所有的注意力都放在产程上。适当的时候，幽默也可以起到很大的分散注意力的作用。一起大笑可能对你们两人都有好处。

问她需要什么 如果你不能确定你能为她做些什么，询问她怎么做能让她感到更加舒服。如果她也不确定需要什么帮助，那么你尽可能地根据你的判断建议一些可能让她感觉更好的方式。如果她并没有按你的建议做或者在宫缩时集中注意力在自己身上，不要觉得这是针对你的。

予以鼓励 在每一次宫缩时都给予她鼓励及表扬。每次宫缩后、每个小时过后，都提醒她距离和宝宝相聚的时间越来越近了。你不应该批评她或者假装并没有疼痛。即使她没有抱怨，她也需要你的同情及支持。

保重你自己的身体 为了保存体力，你需要定期吃一些点心，但请尊重你的伴侣，她可能不希望你在她面前吃

东西，或者离开她太长时间去吃饭。如果你在产程及分娩过程中的任何时间感到乏力，坐下来，告诉助产的人员。

在活跃期   产程第二阶段。

保持房间内安静   如果可以的话，关上房间的门，把灯调暗，尽可能地保持产房或者分娩室安静。有些人觉得在产程中听一些轻音乐可以放松。

帮她度过宫缩期   学会识别她的宫缩开始的时间。如果她在进行胎心监护，问一下医生如何读懂监护仪上显示的结果。或者将你的手放在她的肚子上，来感受子宫收缩的感觉。当你感到宫缩开始的时候，你可以提醒她，可以在每阵宫缩增强及减弱时鼓励她。如果有帮助的话，可以在强烈宫缩的时候和她一起调整呼吸。可以通过按摩腹部、腰部或者其他的你学过的缓解压力的方法，让她感到舒适。

有的产妇不希望在产程中被触摸，那就避免接触她。如果她感到不舒服，建议她换个姿势或者散步，可以促进产程进展。如果她同意，可以用水或者冰块湿润她的嘴唇。如果她喜欢，可以在她的额头或者在颈后部搭一个凉湿毛巾。

作为协助者   尽可能地为你的伴侣与医疗小组进行沟通。询问产程进展，或者要求解释用药及产程中的操作时不要有顾虑。如果你的伴侣想要一些镇痛药，那么你就与她的医生或者助产士讨论可以缓解疼痛的方法。牢记：分娩并不是为了检验产妇对疼痛的忍耐力。如果一个产妇在产程中用了镇痛药，并不代表她是失败的。

继续给予鼓励   当产妇进入产程活跃期后，她可能感到非常疲倦及不适，甚至有些烦躁。就像在潜伏期一样，通过对她说"你做得非常棒！""我为你感

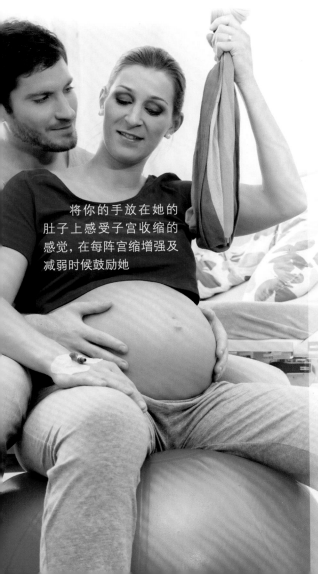

将你的手放在她的肚子上感受子宫收缩的感觉，在每阵宫缩增强及减弱时候鼓励她

到非常骄傲！"来不断地支持鼓励她。

不要感情用事 在产程中说出的话也许并不是真心的，如果你的伴侣对你给予的帮助不满意或者对你的问题不理睬，请不要往心里去。你的存在本身就是令她欣慰的，有时也是唯一需要的。

在过渡阶段 这是产程中非常困难的阶段。

继续帮她度过宫缩期 在过渡阶段，由于胎儿在产道里下降，对妈妈来说这是最艰难的时刻。这个阶段需要给她更多的鼓励和赞扬。提醒她只要集中注意力在当前的宫缩就行。如果有帮助的话，可以在宫缩的时候和她说话或者一起调整呼吸。有些产妇不希望有人在宫缩加剧的时候指导她。如果需要的话给她一些私人空间。实际上，你可以握着她的手，和她进行眼神交流或者单纯地和她说话。对她说"我爱你"可能是对她最大的支持。

把她的需要摆到第一位 在整个产程及分娩过程中，时刻关注她的需要。如果可以的话，用水或者冰块湿润她的嘴唇，按摩她的身体，必要时建议她改变体位。定期提醒她产程进展的程度以及告诉她她做得非常好。比起把所有的事情都记录下来或者给朋友、家人打电话，更重要的是随时照顾她。

在向下用力及分娩阶段 这是最后一步。

引导她向下用力及调整呼吸 应用助产士告诉你的或者你在分娩课上学到的知识，在她向下用力的时候指导她调整呼吸。当她用力的时候你也可以支撑她的背部或者扶住她的一条腿。

保持近距离接触 当她开始向下用力之后，可能很快会发生很多事情，或者她会间断用力数小时。当她开始用力的时候，不要认为你的地位就被助产人员代替了，你的存在非常重要，尤其需要在非常近的位置陪伴她。

提醒她产程进展 当胎头着冠后，如果可以的话，拿一面镜子让她看到进展到了什么程度，或者告诉她很快就能见到宝宝了。

如果想的话可以剪断脐带 如果医生提供了可以剪断脐带的机会，不要慌张。你可以从医生那里获得明确的指导。如果这让你感到不舒服，也不要有压力。

庆祝 一旦宝宝出生，尽情地拥抱她。但是不要忘记给你的伴侣最诚挚的赞美，同时也祝贺自己完成得很好。

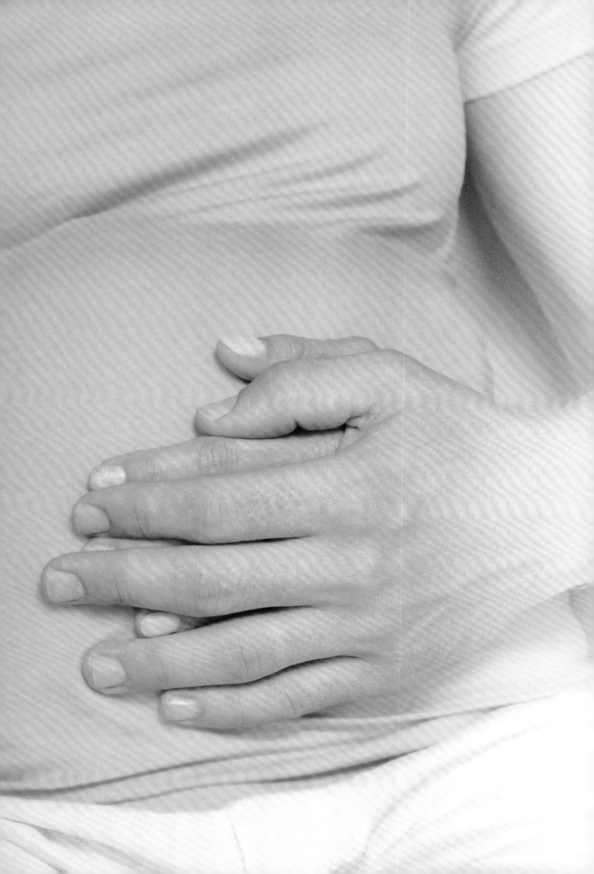

第 15 章

剖宫产分娩

有时候，自然分娩不是最好的选择。大家熟知的剖宫产分娩——是通过在腹部做切口娩出胎儿来代替经阴道分娩的手术方式。现在美国剖宫产分娩占分娩总量的 1/3。一些剖宫产是由于产妇有妊娠期并发症或者既往有剖宫产史。有些产妇是直接选择剖宫产终止妊娠而没有进行阴道试产（见第 24 章）。然而，在大多数情况下，在自然产程中需要剖宫产终止妊娠并不少见。

了解一些相应的知识以便在需要剖宫产的时候有所准备。

什么时候剖宫产

有很多指征需要剖宫产终止妊娠。剖宫产指征有时是为了保证妈妈的健康，有时是为宝宝着想。

产程进展异常　医生选择剖宫产终止妊娠最常见的原因之一是活跃期进展异常——产程进展太缓慢或者完全停滞。产程进展缓慢或者停滞的原因非常多：可能宫缩强度不够，宫颈不能完全扩张；或者胎儿的头部对你的骨盆来说太大而无法通过。

胎心监护异常　一些胎心监护的结果在产程中非常稳定，而另一些胎心监护结果可能提示胎儿宫内缺氧。如果你的宝宝的胎心监护引起了医生的关注，可能会建议你剖宫产终止妊娠。异常的胎心监护可能提示胎儿无法获得充分的供氧，可能是脐带受压或者胎盘功能异常引起的。

有时候，胎心监护异常并不代表你的宝宝处于危险中。但在某些情况下，它可能提示严重的问题。产科一个最难的决定是评估是否真的存在风险。为了做出决定，医生可能会进行一系列操作，

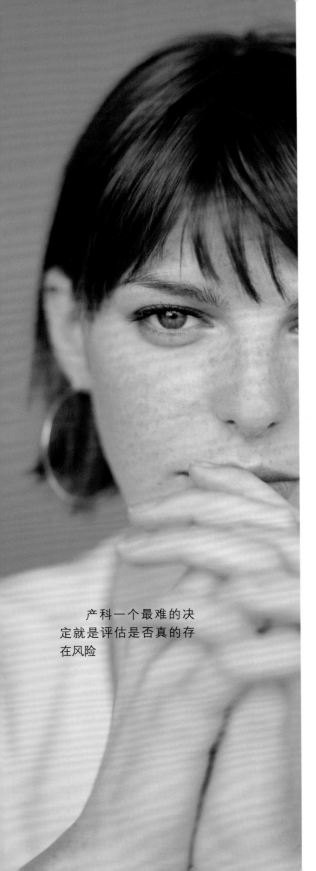

产科一个最难的决定就是评估是否真的存在风险

比如进行阴道检查的时候按摩胎儿头部来看胎心监护的指标是否有改善。

什么时候进行剖宫产由很多因素决定，比如距离胎儿娩出大概还需要多长时间，以及其他可能导致胎心监护显著异常的因素。

胎位异常 胎儿的脚或者臀部先进入产道称为臀位。由于经阴道分娩可能增加并发症的发生概率，所以大多数臀位会选择剖宫产终止妊娠。有时，医生可以通过用力地推孕妇腹部将胎儿转为头位，这个操作称为外倒转术（ECV），需要在临产前进行。如果你的宝宝横着躺在你的子宫内，称为横位，同样需要剖宫产终止妊娠，除非通过外倒转术将胎儿转到合适的位置。

关于臀位或者横位的更多信息可以通过第 28 章进行了解。

胎头位置不理想 在理想状态下，宝宝的下巴应该向胸前靠拢，这样可以以胎头的最小径线进入产道。如果宝宝的下巴后仰，或者胎头位置偏向则不能以最小径线，而是以较大的径线进入骨盆。对于一些产妇而言，胎头位置是仰位，而不是俯屈位并不构成什么影响，但对某些产妇来说则可能导致并发症发生。

在剖宫产术前，医生可能会让你采取膝胸卧位（手和膝盖着地，臀部上翘）来帮助你的宝宝位置调整。有时候医生可能会通过阴道检查或者产钳来改变胎头位置。

合并严重影响健康的疾病　如果你患有糖尿病、心脏病、肺部疾病或者高血压，可能会剖宫产终止妊娠。如果你患有这些并发症，可能在分娩自然发动前终止妊娠更为安全。如果你引产失败，也可能需要进行剖宫产。如果你患有严重影响健康的疾病，那么你需要在妊娠早期与医生讨论这些问题。

另外一个导致剖宫产的不常见的原因是避免胎儿感染单纯疱疹病毒。如果母亲患有生殖器疱疹，那么在分娩过程中就可能传染给宝宝，导致严重的疾病发生。剖宫产手术可以避免这一并发症。

多胎妊娠　剖宫产终止妊娠对于多胎妊娠的女性更为常见。在美国的最近几年，无论是计划性的还是产程中的，大约 75% 双胎妊娠的女性进行剖宫产终止妊娠。双胎妊娠可尝试阴道分娩，这主要取决于胎儿的位置、估计的体重

以及胎龄。三胎及更多胎就是另外一回事了。研究显示，大多数三胎妊娠是剖宫产终止妊娠的。

每一位多胎妊娠的妈妈都是独一无二的。如果你怀有多胎，需要与你的医生探讨分娩方式，一起做出最好的选择。记住要保持灵活性，因为有时候第二个宝宝在第一个宝宝娩出后就发生了胎位的改变，或者胎心出现异常。

胎盘异常　两种胎盘原因可能需要剖宫产终止妊娠：胎盘早剥、前置胎盘。

胎盘早剥指的是在胎儿娩出前胎盘已经自子宫壁上剥离。胎盘早剥可能会影响母亲及胎儿的生命安危。如果胎心监护显示你的宝宝暂时没有危险，医生可能会建议你入院进行密切监测。如果宝宝有危险，可能需要立即剖宫产终止妊娠。

前置胎盘指的是胎盘位于子宫内很低的位置，部分或者全部覆盖在宫颈内口上。如果先分娩出胎盘的话，胎儿将

什么是选择性剖宫产？

一些身体健康的女性选择通过剖宫产分娩宝宝——主要是想避免产程中以及经阴道分娩时可能产生的并发症。有时为了母亲、医生或者双方时间合适，医生也会建议剖宫产终止妊娠。

选择性剖宫产不是因为健康因素而进行的。相反，他们是出于其他的因素考虑，比如惧怕阴道分娩、在分娩的时候有特殊的计划。

随着选择性剖宫产越来越普遍，也越来越受争议，想进一步了解相关信息，请看第 24 章。

会缺氧。因此，通常会剖宫产终止妊娠。

脐带异常　一旦你发生胎膜早破，那么在胎儿娩出前，脐带有可能通过宫颈滑落到阴道内，称为脐带脱垂，这对宫内的宝宝非常危险。由于胎头压迫宫颈，脐带受到的压力导致胎儿的供氧被阻断。如果脐带脱垂发生在宫口完全开全，胎儿即将娩出之际，仍有阴道分娩的可能，否则，只能进行剖宫产终止妊娠。

同样地，如果脐带缠绕在胎儿的颈部，或者位于胎头与你的骨盆之间，或者你的羊水过少，每阵宫缩都可能压迫脐带，继而减缓胎儿的供血及供氧。在这些情况下，剖宫产是最好的选择，尤其是脐带受压持续存在或者非常严重的情况。这是导致胎心监护异常的常见原因，但是在胎儿娩出前，很有可能不知道或者不能确定脐带的位置。

胎儿过大　有些胎儿过大，经阴道分娩不能保证安全。当你的骨盆异常小的时候，可能会阻挡胎头经过，因此，胎儿大小需要格外关注。这种情况很罕见，除非你既往发生过骨盆骨折，或者有先天发育畸形。

如果你患有妊娠糖尿病，你的宝宝可能会体重过重，很有可能需要剖宫产终止妊娠。

胎儿存在影响健康的问题　如果你的宝宝在宫内就被诊断出患有一些疾病，比如脊柱裂，医生可能会建议剖宫产终止妊娠，你需要与医生讨论你的问题及观点。

剖宫产史　如果你既往进行过剖宫产，很有可能再进行一次。但也不是肯定如此。有些产妇可以尝试前次剖宫产后的经阴道分娩（见第 25 章）。

风险

需牢记任何胎儿分娩的过程都会为母亲及胎儿带来风险。甚至对于低风险的妊娠，在经阴道分娩的产程或者产后也有可能出现并发症。

剖宫产术通常被认为是一个非常安全的过程，然而它是一个大手术，仍旧存在一定的风险。需要记住的重要一点是，剖宫产通常是为了避免严重的并发症发生而进行的。因此，与经阴道分娩相比，进行剖宫产的产妇通常可能发生更多的并发症。

你的风险　进行剖宫产分娩的女性可能有如下风险。

▶ *出血*。　通常，剖宫产术中失血量是自然分娩的 2 倍。然而，在少数情况下剖宫产术中需要输血。

▶ *麻醉反应*。　术中应用的药物，包括麻醉药品，有时会导致无法预期的反应，包括呼吸问题。在极其罕见的情况下，全身麻醉可能会出现反流误吸，即产妇的胃内容物反流进

入了肺部。但大多数情况下剖宫产
不会进行全身麻醉，并会采取一系
列措施避免这些并发症的发生。

▶ *损伤膀胱或者肠管。* 这些术中损伤
非常罕见，但是也可能发生。

▶ *子宫内膜炎。* 子宫内膜产生感染及
炎症，是剖宫产最常见的并发症。
当阴道内的正常菌群上行感染子宫
内膜时就会发生。

▶ *尿路感染。* 尿路感染，比如膀胱感
染、肾感染，是继子宫内膜炎后的
剖宫产术后第二常见的并发症。

▶ *胃肠功能下降。* 有时，麻醉用药及
镇痛药可能会导致术后胃肠蠕动减
慢，导致暂时的腹胀、胀气及不适。

▶ *腿部、肺及盆腔脏器血栓形成。* 剖宫
产术后发生深静脉血栓的风险是自
然分娩的 3~5 倍。如未经治疗，腿
部的血栓可能脱落到心脏或者肺，
进而阻挡血流，导致胸痛、憋气，甚
至有生命危险。血栓也可能发生在

盆腔静脉内。

▶ *切口感染。* 剖宫产切口感染的发生
率波动很大，如果你酗酒、患有 2
型糖尿病或者肥胖，发生切口感染
的风险就会增加。

▶ *切口裂开。* 当剖宫产切口感染或者
愈合不良的时候，很有可能沿切口
缝线处切口裂开。

▶ 很多女性会进行多次剖宫产术，但
当你进行三次或者更多次的剖宫
产术后，需要仔细地权衡再次剖宫
产的手术风险与想要更多宝宝的
渴望。

▶ *胎盘植入及子宫切除。* 胎盘植入指
的是胎盘在子宫肌壁间扎根更深并
且非常牢固，胎儿娩出后胎盘无法
剥离。如果你既往有剖宫产史，下
一次怀孕发生胎盘植入的风险会显
著增加。胎盘植入是在剖宫产术中
切除子宫的最常见原因。

▶ *再入院。* 与经阴道分娩相比，剖宫

有什么限制吗？

　　大多数女性进行三次以上剖宫产都是安全的。然而，每一次剖宫产都会
比上一次手术更加复杂。

　　对某些产妇来讲，下一次剖宫产手术并发症的发生概率，比如感染、严
重的出血风险，仅比上一次轻微增加。如果你第一次剖宫产前经历了很长及
很困难的产程，再次剖宫产可能对身体来说更加轻松，然而愈合过程可能差
不多。对于其他产妇，比如盆腹腔产生了严重粘连的患者，每次剖宫产的风
险都会大大增加。

产患者在术后几个月内再入院率显著增加。

胎儿的风险　剖宫产也会给你的宝宝带来潜在的风险。

▶ *早产*。　对于选择性剖宫产来说，准确估计孕龄很重要，因为要避免胎儿在合适的时间前出生。如果胎儿早产，可能会引起胎儿呼吸困难或者低出生体重。

▶ *呼吸问题*。　剖宫产分娩的宝宝常会有轻微的呼吸问题，称作短暂的呼吸急促。这种情况是以出生后最初几天的异常快速呼吸为特征。

▶ *损伤胎儿*。　偶尔情况下，在术中可能损伤胎儿。

你能知道什么

不管你是计划的或意外的剖宫产，可能会经历如下过程。

准备　医护人员将会为你执行准备手术的一系列讨论和流程，在紧急情况下，其中的一些步骤可能会被缩短或完全跳过。

麻醉方式选择　麻醉医生或者麻醉护师会到你的病房与你讨论麻醉方式的选择。腰麻 (蛛网膜下腔麻醉)、硬膜外麻醉以及全身麻醉都可能用于剖宫产手术。腰麻及硬膜外麻醉使得你胸部以下的身体、下肢麻醉，在手术中你是清醒的。你可能感觉到一点疼痛或者没有疼痛，几乎没有或者极少的药物会通过胎

意外状况处理

如果意外地获得需要进行剖宫产终止妊娠的消息，你以及你的伴侣可能会压力非常大。一瞬间，你对分娩的期望可能突然改变。更糟糕的是，这一消息往往是在经历了漫长的产程，你已经非常劳累、泄气后才到来。此外，可能也没有足够的时间让医生解释详细的操作步骤以及回答你的问题。

你担心自己以及宝宝在手术中会怎样是很正常的，但不要过于担心。大多数剖宫产术后的妈妈及宝宝都恢复得很好，只有很少的有问题。也许你更想尝试经阴道分娩，但是你要提醒自己，你以及宝宝的生命健康比以何种方式分娩更加重要。

如果你对于安排再次剖宫产手术感到焦虑，可以与你的医生、分娩指导师以及伴侣讨论你担心的问题。有些医院可能会提供一些举措让你在术中感到舒适。告诉自己你已经经历过一次——一定可以再做一次。这一次术后恢复可能看上去更容易一些，毕竟你已经知道将会发生什么。

盘到达胎儿。

腰麻和硬膜外麻醉间的差别非常小。腰麻中，麻醉药物注入包绕在脊神经周围的脑脊液中。硬膜外麻醉中，将一个非常细的导管置入到充满脑脊液腔外的腔隙内，通过导管注射药物。硬膜外麻醉，大约需要 20 分钟起效，效果一直持续到拔除导管的时候，腰麻起效更快但是仅能持续大约 2 小时。

全身麻醉时，你将完全失去意识，在你的宝宝需要尽快分娩的紧急剖宫产术中可能应用。其中一些药物可能会到达胎儿体内，但是总的来说不会产生什么问题。全麻术后的胎儿并没有受到全麻的影响，因为药物很快且绝大部分都被妈妈吸收代谢了。如果需要的话，医生会给予宝宝一些药物对抗麻醉反应。

其他准备　一旦你、医生及麻醉医生决定好了你将进行什么麻醉，接下来就要认真准备了。主要包括以下内容。

▶ **静脉置管**　静脉套管针将会置入你的手背或者胳膊上，方便在术中及术后给你注射液体及药物。

▶ **血液采集**　有时，术前需要取静脉血送到实验室进行分析，检查结果可以让你的医生充分了解你的术前健康状态。

▶ **抑酸药**　医生可能会予以抑酸药中和你的胃酸。当你麻醉中呕吐、胃内容物进入肺的时候，这是降低肺损伤最简单有效的方法。

▶ **监测**　术中会监测你的血压。心电监护仪可能通过导线连接到你的胸前，用来监测你术中的心率及心跳节律。血氧饱和度监测仪器可能会连接到你的一个手指上来监测你血液中氧气的浓度。

▶ **尿管**　一根非常细小的导管可能会插入到你的膀胱来引流尿液，保证术中你的膀胱是排空状态。

手术室　大多数剖宫产术是在专门设计的手术室中进行的。氛围可能和你在分娩室内经历的有很大的不同。由于手术是一个团队的工作，会有更多的人存在。如果你或你的宝宝有一个复杂的医学问题，数个医疗小组成员可能都在。

对于计划性以及非紧急剖宫产分娩，现在许多医院在手术室内提供一些举措来改善体验感。这些举措意在鼓励患者顺利配合剖宫产手术，以及鼓励母乳喂养及早接触。例如，将静脉输液及监护安置在同一侧手臂上，方便另一胳膊活动，这样在分娩后可以立即抱着自己的宝宝。

术前准备　如果你将进行腰麻或者硬膜外麻醉，可能需要你坐起来把背部弓成拱形或者蜷起身侧躺着。麻醉医生会用消毒液擦拭你的背部，然后将局部麻醉药注入麻醉的部位。接下来，他 / 她会用一个细针穿过两个椎体之间坚韧的结缔组织到达脊髓旁，注入麻醉药。

麻醉医生可能会通过穿刺针一次性给药，接着抽出穿刺针。或者，你的麻醉医生可能通过穿刺针置入一个非常细的导管，取出穿刺针，将导管固定在背部，这样可以根据手术的需要在术中追加麻醉药。

如果你需要全身麻醉，所有的准备工作完成后麻醉医生会通过静脉将麻醉药注入你体内。一旦麻醉起效，你就会被摆成仰卧位，然后固定腿部。可能在你的右侧背部下放一个垫子，使你的身体向左倾斜，这样可以让子宫重量偏向左侧，有助于确保子宫的血供。

为了准备手术部位，如果你的会阴部毛发影响手术进行的话，护士可能会剃掉一部分，她还会用消毒液消毒腹部皮肤，覆以无菌巾，在你的下巴下可能也会放置一块无菌巾，用来确保术野清洁无菌。

腹壁切口　一旦准备好，手术医生开始切开第一道切口。首先是腹壁切口，切口位于下腹部，大约 6 英寸 (约 15 厘米) 长，需切开皮肤、脂肪及肌肉，到达腹腔内。如果血管出血，将会通过烧灼或者结扎止血。

腹壁切口位置由多个因素决定，比如你是否是紧急剖宫产，以前腹壁是否有瘢痕。你的宝宝的大小以及胎盘的位置也在考虑范围之内。

最常见的切口位置如下。

▶ *低位横切口。* 就是所谓的比基尼切口，切口沿着下腹部假想的比基尼线底部横行切开，这是首选的腹部切口。术后疼痛程度最低且愈合最好，同样也出于美观的考虑。这样的切口可以使得医生对妊娠子宫下段进行更好的评估。

▶ *下腹垂直切口。* 有时，这种方式是最好的选择。下腹垂直切口可以让医生以最快的速度进入宫腔，快速地娩出宝宝。有时，时间是第一位的。

子宫切口　当切开腹壁进入腹腔后，医生会把你的膀胱从子宫下段向下推，然后在子宫壁上切开子宫。子宫上的切口也许与腹壁切口是同样类型的，也许不同。一般，子宫的切口小于腹壁切口。

类似腹壁切口，子宫上的切口位置也由多个因素决定：比如是否是紧急剖宫产，胎儿的大小，以及胎儿、胎盘在子宫内的位置。

低位横切口：在子宫下段做横行切口是最常见的，在绝大多数剖宫产中应用。它便于进入宫腔，出血比子宫上部切口更少，膀胱损伤更低。将来也会形成牢固的瘢痕，再次怀孕分娩时子宫破裂风险小。

在一些情况下，纵行子宫切口更为合适。下腹部纵行子宫切口 (当组织很薄的时候在子宫下段进行)，当你的宝宝是足先露、臀先露、横位的时候可能会使用。当医生认为有切口需要往上延的可能时也会使用，因此，医生称此为经典切口。

经典切口可能更适合早产儿娩出的通路，因为这时候子宫下段还没有良好形成。经典切口在已知存在胎盘相关并发症的患者中也经常使用，比如前置胎盘，有时是为了避免膀胱损伤而采用。

胎儿娩出　打开子宫后，接下来的步骤是打开羊膜囊，然后就可以看到宝宝了。如果你是清醒的，在胎儿娩出的时候你可能会感觉有牵拉感或压迫感。你应该不会感到疼痛。

胎儿娩出后，会剪断脐带，接着宝宝会递到分娩团队的另一个人手中。他会将宝宝口鼻中的液体吸净，使得他／她呼吸更顺畅。大概几分钟后你就可以看宝宝第一眼了。

胎儿娩出后　一旦胎儿娩出，接下来的步骤是胎盘剥离并且娩出，逐层缝合切口。内部组织以及器官上的缝线通常可自行吸收，不需要拆除。你的皮肤的切口，医生可能用缝线缝合关闭，或者

用一种类似于订书钉的小的金属皮钉使得两侧皮缘对合。在整个修复过程中，你可能会有移动或者压力的感觉但不会痛。一些类型的皮钉也是可吸收的，不需要拆除，但是另一些则需要医生或护士在手术完的几天后拆除。

照看宝宝　剖宫产一般需要 45~60 分钟，宝宝会在术中的前 5~10 分钟娩出。如果你有感觉并且是清醒的，可以在医生缝合子宫及腹壁切口的时候抱着宝宝。至少，你或许可以看到宝宝依偎在你的伴侣的怀抱中。在把宝宝给你或你的伴侣前，你的医疗小组成员会将宝宝的鼻子和嘴里的液体吸出，进行第一次 Apgar 评分，也就是在出生 1 分钟后快速地评估宝宝的肤色、脉搏、对刺激的反应、肌张力以及呼吸情况。

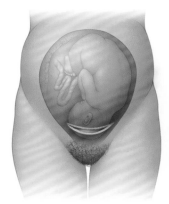 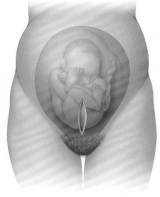 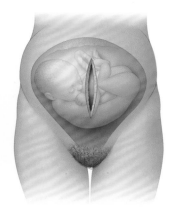

低位横切口　　　　　　低位纵切口　　　　　　经典切口

恢复室　术后，你可能会被送到另一个房间——可能是分娩室或者麻醉恢复室。在那里，会针对你的生命体征进行监护，直至麻醉完全清醒，你的状态稳定。大概需要 1~2 小时。在恢复室的时间里，你与宝宝及伴侣会有几分钟时间独处。

如果你选择母乳喂养，那么在恢复室的时候你就可以开始第一次母乳了。如果决定母乳喂养，越早进行哺喂越好。然而，如果你是全身麻醉，你可能术后几小时内感到头晕及不适。你可能因为使用了镇痛药，所以你想等到你更加清醒后再开始哺乳。

在出生 1 分钟后，医生会快速评估宝宝的肤色、脉搏、对刺激的反应、肌张力以及呼吸情况

术后

术后在恢复室观察几小时后，你会被送入医院的产科病房。在接下来的 24 小时，医生及护士会监测你的生命体征、腹部敷料状况、尿量以及产后出血情况。在你住院期间，你的医疗小组会密切监测你的状况。

恢复　剖宫产术后住院时间一般是 2~4 天。有些产妇可能在术后 2 天就出院了。你在住院期间以及回家后，最

阴道播种

阴道内的微生物群是充满细菌以及其他微生物的生态系统，可以通过多种方式影响女性的健康。最近的研究显示，在产道中暴露在这些有机物（微生物）下对新生儿的健康也非常重要，经阴道分娩有助于降低新生儿过敏、哮喘、自身免疫性疾病的风险。

被称为阴道播种的新的举措，旨在给剖宫产分娩的新生儿类似的健康获益。应用拭子以母亲阴道内的分泌物擦拭新生儿的皮肤、眼睛以及嘴巴。这一方法是通过将新生儿暴露在这些细菌下促进他们产生自我保护的微生物群落。

然而，阴道播种存在严重的风险——可能将病菌传染给新生儿，比如 B 族溶血性链球菌。

重要的是照顾好自己，加速恢复进程。大多数剖宫产产妇术后都没什么问题。

疼痛　麻醉清醒后，镇痛药物可以让你感到舒适。术后镇痛非常重要，可以让你更好地休息。在恢复的最初几天，当你的伤口开始愈合时，镇痛尤为重要。如果你将要采取母乳喂养，对于应用镇痛药物可能存在疑问和担心，那么你可以与你的医护人员进行探讨。

如果到了出院的时候你仍然感到疼痛，医生可以开一些镇痛药物让你带回家。

吃喝　在术后几小时内可能只能允许你吃一点冰屑或者喝少许的水。一旦你的消化系统逐渐恢复至正常，你就可以多喝一些水，吃一些食品。

下床活动　如果当天时间不是太晚，术后几小时后医生可能会建议你下床活动一小会。活动可能是你最不想做的事情，但活动对身体好并且对于术后恢复至关重要。它可以清肺、促进循环，让你的泌尿系统及消化系统尽快恢复正常。如果你感到腹部胀痛，活动可以缓解这个症状。下床活动同样可以预防血栓形成，血栓形成是术后可能的并发症之一。

经过一小段散步适应后，医生可能会建议你每天都散步几次直到出院回家。

恶露　胎儿娩出后你会经历恶露排出阶段，即排出红色、褐色或无色的分泌物，会持续数周。一些剖宫产分娩的产妇可能会因为排出恶露受到惊吓。虽然术中就娩出了胎盘，但子宫需要一

剖宫产：你的伴侣可以参与其中

如果不是全麻下的紧急剖宫产，你的伴侣有可能可以在手术室陪伴你。许多医院都允许这么做。你的伴侣可能会感到非常紧张，或会因此感到兴奋，或者会感到非常拘谨、非常害怕。如此近距离地看到你熟知且心爱的人进行手术并不是一件容易的事。

如果你的伴侣决定术中陪伴你，他需要穿戴手术衣、无菌帽以及口罩。他可以观看手术操作过程，或者坐在你的头侧麻醉监测仪后面握着你的手。有伴侣陪伴可能会使你感到放松。然而，也存在潜在的问题，你的伴侣可能会在手术室晕倒，手术室相关人员对于第二个患者可能无法给予足够的关注。

许多医院鼓励为宝宝照相，一些医疗团队甚至会帮你拍一些。然而许多医院并不允许在术中录像。在拍照或者录像之前一定要征得医院的同意。

段时间进行复旧,排恶露是其中的必经阶段。

切口护理 切口上的绷带在术后一天可以拿开,你的切口已经获得足够的时间闭合了。在住院期间,你的护理团队可能会经常检查你的切口。随着切口愈合你可能会感到痒,但不要试图去挠。涂抹乳液是一个更好、更安全的选择。

如果用了需要拆除的皮钉缝合切口,那么医生在出院前一般会拔除皮钉。一旦你回到家,可以像平时一样淋浴。然后用一个吹风机或者干毛巾放在伤口下方使得伤口彻底干燥。

你的伤口瘢痕可能在最初的几周疼痛及敏感。你很可能想穿一些舒适、宽松的衣服来避免摩擦。如果衣服刺激瘢痕,在伤口上放一个柔软的纱布可能会有帮助。切口周围偶尔有牵拉或者抽搐的感觉是正常现象。在伤口愈合的过程中,你感到痒或者有烧灼感很正常。

哺乳 剖宫产术后开始哺乳时,应用一些技巧可能会很有帮助。比如,你可能想尝试橄榄球式(见第 318 页),也就是抱着你的宝宝可以像运动员抱着一个橄榄球来回跑的样子。这个喂奶的姿势在剖宫产术后妈妈中非常流行,因为它可以避免宝宝压迫妈妈腹部手术切口。在术后的最初几天,你可能希望躺着哺乳(见第 318 页)。

限制 在剖宫产术后出院回家的第一周,限制活动,专注于照顾好自己及宝宝非常重要。

▶ **避免搬重物以及其他牵扯你正在愈合的伤口的活动。** 同样,记得扶住你的腹部。在站着以及行走的过程中保持正确的姿势。突然活动,比如咳嗽、打喷嚏及大笑的时候,扶住切口周围的腹部皮肤。哺乳的时候用枕头或者卷起来的毛巾作为额外的支撑。

▶ **必要的时候应用药物。** 你的医生可能会建议你使用对乙酰氨基酚(泰诺或者其他)或布洛芬(雅维、美林 IB 或者其他),以减轻疼痛。如果你便秘或肠蠕动时感到疼痛,一些非处方药品——大便软化剂或温和的泻药,如氧化镁可能会有帮助。

▶ **向你的医生询问什么可以做什么不可以做。** 当你第一次努力锻炼的时候,你可能会感到很疲倦。给自己一个恢复的机会。毕竟,你的确做了个手术。一旦感觉好一点,很多女性都很难遵守活动限制。

▶ **在你可以无痛苦地快速移动你的腿或躯干前,不要开车。** 虽然一些产妇剖宫产术后恢复较其他人快一些,但通常术后 1~2 周尽量不要开车。

▶ **避免性生活。** 在你的医生说可以之前,避免性生活——通常是到术后 4~6 周。在这期间并不需要避免亲密接触。哪怕是早上或者晚上宝宝睡着了的几分钟与你的伴侣共度一些时间。

▶ 一旦你的医生说可以了，你就可以开始
锻炼，但不要过度紧张。游泳或者散
步是很好的选择。在出院后的第三、
第四周，你就可以在家里开始正常
的日常活动了。

可能的并发症　总的来说，当你
回家后出现以下症状、体征后一定要告
诉你的医生。

▶ 发热到 100.4 ℉（38℃）或者更高。

▶ 排尿疼痛。

▶ 阴道出血（恶露）大于正常月经量。

▶ 切口撕裂。

▶ 切口部位红肿或有渗出。

▶ 严重的腹部疼痛。

热烈欢迎小宝宝

无论你的宝宝是如何分娩的，见到
家庭的最新成员并且把他 / 她带回家是
一个非常惊险的经历。享受你和宝宝相
互认识建立连接的过程。如果你在术后
恢复以及照顾宝宝过程中有困难，不要担
心，你可以向你的家人、朋友求助，比如
请他们提供护理帮助、跑腿或者处理一些
其他事务。通常，他们更愿意做这些而不
是给宝宝换尿布！如果你需要在不断的
探视中获得休息，或者需要一段安静的时
光与宝宝一起休息或安顿，你的家人和朋
友一定可以理解。提醒你自己，你已经成
长为另一个人——你应该休息一下，这对
你很有意义。

第三部分

宝宝终于来了

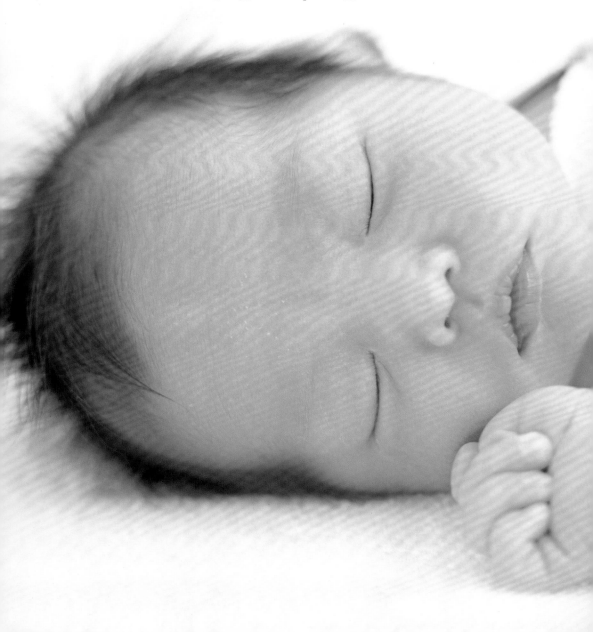

你的宝宝

等待的时间终于结束了。在过去的 10 个月里，你花了无穷无尽的时间来准备和期待能够看到宝宝的那天。现在，这一天终于到来了。

你的产程及分娩——无论是像马拉松一样长，还是惊人的短暂，都已经成为历史。现在是依偎、爱抚以及了解你等待了如此长的时间终于到来的小小人的时间了。

即使你可能很想回家开始你的新生活，也要好好利用你在医院或分娩中心的时间。许多母亲对自己分娩后想要多少私人时间感到惊讶。虽然你的家人和朋友会想看你，了解你和宝宝怎么样，但你可能会想减少来电和访问。关掉手机、限制访视时间是可以的，护士可以帮助你限制访视，确保你的隐私。家人和朋友——特别是已经为人父母的，一定会明白你和宝宝需要更多的私人时间。

仔细思考一下——你的身体经过了一项重大的考验。因此，坐下来，让医院的工作人员等着你，并照顾你和你的宝宝。这很奢侈，可能并不会持续很长时间。

你在医院的时间同样有提问的机会——你可能会有很多问题！幸运的是，答案就在身边。医院工作人员的工作之一就是帮助你们过渡成为父母，不管这是你的第一个孩子还是第四个孩子。好好地利用他们的经验。

此外，许多医院提供关于照看新生儿的讲座及视频，范围从喂养到保证汽车座椅的安全性。你的护士会告诉你哪些材料对你最有帮助。如果你有机会，花一些时间来了解一下信息。一旦你回到家中，空闲的时刻可能会很少。

很多医院会让你和宝宝共住一室。这是了解宝宝并且与宝宝共处的宝贵机会。如果你想获得安静的时光是为了宝宝休息和你的产后恢复，你可以向你的护理团队申请。一旦你回家，你没有多少休息时间。

在本章节，你将学习新生儿生命的最初阶段——他 / 她看上去怎么样，宝宝将要进行什么检查及疫苗注射。本章节同时会介绍新生儿身上常见的状态，如果你的女儿或者儿子是早产儿，更容易出现并发症。

宝宝的样子

考虑到他们刚经历了产程及分娩过程，因此新生儿并不像媒体上展示的甜美、干净的样子。相反，你的宝宝刚出生的样子可能看起来一团糟。最有可能的样子是，她 / 他的头比你想象的畸形一点并且更大一点。眼睑可能浮肿，由于一直在子宫内，四肢可能是蜷曲的。她 / 他可能刚从带血的羊水中被取出，全身湿滑。

此外，大多数胎儿出生的时候身上有类似于润肤露的胎脂，这可以在宫腔内保护他们。在宝宝的胳膊、耳朵后以及腹股沟区最明显，大多数胎脂会在第一次沐浴的时候洗掉。

头颅 宝宝的头部一开始可能有点扁平、拉长或弯曲。这种奇特的拉长的头是新生儿的共同特征之一。

宝宝的头颅由数块可相互移动的颅骨构成，目的是通过产道的时候可以根据骨盆的形状进行塑形。产程时间较长，通常会导致胎儿出生时颅骨形态拉伸得更长或更高。臀位分娩的婴儿头部可能较短、较宽。如果用胎头吸引器来协助胎儿娩出，那么宝宝的头可能看起来更加长。有时宝宝的头有塑形，你可以在骨质部分摸到嵴。出生几天后宝宝的头形恢复正常，这些嵴也会消失。

囟门 当你抚摸宝宝头部的时候，你可能会注意到有两个柔软的区域。这些柔软的区域称为囟门，是婴儿颅骨没

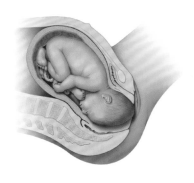

头部拉长

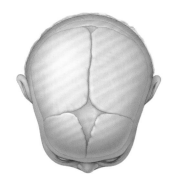

囟门

有融合的部位。

婴儿前面的囟门是一个菱形、硬币大小的区域。虽然它通常是平的，但当宝宝大哭或者用力的时候可能会变得膨隆。宝宝出生后 9~18 个月，前囟门通常会逐渐被坚硬的骨质结构所覆盖。在头部的后面有一个较小的不容易被注意到的囟门，它闭合的时间较早——大概出生后 6~8 周就会闭合。

皮肤　大多数婴儿出生时会有一些擦伤，皮肤上有红斑和斑点也很常见。

经阴道分娩时，在宝宝头的顶部或背部通常有一个圆形的头皮水肿，这种头皮水肿出生后一天左右消失。

在产程中，你的骨盆对胎儿头部的压力可能会导致一些擦伤。这些擦伤可能在出生后会存在数周，你也可能会感觉到一个小肿块持续数月。如果使用产钳分娩，可能在宝宝的头和脸上看到擦

珍妮弗的故事

当我怀孕的时候，我迫不及待地想带宝宝回家——用新衣服打扮他，将他放在漂亮的婴儿床中睡觉。在客厅阳光最充足的地方，将他放在全新的摇椅中，花几个小时照看他。但是实际上，宝宝回了以后和我想象的有些不同。我获得了一个红脸、尖叫、吐的新衣服上都是奶的宝宝。我的乳房总是涨奶。突然有种强烈的感觉，我和我的丈夫已为人父母并且只能靠自己。

回家的最初几个星期并不像我想象的美妙、朦胧。老实说，这些感觉压倒了一切欢乐，有时候我甚至感觉到我快没有意识了。当我涨奶的时候，我很震惊，我打电话给我的儿科医生询问，这是否正常，我怎么能让我的儿子喝奶。每天下午 5:00 到 6:00，我的儿子都大哭而且难以安抚，我又给我的儿科医生打电话，问这是否正常，我应该怎么帮助他。在夜里喂奶的时候，我太累了导致宝宝还在我的胸前我就睡着了，醒来时脖子僵硬、扭着了。

大约花了几个星期的时间我们终于形成规律。非常幸运的是，我的丈夫非常支持我。我负责"输入"，他负责"输出"——我来喂奶，他负责换尿布。2 天内，我的涨奶问题解决了，宝宝也被照顾得很好。我尽可能地在身边照顾他，至少我可以避免劳累，得到休息。有一次，当人们问能做些什么来帮助我时，我就避开了大波的人，高兴地回答：你要不然带晚餐来给我。避免做饭并与其他成年人进行一些社交互动是非常令人愉悦的。

产后 6 周复诊的时候，我很高兴地汇报我的宝宝开始微笑了，这个世界都改变了。我从母乳供应商和更换尿布的人荣升为他的妈妈了！

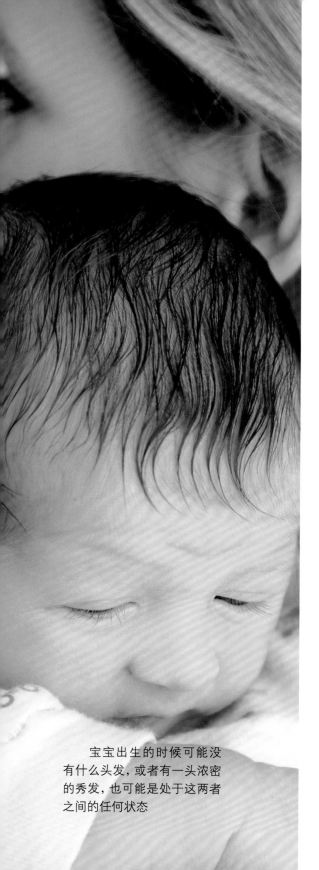

宝宝出生的时候可能没有什么头发，或者有一头浓密的秀发，也可能是处于这两者之间的任何状态

伤或划伤。这些瘀伤和斑点应该在几周内消失。

　　婴儿其他常见的皮肤情况如下。

▶ **粟粒疹**。　是鼻子和下巴上的白色小丘疹。虽然它们看上去是凸起的，但几乎是平的，摸上去非常平滑。粟粒疹过一段时间就会消失，不需要治疗。

▶ **乳痂**。　也称为脂溢性皮炎，这个油腻的、片状的斑块经常长在头皮上。它会在宝宝出生后的第一个月出现，通常在数月后会自愈。如需更多的信息，请看 254 页。

▶ **鲑鱼红斑**。　红色斑块通常可在颈部、眉毛或眼睑上方出现。当宝宝哭泣或者不高兴的时候会变得尤其红。也被称为鹳咬痕或天使之吻，通常会在出生后的前几个月消失。

▶ **中毒性红斑**。　这虽然听起来很可怕，但实际上是新生儿出生或出生后数天经常出现的皮肤表现的医学术语。它的特点是由白色或红色的皮肤包围的白色或黄色的小疙瘩。这种状况不会引起不适，也不会传染。红斑在几天内会自行消失。

▶ **新生儿痤疮**。　新生儿痤疮指的是在新生儿面部、脖子、胸部及背部出现的，类似痤疮的红色的凸起或者斑块。大概出生后 1~2 个月最典型，持续 1~2 个月后自行消失，无须治疗。

▶ **皮肤黑变病**。　也被称为婴儿的蓝灰色斑，这些是常出现在宝宝背部和臀部的大片的、扁平的灰色或蓝色区域，也可以有其他的颜色。尤其常见于非裔人种、美洲印第安人和亚洲人种的婴儿以及皮肤黝黑的宝宝身上。皮肤黑变病不会像瘀伤一样变色或褪色，但一般在童年后会消失。

▶ *脓疱性黑变病*。　这些斑点看起来像小的白芝麻，很快就会干燥和脱落。他们看上去可能类似于皮肤感染（脓疱），但脓疱性黑变病并不是感染，无须治疗可自然消失。这些斑点最常见于颈部的皱褶处以及肩部、胸部，更常见于肤色深的婴儿。

▶ *草莓状血管瘤*。　由于皮肤表层血管过度增生，草莓状血管瘤呈红色，有凸起的斑点，所以看上去类似草莓。出生时通常没有，血管瘤开始是一个小的、中心变成红色的淡斑。在宝宝出生的头几个月，草莓状血管瘤逐渐扩张，但最终会自行消失，无须治疗。

头发　宝宝出生的时候可能没有什么头发，或者有一头浓密的秀发，也可能是处于这两者之间的任何状态！不要太早太快爱上宝宝现在的样子，出生时宝宝头发的颜色并不一定是他或她 6 个月之后的状态。例如，金发的新生儿，当他们长大时，头发可能会逐渐变黑，最终可能变为不明显的红褐色，和出生的时候不同。

你可能会惊讶地发现，宝宝的毛发并不仅仅局限于头发。在出生前覆盖在宝宝身体上的柔和、纤细的毛发，称为胎毛。生后可能暂时存在宝宝的后背、肩膀、额头和太阳穴部位，早产儿出生后被覆胎毛特别常见，在出生几周后会消失。

眼睛　新生儿的眼睛出现浮肿非常正常。实际上，有一些新生儿的眼睛非常肿，以至于无法睁大。不用担心，1~2 天后，宝宝就能看着你的眼睛了。

你可能也注意到你的宝宝有时候看起来是斜视。这也是正常的，过几个月后就会逐渐纠正。

有的婴儿出生时在他们的眼白部分会有红色斑点，这些斑点是由于出生时微小血管破裂引起的。这些斑点没有影响，不会干扰宝宝的视力。它们一般会在 1~2 周内消失。

像头发一样，新生儿的眼睛颜色不一定与将来眼睛的颜色一样。虽然大多数新生儿有深蓝色、蓝色、黑色、浅灰色或石板色的眼睛，但永久的眼睛颜色可能需要 6 个月甚至更长的时间来逐渐形成。

新生儿护理

从宝宝诞生的那一刻起，他 / 她就成为许多活动的焦点。你的医生或者护士会清理他 / 她的脸颊。为了确保宝宝可以畅快地呼吸，在出生后医生或护士会立即清理他 / 她鼻腔和口中的液体。

清理完宝宝的呼吸道后，医生会用

听诊器或者通过脐带来检查宝宝的心率及循环。所有的宝宝在分娩的数分钟内都有点浅蓝到浅灰色，他们的嘴唇和舌头尤为明显。在生后的 5~10 分钟后，就会变得粉红。

宝宝的脐带会用一个塑料夹子夹住，你和你的伴侣会获得剪断脐带的机会。研究结果显示，胎儿娩出后 30~60 秒保持与脐带相连，可能会避免铁含量过低进而改善新生儿发育状况。对早产儿来说，延迟钳夹脐带可能可以避免贫血、出血、

肠病等并发症的发生。当然，这一举措可能增加黄疸的风险。如果你想延迟脐带钳夹时间，请在产前就诊的时候与你的医生探讨。如果你在考虑储存脐带血，需要明白延迟钳夹脐带将会减少脐带血的量，可能无法达到储存标准。

接下来的 1~2 天宝宝会非常繁忙。医生将会对宝宝进行新生儿筛查，进行筛选试验、提供免疫接种。主要包括以下内容。

检查　出生后第一项检查是评估宝宝的阿普加评分（Apgar score）。

阿普加评分：对新生儿健康状况的快速评估——在出生后的 1 分钟、5 分钟进行评估。1952 年由麻醉医生 Virginia Apgar 提出，主要评估新生儿的 5 项指标：肤色、心率、反射、肌力以及呼吸。

每一项指标将会评为 0、1、2 分。所有的指标评分相加最大 10 分。评分越高预示着宝宝越健康，然而评分低于 5 分意味着宝宝在出生后需要帮助。

由于阿普加评分是在分娩后立即评估宝宝，所以它并不预测长期健康。大多数阿普加评分得分较低的宝宝最终身体完全健康。

其他检查和测量　出生后不久，医生会测量宝宝的身长、体重和头围，还可能会测量并记录宝宝的体温、呼吸和心率。然后，通常在宝宝出生后 12 小时内，医生会为宝宝进行身体检查，检查他 / 她是否存在问题或异常。

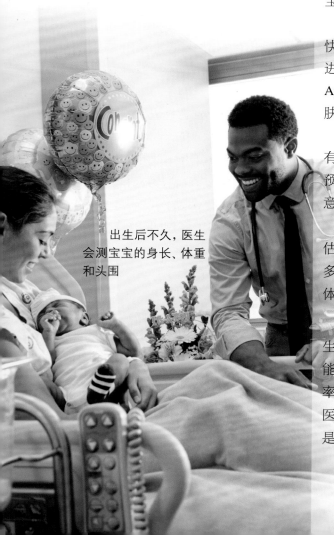

出生后不久，医生会测宝宝的身长、体重和头围

治疗及疫苗的预防接种　为了预防疾病的发生，主要会采取以下防御措施。

眼睛防护　为了避免淋病或某些其他传染病由母亲传给婴儿的可能性，美国所有的州都要求，所有的新生儿出生后都需进行眼睛防护措施。淋菌性眼部感染可能是导致失明的主要原因。从 20 世纪 20 年代初开始，出生后进行婴儿的眼睛防护是强制性的，通常将含有红霉素的抗生素软膏涂在宝宝的眼睛上。这些操作对眼睛刺激性很小，不会造成疼痛。

注射维生素 K　在美国，新生儿出生后不久会常规予以维生素 K 注射，维生素 K 对于维持正常凝血功能是必需的，凝血功能指的是割伤或者擦伤后使得出血停止的机体反应过程。在刚出生的几周内，新生儿体内的维生素 K 水平较低。注射维生素 K 可以阻止新生儿由于维生素 K 极度缺乏导致严重的出血。这个问题与血友病无关。

乙型肝炎病毒疫苗接种　乙型肝炎病毒感染后会影响肝脏功能。它可以导致肝硬化和肝功能衰竭等疾病，或可能导致肝脏肿瘤的发生发展。成年人通过性接触、共用针头或接触受感染者的血液而感染乙型肝炎病毒。然而，婴儿在母亲怀孕和分娩过程中可能会感染乙型肝炎病毒。

如果婴儿暴露于乙型肝炎病毒，疫苗可以保护他们。因此，在出生后不久，你的宝宝可能会在医院或分娩中心接种疫苗。

新生儿筛查（NBS）　在宝宝离开医院之前需完成新生儿筛查，筛查包括取少量足跟血、听力测试以及筛查先天性心脏病。

血样送往美国国家卫生部门或与国家实验室合作的私人实验室，血液样本将用来分析检测是否存在罕见但严重的遗传性疾病。新生儿筛查结果通常会在数天后完成。

少数情况下，测量结果不在正常范围内，宝宝需要进一步检查。如果这发生在你的宝宝身上，不要惊慌。为了确保每一个新生儿存在任何问题都会被发现，所以甚至对于临界值也会进行重复检查，早产儿尤为常见。

美国每个州都独立运行新生儿筛查程序，因此所提供的筛查存在细微的差别。美国新生儿及儿童遗传性疾病咨询委员会和卫生与公众服务部合作，建议新生儿筛查大约 60 种疾病及异常状态。一些通过新生儿筛查程序能够检查出的常见疾病如下。

▶ **苯丙酮尿症（PKU）**。　患有苯丙酮尿症的婴儿体内潴留了过量的苯丙氨酸，这种氨基酸几乎在所有含有蛋白质的食物中都存在。如果不治疗，苯丙酮尿症可引起智力和身体上的残疾、生长发育不良和癫痫发作。如果能够早期发现和治疗，宝宝的生长发育将会正常。

▶ **先天性甲状腺功能减退症**。　每 2000~

4000 个婴儿中就有 1 个患有先天性甲状腺功能减退症，进而减缓生长发育和大脑发育。如果未经治疗，将会导致智力障碍和生长发育迟缓。通过早期发现和治疗，宝宝很可能会发育正常。

▷ **先天性肾上腺皮质增生症(CAH)。** 这一类疾病是由于某些激素缺乏引起的。症状和体征可能包括嗜睡、呕吐、肌无力以及脱水。轻度患儿有生育和生长困难的风险。严重病例可导致肾功能不全，甚至死亡。然而，终生激素替代治疗可抑制疾病发展。

▷ **半乳糖血症。** 半乳糖血症婴儿出生后不能代谢奶制品中存在的半乳糖。虽然患这种病的新生儿通常表象是正常的，但他们可能会在第一次哺乳后几天内出现呕吐、腹泻、黄疸、肝损伤。如果未经治疗，这种疾病可能会导致智力障碍、失明、生长发育不良，罕见死亡。治疗包括从饮食中去除奶和其他所有乳制品(半乳糖)。

▷ **镰状细胞病。** 镰状细胞病是一种遗传性疾病，影响血细胞在体内的循环。受影响的婴儿会增加感染的风险，可能出现生长发育迟缓。这种疾病能引起肺、肾和脑等重要器官的疼痛和损伤。通过早期治疗，可以将镰状细胞病的并发症控制在最小范围内。

▷ **中链酰基辅酶 A 脱氢酶(MCAD) 缺乏症。** 这种罕见的遗传性疾病是由于缺乏将脂肪转化为能量所需的酶导致的。这种疾病可能会出现严重的危及生命的症状和体征，甚至导致死亡。但如果进行早期检测和监测，大多数确诊为中链酰基辅酶 A 脱氢酶缺乏症的儿童可以过正常的生活。

▷ **囊性纤维化。** 囊性纤维化是一种遗传性疾病，该疾病导致肺部和消化系统产生异常增厚的黏液分泌物。症状和体征一般包括皮肤呈咸味、持续咳嗽、呼吸短促和体重不易增长。患病的新生儿可出现危及生命的肺部感染和肠梗阻。患有囊性纤维化的婴儿如果早期发现和治疗，生活质量可能会得到改善，寿命也会延长。

　　听力筛查　大多数医院会对你的宝宝进行听力测试，这是新生儿筛查的一部分。该筛查可以在宝宝出生的头几天发现可能的听力丧失。如果发现可能的听力丧失，将进行进一步检查来明确。听力丧失相当常见，早期发现对于宝宝的发育至关重要。

　　有两项测试被用于筛查新生儿的听力。两者都是快速的(约10分钟)、无痛的，在宝宝睡觉的时候就可以做。

▷ **自动听性脑干反应。** 这个测试是测量大脑对声音如何反应的。点击声或音乐通过耳机传入宝宝耳朵中，同时用贴在宝宝头上的电极来测量大脑的反应。

▶ *耳声发射。*　该测试测量的是传输给耳朵声波的反应。点击声或音乐传入宝宝耳朵中，同时在宝宝的耳道内放置一个探头进行测量。

严重先天性心脏病（CCHD）　在离开医院之前，你的宝宝很有可能进行心脏异常的筛查。妊娠期，超声可以发现许多心脏异常。然而，有一些问题可能会错过或者直到宝宝分娩后才能检测到。

为了进行检查，血氧检测仪（脉搏血氧计）可能会放在宝宝的手或者脚上。检查非常快并且宝宝不会感到任何不适。如果血氧水平非常低或者左右两侧不同，宝宝的医生会建议进行进一步检查。

包皮环切术

如果你的宝宝是男孩子，宝宝出生后你很快会面临的决定之一，是否行割礼（包皮环切术）。割礼是去除覆盖在龟头表面皮肤的选择性外科手术。了解手术有关的潜在收益和风险可以帮助你做出明智的决定。

需要考虑的事情　虽然做包皮环切术在美国相当普遍，它仍然有些争议。美国儿科学会认为，当前证据表明，包皮环切术在医疗方面的益处超过风险。然而，对于大多数男婴来说，获益非常小，所以这仍是一项可选择的手术。

你可以根据自己的文化、宗教和社会价值做出决定。有一些民族，比如犹太人或信仰伊斯兰教的人，行割礼是宗教仪式。对于其他人，这是个人卫生或健康保健的问题。有些家长选择做包皮环切术，因为他们不希望自己的儿子和他的同龄人有所不同，而另一些人则认为包皮环切术不是必要的。有些人甚至认为包皮环切术损毁了宝宝生殖器的正常外观。

当你决定什么是对你及你的儿子最好的时候，需要考虑到以下潜在的健康获益及风险。

割礼的潜在获益　一些研究显示，包皮环切术的确会带来一些益处。

▶ *减少尿路感染的风险。*　虽然尿路感染在出生的第一年风险较低，但研究显示，未进行包皮环切术的男婴出现尿路感染的风险是进行了包皮环切术男婴的 10 倍。在出生后的前 3 个月，未进行包皮环切术的男婴比起进行包皮环切术的男婴也更有可能因为严重的尿路感染而住院治疗。

▶ *减少阴茎癌的发生风险。*　虽然这种类型的癌症是非常罕见的，但进行了包皮环切术的男性的发病率较未进行者更低。

▶ *性传播疾病的感染风险下降。*　有研究表明，人类免疫缺陷病毒（HIV）、人乳头瘤病毒（HPV）以及单纯疱疹病毒感染，包皮环切术后的男性的风险较低，但安全性行为对于预防感染来说比包皮环切术更为重要。

▶ *预防包茎问题。* 偶尔，未经环切的阴茎包皮可能会缩小到难以或者不能收缩的程度，这种情况称为包茎。变窄的包皮也可以导致阴茎头部发炎（龟头炎）。然而包皮环切术可能有助于避免这样的疾病发生，对于进行了包皮环切术的男孩，剩下的包皮仍可能发生这类疾病。

▶ *卫生方便。* 包皮环切术后阴茎易于清洗。但是，即使包皮完整，保持阴茎清洁也很简单。正常情况下，包皮附着在阴茎的末端，在儿童早期逐渐向后伸展。用肥皂和水轻轻地清洗宝宝的生殖器。之后，当包皮容易缩回时，你儿子可以学会自己轻轻拉开包皮，清洗这个部位及阴茎头部。

包皮环切术的潜在风险　包皮环切

如何做

　　如果你决定让你的儿子接受包皮环切术，那么他的医生可以回答你有关手术的问题，并帮助你安排医院或诊所。通常，在你和你的儿子离开医院之前进行包皮环切术。有时候，包皮环切术是在门诊进行的，整个手术需要大约 10 分钟。

　　通常情况下，让婴儿平卧，束缚住他的胳膊和腿。消毒阴茎及周围区域后，在阴茎底部注射局部麻醉剂。阴茎上放置一个特殊的夹子或塑料环，然后修剪包皮。术后应用药膏，如凡士林，保护阴茎不粘在尿布上。

　　如果麻醉效果消退后，你的宝宝感到不舒服，你可以轻轻地抱着他，避免向阴茎施加压力。阴茎伤口愈合通常需要 7~10 天。

在包皮环切术前（左侧）阴茎上的包皮延伸到阴茎末端（龟头）。术后，龟头可暴露出来（右侧）

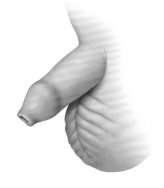
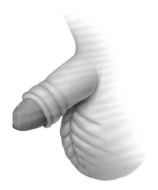

术是公认安全的手术,与此相关的风险都是非常小的。然而,包皮环切术的确有一些潜在的弊端。

▶ *手术的风险。* 所有的外科手术,包括包皮环切术,都有一定的风险,如失血过多和感染。还有,包皮可能被切得太短或者留下太长,或者没有很好地愈合。如果剩余的包皮附着在阴茎头,可能需要再次进行手术纠正。然而,这些都是很罕见的。

▶ *术中疼痛。* 包皮环切术的确会有疼痛,通常用局部麻醉来阻断感觉神经。术前与你的医生讨论使用的麻醉类型以及你的宝宝将会经历什么。

▶ *难以逆转。* 要恢复一个没有受割礼的阴茎外观是很困难的。

▶ *费用。* 一些保险公司不支付包皮环切术的费用。如果你正在考虑进行包皮环切术,核查你的保险公司是否会覆盖它。

▶ *复杂的因素。* 有时候,包皮环切术可能需要推迟,比如宝宝为早产儿、有严重黄疸或喂养不良。还有一些情况也不能进行包皮环切术,比如在少数情况下,宝宝的尿道口在阴茎的一侧或者基底部等异常位置(也就是尿道下裂)。其他可能阻止进行包皮环切

包皮环切术后护理

如果你新出生的儿子进行了包皮环切术,术后一星期,他的阴茎的尖端可能看上去像是没有愈合的样子,或者有淡黄色黏液或血痂围绕在该区域。这是伤口愈合的正常组成部分。在术后的第一、第二天,少量出血也是正常的。

轻轻地清洁尿布区,每次换尿布后都要将凡士林软膏涂在阴茎的末端,以此来保持在阴茎伤口愈合的过程中,不与尿布粘连。如果创面上有绷带,那么每次换尿布的时候要同时换绷带。在一些医院,会用塑料环来代替绷带。该环将留在阴茎末端直到包皮环切的手术边缘已经愈合,通常在一周之内,塑料环将自行脱落。在阴茎伤口愈合的过程中温柔地清洗它或是给宝宝洗澡都是可以的。

包皮环切术后出现问题很罕见,但宝宝出现下列情况需要联系医生。

▶ 在宝宝进行包皮环切术后 6~8 小时无法正常小便。

▶ 阴茎头部持续性红肿或者出血。

▶ 阴茎头部肿胀。

▶ 自阴茎头部排出有异味的液体,或者出现分泌液体的结痂溃疡。

▶ 在包皮环切术后 2 周塑料环仍未脱落。

术的情况包括生殖器异常或出血性疾病家族史。

包皮环切术不会影响生育能力。同样没有证据显示包皮环切术会影响性功能及性快感。对于是否为宝宝进行包皮环切术，无论你选择什么，不良结局均是罕见的，绝大多数情况下影响也很小。

新生儿问题

有些婴儿适应新环境有点困难。幸运的是，他们遇到的大多数问题都是非常小的问题，而且很快就可以解决。

黄疸　半数以上新生儿会出现黄疸，皮肤和眼睛会呈黄色。通常在出生后几天会出现症状，这种情况可能持续数周。

当由红细胞破坏产生的胆红素在机体积累的速度快于他/她肝脏可以代谢的速度的时候，婴儿会发生黄疸。无论是测血样还是测量皮肤黄染的程度，所有的宝宝在离开医院前都会进行胆红素的测定。

黄疸大多数情况下可以自愈，不会给宝宝造成任何不适。你的宝宝可能由于以下原因而发生黄疸。

▶ 胆红素的产生快于肝脏的代谢。

▶ 宝宝的肝脏还在发育，不能够分解血液中的胆红素。

▶ 太多的胆红素在通过大便排出之前又被肠道重新吸收入血。

虽然轻度黄疸不需要治疗，但更严重的病例可能需要新生儿在医院停留更长时间。

黄疸可以通过以下几种方法治疗。

▶ 你可能会被要求更频繁地喂养婴儿，这样可以通过增加肠道运动来排泄胆红素。

▶ 医生可能会把你的宝宝放在胆红素灯下。这种治疗称为光疗，是相当普遍的。特殊的灯光照射有助于清除体内胆红素。

▶ 如果胆红素水平非常高，可给予静脉注射免疫球蛋白降低黄疸的严重程度。

▶ 很少的情况下，需要通过血液置换来降低胆红素水平。

感染　新生儿的免疫系统还没有发育完善，无法对抗感染。因此，任何类型的感染新生儿都可能比儿童或者成人更为危险。

严重的细菌感染虽然并不常见，但是细菌可侵入到任何器官、血液、尿液或脑脊液中。及时使用抗生素治疗非常有必要，但即使通过早期诊断和治疗，新生儿感染也可能危及生命。

出于这个原因，当治疗可能或者怀疑感染的新生儿时，医生非常谨慎。抗生素通常尽早给予，只有在似乎不像感染时才停止使用抗生素。虽然大多数的检查结果回来并没有证据表明是感染，但冒着可能判断错误的风险早期治疗，比的确感染了却没有治疗结局更好。如果你妊娠晚期 B 族链球菌检测阳性，或者你被诊断为产程中感染，这可能会导致你的宝宝在医院中进行抗感染治疗的决定。

尽管病毒感染比细菌感染更不常见，但病毒可以引起新生儿感染。某些新生儿病毒感染，如疱疹、水痘、HIV 和巨细胞病毒，可以用抗病毒药物治疗。

学习吃奶　无论你选择母乳喂养还是奶瓶喂养，婴儿出生后的头几天，你可能会发现你很难让你的宝宝对吃奶提起兴趣。这是相当普遍的问题。有些婴儿似乎采取缓慢而昏昏欲睡的方式吃奶。如果你担心你的宝宝没有得到足够的营养，请与宝宝的护士或医生联系。偶尔，吃得太慢的宝宝需要通过鼻饲管喂养帮助他们度过几天，但他们很快就会对母乳喂养或奶瓶喂养充满了热情。

在出生后的第一个星期，新生儿将失去大约出生体重的 10% 的体重，之后体重会逐渐恢复并且增加！

早产儿

每对父母都梦想拥有一个健康足月的宝宝。不幸的是，梦想并不总会成为现实。虽然大多数婴儿是足月出生的，没有任何健康问题，但有些婴儿出生得太早。早产儿定义为妊娠不满 37 周出生的婴儿，虽然并不是每一个都如此，但早产儿经常会出现并发症。

现在这些新生儿的发育前景比以往更加乐观。事实上，超过 2/3 的在 24~25 周出生的婴儿经过适当的医疗保健可以存活。然而，许多这样的极早产儿会有长期的健康问题。本章节将阐述一些可能出现的问题及治疗方法。

设备　你第一次近距离观看你的早产的宝宝可能会在新生儿重症监护

新生儿重症监护治疗病房小组

在新生儿重症监护治疗病房（NICU），你的宝宝会受到许多专家和专业护理人员照顾。照顾宝宝的团队可能由如下人员组成。

- ▶ 新生儿护士——经过护理早产儿和高危新生儿培训的注册护士。
- ▶ 新生儿呼吸治疗师——经过专业培训的，评估新生儿呼吸问题及调整呼吸机的人员。
- ▶ 新生儿专家——专门从事新生儿疾病的诊断和治疗的儿科医生。
- ▶ 小儿外科医生——针对新生儿可能需要手术的疾病进行诊断及治疗的医生。
- ▶ 儿科医生——专门诊治儿童疾病的医生。
- ▶ 儿科住院医生——接受过针对儿童疾病诊治专业培训的医生。

治疗病房（NICU）。第一次探视时你可能会感到惊讶、不知所措，也许还有点震惊。

你可能会注意到有一些导管和电线连接到你的宝宝身上。仪器可能看上去非常可怕且超出你的想象。最重要的是要记住，它有助于维持你的宝宝健康以及医生了解他的状况。

因为早产儿比足月儿的身体脂肪含量低，所以他们需要外界的帮助来维持体温。他们往往被放置在一个封闭的、加热的塑料箱内，也就是婴儿保温箱内，以帮助他们保持正常的体温。

在新生儿重症监护治疗病房，你的宝宝将得到特殊的照顾，包括一个根据宝宝的需要制订的喂养计划。分娩后的最初几天，早产儿通常会予以静脉营养，因为他们的胃肠道和呼吸系统可能都不成熟，所以无法进行配方喂养。当你的宝宝准备好了，就会结束静脉营养，改成另一种喂养形式，比如经导管喂养。经导管喂养指的是通过置入的导管直接将母乳或者配方奶送入宝宝的胃或小肠内。

宝宝看起来怎样　你一定会注意到你的宝宝非常小。他/她可能比足月婴儿小很多。

你的宝宝的五官会比一个足月婴儿的五官更明显，也不太圆润，皮肤也有一些显著的特征。形成宝宝耳郭的皮肤和软骨非常柔软有弹性。皮肤上可能覆盖着比足月婴儿更常见且更细的体毛（胎毛）。皮肤看起来非常薄、脆弱，甚至有点透明，可以看到宝宝的血管。

这些特征很容易被看到，因为大多数早产儿没有穿着衣服或裹在毯子里。

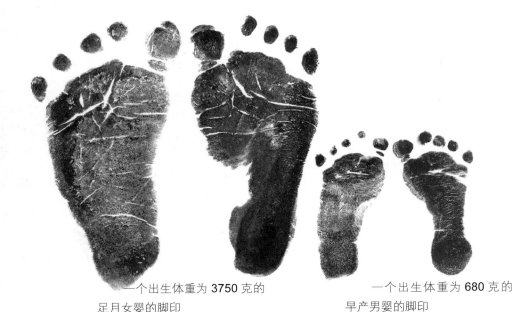

一个出生体重为 **3750** 克的
足月女婴的脚印

一个出生体重为 **680** 克的
早产男婴的脚印

这样，医护人员可以密切观察他们的呼吸和一般状况。

参与互动　尽早与宝宝进行身体接触。关爱对宝宝的成长和发育很重要。

当你怀孕后，你可能就幻想着抱着你的宝宝，或者给他洗澡和喂奶。作为早产儿的父母，你可能无法用你想象的方式和宝宝度过最初的几周。不过，你可以通过其他方式与你的宝宝互动。

你可以通过早产儿保温箱的窗口，握住宝宝的手或轻轻地抚摸宝宝。温柔接触你的早产宝宝可以帮助他 / 她茁壮成长。通过哼唱摇篮曲或轻声地对他 / 她说话来帮助你的宝宝了解你。

当你的宝宝病情改善后，你就可以抱着宝宝摇来摇去了。皮肤与皮肤的接触，有时被称为袋鼠护理，是连接你和宝宝的有效方法。在袋鼠护理中，护士可以帮助你将宝宝放在你裸露的胸部，然后用毯子轻轻地盖住他 / 她。研究表明，早产儿对皮肤与皮肤的接触有积极的反应，袋鼠护理可以加快婴儿的恢复时间。

妈妈能参与宝宝成长的另一种方式是提供母乳，母乳中含有帮助抵抗感染和促进生长的蛋白质。在新生儿重症监护治疗病房中，每隔 1~3 小时，护士可能会通过一根从鼻子或嘴到胃的导管给宝宝喂母乳。护士会告诉你如何吸奶，以及吸出的母乳如何保存。

早产儿并发症　所有早产儿都可能会出现并发症，但宝宝出生的时间越早，出现问题的可能性就越大。有些并

当你的宝宝住院时

▶ 花一些时间与你的宝宝进行接触和交谈。早产儿对于肌肤接触会积极回应。

▶ 尽可能了解你的宝宝的健康状况，尤其是你作为父母应该注意什么以及在这种情况下父母该如何协助照料。

▶ 积极照顾宝宝，尤其是当你的宝宝快要离开医院的时候。

▶ 不要害怕问问题。医学术语可能会令人感到迷惑和恐怖，你可以让宝宝的医生或护士写下所有关键的诊断。你也可以要求打印患者信息表或通过推荐的网络获取更多的信息。

▶ 学会依靠别人。具体情况和你的伴侣或其他家庭成员商议，邀请家人和朋友在你住院期间帮助你。你也可以要求会见医院社会工作者。

▶ 询问公共卫生护士或家访的护士是否可以在你回家后帮助照顾宝宝。

▶ 询问医生你的宝宝是否应该参加特殊婴儿随访或婴儿发展项目。

发症在出生时就是显而易见的，而有些并发症可能在出生后数周或数月后才逐渐出现。

呼吸窘迫综合征（RDS）　是新生儿最常见的呼吸问题，绝大多数发生在早产儿身上。患有呼吸窘迫综合征的婴儿肺部发育不成熟，缺少重要的称为肺表面活性剂的液体物质。肺表面活性剂可以让肺具备正常、发育完善、充满弹性的特质，以便于正常呼吸。

呼吸窘迫综合征经常在出生后几分钟到几小时内被诊断出来。诊断依据是呼吸困难的程度以及新生儿胸部 X 线检查发现异常。

治疗。　患有呼吸窘迫综合征的新生儿需要不同程度的治疗来帮助他们呼吸。通常需要补充氧气，直到肺部发育完善。

呼吸机，也叫呼吸器，可以精细地调控新生儿的呼吸。它可以给宝宝每分钟几次额外的呼吸，也可以完全替代宝宝的呼吸。

一些婴儿受益于被称为持续气道正压通气（CPAP）的呼吸援助系统。一根可以塞进鼻孔的塑料管向呼吸道内持续提供额外的压力，以保持肺内微小的肺泡适当扩张。

患有严重呼吸窘迫综合征的婴儿往往被直接向肺部给予表面活性剂，同时应用其他一些药物，比如可以增加尿量、排出多余水分、减少肺部炎症、减少喘息、减少呼吸暂停的药物。

支气管肺发育不良　早产儿肺功能通常在出生后几天到几周的时间内改善。如果宝宝在出生后一个月仍然需要辅助呼吸或者供氧，通常被认为是患有支气管肺发育不良（BPD）。这种情况也被称为慢性肺病。

治疗。　患有支气管肺发育不良的婴儿需要持续补充氧气较长时间。如果他们并发重感冒或肺炎，可能就需要辅助呼吸，比如呼吸机辅助通气。甚至出院回家后，有些婴儿可能仍然需要继续持续吸氧，随着这些婴儿逐渐长大，他们对补充氧气的需要将逐渐减少，他们的呼吸也会变得更容易。但是，他们可能比其他孩子更容易发生喘鸣或哮喘发作。

呼吸暂停和心动过缓　早产儿通常有不成熟的呼吸节律，导致他们出现呼吸暂停：先 10~15 秒的深呼吸，然后 5~10 秒的暂停，这种情况被称为周期性呼吸。有时候，宝宝呼吸的暂停可能会导致心跳减缓（心动过缓）。

治疗。　呼吸暂停及心动过缓的早产儿在呼吸频率下降、心率减慢、血氧饱和度下降后通常可自行恢复正常。如果他们不能自行恢复，护士可能会通过拍动或扭动宝宝来轻轻地刺激他们，让他们醒来。如果情况更严重，那么宝宝可能需要短暂的辅助呼吸通气。

动脉导管未闭　宝宝出生之前通过胎盘而不是通过肺获取氧气，因此，肺需要非常少的血流量。正因为如此，一段短粗的血管叫作动脉导管将血液分流，避开肺，并最终回流到胎盘。

出生前，一种叫前列腺素 E（PGE）的化合物存在宝宝的血液中，保持动脉导管开放。一旦宝宝足月出生，血液中前列腺素 E 的水平大幅度下降，导致动脉导管关闭。这使得婴儿血液循环从出生前转化为出生后，也就是出生后血液循环。

在偶尔的状况下，特别是早产儿，血液循环中前列腺素 E 水平高于正常水平，这将导致动脉导管保持开放状态，进而可导致婴儿呼吸困难或循环衰竭。

治疗。　动脉导管未闭通常应用抑制或者减缓前列腺素 E 生成的药物，如果药物治疗无效，可能就需要进行手术了。

颅内出血　胎龄不到 34 周的早产儿将面临颅内出血的风险。早产儿出生越早，这种并发症的风险越高。因此，如果早产似乎是不可避免的，那么就需要给予母亲一定的药物来帮助减少发生新生儿严重颅内出血的可能性。

治疗。　轻微程度颅内出血的婴儿只需要观察。那些有严重颅内出血的新生儿需要进行各种治疗。严重颅内出血的婴儿还将面临发育问题，比如脑瘫、痉挛和智力障碍的风险。

新生儿坏死性小肠结肠炎　原因尚不完全清楚，一些早产儿——通常是胎龄小于 28 周，可能会发生坏死性小肠结肠炎。在这种情况下，宝宝的部分小肠的血供不完善，可能导致肠壁感染。体征包括腹部膨隆、喂养不耐受、呼吸困难和血便。

治疗。　在这种情况下，医生可能会予以婴儿静脉营养及抗生素治疗。但在更严重的情况下，可能就需要通过手术去除受影响的部分小肠。

早产儿视网膜病变　早产儿视网膜病变（ROP）是指婴儿眼睛上的血管的异常生长。在早产儿中视网膜病变非常常见。例如，在胎龄 23~26 周出生的大多数婴儿，多少会有一些视网膜病变，然而胎龄超过 30 周出生的婴儿则很少发生视网膜病变。

在胎儿期，视网膜从眼睛后方向前方发育，在宝宝足月出生时，视网膜刚刚发育完善，对早产儿来说，视网膜发育不完善，分娩后将会面临一系列的因素干扰其发育。

治疗。　如果你的宝宝患有视网膜病变，眼科专家（眼科医生）能在分娩后 6 周检查宝宝的眼睛。幸运的是，大多数情况下，宝宝患有的是轻微的视网膜病变，无须额外的治疗就可以痊愈。更严重的视网膜病变往往需要进行激光治疗或冷冻治疗。幸运的是，当今，失明非常罕见，一般只出现在非常小的、状态非常不稳定的早产儿身上。

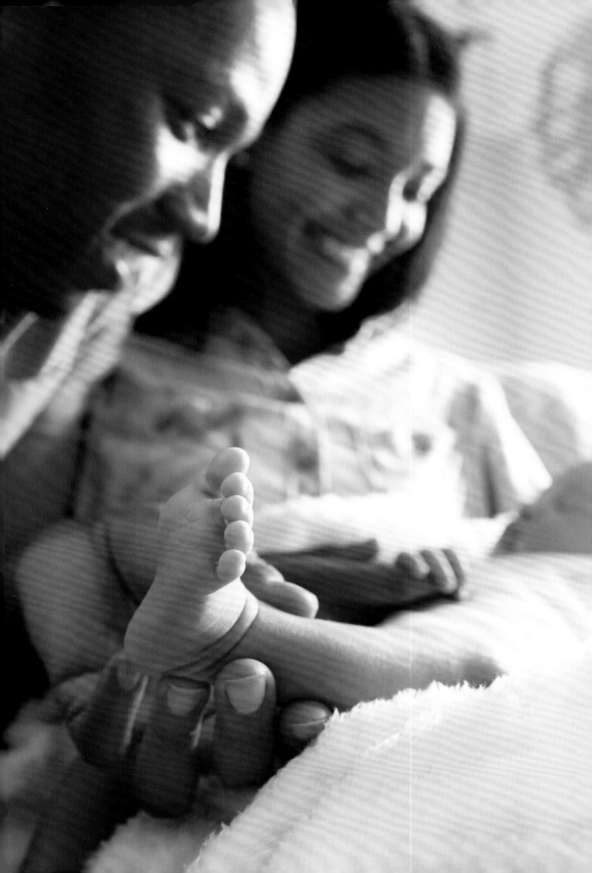

第 17 章

带宝宝回家

最终，你所期盼的时刻到来了——你迎来了家庭的新成员！你已经准备好了婴儿床和婴儿室，买来或者借来了可爱的小衣服，囤了好多尿不湿、湿巾、毯子和其他的必需品。你已经考虑过这个新成员将会给你的生活带来怎样的改变，你可能会感到既兴奋又害怕。

现在你想知道：我准备好了吗？我们准备好了吗？可能没有答案——这是完全正常的。

不论你看过多少孕期指导书和育儿书，也不论你把一切安排得多细致，在孩子刚出生的几周里你都会手忙脚乱——这是一段既令人兴奋又让人无所适从的时光。

在孩子刚出生后（产后）的几周里，你需要在同一时间处理许多身体的、情感的以及生活上的不同问题。你会逐渐熟悉这个小家伙并尝试去理解宝宝的需求和习惯。同时，你的身体也将从怀孕和分娩中逐渐恢复。

鉴于所有的这些变化，你带宝宝回家后的几周可能是你一生中最具挑战的时刻。你可能需要花费几周甚至几个月的时间来让生活恢复正常。对自己和孩子要有耐心，要相信自己可以用自己的方式去做到这些。

人的一生中能够迎来一个新生命是一种很特别的体验。这一章节会让你初步了解新生儿的世界，并给你一些如何照顾孩子并保证他 / 她安全的建议。

宝宝的世界

在新生儿期，他 / 她看起来会做的只有吃、睡、哭以及让你不停地忙着换尿布。但其实他 / 她也会通过视觉、听觉和嗅觉来感知这个世界，学着运用他 / 她的肌肉，还会表现一些生理反射。

宝宝一出生就已经开始与你交流了。

婴儿虽然不能用语言来表达他们的需求、情绪及偏好，但是他们用其他的方式来表达自己，主要是哭。

你可能并不总是知道你的宝宝有什么感受，甚至有时你会觉得他/她在说外语。但你会逐渐了解宝宝是如何感受这个世界，如何与你和其他人建立联系的。同样地，你的宝宝也会理解你的身体语言，比如触摸、拥抱、声音和面部表情。

反射   新生儿刚开始学习享受脱离子宫束缚之后自由的活动。在刚出生的几天，他们可能不太愿意尝试新的运动，更喜欢被包着或是被紧紧地抱着。然而，随着时间的推移，你的宝宝会开始尝试进行一系列的动作。

宝宝们生来就有一些反射——无意识的、不由自主的动作。其中一些动作似乎是保护性的反应，例如，为了避免窒息而侧头。一些是为宝宝的自主运动做准备。大部分的反射会在出生后的几周或者几个月后逐渐减弱，随即会被新习得的技巧取代而完全消失。

在此期间，请注意以下这些反射。

▶ *觅食反射*。   这一反射促使宝宝转向食物的方向，不论是乳房还是奶瓶。如果你轻抚新生儿的一侧脸颊，他/她会转向这侧，张着嘴，准备吸吮。

▶ *吸吮反射*。   当把乳头、奶瓶嘴或安抚奶嘴放入宝宝口中时，他/她会自动开始吸吮。这个反射不仅可以帮助新生儿进食，也能使他/她平静。

▶ *踏步反射*。   当你抱住婴儿腋下让他们的脚底接触地面，他们会把一只脚放在另一只脚前面，好像他/她在走路一样。这种踏步反射通常在出生后第4天出现，出生后2个月消失。大部分孩子要到1岁左右才能真正学会走路。

▶ *拥抱反射(莫罗反射)*。   当宝宝受到噪声或者突然的动作惊吓时，他/她会同时向外挥出双臂并大哭。当你特别快地把宝宝放在摇篮或婴儿床里时，你也能观察到这个反射。

▶ *紧张性颈反射*。   如果你在宝宝仰面躺着的时候把他/她的头朝向一侧，你就能看到这个经典的婴儿动作，一只胳膊弯曲并举到头后方，另一只胳膊向头转向的方向伸出。伸出的手可能还是握紧拳头的。

▶ *微笑反射*。   在最初的几周里，新生儿的大部分微笑是不自主的，但不

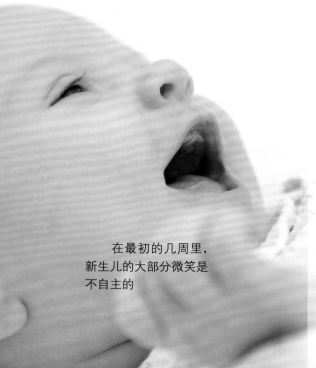

在最初的几周里，新生儿的大部分微笑是不自主的

久之后宝宝就会开始对人或者情境产生反射性的微笑。

如果你注意观察，你会观察到这些反射，但如果你没有观察到，也不用担心。儿童保健的医务人员会通过查体来检查这些反射。

你可以在宝宝躺着的时候抓着他 / 她的胳膊或腿轻轻画圈来鼓励宝宝运动，或者你可以让宝宝踢你的手或者吱吱叫的玩具。

感觉　对你的宝宝来说，这是一个全新的世界，他 / 她的所有感官都在活跃地感受外界并逐渐理解它的意义。你会注意到，物体、光、声音、气味或触碰都能吸引你的宝宝。当宝宝接触到新事物的时候，他 / 她会逐渐安静下来。

视觉　新生儿都是近视眼，只能看清 8~12 英寸（20.3~30.5 厘米）内的东西。对宝宝来说，这是看清重要东西的最佳距离——父母抱着他们或者给他们喂奶的时候，正好可以看清父母的脸。你的宝宝很愿意注视着你的脸，而且在一段时间内这都是他 / 她最喜欢做的事情。给你的宝宝充足的时间让他 / 她与你面对面来认识你。

除了对人脸感兴趣，新生儿还会被光亮、运动以及简单的、高对比度的物体吸引。许多玩具店都会售卖黑白的以及色彩明亮的玩具、风铃和婴儿室装饰品。

因为新生儿还不能完全控制眼部运动，所以他们有时会"对眼"。这是很正常的。在接下来的几个月里，宝宝的眼部肌肉会变强变成熟。

当你的宝宝能很安静集中注意力的时候，你可以让他 / 她看着一个简单的物品。试着在他 / 她面前慢慢地左右移动这个物品，大部分宝宝会短暂地随着物品的移动而移动他们的眼睛，有时还会转动他们的头。不要让你的宝宝太累——一次看一个物品足矣。如果你的宝宝累了、饿了或者接受了过多的刺激，他 / 她就会不想玩这个游戏了。

听觉　一旦宝宝出生，新的声音就会吸引他 / 她的注意。当有声响的时候，宝宝会反应性地停止吸吮动作，睁开眼睛或者停止哭闹。他们可能会被比较吵闹的噪声吓一跳，比如狗叫，但却能被吸尘器嗡嗡的声音或烘干机的呼呼声安抚。宝宝对声音的接受和适应能力很强，所以一种特定的声音只能吸引他们一两次。

新生儿能够区分人声和其他声音。宝宝最感兴趣的就是父母的声音。你的宝宝很快就能学会分辨你的哪些声音是与食物有关、哪些与温暖有关、哪些与触摸有关。当你跟他 / 她说话的时候，他 / 她会非常认真地聆听——即使是婴儿也会愿意听你跟他说话。要尽量多地跟你的宝宝聊天。虽然他 / 她听不懂你在说什么，但你的声音可以使他 / 她安心和平静。

许多医院都把听力测试作为新生儿常规检查。在影响语言和社交能力发育之前，早期听力筛查是诊断听力障碍的重要工具。

触觉   婴儿对触觉很敏感，并且能够区分质地、压力和湿度。他们能对温度的变化迅速做出反应。当有冷空气从皮肤上吹过时，他们会受到惊吓，而当被温暖的气息围绕时，他们又会恢复平静。你的触摸可以使你的宝宝平静和安心，也能够把昏昏欲睡的宝宝叫醒吃奶。

嗅觉和味觉   婴儿的嗅觉很发达。在宝宝很小的时候，就可以通过气味辨别出他／她的妈妈。他们可能会通过动作或行为的变化来表达自己对新的气味的兴趣。但是他们也很容易适应气味，很快他们就不再对这种新的气味感兴趣。

味觉与嗅觉是密切相关的。虽然新生儿接触的味道很少，只有母乳或配方奶，但研究显示，从出生开始，新生儿就更偏爱甜食。

哭   哭是新生儿最初的沟通方式。他们很会利用这种方式——婴儿平均每天要哭 1~4 小时。这也是适应子宫外面生活的一种方式。

哭的原因通常有以下几种。

- **饥饿。**   大部分婴儿在 24 小时中要吃 6~10 次奶。至少在 3 个月之内，宝宝们还需要吃夜奶。
- **不舒服。**   你的宝宝会因为尿布湿了或脏了而哭，会因为肚子胀气或消化不良而哭，还会因为温度或姿势不舒服而哭。当宝宝不舒服的时候，他们会想要找一些东西来吸吮。但

是喂奶并不能解决不舒服，安抚奶嘴也仅能起一时之效。当不舒服的感觉消失了，宝宝自然会平静下来。

- **无聊、害怕和孤独。**   有时候，宝宝哭是因为他／她觉得无聊、害怕或孤独，并希望能被抱着。当宝宝寻求安慰的时候，如果看见你，听见你的声音，感觉到你的触摸，和你在一起，被抱着或者吸吮着什么都能使他们安心。
- **劳累或者刺激过度。**   哭可以帮助一个劳累或者被刺激过度的宝宝暂时停止所有的感官，不听也不看。这也有缓解压力的作用。你会注意到你的宝宝每天有固定的哭闹期，通常是在傍晚或是午夜。在这个时段似乎你做什么都不能安抚他／她，但在这之后宝宝会比以往更加精神，之后睡得也更熟。这种哭闹似乎能帮助宝宝释放多余的精力。

随着你的宝宝长大，你将逐渐可以区分宝宝的哭声所表达的不同意义。

安抚一个哭泣的宝宝   通常，在宝宝出生后的最初几个月，你应该迅速地对他／她的哭声做出反应。这样做并不会惯坏你的宝宝。研究显示，被迅速并温柔回应的新生儿很少整夜哭泣。

当你的宝宝哭得越来越久的时候，你可以列一个简单的表来评估一下可能需要什么。

- 宝宝是不是饿了？
- 宝宝需要换尿布了吗？

用襁褓来包裹婴儿

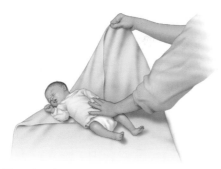

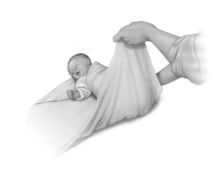

第一步　把毯子的一个角提起来并拉紧。将毯子绕过宝宝的身体并把一只胳膊包进去。然后把这个角紧贴着压在宝宝身下。

第二步　把毯子的底端向上折叠，要给宝宝的臀部和腿留出一些自由活动的空间。

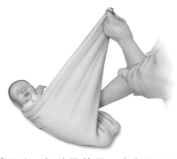

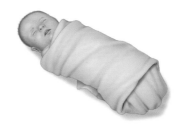

第三步　把毯子的另一个角拉起来，拉紧并包住另一只胳膊，然后压在宝宝身下。

第四步　一个舒适的襁褓。

▶　是不是需要给宝宝拍拍嗝?

▶　是不是太热了或者太冷了?

▶　宝宝是不是吸吮些什么更舒服些?

▶　宝宝是不是需要温柔的照顾——比如抱着他 / 她走走，摇一摇，抚触一会儿，温柔地聊会儿天，唱首歌或者是哼曲子?

▶　宝宝是不是需要换一个更舒服的姿势? 是不是有东西压着、粘着或是缠住他 / 她了?

▶　是不是给他 / 她太多的刺激或是让他 / 她过于兴奋了? 还是宝宝只是需要哭一会儿?

　　首先试着解决宝宝最迫切的需求。如果他 / 她饿了，就先喂奶。如果宝宝哭声很尖锐或者恐惧地哭，就要检查一下是不是有什么东西扎着或者压着宝宝了。如果宝宝很暖和、刚换了尿布、吃饱了也休息好了，但却仍然哭闹，以下的建议可能对你有所帮助。

▶ 试着用毯子紧紧地把宝宝包裹起来。

▶ 面对面地与宝宝温柔地聊天或唱歌。

▶ 轻轻地触摸宝宝的头或者抚摸，轻拍宝宝的前胸或后背。

▶ 当你抱着他/她摇晃的同时可以给他/她你的手指或者安抚奶嘴来吸吮。

▶ 用温柔的动作，比如用手臂轻摇宝宝，把他/她抱在肩膀上走走，或者把他/她放在背袋里抱着。

▶ 播放轻音乐。

▶ 让宝宝趴在你腿上，肚子贴着你的大腿。

▶ 把宝宝头朝上抱在肩上或胸前。

▶ 把宝宝放在婴儿座椅里带他/她出去兜风。

▶ 给宝宝洗个热水澡或者放一个温水瓶子在他/她的肚子上，注意是温水不是热水。

▶ 用手推车或婴儿车带他/她去户外散步。

▶ 降低宝宝所在区域的噪声和光亮。或者试着给他/她听单一的声音，比如持续单调的吸尘器声或是海浪声的录音。这能阻隔其他声音，让宝宝放松并入睡。

如果宝宝没有尿湿，吃饱了且很舒适并被紧紧地包裹着却仍然在哭，那么他/她可能只是需要10~15分钟独处的时间。你要待在能听见宝宝声音的地方，每隔几分钟就远距离地观察一下宝宝。虽然许多家长都认为做到任由自己的宝宝哭实在很难，但这其实给了宝宝一个放松和宣泄情感的好机会。

要记得你并不是总有办法使宝宝安静下来，特别是当宝宝只是为了释放压力而哭闹的时候。宝宝就是会哭，这是宝宝正常生活的一部分。只要确定宝宝不会一直哭下去——宝宝花在哭上的时间会在出生后6周达到顶峰，之后会逐渐减少。到3~4个月大的时候，通常会有明显改善。

在无休止的哭闹中产生的挫败感也是为人父母正常的生活部分。为了获得必要的休息时间，你可以和家人、朋友或者保姆约定好时间。即使1小时的休息也能让你重新恢复精力。

如果宝宝的哭让你抓狂，就把宝宝放在安全的地方，如婴儿床上。然后联系医生、医院的急诊室或者当地紧急事务服务处。无论你是失去耐心还是生气，永远不要摇晃你的宝宝，也不要让任何人摇晃你的宝宝。摇晃婴儿可能导致婴儿失明、脑损伤甚至死亡。

吃和睡　新生儿的日程有两大重要事项，就是吃和睡。因为宝宝的大部分精力用来生长发育了，所以醒着的时间大部分用在了吃上。

吃的模式　在最初的几周里，大部分宝宝一天要吃6~10次。他们的胃容量很小，能容纳的母乳或配方奶不足以维持很长时间。这意味着你每2~3小时就要喂他们一次，夜间也是如此。然而，不同的婴儿在进食的间隔和食量上存在巨大的差异。

你的宝宝可能起初并没有什么饮食

应付绞痛

每个宝宝都会哭闹，但有一些宝宝会比另一些更爱哭。如果宝宝很健康但却经常哭闹，特别是在晚上，或者哭的时间越来越长，每天要哭 3 小时以上而且哄不好，那么你的宝宝可能是绞痛。这并不是一种身体异常或疾病——绞痛只是对反复地哭并且很难哄好的现象的一种叫法。

绞痛的宝宝哭并不单单是因为饿了、该换尿布了或者任何显而易见的原因，并且怎样安抚也不能让宝宝平静下来。专家也不能解释导致这种现象的原因是什么。绞痛通常在出生后 6 周达到高峰并在宝宝 3 个月时消失。

对于绞痛宝宝的父母来说，似乎这个时期永远也过不去了。父母感到挫败、生气、紧张、易怒、焦虑和疲惫也都是很常见的。

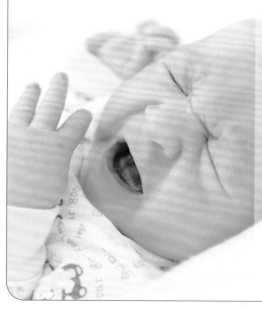

要做的事　并没有一种治疗方法确定能缓解绞痛。可以尝试多种方法来使你的宝宝平静，如果你的努力都是徒劳的也不要气馁。要记住，总有一天你的宝宝会度过绞痛的时期。而且一个挑剔的宝宝与他 / 她长大后的性格没有任何关系。许多有绞痛的宝宝都会成长为一个开心、爱笑、容易相处的孩子。

在你的宝宝不停地哭的时候，你越放松，就越容易使他 / 她平静。一直听着新生儿的哭叫是十分痛苦的，但是你的焦虑、挫败和慌乱都可能会增加宝宝的压力。

休息一下，让别人帮着照顾一下你的宝宝，这样你可以放松一下。有时候，当你用尽所有常用的方法后，一个新面孔也能让宝宝平静。

如果不是绞痛　有时候，你很难确定宝宝是因绞痛而哭还是因为其他相关的原因而哭。如果你的宝宝出现以下情况，你需要联系医生。

▶ 宝宝哭的时间格外长。

▶ 宝宝哭的声音很奇怪。

▶ 哭的同时出现活动减少、进食差、异常的呼吸或者运动。

▶ 哭的同时伴随着疾病的症状，如呕吐、发热、腹泻等。

▶ 如果你和家里的其他人都没有办法让宝宝停止哭泣并安静下来时，也可以寻求医生的帮助。

规律。虽然你能大概推测出下次该喂奶的时间，但宝宝的进食其实并不规则。在生长发育的高峰期，有那么一两天喂奶要比平时频繁得多。

你很快就能读懂宝宝饿了的信号，比如哭、张嘴、吸吮、把拳头放在嘴里、哭闹不安或者转向你的乳房。宝宝也能通过把乳头或奶嘴吐出来或者把头转向另一侧来表示他们已经吃饱了。

睡眠的模式和周期 就像吃一样，新生儿需要一段时间来养成规律的睡眠习惯。在出生后第一个月，他们时睡时醒，醒来就吃奶，每两次吃奶之间的睡觉时间几乎相同。此外，新生儿并不能区分白天和黑夜。需要一些时间来形成昼夜节律——包括醒睡周期以及 24 小时内循环的其他模式。随着宝宝的神经系统逐渐发育成熟，他／她的醒睡周期也会逐渐规律。

尽管新生儿通常睡一觉的时间不会超过 4.5 小时，但一天里总的睡眠时间也会达到或超过 12 小时。他们通常会为了吃奶保持足够长的清醒时间，最长大约 2 小时，之后又会继续睡。当你的宝宝 2 周大的时候，你会发现他／她睡着和醒着的时间都变长了。在宝宝 3 个月的时候，

养成良好的睡眠习惯

下垂的眼皮、揉眼睛和哭闹都是宝宝累了的常见征象。许多宝宝会在被放下准备睡觉的时候哭，但是如果让他／她独处几分钟，绝大多数宝宝会自己安静下来。

如果你的宝宝既没有饿也没有生病，尿布也没有湿，那么你可以试着耐心地对待这种哭闹并鼓励他们自己解决。也许你离开房间一会儿，你的宝宝可能很快就不哭了。如果做了以上这些努力后宝宝仍然哭闹，那么你可以试着给他／她调整一个舒服的姿势，然后再给宝宝自己解决的机会。

在最初的几个月里，很容易养成宝宝在父母的怀抱中吃奶和入睡的模式。许多父母喜欢这种接近和亲密。但最终这可能成为宝宝入睡的唯一方法。当宝宝在午夜醒来的时候，除非抱着喂奶，否则无法再次入睡。为了避免这些情况，在宝宝想睡还没睡的时候就把他／她放在床上。如果在你第一次这样做的时候他们不需要任何帮助就睡着了，那么他们就更容易学会在夜间醒来时自己入睡。

要记住宝宝们夜里翻身不是因为痛苦。婴儿通常会在进入不同的睡眠周期时哭和动。父母有时会错误地解读宝宝的翻身，以为这是他们要醒的征兆，并开始不必要的喂养。其实，在这种情况下父母应该观察几分钟，看宝宝是否会自行入睡。

安全的睡眠

要经常让宝宝躺着睡觉，即使只是打个盹。这是婴儿睡眠的最安全的姿势，可以大大降低婴儿猝死综合征的发生概率。婴儿猝死综合征是指 1 岁以下婴儿发生不明原因的突然死亡，也称为婴儿床死亡。

研究显示，趴着睡的宝宝发生猝死的风险明显高于仰卧着睡的宝宝。侧身睡也同样增加猝死风险，可能因为侧身睡的宝宝很容易翻过来成为俯卧位。自从 1992 年美国儿科学会开始推荐婴儿仰卧位睡姿以来，婴儿猝死综合征的发生率明显降低。

唯一例外的是那些因为健康问题而必须趴着睡的孩子。如果你的宝宝有出生缺陷，每次吃完奶都吐，或者有呼吸系统、心血管系统的问题，就要询问你的医生怎样是最适合宝宝的睡姿。

要确保所有照顾宝宝的人都知道宝宝要仰卧着睡，包括祖父母、看护、保姆、朋友以及其他人。

许多宝宝最初不喜欢躺着睡，但他们很快就会习惯。许多家长担心如果仰卧着睡宝宝吐奶的时候会呛着，但是医生们发现呛奶或类似的情况并没有增加。

一些仰卧睡姿的宝宝后脑勺会比较平。大多数情况下，这种情况在宝宝会坐的时候有所好转。你也可以通过在宝宝睡觉的时候调整头部的方向来保证宝宝头形正常——比如几天晚上头朝向一侧睡，几天晚上头朝向另一侧睡。这样的话，宝宝睡觉的时候就不会总是压到头的同一侧。

还有一些能够降低婴儿猝死综合征风险的小技巧。

▶ 母乳喂养。虽然原因不是很清楚，但是母乳喂养确实能够防止婴儿猝死综合征的发生。

▶ 让宝宝穿睡袋。这样你就不需要用毯子来包宝宝，也就不用担心毯子会影响宝宝呼吸了。

▶ 谨慎选择床上用品。要用硬的床垫。不要把宝宝放在厚的、松软的垫子上，这样如果宝宝的脸陷进去了就会影响呼吸。鉴于同样的原因，不要把枕头、松软的玩具或填充玩具动物放在宝宝的婴儿床内。

▶ 不要吸烟或者把宝宝放在有烟的环境中。如果妈妈在孕期及分娩后吸烟，婴儿猝死综合征发生率是普通婴儿的 3 倍。

▶ 保持温度适宜。如果宝宝的脸或脖子出汗了，说明他 / 她太热了。

许多宝宝夜间睡眠时间会变长，这样家长们也可以好好休息一下。

你可以通过以下方法帮助你的宝宝把睡眠时间调整到夜间。

- 在喂夜奶和换尿布的时候避免刺激宝宝。保持宝宝处在光线较暗的环境，轻声说话，不要与宝宝玩或者聊天。这些都强化了晚上应该睡觉的信息。
- 建立一些睡前常规。比如唱歌，或者在把宝宝放到床上之前保持一段安静的时间，或者讲一个小时的故事。

给睡着的宝宝喂奶   你肯定遇到过这样的时候，宝宝表现出很饿的样子，可是你刚开始喂奶，他 / 她就睡着了。下面这些小技巧可以帮你顺利地给睡着的孩子喂奶。

- 观察并利用宝宝比较有精神的时段。在这些时段喂奶。
- 睡着的宝宝如果觉得饿了，会扭来扭去、翻来覆去或者哭闹。如果你的宝宝已经睡了 3 个多小时了，你就要观察这些微妙的征象。如果你

的宝宝快醒了，那么你就温柔地叫醒他 / 她并鼓励他 / 她吃奶。

- 可以用手指在宝宝的脊背上移动，给他 / 她一个要醒来吃奶的信号。
- 可以脱下宝宝的一部分衣物。因为宝宝的皮肤对温度的变化很敏感，寒冷会让他 / 她醒来吃奶。
- 用你的手指在宝宝的嘴唇上轻轻地画几个圈。
- 把你的宝宝摆成坐姿。在头朝上的时候，宝宝通常会睁开眼睛。

小便和大便   新手爸妈总是想知道宝宝的大小便怎样算正常。当宝宝 3~4 天大的时候，如果得到充分的喂养，一天至少尿 6~8 次。随着宝宝长大，他 / 她会在每次吃奶的时候排尿。

对一个健康的婴儿来说，尿液应该是浅黄至深黄色的。有时，高浓度的尿液干结在尿布上会显现出粉色，可能会被误认为是血迹。但是，真正的血尿或是尿布上的血迹是应该引起重视的。

正常大便范围很宽，因为每个宝宝都不一样。宝宝可能在每次吃奶后很快就大便了，也可能一周才大便一次，也可

第一次大便

宝宝的第一次大便通常在出生后 48 小时内排出——可能会吓到你。最初的几天，新生儿的大便比较黏稠——有点像柏油的质地，黑绿色，称为胎便。在胎便排出之后，宝宝大便的颜色、频率和黏稠度会因喂养方式的不同有很大变化——分为母乳喂养和人工喂养。

能没有固定的模式。

　　如果你是母乳喂养，那么宝宝的大便会呈现浅芥末色，并含有像种子一样的小颗粒。大便会很软甚至有点黏。人工喂养的宝宝，大便通常是褐色或黄色的，比母乳喂养宝宝的大便硬一些，但也不会比花生酱硬。偶尔发生颜色或性状的变化也是正常的。不同的颜色可能提示食物在消化道中停留了多久或者吃了什么，大便可能是绿色、黄色、橙色或棕色。

　　轻度的腹泻在新生儿中也很常见。大便可能是水样的、次数很多，可能还混着黏液。便秘在婴儿中不太常见。大便的时候宝宝可能会用力，发出呼噜声或是脸憋得通红，但这并不意味着宝宝便秘。如果宝宝大便很困难就证明宝宝便秘了。

婴儿护理的基础

　　一旦你家里有了儿子或女儿，即使是很小的事你都会在意。我这么抱着他 / 她姿势对吗？衣服会不会太紧或太热了？洗澡水太凉了吗？有点紧张和焦虑是正常的。

　　但是只需要很短的时间你就能够更有信心地护理孩子。你很快就会成为做所有事情的专家，从换尿布到给宝宝洗澡。

　　抱孩子　起初你会觉得自己抱孩子的动作很笨拙，也有点紧张，过一段时间你就会感到舒服多了。而且你很快会了解你的宝宝喜欢什么姿势——所有

的宝宝都有自己的喜好。新生儿通常都会喜欢被紧紧地抱着，被你温暖的身体围绕着。当他们躺在臂弯中被轻轻地摇晃，他们的头、胳膊和腿都被稳稳地托住的时候，他们会感到安全和平静。

　　在出生的前几个月，宝宝们对颈部和头的肌肉的控制能力是不同的。除非你确定你的宝宝可以自己抬头抬得很好了，否则你都要轻柔缓慢地抱起你的宝宝，这样宝宝身体的各部分都得到支撑，并且头不会突然向后仰。当你把宝宝放下的时候，应该一只手轻托宝宝的脖子和头，另一只手托着宝宝的屁股。

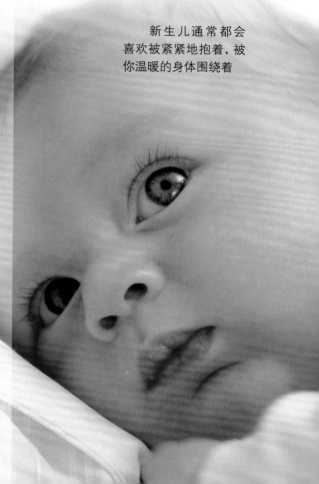

新生儿通常都会喜欢被紧紧地抱着，被你温暖的身体围绕着

渐渐地你会掌握一些经验，知道哪种姿势能使哭闹的宝宝平静和舒服。你可以试着让他 / 她趴在你的胳膊上，头靠在你的肘窝里，你的手托住他 / 她的裆部。或者让他 / 她横趴在你的腿上，肚子贴着你的大腿。另一个舒服的姿势是你躺下，让宝宝趴在你的胸前，这样你可以用手轻轻抚摸他 / 她的背。

你的宝宝也可能会有自己偏好的被抱着的姿势。比如有的宝宝喜欢脸朝外，可以看着这个世界，另一些宝宝喜欢紧紧地贴在你身上，这样感觉比较安全。也可能你的宝宝喜欢胳膊腿都被包起来，或者他 / 她可能喜欢只固定躯干和头，胳膊、腿都能自由活动的姿势，这样更放松。

换尿布　宝宝的父母看上去在无休止地换尿布。实际上，宝宝 1 岁之前

尿布疹

所有的宝宝都会时不时地有发生红屁股的情况，即使尿布换得很勤，清洁很认真，这种情况也不能避免。尿布疹可能与很多因素有关，包括大便或新产品的刺激，如一次性湿巾、尿布或洗衣液。皮肤敏感，细菌或真菌感染，过紧的尿布或衣服摩擦都会引起尿布疹。

尿布疹通常很容易处理，几天就会好转。治疗尿布疹的要点是尽可能保持宝宝皮肤清洁干燥，每次换尿布的时候都要用清水彻底清洁该区域。如果宝宝患了尿布疹，要尽量避免用肥皂或用一次性的有香味的湿巾清洁该区域。这些物品中含有的酒精或香料都会刺激宝宝的皮肤并加重或引起新的尿布疹。

换上新尿布之前吹干宝宝的屁股也很重要，如果可以的话，短时间内不要让宝宝用尿布。宝宝起尿布疹的时候避免使用塑料短裤或者是过紧的隔尿裤。

另外，无论何时尿布区域皮肤呈现粉色，可以适当涂抹一些含氧化锌的软膏。这些产品可以一天多次在患处涂薄薄的一层，来舒缓和保护已经被刺激的皮肤。如果疹子几天都没好，就要请医生做相应的检查了。

不要用爽身粉或玉米粉擦婴儿的皮肤。婴儿可能会吸入爽身粉，这会刺激宝宝的肺。玉米粉可能会引起细菌感染。

为了避免尿布疹，不要使用超吸收的一次性尿布，这会导致换尿布次数的减少。如果你用布的尿布，要确保尿布彻底洗净漂净。为了改善血液循环，要选择有按扣的塑料短裤或防水隔尿裤，而不要选择那些捆绑的裤子。另外，试着用布尿布的同时用吸水衬垫。

一共要换 2500 次尿布。这个统计看上去很吓人，但你可以把这个频繁的任务看成是与宝宝交流和增加亲密感的机会。你温柔的话语，轻柔的抚摸和鼓励的笑容都可以使宝宝感到被爱和被保护，很快你的宝宝就会向你回应咯咯的笑声和温柔的咕咕声。

因为新生儿的排尿频率较高，所以在出生后的第 1 个月每两三个小时就换一次尿布很重要。但你也可以等到尿布湿了、宝宝哭了再换。尿液本身并不会对宝宝的皮肤产生刺激。但是，大便中所含的酸性物质会刺激宝宝的皮肤，所以一旦宝宝醒了就要把脏的尿布换掉。

置办装备　如果你想让换尿布这件事使你和宝宝都舒服，你就要有以下东西在手。

▶ *尿布。* 要囤足够的尿布。你可以买布的或者一次性的尿布，包括可降解纸尿裤，或者你也可以选择尿布服务商店。大部分尿布服务商店提供布的尿布，费用包含了租尿布、快递、收集和清洗尿布。如果你用一次性的尿布，记得要选择与你的宝宝体重相匹配的型号。你每周大概需要 80 个一次性尿布。

如果你计划买布的尿布，你会想囊括多种(市面上有的)选择。你可以像你的祖母曾经做过的那样叠一个平整的尿布包——当然现在已经不需要那么做了。一些种类的布尿布需要在外面穿塑料短裤，而另一些是把有吸水性的布作为防水材料的外罩。还有一些甚至可以直接放入可生物降解的、一次性的芯，这样在路上的时候就比较方便。如果你周围有近期用过布尿布的父母，可以咨询一下他们的喜好和经验。提前研究一下有助于你做出最合适的选择。

你需要的布尿布的数量取决于你洗尿布的频率。例如，如果你买 36 条尿布，你可能就需要每隔一天就洗一次尿布。即使平时你用一次性的尿布，也应该准备十几条布尿布，当一次性尿布用完的时候，你会发现它们很有用(反之亦然)。旧式的布尿布也可以用来在给宝宝拍嗝的时候搭在肩上或放在腿上垫着。

▶ **婴儿湿巾。** 虽然用浸湿的布也可以，但是没有婴儿湿巾方便。尽量选择

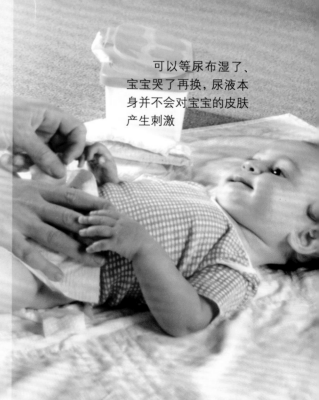

可以等尿布湿了、宝宝哭了再换，尿液本身并不会对宝宝的皮肤产生刺激

适用于敏感肌肤的湿巾以减少对宝宝皮肤的刺激。

- ▶ **尿布桶。** 有多种尿布桶可供选择。要选一个方便、卫生、隔味的尿布桶。

- ▶ **宝宝乳液。** 不是每次换尿布都要用乳液，但当宝宝起了尿布疹的时候就要用了。无香型的乳液最好。

- ▶ **婴儿护理台。** 选一张底座宽而坚固的婴儿护理台，且护理台上要有收纳换尿布所需物品的空间。

换尿布的基础知识 换尿布的时候，要选择一个平坦的表面——婴儿护理台，放在地板上的垫子或者婴儿床。如果你用婴儿护理台，要确定系好安全带或者保持始终有一只手在宝宝身上。

你的宝宝可能会在你换尿布的时候排尿。如果你的宝宝是男孩，为了避免被喷到尿，你可以在清理其他区域的时候用尿布或者其他的布轻轻盖在他的生殖器上。

在去除了脏尿布之后，要花时间彻底清洁宝宝的屁股。

- ▶ 清洁的时候，一只手小心地抓住宝宝的脚踝控制住宝宝的腿。

- ▶ 用温水打湿棉布或用婴儿湿巾擦拭宝宝的尿布区皮肤。要使用不含酒精和香料的湿巾，以免刺激宝宝的皮肤或者使宝宝的皮肤变得太干。

- ▶ 一旦宝宝大便了，用尿布前面干净的部分向后擦掉大块的大便。擦掉之后，把脏的一面卷进尿布里。

- ▶ 轻轻地用布或湿巾完成擦拭，根据需要使用温和的肥皂。你不必非得用乳液，除非宝宝容易起疹子。

乳痂

你的宝宝的头皮有时会发红或出现鳞片样的外观。这种情况称为乳痂（脂溢性皮炎），是由于皮脂腺分泌过多的油脂导致的。乳痂在婴儿中很常见，通常在出生后的第1周形成，在之后的几周或几个月的时间里逐渐消退。它可能是轻度的，很薄，像干燥皮肤上的皮屑一样，或者是重度的，有厚的、油性的、黄黄的垢或者硬块。

温和的宝宝香波就能洗掉乳痂，不要害怕给你的宝宝多洗几次头。或者用软毛刷去除头垢。如果头垢很难松脱，可以在宝宝的头皮上擦一些凡士林或者矿物质油，浸透几分钟，然后再用软毛刷和香波给你的宝宝洗头。如果把这些油性物质留在宝宝的头发上，会使头垢增加，乳痂加重。

如果乳痂持续存在并蔓延到宝宝脸上、脖子上或身体的其他部分，尤其是肘部和耳后，就要联系医生了，他会向你推荐药用的香波或乳液。

▶ 抓住宝宝的脚踝轻轻抬起，快速把新尿布塞到屁股下面。把尿不湿平整服帖地围在宝宝的腰上并拉紧两侧的拉襻。对于新生儿，要把尿不湿的上缘折下来直到脐带脱落。

如果你用布的尿布，你可以试验各种不同的折叠方法以便找到最舒适且吸收性最好的折叠方式。尿布的前面窄后面宽可以使尿布别针更平整，尿布也会在腿部绕得更紧。如果你的宝宝是男孩，你可以把尿布前面垫厚些。用新尿布时，可以加垫或塞入吸收性好的夹层。

如果你用尿布别针，为了避免不小心扎到宝宝，在别好别针之前要用一只手挡在宝宝的肚子和尿布之间，布的尿布就要包得更紧，因为宝宝的活动会使尿布变松。把布尿布的边卷进防水层里，这样可以保证只有里面是湿的。

洗澡　你的宝宝并不需要洗太多澡。在最初的 1~2 周，脐带脱落之前，给宝宝做海绵擦浴。在那之后，1 岁以内的孩子 1 周只需要洗 1~3 次澡。洗澡过于频繁会让宝宝的皮肤变干。

一旦脐带区域愈合好了，你可以试着把宝宝直接放进水里。第一次洗澡一定要轻柔而简短。如果宝宝不愿意洗澡，就用海绵擦浴，注意清洁必要的部位，特别是手、脖子、头、脸、耳后、腋下和尿布遮盖的区域。海绵擦浴是婴儿出生后 6 周内一个很好的代替全身沐浴的方法。

洗澡的基础知识　找一个你和宝宝

脐带护理

在宝宝的脐带被剪断之后，会剩下一个小断端。通常脐带断端在婴儿出生后 1~3 周会变干脱落。在那之前，要保持脐带局部的清洁干燥。在脐带脱落肚脐部位愈合之前选择海绵擦浴比沐浴更好。

按传统方法，父母要用酒精棉签擦拭脐带断端。但有研究显示，不处理脐带可能会使它愈合得更快，所以许多医院已经不推荐这种方法了。如果你不确定该怎么做，请咨询你的医生。

把脐带暴露在空气中保持干燥，这会加速它的脱落。为了避免刺激脐带及保持脐带干燥，要把尿布的边缘折到脐带下方。如果天气很暖和，你可以只给宝宝穿短袖上衣和尿布，这样空气流通可以促进脐带干燥。

在脐带脱落之前会经常看到淡黄色的死皮和变干的血迹，这都是正常的。但如果宝宝的脐带周围发红并且分泌物有异味，就要联系医生了。当脐带断端脱落时，你可能会看到一点出血，这也是正常的。但如果脐带断端持续出血，那就要让医生给宝宝做检查了。

都方便的时间洗澡。许多人会在睡前给宝宝洗澡，作为放松、促进睡眠的方式。另一些人则会选择在宝宝完全清醒的时间给宝宝洗澡。你会更喜欢既不着急，又不会被打扰的时间。

多数父母认为，用便携浴盆、水槽或是塑料浴桶加上一条毛巾给新生儿洗澡是最方便的。在给宝宝脱衣服之前准备好洗澡需要的所有东西，保持室内温暖——大约 75 ℉ (24℃)。除了水，你还需要浴巾、棉球、毛巾、换尿布的物品以及干净的衣服。大多数情况下，使用清水洗就可以。但如果需要，你可以用一些无刺激的婴儿肥皂和香波，给宝宝洗

澡要用不含香精和除臭剂的，因为这些物质会刺激宝宝娇嫩的肌肤，而且要在洗澡快结束时使用。

在往浴盆里加水之前，先用肘部或手腕试一下水温。水应该是温的，而不是热的。接下来就可以向浴盆中加水了，不要太多，水深 2 英寸 (约 5 厘米) 左右即可。然后可以给宝宝脱衣服，最后取下尿布。如果尿布是脏的，就要先清洗宝宝的屁股，再把宝宝放进浴盆里。用一只手支撑宝宝的头，另一只手把宝宝放入水中，先放脚，然后轻柔地把宝宝逐渐放入水中。支撑头和躯干非常重要，可以保证宝宝的安全，宝宝也有安全感。

不必每次洗澡的时候都给宝宝用香波洗头——一周 1~2 次就足够了。你可以轻轻地给宝宝按摩整个头皮。当你冲洗肥皂或香波时，用手在宝宝额前遮一下，这样泡沫就会流向两侧而不会进入宝宝的眼睛了。或者你把宝宝的头仰起一些也可以。

要用软布和清水清洗宝宝的脸和头发，用潮湿的棉球由内眼角向外眼角方向分别擦拭两只眼睛，轻柔地蘸干脸上的水。再由上到下清洗身体的其他部分，包括皮肤的皱褶和会阴部。如果宝宝是女孩，你可以轻轻地分开阴唇清洗。如果宝宝是男孩，你可以把阴囊抬起来清洗下面。如果他没有做包皮环切手术，不要把包皮拉起来。清洗背部和屁股的时候，让宝宝趴在你的手臂上微微前倾，在清洗肛门区域的时候，要把两侧屁股

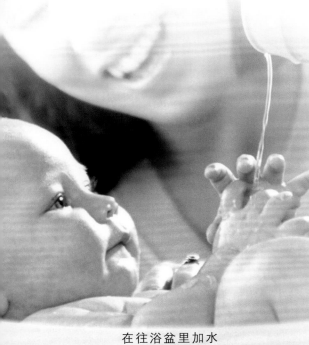

在往浴盆里加水之前，先用肘部或手腕试试水温

分开清洗。

在宝宝湿漉漉滑溜溜的时候一定要小心处理。一旦洗完，要立刻把宝宝用毛巾或是有兜帽的婴儿浴巾包起来，轻柔地把他 / 她擦干。

皮肤护理　许多父母希望他们的孩子有完美无瑕的皮肤。但其实更为常见的是，有的孩子出生就有斑点、瘀青，以及一些新生儿独有的皮肤瑕疵，如粟粒疹。在刚出生的几周，大部分宝宝的皮肤比较干，有的还有脱皮，尤其是手和脚。手脚发青的情况是正常的，而且会持续几周。皮疹也是常见的。

大部分皮疹和皮肤的异常情况都是很容易处理或者是自愈性的。如果宝宝长了丘疹，你可以用一条柔软的、干净的婴儿毯垫着他 / 她的头，每天用无刺激的宝宝肥皂给他 / 她轻柔地洗脸。如果宝宝的皮肤比较干或者脱皮，你可以试着用一些非处方药（OTC）的无香型乳液。

指甲护理　宝宝的指甲非常软，但是很锋利。新生儿很容易抓伤自己的脸或者是你的脸。为了避免宝宝意外抓伤自己，出生后你可能就需要给他 / 她剪短指甲，以后每周都需要修剪指甲以保持指甲不要过长。

有时候你需要用手小心地把断端去除，因为宝宝的指甲实在太软了。不要担心，你不会把整个指甲都拔掉的。你可以用婴儿指甲钳或小剪刀。以下是一些修剪指甲的小技巧。

▷ 洗澡后修剪指甲，指甲会变得更软，更容易修剪。

▷ 等到宝宝睡着再修剪指甲。

▷ 修剪指甲的时候让另一个人抱住宝宝。

▷ 垂直地把指甲剪短。

穿衣服　当给宝宝购买衣服时，你可能会想选择大 3 个月或更大号的衣服，这样宝宝就不会因为长大而很快就穿不下。一般来说，你可以选择柔软的、舒适的、可洗的衣物。不要选择有扣子的衣服，因为扣子很容易被宝宝吞掉，也不要选择有丝带或绳子的衣服，因为丝带或绳子可能会勒住宝宝，导致宝宝窒息。

由于你可能一天要给宝宝换好几次衣服，或者至少要换尿布，那么外套就不能穿很复杂的，要比较容易解开。要找前面是按扣或是拉链的衣物，袖子要松一些，最好是有弹性的。

在最初的几周，宝宝通常是被包在婴儿毯里，这样不但可以保暖，而且包裹的轻微压力还可以让新生儿很有安全感。

根据天气变化调整衣物　新手爸妈常常会给新生儿穿得太多。简单的方法是你穿几层衣服觉得舒服就给宝宝也穿几层衣服。除非外面很热，你可以给宝宝里面穿背心和尿布，外面穿睡衣或家居服，然后再把宝宝包在毯子里。如果是很热的天气——75 ℉（24℃）以上，那么只穿一层衣服就可以了，但如果宝

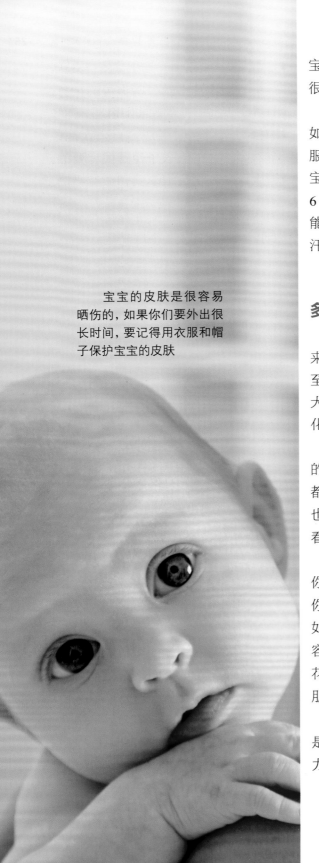

宝宝的皮肤是很容易晒伤的，如果你们要外出很长时间，要记得用衣服和帽子保护宝宝的皮肤

宝在空调房间里或是有风的地方，还是很有必要再盖一层毯子。

记住，宝宝的皮肤很容易被晒伤。如果你们要外出很长时间，记得要用衣服和帽子来保护宝宝的皮肤。尽量让宝宝待在阴凉的地方以免过度日晒。宝宝6个月大之后就可以用防晒霜了，但也不能全靠防晒霜来防晒。宝宝不太容易出汗，所以容易中暑。

多胞胎

每年，数以千计的妈妈会给家庭带来不止一个孩子——双胞胎、三胞胎，甚至更多。新手爸妈的生活会跟以前有很大变化，而对多胞胎的父母来说，这些变化都是加倍的！

同时得到不止一个孩子是令人兴奋的，但对父母的要求也更高。多胞胎通常都会早产，这就增加了并发症的发生率，也意味着你要比生单胎花更多的时间去看医生。

多胞胎可能会给你带来哪些变化？你会总是觉得累，因为你睡得更少，而且你的生活水平也要几年时间才能恢复。如果你已经有了孩子，多胞胎的到来更容易引起孩子间的争宠。多胞胎需要你花费巨大的时间和精力，他们也会吸引朋友、亲戚以及陌生人的更多关注。

你会时不时地有一些负面情绪或者是艰难的感觉，在每个孩子身上花费的精力相对减少会让你觉得内疚和悲伤，如果你已经有一个或多个孩子了，这种情绪就会更加明显。但是，多胞胎带来的愉悦和兴奋会很快赶走所有的负面情绪。

如何度过第 1 周　以下是一些照顾多胞胎的技巧。

▶ *寻求和接受帮助。*　虽然开口求人艰难，但你确实需要这样做，因为可以解决很多问题。有的多胞胎家庭会雇佣帮手，有些会依赖大家庭中其他成员，另一些则会从朋友、邻居、教会或者多胞胎父母的互助小组得到帮助。

▶ *列一张重要事务的单子。*　这张单子大致集中了宝宝的需求，比如喂奶、洗澡、睡觉以及拥抱。你自己的休息和空闲时间也要列在单子上。

▶ *从一开始就要意识到孩子是独立的个体。*　给宝宝穿不同颜色的衣服，这有助于你快速区分出他们。不要一提到他们就说"双胞胎们"或者"三胞胎们"，要叫他们的名字。要让他们都有自己单独的照片。

▶ *用图表或清单。*　记录喂奶时间和哪个宝宝何时被照顾过是非常有帮助的。

▶ *如果你有大孩子。*　鼓励他们一起帮忙。让大孩子做一些零星的杂务，并告诉他们当哥哥或姐姐是一件多么特别的事情。每天花一些时间单独陪伴你的大孩子也是很重要的。大孩子们也会很享受和爷爷奶奶、姑姑舅舅、其他家庭成员或朋友相处的时光。

▶ *在家里没有别人帮你的时候建议你使用一次性尿不湿或尿布服务商店。*　如果你用一次性尿不湿，也要保证有十几条布尿布以备不时之需。

▶ *收集实用的建议、信息和支持。*　给多胞胎喂奶、洗澡和穿衣服需要一些特殊的技巧。你可以考虑加入当地的多胞胎父母的互助小组，你会从其他父母那里得到许多宝贵的经验。你也可以选择看书、杂志，或者通过浏览网站加入专为多胞胎父母提供建议的社会媒体。

▶ *不要忽略和伴侣的关系。*　经常和你的另一半交流感受和遇到的问题。试着尽量让彼此都有稍事休息的时间，并且尽量挤出一点时间来享受二人世界。

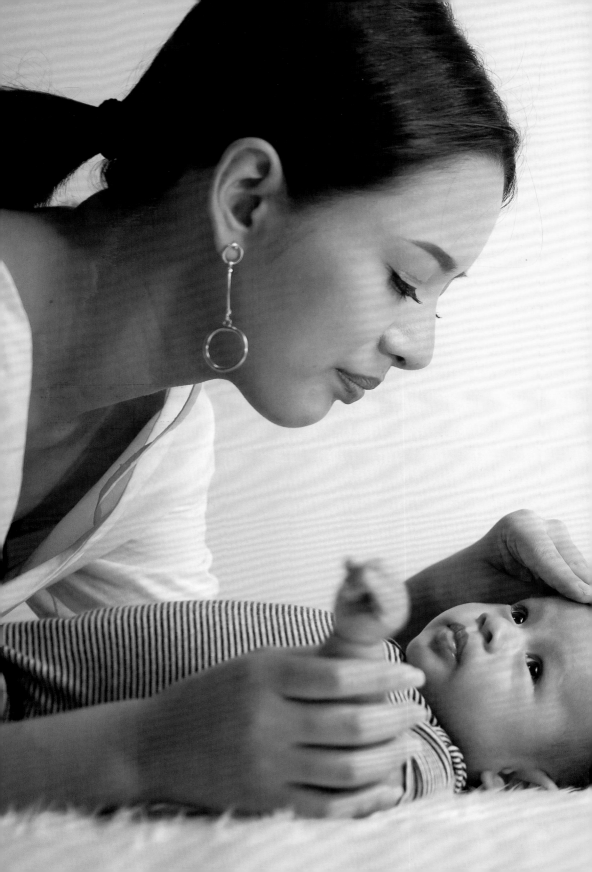

妈妈产后那些事

在有孩子以后，你会想知道你的身材是否会恢复原样。用健康的生活方式，一定会的！但是要想从怀胎十月所产生的变化中恢复，是要花费不少时间的。要想生孩子之后立即恢复是不现实的，但是经过一段时间之后你就会觉得体力越来越好，身材也逐渐恢复。这一章的内容主要讨论在接下来的几周里你的身体可能发生的众多变化及要处理的情况。

如果你是剖宫产分娩的，可能产后会有更多的不适，也可以有一些预防措施。在第 15 章中有一些关于剖宫产后恢复的内容。

乳房护理

母乳喂养的时候，你的乳房会一直保持增大的状态直到断奶。这在最初的 4~6 周尤为明显。为了保持舒适感，要穿着质量很好、型号合适的胸罩。沐浴的时候不要用肥皂接触乳房，这会加重乳头的皲裂。用清水就足够了。

如果你不哺乳，你会发现孕期增大的乳房在产后 1 个月就会恢复。

涨奶　在产后的最初几天里，你的乳房会分泌初乳。几天后，初乳会变成更加成熟的母乳，乳房就会充盈起来。无论是否哺乳，你的乳房会变得更大更重、发红、肿胀且有触痛。如果你不哺乳，你的乳房会一直饱满且很硬，直到不再分泌乳汁。涨奶通常不会持续超过 3 天，但会很不舒服。即使你哺乳，你的乳房有时仍然会充满并涨奶。怎样缓解涨奶呢？

- 吸出一些奶，可以用吸奶器或者让宝宝吸。
- 在哺乳间歇用冷敷来缓解不适。
- 穿带托的胸罩。

溢乳　如果你是母乳喂养,在哺乳时或哺乳间隔发生溢乳,不要惊讶。乳汁可能随时随地都会毫无预兆地滴下来。许多新手妈妈都证实了,溢乳可能发生在你想起或谈起宝宝时,听见宝宝哭时,或长时间没有哺乳时。你在用一侧乳房哺乳的时候,另一侧也会溢乳。这是很常见的,尤其是在产后最初几周。如何处理溢乳?

▶ 垫防溢乳垫,但是注意不要用背面是塑料材质的,因为那会刺激你的乳头。每次哺乳后更换防溢乳垫,湿了也要随时换。

▶ 晚上睡觉的时候在身边放一条大毛巾。

疼痛或皲裂的乳头　当你开始母乳喂养的时候,你会感觉乳头疼痛和触痛。这在产后的几周内很常见,即使你的宝宝吃奶姿势正确,你也做了正确的护理。

有些女性会惊讶于她们的宝宝竟然吸得这么有力——也没有想到哺乳会这么难受。适应哺乳的感觉是需要一段时间的。然而,这种疼痛会在几天后消失。如果你的乳头开始皲裂,这会非常痛,并且可能导致乳房感染(乳腺炎)。

要遵从以下的建议以避免乳头皲裂。

▶ 确定宝宝的嘴和乳房正确接触(见第 315 页)。持续的不良接触是造成乳头皲裂的主要原因。为了帮助宝宝把整个乳头都含进嘴里,要抱着宝宝让他/她的鼻子靠近乳头,用手指抬起乳房,拇指和其余四指压紧乳晕,帮助宝宝正确含接乳头。

▶ 想把宝宝与乳房分离时,将手指轻轻滑入宝宝的一侧嘴角以中断吸吮。先这样做,然后再把宝宝抱离。

▶ 用干净的手挤出乳汁涂在乳头上。乳汁是最好的愈合剂。也可以用绵羊油。

▶ 哺乳之后要保持乳头干燥,记得要勤换溢乳垫。

▶ 如果这些方法都无效,你可以联系一位哺乳期的专家或者医生。他们会和你一起寻找解决问题的其他办法。

乳房自查

乳房自查在孕期和哺乳期很难,但是观察乳房的外观和质地也很重要。在哺乳期,你的乳房摸起来会很不同。如果你担心有肿块的问题,要在哺乳之后立即进行乳房自查,这时乳房处于相对空虚的状态,如果存在任何异常这时也会更为明显。

乳管堵塞　在哺乳的初期，可能会由于涨奶、穿过紧的胸罩或者乳头开口堵塞而造成乳管堵塞。如果发生了乳管堵塞，你会摸到一个柔软但有些致密的肿块，摸上去很痛。为了疏通堵塞的乳管，可以在哺乳的时候用手按摩肿块。试着让宝宝的脸颊贴着肿块，哺乳前也可进行热敷。还可以在洗澡的时候朝向乳头的方向按摩乳房。

如果除了堵塞的乳管疼痛还有身体的疼痛以及发热，要联系医生。这可能是乳房感染的信号，叫作乳腺炎（见第455页）。

排便和排尿的问题

在产后的最初几天到几周，如厕会是一件很不舒服的事情。组织需要一段时间来愈合，排尿和排便的习惯也需要一段时间来恢复到分娩前的状态。

排便　你可能产后几天都没有大便。这可能由于产程中进食少，并且有些医院会在分娩前灌肠，还有小肠的肌肉紧张度暂时降低导致。排便过晚很常见，但这会增加便秘的风险。

另外，你会发现在排便过程中因为害怕损伤会阴、刺激痔疮引起疼痛，或害怕剖宫产切口疼痛而又把大便憋回去。但其实用力大便并不会影响伤口。

如果你产后4天还没大便，请联系你的医生。

对于新妈妈们的另一个潜在问题是大便失禁——不能控制排便。这可能由于盆底肌肉受到牵拉，力量变弱，会阴裂伤或肛周神经、肌肉的损伤所致。如果你经历了特别长的产程或者困难的分娩过程，那么发生大便失禁的可能性就会增加。

凯格尔运动（见第169页）可以加强肛周肌肉的紧张度，但是在开始凯格尔训练法之前你要咨询医生，特别是分娩后接受了手术修复的人。

为了避免便秘和保持规律的排便，你要做的事情如下。

▶ 喝足量的水。

▶ 吃纤维含量丰富的食物，包括新鲜的水果、蔬菜以及所有的谷物。

▶ 尽可能地坚持体育锻炼。

▶ 可以尝试用一些大便松软剂（Colace，Surfak 或其他）或者膳食纤维粉（Citrucel，FiberCon 或其他）。

痔疮　在孕期，你的痔疮可能会加重。一些女性会在产后才发现痔疮。如果你排便时感到疼痛，或者在肛周可以摸到肿物，那么你可能有痔疮了。当你便秘以及需要屏气用力时痔疮会加重。为了避免这样的情况，可以尝试以下方法。

▶ 吃纤维含量丰富的食物，包括新鲜的水果、蔬菜以及所有的谷物。

▶ 喝足够的水，白水是最好的。如果你的大便还是很硬，可以尝试大便松软剂或者膳食纤维粉。

还有一些建议是关于如何缓解痔疮的不适，见第389页。如果你仍然有问题，可以和医生沟通，他会给你开一些处方药。

漏尿   怀孕后你可能会经历这样一段时间，在你大笑、咳嗽或用力的时候会有点漏尿。这是由于支撑膀胱基底部的肌肉和盆底的结缔组织被拉伸的结果。

对大部分女性来说，这是一个暂时性的问题，在产后几个月就会恢复。在这段时间里，你需要垫卫生护垫，特别是在做体力活动的时候。做凯格尔运动（见第169页）可以加速膀胱功能的恢复。

排尿困难   分娩后，你可能有时会觉得排尿等待或没有尿意。这可能是由于会阴部的肌肉和神经以及膀胱和尿道周围的组织瘀青或肿胀，会阴疼痛，或者害怕尿液接触娇嫩的会阴区产生刺痛而导致的。

为了鼓励排尿，你要做的事情如下。

◗ 坐在马桶上的时候用喷壶向会阴部喷水。

◗ 看表！无论有没有尿意都要每2小时排尿一次。

◗ 试着在淋浴或泡澡的时候排尿。

◗ 喝足够的水保持体内水分充足。

这样的问题通常在产后立即出现。一旦回家之后出现类似问题，需要与医生联系。如果排尿时有烧灼感或者尿频、尿急、尿痛，你可能患有尿路感染。如果你有这些症状，或者你觉得有尿不尽感，请联系医生。

复原

产后你可能仍会有一些疼痛，但都会在接下来的几天或几周内逐渐减轻并消失。

子宫收缩   分娩后，你的子宫立即开始收缩，大约产后6周会恢复至正常大小。子宫肌肉的收缩（产后痛）导致子宫的收缩。子宫肌肉收缩时，可能产生与严重的痛经类似的感觉，但这对于胎盘剥离后减少出血有重要的作用。这样的收缩在你初产之后都是很轻的。通常，许多女性感觉再生育时疼痛会加重。

子宫收缩在哺乳的时候会加剧，因为宝宝的吸吮会刺激缩宫素的分泌，导致子宫的收缩。

分娩后子宫收缩会逐渐减轻。在此期间，要经常排空你的膀胱，热敷下腹部，可以考虑口服OTC药物，如对乙酰氨基酚或布洛芬。如果你有严重的疼痛、发热或者分泌物有异味，可能是提示子宫有感染的症状，请联系医生。

会阴侧切和裂伤   如果你在分娩后接受了会阴切开缝合术或者会阴裂伤缝合术，缝线通常都是可吸收的。你可能在术后2周内都会觉得很不舒服，但过了这段时间都会恢复。如同任何伤口一样，会阴切开或裂伤的伤口完全愈合需要 6 周时间。少见的延裂伤口可能需要一个月或者更长的时间来恢复。这是一段很难度过的时光，因为在会阴切口愈合的过程中，坐着都会觉得很痛，但这都会逐渐恢复的。

为了缓解不适，你可以尝试以下方法。

▸ 上厕所之后用喷壶清洗会阴。再用纸巾轻轻从前向后蘸干。

▸ 每天在温度适宜的热水中坐浴 2~3 次，每次至少 20 分钟。这样有助于保持局部清洁和舒缓。

▸ 冰敷会阴有助于减少肿胀和疼痛。这在产后的前几天是最有效的。

▸ 将金缕梅垫放在月经垫上，这样可以直接接触伤口。

▸ 保持伤口清洁。温水坐浴或淋浴可以缓解疼痛。

▸ 产后尽快通过凯格尔运动加强盆底肌肉力量，除非你被告知不要这样做。

▸ 可以使用 OTC 药物如对乙酰氨基酚（泰诺等）或布洛芬（雅维、美林等）。

▸ 多摄入水分和纤维素来保持大便松软，必要时可以使用一些 OTC 类的大便软化药物。放心吧，产后大便是不会影响你的伤口的。

▸ 如果你的会阴裂伤伤口或侧切伤口突然疼痛或者有脓样分泌物，或者你有发热症状，那么说明你的伤口可能感染了，要去看医生。

阴道分泌物　在子宫复旧的过程中，蜕膜会逐渐脱落，这时你会有一些阴道分泌物，称为恶露。恶露的量、开始时间和持续时间因人而异，但是通常会从红色的、量较多的血性恶露开始。在大约 4 天后，量逐渐减少，颜色逐渐变浅，变成粉红色或棕色，在大约 10 天后会变成黄色或白色。阴道分泌物可能会持续 2~8 周。

为了降低感染风险，建议使用正常的卫生巾而不建议使用阴道内置卫生棉条。如果偶尔排出血块，也不要惊慌，即使血块像高尔夫球那么大。

如果出现以下情况，需要看医生。

▸ 如果你连续 2 小时都每小时湿透一片卫生巾或因失血而感到头晕。

▸ 分泌物有臭味。

▸ 出血量增加或者排出大量血块。

▸ 排出的血块比高尔夫球大。

▸ 体温超过 38℃。

▸ 重新出现或加重的腹痛。

恢复身材

当你怀孕 5 个月时看起来像怀孕 5 个月很正常，但如果在产后仍然看起来像怀孕 5 个月，就没那么有趣了。但是，对大部分女性来说都是这样。在产后的最初几周你可能需要穿怀孕时的衣服，不要惊讶。因为你的身体减掉脂肪和恢复肌张力需要一段时间。你身体的其他部分，比如皮肤、头发，也需要时间来恢复成孕前的样子。给自己至少一个月的时间来摆脱这样令人崩溃的样子。

疲劳　在照顾新生儿的第一周，大多数妈妈都会觉得疲劳，完全没有放松的时间，明显精力匮乏。在经历了劳累的产程后，你要马上连轴转地照顾宝宝。夜夜不得安睡，打起精神喂奶，时时抱着孩子都使你筋疲力尽。如果你已经有一个孩子，你的孩子是早产儿或者患有疾病、多胞胎或者你是单身母亲，都会显著增加你的疲劳感。

过一段时间，随着你的身体逐渐适应为人母亲的要求，疲劳感会减轻。因为你有了照顾孩子的经验，而且孩子也可以睡一整夜了。

完全不劳累是不可能的，但以下技巧至少可以不让疲劳把你拖垮。

▶ 尽可能利用任何可以休息的时间。白天宝宝小憩的时候自己也睡觉。

▶ 邀请你的父母帮你照顾孩子和分担家务。也接受其他人提供的帮助。

▶ 尝试不要做那么多事。把不那么重要的事情放在后面，比如家务。

▶ 从一开始就限制来访的人数，不要试图热情款待访客。适当锻炼来增强体质，这有助于你对抗疲劳。吃得好也很重要，但是如果夜里比较晚的时间，就不要吃太多，因为这会影响你的消化系统休息。

▶ 早点上床，听些音乐或者读书放松一下。

▶ 如果你的疲劳状态一直没有改善，联系你的医生。

头发和皮肤　你可能会注意到在你产后头发和皮肤有一些变化。

掉头发　有一些女性，产后的一个明显变化就是掉头发。在怀孕期间，升高的激素水平会使你掉头发的速度比平时慢，这可能会使你的头发格外浓密。在分娩后，你的身体要把这些多出来的头发脱落掉。不要担心，脱发是暂时的，宝宝6个月的时候，你的头发就会恢复正常了。

为了保持头发健康，要吃得好一点，并要保证维生素的摄入。

红斑　产后你的脸上可能会出现一些小红斑，这是由于在分娩过程中屏气用力造成小血管破裂而形成的。这种红斑一般会在产后一周消失。

妊娠纹　产后妊娠纹不会消失，但一段时间以后会从紫红色褪至浅粉色或白色（见第403页）。

色素沉着　孕期发生的色素沉着，比如下腹部的黑线（腹黑线）以及妊娠斑（脸上的色素沉着），需要几个月时间慢慢消退。但最终不会完全消失。

体重减轻　刚生完孩子的时候你会觉得肌肉特别松弛，身材完全走样。你照镜子的时候似乎可以看见一个仍然怀孕的自己，这是非常正常的。几乎没有人在产后一周就能穿回以前的紧腿牛仔裤。实际上，你可能需要3~6个月甚至更长时间来恢复孕前的身材和体质。

分娩的时候你会减轻至少 4.5 千克的体重，包括新生儿的体重以及胎盘和羊水的重量。在产后一周，你还会排出多余的水分。在这之后，你能减多少重量就取决于你的饮食和运动的情况了。如果你能坚持健康的饮食计划并且规律健身，你就有希望逐渐减重——比如一周减 0.5 千克。

为了减掉你孕期增加的体重，饮食健康和做运动很重要。这并不是说要每顿少吃一些、少吃一顿饭或者吃代餐。而应该健康饮食，包括蔬菜、水果、全谷物和低脂蛋白饮食。如果你孕期就是这样的健康饮食，你也可以坚持下去，这样可以减少能量的摄入。更多关于健康饮食的信息见第 22 页。

运动　每天规律的运动是有益的。这可以帮助你从怀孕和分娩的状态中恢复，蓄积力量，恢复到孕前身材。除此之外，运动可以提升你的精力水平，帮助你对抗疲劳，促进新陈代谢以及预防背痛。身体的活力对于精神健康也很重要。可以增加幸福感，也提升新手妈妈应对压力的能力。

如果你在孕前和孕期都有运动的习惯，而且非常顺利地完成了阴道分娩，在你觉得状态允许时就随时可以恢复运动了。从散步开始，根据身体情况逐渐增加强度。凯格尔运动也是产后可以尽快开始的运动。你可以先尝试每日 3 次每次做 10 组。

在恢复运动的同时，不要忘了考虑自身情况，不要试图立即恢复孕前的运动强度。许多新手妈妈加入了专为产后女性开办的快乐健身课程。重点是要根据身体情况，如果感到疼痛、出血增加或者有其他的身体不适，一定要降低运动强度。

以下是产后运动的小窍门。

▶ 在产后做加强腹部及盆底肌肉强度的运动尤为重要，无论你是顺产还是剖宫产。这些运动可以重建腹部的肌肉力量，使小腹平滑健美，并能使你时刻保持姿势优美。运动也

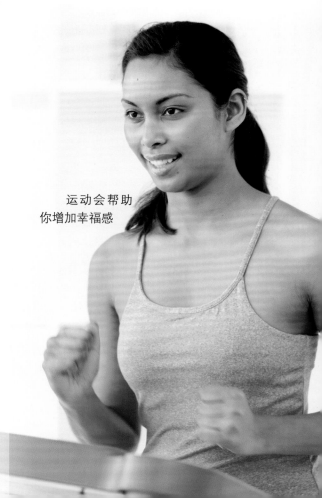

运动会帮助你增加幸福感

能帮助会阴侧切或裂伤的伤口愈合，重建肛周肌肉的控制力，预防失禁。

▶ 制定一系列小的、容易达成的健身目标——目的是完成适度而不是高强度的训练。每天分几次短时间的训练也比连续长时间运动更有利。

▶ 选择可以带着宝宝做的运动，比如推着推车或背着婴儿背带散步，和宝宝一起跳舞，或者推着慢跑推车慢跑。

▶ 穿支撑型的内衣和舒适的衣服。

▶ 如果你母乳喂养，你会觉得在哺乳之后做运动比较舒服。

▶ 产后半年内避免跳跃，也不要做剧烈的、急促的或使身体振动的动作。应尽量避免做某些自由体操运动：比如关节的极度屈或伸，膝胸运动，仰卧起坐及双腿抬高等。

▶ 别运动过量。在感到疲劳之前就停下来，如果你感到筋疲力尽，就跳

过一些步骤。当出现以下情况时你要立即停止运动，如感到疼痛、头晕乏力、眩晕、视物模糊、呼吸急促、心悸、背痛、耻骨联合疼痛、恶心、走路困难或是阴道出血突然增多。

▶ 在运动前、运动中及运动后都要喝足够的饮品——最好是水。

▶ 坚持运动。即使你已经减掉了孕期增长的体重，规律的运动仍能给身体和精神的健康带来益处，也给你的宝宝树立了好榜样。

产后抑郁症

许多新手妈妈在产后都会有不同程度的抑郁，称为产后抑郁症。产后雌孕激素的急剧下降，缺乏睡眠都可能导致产后抑郁症。

原因 激素变化是原因之一，但并不是唯一原因。如果你感到不堪重负，

处理抑郁

如果你正在产后抑郁中挣扎，建议你尝试以下方法。

▶ 要知道你有这些感受是正常的。80% 以上的产妇在产后 1~2 周都会有情绪变化。抓紧时间休息和睡觉。睡眠不足的时候是很难解决事情的。

▶ 你要及时寻求帮助。让家人和朋友知道你的需求并且请他们多帮忙做家务和照顾孩子。

▶ 吃得好一些。丰富的营养有助于身体的恢复和获得力量。

▶ 呼吸新鲜空气。如果可以的话，出去走走，给自己一些独处的空间，带着宝宝也可以。

自然就会情绪低落。另一些可能导致抑郁的原因包括：产后身体的一系列变化，孕期和分娩过程中经历的困难，巨大兴奋之后的情感落差，家庭经济情况的变化，对生孩子和为人父母的不切实际的幻想，情感支持不足，以及人际关系和身份的转换。

一些男性也会在宝宝出生后出现一些抑郁的症状。对于那些父母就曾有过产后抑郁病史的男性，他们自己发生抑郁的风险也较高。

症状和体征　产后抑郁症，是一种轻型的产后抑郁，在新手妈妈中很常见。表现为阵发的焦虑、忧伤、哭泣、头痛和筋疲力尽。在生孩子的最初兴奋消退后，你会发现现实中为人母亲的生活是很难应付的。产后抑郁症通常在产后前 2 周出现。

你最好多休息、健康饮食、规律的运动，这些都有助于恢复。另外，试着把你的抑郁情绪通过聊天的方式表达出来，特别是和你的伴侣在一起的时候。

情况是不是比产后抑郁更严重　如果你的症状和体征持续时间超过 2 周，你可能有更严重的情绪障碍，如产后焦虑或产后抑郁。关于这些信息，详见第 457 页。如果你的症状比较严重并持续时间较长，那么你就需要去看医生了。

与宝宝的纽带

宝宝从出生开始，就需要你的拥抱、抚摸、亲吻，跟他们说话，给他们唱歌。这些日常的动作都是爱意和慈祥的表达，都是促进感情的纽带，还可以促进宝宝的大脑发育。正如同宝宝的身体需要食物才能发育一样，他的大脑也需要从正面的情感、身体和智力的经验中获益。在人生的早期阶段与他人的关系对于孩子的发育有至关重要的作用。

一些家长在宝宝出生后就立即产生与新生儿之间的亲密感觉，而另一些家长与孩子之间的纽带需要一段时间才能

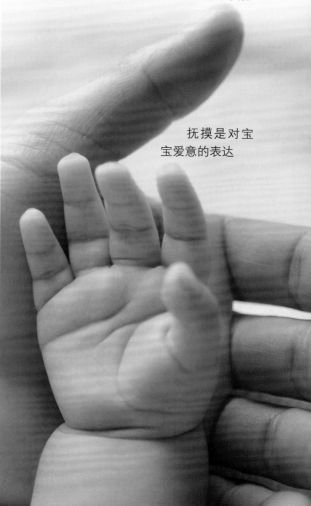

抚摸是对宝宝爱意的表达

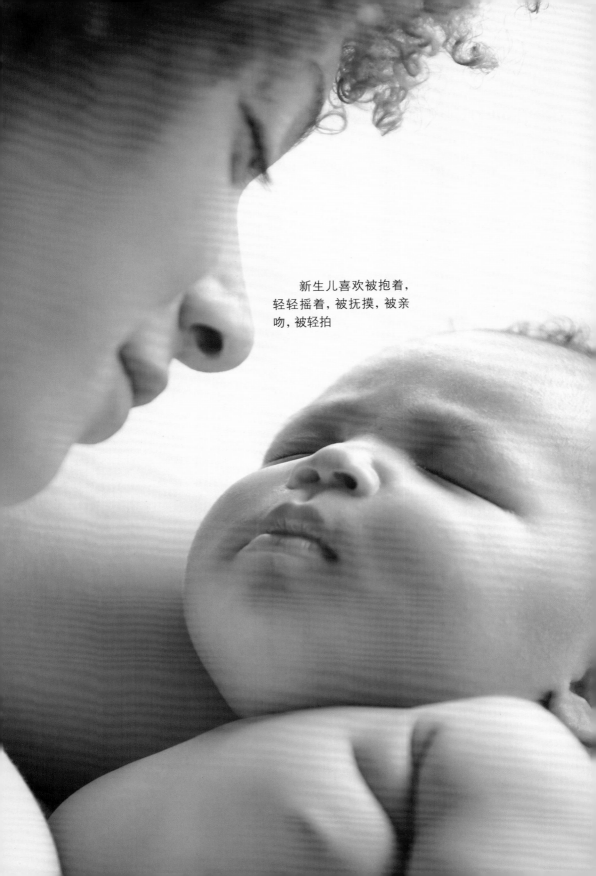

新生儿喜欢被抱着，轻轻摇着，被抚摸，被亲吻，被轻拍

建立。如果你没有在第一时间产生爱意也不要担心和内疚。因为不是所有的家长和新生儿之间的纽带都是立即产生的。它会随着时间逐渐增强。

给它一些时间 最初，你和孩子在一起的大部分时间都在给他 / 她喂奶、换尿布或是哄他 / 她睡觉。这些常规的任务就为纽带的建立提供了机会。当宝宝得到温暖的、有回应的照顾，他 / 她会觉得被保护，很有安全感。比如，给孩子喂奶和换尿布的时候可以用充满爱意的眼神看着他 / 她，并温柔地跟他 / 她说话。

宝宝也有安静、准备学习和玩的时间。这样的时间通常很短，所以你要学会识别。要利用这样的时间让宝宝学习和玩耍。

养育孩子并与他 / 她建立感情。

▶ 不要担心会把你的宝宝宠坏。对宝宝的暗示和给出的线索做出回应。宝宝发出信号的方式包括他们发出的声音（在最初的 1~2 周通常是哭）、他们活动的方式、面部表情以及是想要还是想避免眼神接触等。要密切关注宝宝的需求，以便能在他 / 她安静的时候给他 / 她合适的刺激。

▶ 聊天、读书和给宝宝唱歌。即使是婴儿，也会喜欢念故事和音乐。这种早期的"交谈"促进了宝宝语言能力的发育，也提供了亲密的机会。宝宝通常更喜欢轻柔的、有节奏的音乐。

▶ 拥抱和抚摸宝宝。新生儿对压力和温度的变化都很敏感。他们喜欢被抱着，轻轻摇着，被抚摸，被亲吻，被轻拍，被按摩或放在摇篮里。

▶ 让宝宝看你的脸。出生后不久，你的宝宝就会习惯看着你，并注视你的脸。让宝宝学习你的表情，并保证给他 / 她足够的笑容。

▶ 放音乐和跳舞。放一些有节奏感的舒缓的音乐，把孩子的脸捧到你面前，然后随着音乐慢慢左右摇晃。

▶ 制定常规。重复那些正面的让孩子有安全感的经历。

在第一周要对自己有耐心。养育一个新生儿会让气馁、失望、兴奋、混乱这些感觉同时包围你。很快，你做父母的技能就会不断提高，并且你会爱上这个小家伙，爱到超乎想象的程度。

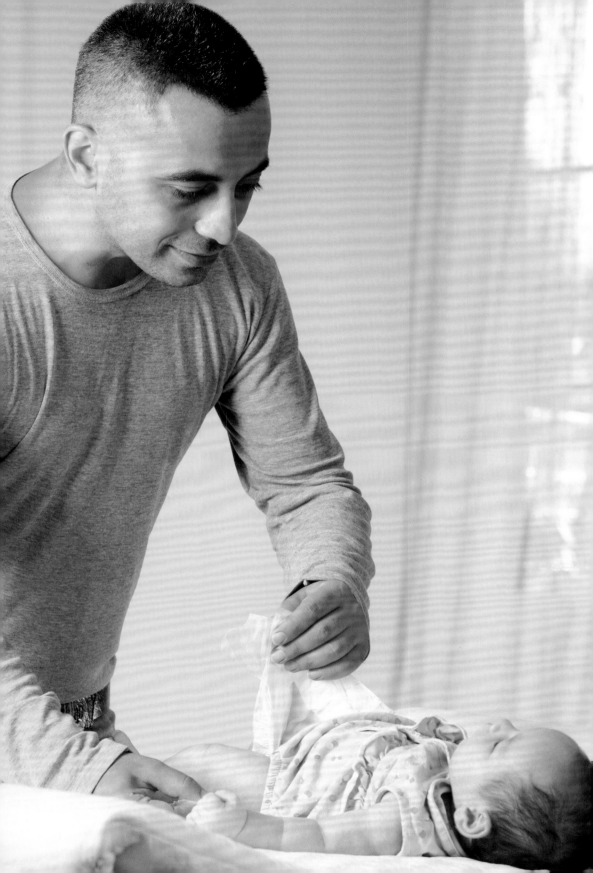

第 19 章

如何管理好
为人父母的生活

　　首先，你得先从医院回家。汽车的座椅显得十分巨大，你得把宝宝包好并系好安全带。路上要小心驾驶，尽量开慢点，让宝宝好好体验一下初次见面的这个广阔的外面的世界。当你们回到家中安顿下来后，问题来了——宝宝回来了，然后呢？

　　对一些新手爸妈来说，家里第一个宝宝的到来带来了无尽的欢乐，但随即就会意识到宝宝要完全依赖于你的照顾。要知道你对于新职责的紧张和焦虑是完全正常的。除非你以前曾经照顾过婴儿，否则身边有一个如此依赖你的婴儿会是一种全新的体验。不止你一个人会想知道"我该怎么做？"。为人父母的角色转变，就如专家所说的，是人的一生中最重大的变化。家庭中迎来新生儿会对生活方式、世界观和与他人的关系产生深远的影响。由于为人父母是一个如此重大的变化，所以你需要在各个方面发展以适应这个转变。

早期的生活技巧

　　如果与新生儿相处的第一周甚至几个月都充满了混乱，不要惊讶。在孕期，甚至在医院的时候，你会想象回家之后一家人幸福地围坐在餐桌旁，一边享用精心准备的美食，一边逗着孩子笑，每个人都很开心。很不幸，现实的情况经常是你和你的父母轮流狼吞虎咽地吃着外卖食品，同时还要想着为什么宝宝不开心，周围乱糟糟地堆满了尿布、湿巾、毯子和口水巾。同时，你会出现严重的睡眠缺乏，而且这个情况会比预计的来得更早。而且，为什么没有人告诉你养个孩子如此艰难？

应对转型的压力　为人父母的转型很有压力，但这个建议可能会使转型变得容易，对于所有的当事人来说生活也会变得更容易，包括宝宝在内。

- **接触朋友和家庭。**你可能不想让婆婆搬来并成为你们家的主宰，但是如果你放开胸怀接受他人的帮助，的确能轻松不少。家庭成员和朋友都能做一些家务，比如做饭、洗碗、洗衣服、遛狗之类的——这些都能让你和你的伴侣获得一些时间来休息一下，或者照顾宝宝，或者享受二人世界。你可以限制外界的帮助，也可以接受帮助。

- **寻求帮助。**家人和朋友都可以给你提供一些生活上的意见和建议。更不用说网上社区经常有陌生人免费提供建议（通常也非常热情）。也许你愿意接受可以平息混乱的任何建议，但是也要毫不犹豫地抛弃那些没有用的建议。作为宝宝的父母，你有权决定什么是最适合你的宝宝的。

- **保持体力。**如果你自己都不在一个很好的状态，那就谈不上照顾宝宝和家庭。这意味着你要吃得好，规律运动，适当放松。一有时间就睡觉。长期的睡眠不足和疲劳状态都可能成为产后焦虑、抑郁的导火索。

- **合理安排时间。**如果你感到筋疲力尽，请减少不必要的活动。暂时不清理排水沟和修剪草坪不代表你永远不去做。你的生活很快就会变得

规律。但在宝宝出生后的最初几周或几个月，你有权拒绝某些任务和事务。

- **简化目标。**当你正在适应生活的转变时，处理日常生活需求可能会变得困难。一次只做一件事会让事情变得简单。给宝宝洗澡成为下午最重要的事情，如果洗好澡了，就宣布这是成功的一天。

- **学会遗忘。**没有完美的父母，也没有一对父母能在第一天就把所有的事情都做到最好。试着对自己和伴侣宽容一些。成功的父母是需要练习的，练习就意味着要在不断犯错中积累经验。要面对自己的真实感受。在转变期感到不舒服或是晕头转向都是正常的。日子会一天天好起来的。

- **接受持续的转变。**新生儿到来之后，生活一定会不断变化。安抚奶嘴今天管用，明天可能就不管用了。当你终于完美地把孩子包好时你会发现你并不是用以前费力掌握的技巧完成的。话说回来，适应变化和跨越障碍的能力总是在不断提升，这是关键。总的来说，那些能够随遇而安的人会比那些拒绝改变的人更容易度过转型期。

- **保持幽默感。**宝宝可以让你做一些从未想过的事情，比如从手上把粪便洗掉。在你自己身上和周围环境中找乐子的能力会在你适应新角色的过程中起到至关重要的作用。笑

可以释放压力，也可以让你的身体和精神都放松。

保证足够的睡眠　在一个有新生儿的家庭中，对睡眠的需求与日俱增。而新生儿每天可以睡 16~17 个小时，每次睡几小时。有时，他们好像完全昼夜颠倒了。这样的日子什么时候才能结束啊？累死了。但是宝宝的睡眠习惯在出生后第一个月是不断变化的，宝宝在夜间睡觉时间越来越长，也能让你睡得多一点。

如何让宝宝在夜间睡觉已经在前面的段落有所描写，而且许多专家也给出了重要的以及很有帮助的建议。但是你的宝宝是独一无二的，你们也是独一无二的父母。所以，可以尝试不同的办法，如果你的办法不像预想的那样管用（即使用上了朋友的保底窍门）也不要失望。最终，你会找到适合你和你的宝宝的规律。同时，以下这些建议可以帮到你。

▸ *尽可能多睡觉*（或者只是休息一下）。把电话调成静音，把脏衣服的篮子放在一边，无视水槽里的脏盘子。

如果白天小睡的话，要确保是有质量的睡眠。总之，不要在做家务的间歇睡在沙发上。要找一个黑暗的、安静的、能躺得舒服的角落好好地舒展一下身体。

▸ *如果小睡让你更难受就不要这样做。*一些证据显示，白天的小睡或打盹并不能缓解疲劳，一些新手爸妈表示比起几个小时实实在在的没人打扰的睡眠，这样的小睡反而增加了疲劳感。如果你习惯了在宝宝小睡的时候自己不睡，你就趁此机会做一些必须要做的事，这样你就可以把晚上的时间都用来睡觉。

▸ *把社交放到一边。*当朋友和亲密的人来访时，不要总是招待他们。让他们帮你照顾一会儿孩子，这样你可以休息一会儿或者做点自己的事情（即使只是洗个澡）。

▸ *不要和宝宝睡一张床。*把宝宝放到你的床上照顾是可以的，但是当你准备睡觉的时候要把宝宝放回婴儿床上或摇篮里。

▸ *把晚上的工作分出去。*跟你的伴侣

当睡眠成为挣扎

有时，你太累了反而睡不着，这时你也不能放松。如果你有睡眠障碍，首先要确定你的环境是适宜睡觉的。关掉电视，让房间保持凉爽和黑暗。避免摄入尼古丁、咖啡因和酒精，这些物质可能影响睡眠周期，让你休息不充分。不要为睡眠感到苦恼。如果你半个小时还睡不着，就起来干点别的你认为有助于放松的事情，比如看书，喝一杯无咖啡因的茶或者听舒缓的音乐。

一起制定一个规则，让你们分别有照顾孩子和休息的时间。如果你是母乳喂养，就让你的伴侣把宝宝抱给你，夜里让他给宝宝换尿布。如果是人工喂养，你们可以轮流喂宝宝。

▶ *可以拖延一会儿。* 有时，夜间的哭闹是宝宝已经睡着的征象。除非你有理由怀疑宝宝是饿了或是不舒服，否则等几分钟再看宝宝也是可以的。

商量一下家庭的杂务 到目前为止，你应该已经了解到，一旦宝宝降生，家务活就要给重要的事情让路，比如照顾宝宝和睡觉。

然而，让这些事情就这样随它去也是不太容易的。闭上眼睛假装看不见周围的一团糟，只能得到暂时的放松，但并不能解决问题。另外，当你感到对生活的其他方面不能很好地掌控时，比如喂奶或照顾不明原因哭闹的孩子，保持对周围环境的控制会让你感觉好一些。为了更好地处理基础的家务活，你可以采用以下方法。

▶ *拥抱混乱。* 通常，为人父母意味着更多的事务，更多杂物，家里环境也更混乱。尽管有很多分类、保存和整理的方法，但与成为父母前相比，家里总是更乱。

▶ *更新你的家务计划表。* 以前，你和你的伴侣可能分工做家务活，有了孩子以后，这些工作可能要重新分配。举例说明，如果其中一人承担了比较多的照顾孩子的工作，那另一方就可以承担其他的工作，比如做饭、洗衣服等。如果你和你的伴侣能够明确作为一个团队工作，可能会减少由谁做什么家务所引起的争执。

▶ *寻求帮助。* 如果朋友或者亲人向你提出要帮你做饭或者做家务，请接受。这可以帮你减轻一点负担。如果没人主动向你提供帮助，你又觉得不堪重负，你可以考虑让清洁公司或者勤杂工帮你。许多父母已经证实这钱是值得花的。

为宝宝花钱 养孩子是你这辈子遇到的最花钱的事。美国农业部（USDA）估计的数字是，对于一个有两个孩子的中产阶级家庭，把孩子从出生养到 17 岁要花费接近 25 万美元或者说是 233610 美元。而且这还不包括上大学的费用。

其实，你也不必非得是个百万富翁才能养家。美国农业部是通过多种方式统计并估算了这个数字。以下是美国农业部衡量的主要支出类别以及每项类别如何省钱的小技巧。

住房 住房是养孩子的最大支出，大约占 30%。美国农业部是按照每增加一个孩子则增加一个卧室的平均花费，或者搬到更大的房子或重新装修的费用来估算的。对于一些家庭，增加空

把你的宠物介绍给宝宝

如果你的家里已经有了一个宠物，宝宝的到来对宠物来说也是生活的重大转折，如同对你来说一样。通过提前的计划，可以把陌生人到来的压力最小化，把每个人的安全感最大化，让每个人都开心且舒适，包括宠物在内。美国的动物保护协会提供了以下技巧以保证有毛或者没毛的家庭成员的一体化。

宝宝出生之前

▶ 逐渐让你的宠物接受周围有孩子的环境，尤其是家里将有一些新的噪声。播放录好的宝宝的哭声，摇动摇椅，让宠物对这些产生正向的反应。

▶ 鼓励有宝宝的朋友多来你家做客，这样你的宠物会对宝宝逐渐熟悉。密切关注你的宠物和任何宝宝之间的所有互动。

▶ 让宠物习惯宝宝的东西以及婴儿室的家具，但是要阻止宠物跳上婴儿床、尿布桌或其他宝宝可能躺着的地方。如果你设定婴儿室是宠物禁止进入的，你需要安装一个有观察窗的坚固的门，这样宠物可以看见和听见发生的事情。

▶ 抱着娃娃假装抱着宝宝。抱着一个包裹好的娃娃，让狗习惯有孩子的日常生活。把娃娃放在婴儿车里带着狗去散步。

▶ 确保按时给宠物接种疫苗。

▶ 关于宠物和宝宝之间的互动情况可以咨询兽医和动物行为专家。在宝宝出生前就解决这些问题有助于帮宠物平稳度过转变期，并能减轻你的精神紧张。

宝宝出生之后

▶ 让你的爱人或朋友把带有宝宝气味的东西带回家，这样宠物会熟悉这个气味。

▶ 当你走进家门的时候让别人抱着宝宝，这样你可以腾出双手来热情迎接你的宠物。

▶ 让你的宠物挨着你和你的宝宝坐，但不要强迫它。如果宠物对宝宝的到来做出正面的回应，要通过奖励来强化这种行为。

▶ 鼓励宠物和宝宝之间的任何互动。

▶ 尽量保持原有的习惯，比如每天散步。

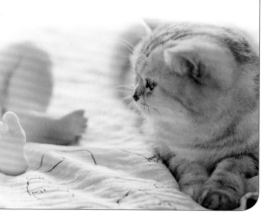

间是必要的，但是如果你能最大化利用已有的空间，也可以节约这方面的花费。

食物   食物的花费是中产家庭的第二大支出。如果你选择配方奶，就要很早开始积攒食物的花费。然而，过不了几个月孩子就需要添加辅食来保证生长发育，不只是喝奶了。如果你想节约在配方奶、婴儿食品、谷类食品和其他需要大宗购买物品上的费用，一种方法是在仓储超市批发。如果你自己用不完这么多东西，或者你没有地方储存这些东西，你可以考虑和朋友分享这些东西。在网上购买特价商品或者使用优惠券是节约食品花费的另一种方法。

宝宝的看护和教育   这是第三大花费。宝宝出生的前几年花费最高，但并不是每个家庭都需要承担这笔花费。如果父母中的一方在家中全职照顾孩子，就不存在孩子看护的费用。然而，家长因为待在家中而减少的收入以及因为没有工作而错过的加薪，并没有包含在美国农业部的估算中。同时，公立学校的费用也比私立学校的费用低。

交通费   交通费是下一项重要的花费，包括每月的车贷、定金、汽车保险、汽油、保养以及公共交通。大部分新手爸妈在考虑用何种交通工具来带着宝宝外出的时候已经考虑到了这些花费。记住，无论新车有多好，在你从买车的地方把它开走的时候，它的价值就下降了。为了省钱，你可以买一辆二手车，比如

一辆还在保修期内的刚回收的租车。同时，仔细寻找车险条款以便找到最佳利率。

健康保险   体检和牙医的费用不包含在保险范围内，而且你的公司也不会为你付健康保险的费用。如果你自己为家人购买健康保险，这也是一项重大花费。对比不同的保单以便找到最佳利率。你可以考虑找一个保险经纪人来帮你找到最适合你经济条件和情况的保单。你自己购买的健康保险也是可以免税的。

衣物   当你生第一个孩子的时候，你会忍不住去购买商店里所有可爱的宝宝衣服。但是这项开销有另一种方式可以节约。许多家长喜欢把孩子穿小的衣服送人，幸运的话，你的孩子可能只比隔壁邻居家的孩子晚 6~12 个月就能穿上流行的衣服。根据你住的地方，可以通过网络社区或平台买到当地的便宜旧衣服。寄卖商店、特价商店以及季末甩卖都是节约的方式。仓储超市和网上的杂货店都经常有一些特价商品，比如尿不湿和湿巾。

其他杂费   这项花费包括宝宝的个人护理物品，比如牙刷、理发费用、玩具和娱乐费用。随着宝宝长大，这项花费会消耗你收入的更大部分。

成为父母团队

孩子对于一对夫妻会产生哪几方面

的影响呢? 最大的一个, 就是有孩子这件事本身。直到宝宝出生, 你和你的伴侣可能都生活得很有品质, 你们也许是双职工, 且工作和健康都平衡得很好, 共同完成家务, 性生活也很和谐。如果你们没有准备好适应父母这个新角色(谁又能真正准备好呢?), 你可能会惊讶于这个小家伙的到来打乱了你们之前的和谐生活。

夫妻关系在新生儿到来后都会经受一些考验, 可能的原因包括家庭的分工突然变得不平衡了。即使不是有意的, 夫妻们也会恢复传统的按性别的劳动分工, 经常是妻子包揽了大部分家务和照顾孩子的工作, 而丈夫越来越远离这些工作。

其实, 新手爸妈往往会效仿他们自己的父母, 因为父母是他们行为的榜样, 也是他们所知的做父母的方式。但是在现在这个时代, 愤怒和矛盾会很快发酵, 蔓延到婚姻的每一个角落。

另外, 那些本来潜藏的分歧——关于生活的目标, 或者如何处理家庭的经济状况和其他事务, 现在开始浮现了。宝宝出生后, 夫妻共处的时间也减少了, 并且两个人都缺乏睡眠, 这种折磨已经让人达到了崩溃的边缘。

然而, 新生儿的到来并不会导致一直存在婚姻冲突。面对眼前的挑战要保持清醒的头脑, 这能帮助你对可能影响婚姻关系的负面情绪保持警惕, 要一起乐观地发展作为父母的互补的新角色。最后, 你会惊讶于你和你的伴侣的优点都

逐渐体现出来了。

为人父母的转变　有多项研究反复证实了初次迎来孩子开启了夫妻关系的转化期——为人父母的转变。努力重整家庭结构并让每个人适应自己新的角色是一项巨大的挑战。除了家庭角色的转换, 新手爸妈可能还会经历人际关系以及职业身份的变化。

在这个时期, 父母双方都会觉得情绪达到了崩溃的边缘, 一项大样本的综述提到, 在孩子出生第一年, 新手爸妈通常会经历以下几种情绪。

- 惊喜和愉悦。
- 对孩子完全的爱。
- 没有准备好的感觉。
- 无力感和不足感。
- 失去了原来的生活方式。
- 失望。
- 缺乏个人时间的挫败感。
- 看到配偶没有被孩子累趴下也觉得很不满。
- 失去身份、信心和自我。
- 疲劳。
- 家庭的紧密感。
- 对新的要求的应变。
- 缺乏指导和参照的困惑。
- 害怕被孤立或被忽略。
- 强烈的保护欲和付出欲。

支持的重要性　正如你所见, 在你适应为人父母的新角色的过程中有一

些复杂的感觉很正常，但是，如果你得到很多支持，那么你就比较容易产生正面的情绪。例如，有一项大型的研究显示，夫妻间的同理心与更好地适应父母身份以及更高的性满意度有关。同样地，那些能够公平分担家务劳动的夫妇在养育孩子的过程中也更容易对夫妻关系满足。

另一项研究调查了在一些夫妇的第一个孩子出生前的孕期，他们对于婚姻生活和为人父母生活的感受和希望。结果显示，那些对婚姻生活和为人父母生活的期望较为实际的夫妻更容易平稳应对初为人父母的压力。换言之，了解到婚姻不易且需要维持——尤其是在转变期，可以引发更多的合作和良性的转变。

另一项研究显示，在宝宝出生之后存有不切实际幻想的夫妇很难获得伴侣的支持，可能是因为他们总是不自觉地把没有达成的愿望归咎于他们的伴侣。了解到前路可能崎岖不平更有助于更好地为父母身份的转变做准备。

定下基调　夫妻关系是否满意与为人父母的经历紧密相连。举例说明，一个带着照顾孩子这份新责任和义务超负荷工作的妈妈很容易将压力渗透到夫妻关系中。如果女方全心全意地照顾孩子而忽略了她的丈夫，他就会感觉被孤立，而且对婚姻不满。另一方面，爸爸照顾孩子照顾得越多，妈妈对婚姻的满意度越高。当妻子比较有自主权并要求丈夫分担照顾孩子的工作时，丈夫们就

会照顾孩子比较多——即使丈夫的方法和妻子的不同。婚姻也给家中的其他人定下基调。如果父母之间相互鼓励、尊重、欣赏，细心地维持夫妻关系，能够分享为人父母的任务，他们就已经为孩子成长为一个成熟的、自信的、有责任感的成年人营造了一个理想的环境。

总的来说，在孩子出生前就对婚姻满意的夫妻，在有了孩子以后对婚姻的满意度也比较高。

为自己和对方争取一些时间

在你做父母的最初阶段，压力大部分来自对精力和资源的持续需求。然而，燃尽自己并不是一个好父母或者好伴侣

是什么使婚姻牢固而健康？

不管家庭结构如何，健康的家庭共有一些关键的品质。美国儿科学会的研究显示，成功的家庭都是相互支持、相互尊重、有凝聚力（培养归属感）、充满爱、互相交流、团结一致并且坚韧的。

另外，如果一家人能够按照常规、耐心交流并且尊重每一个家庭成员的个性和需求，这个家庭就能够做到最好。父母在与孩子讨论的同时建立了他们的价值观。当然，共同度过有趣且有意义的时光也是健康幸福的家庭生活的关键。

应该做的。争取时间为自己充电以及经营夫妻感情是十分重要的。

脱离现状找回自我 要想从新父母的责任中脱离并不容易，有一种方法可以做到这件事，就是和你的伴侣交替做短暂的休息。让你的伴侣休息一会儿，即使只是很短的时间，也能让他 / 她感觉更新了储备，以全新的状态投入到这磨人的工作中。不需要离开很久，实际上，你都不用离开家。以下是一些建议。

▶ 去外面喝杯茶或者咖啡。这会让你觉得自己又是一个正常的成年人了。

▶ 去附近的公园散步。大自然总是可以帮你缓解压力。

▶ 让你的伴侣带孩子出去玩，这样你就可以享受独自在家的时光。

▶ 开车在附近转转或者健身。如果你喜欢这样做，那么这样也可以缓解你的压力。

▶ 如果你喜欢做饭并且这也能让你放松，那么让你的伴侣看着孩子，你去准备一顿丰盛的美食。

▶ 到家里偏僻的角落，做一些伸展运动或是深呼吸。

重要的是拥有只属于你自己的一小段时间，这样你就能放松并且重新开始。

一起出游 经营婚姻需要时间和努力付出，但是这是值得的，对于你们和对于孩子都是这样。你并不需要去泰国旅行来使你们的关系升温，但是要找到你们过去共同爱好的事情，共享的纽带，容易一起聊一起笑的话题。

这就像在合适的时间一起看喜欢的电视节目一样简单。或者在宝宝吃饱了睡着了之后一起坐在外面，即使是晚上很晚了。如果你就是想离开家，大部分祖父母都会非常愿意花几个小时帮你看孩子。如果祖父母不能看孩子，你可以请求其他家庭成员或朋友的帮助，也会有人愿意帮忙的。

怀孕后的性生活 是的，怀孕后是可以有性生活的。可能眼下性生活并不重要，但过一段时间就会又开始重要起来。

一方面，产后女性的身体需要一段时间才能恢复，无论是顺产还是剖宫产。

在做父母的最初阶段，争取时间为自己充电

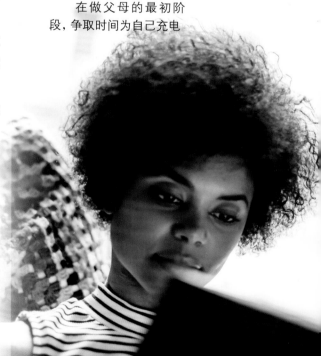

许多医生建议产后 4~6 周内不要同房。在这段时间内，宫颈口会关闭，恶露会停止，伤口会愈合，虽然你的身体可能需要更久的时间来恢复。

另一个重要的时间点是你自己的状态。一些女性在产后的几周就感觉准备好重新开始性生活了，而另一些人则可能需要几个月甚至更长的时间。劳累、产后抑郁、身材的变化等因素都会对你的性欲产生负面影响。

照顾新生儿让人筋疲力尽。如果你在睡觉的时间感到太累而不能同房，要说出来。然而，这并不意味着你的性生活终结了。你可以试着在早上或者宝宝小睡的时候同房。

不要忘了，亲密的关系可不止性生活一种，特别是你们在适应有宝宝的新生活的时候。如果你没有性欲或是害怕性生活会引起疼痛，要跟你的伴侣分享你的担心。你们可以用其他方式保持亲密关系，直到你准备好。大部分家庭在产后 6 个月才恢复性生活。

当你准备好重新开始性生活了，要慢慢来。由于激素水平的变化，女性的阴道可能会干且有触痛，尤其是母乳喂养的时候。你可以从拥抱、亲吻和抚摸开始，逐步增加刺激的强度。如果有阴道干涩的问题，可以用润滑油或凝胶。你还可以尝试不同的姿势以减少对疼痛区的压力并控制力度。你要告诉你的伴侣怎样舒服，怎样不舒服。

如果性生活一直有疼痛感，你要告诉医生。阴道内使用低剂量的雌激素会有所帮助，但是如果你是母乳喂养，雌激素可能会使泌乳量减少。让你的医生帮你权衡利弊。

单身父母

如果你是单身父母，你可能要面对与其他新手爸妈一样的挑战，无论你结婚与否。实际上，在这章的前面部分已经讨论过单身父母与已婚父母的对比。独自抚养一个新生儿本身就是一个挑战，因为所有做父母的责任、对于体力、精神、感情和经济资源的无限的要求都要靠一个人，就是你。

无论你周围的环境如何特殊，在没有伴侣的帮助下也是可以给孩子创造一个良性的成长环境的，这也是父母适应能力的很好的见证。

要应付做单身父母的独特挑战，你可以考虑以下建议。

▶ **寻求支持。** 当你在不断的起落中逐渐习得如何做好父母，支持是十分关键的。这可能意味着你要培养和利用资源，来自宝宝的祖父母、姑姑和舅舅、朋友以及有着相同境遇的父母的网站。

▶ **找一个好的育儿机构。** 许多单身父母需要去工作，所以找到一个好的育儿机构对于提升宝宝的幸福感以及适应你的工作计划都是非常关键的。向家人、朋友和其他父母寻求好的推荐。在这之前你需要到现场去看一下，并和要照顾你孩子的人聊聊。

▶ **做好的榜样。** 随着宝宝长大，给宝宝建立两个性别的榜样是很有帮助的。将你信任和欣赏的成人行为模式融入你孩子的生活中。当你的孩子看见你工作和家庭都成功时，你是孩子最重要的榜样。

▶ **抽时间陪伴孩子。** 单身父母通常忙于工作和照顾孩子，但真正陪伴孩子的时间可能并不像你想象的那么多。总之，要尽可能多和孩子互动：在去育儿机构的路上唱歌，在读杂志（或者阻止宝宝啃杂志）中度过一个懒散的周六早上，或者在公园里散步。

▶ **抽时间给你自己。** 单身父母也需要休息——也许比有伴侣的父母需要更多的时间。计划一下在宝宝睡着之后吃一顿好的晚餐或者看个电影。找一个有托儿所的健身中心。从已经做父母的朋友那里收集一些保姆的电话，或者在你和朋友出去吃饭或者自己出去看电影的时候请你的妈妈来帮你看孩子。

▶ **加入社会团体。** 保持和外界的联系对任何人来说都十分重要，对单身父母来说尤其有帮助。结识邻居，或者加入专门面向单身父母的互助小组。

坚持一下

无论你的处境如何，成为父母，都是令人紧张的、改变人生的一种经历。最初的几周可能会很困惑、兴奋、筋疲力尽，也会感到很神奇。即使对有经验的父母来说，了解成功育儿的来龙去脉也是一项持续不断的挑战。但是记住，一旦开始你做父母的旅程，那么这可能是你人生中最大的收获。

虽然把孩子养大带来了许多挑战，但它同时也可以带来不可思议的爱、华丽的喧闹和深深的满足感。而且，世界上有成千上万的人已经完成了。所以，要尽量多阅读，多向他人学习。这样做可以让你知道什么该做什么不该做，以及何时需要帮助。但最重要的是，听从你的孩子和你自己的内心。在接下来的几个月里，花时间去了解你的孩子，这样能够打好人生中最亲密的关系——亲子关系的基础。

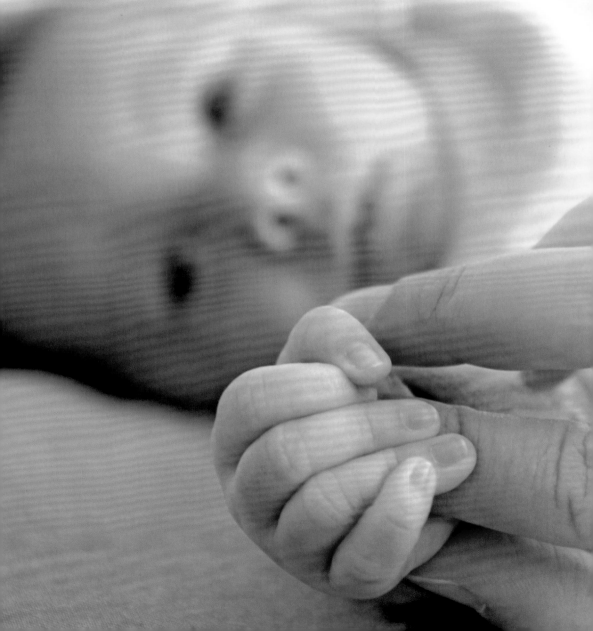

第四部分

怀孕的重要决定

第 20 章

遗传筛查

遗传筛查是父母们避免谈及的话题，因为它常常很可怕，也很复杂。没有父母愿意读到或听到孩子有异常的消息。如果有人在你的孕期提起这个话题，不要被吓到了。你的医生可能会在孕早期的某次产检中就解决了遗传筛查的问题。要记住大部分孩子是健康、没有遗传问题的。

什么是遗传筛查

遗传筛查检测可以提供给准父母和新手父母一个了解自己的孩子有没有发生基因异常风险的机会。通过筛查父母或孩子的基因都可以完成遗传筛查。一些夫妇可能有遗传病家族史，而另一些可能没有遗传病家族史。

孕前、孕期及产后均有不同类型的遗传筛查检测。基于家族史、基于种族以及扩展携带者的筛查可以在孕前或者孕早期进行。产前筛查可以在孕早期或

是孕中期完成（见第 21 章）。而新生儿筛查则通常在新生儿出生后 1 天完成（见第 16 章）。

基于家族史和基于种族的扩展携带者筛查及基因筛查，适用于那些虽然没有某种特定疾病的症状和体征，但携带了变异的基因或者染色体异常的人群，这些变异的基因或异常的染色体可能遗传给自己的孩子，并有可能致病。

有潜在可能并担心自己的孩子存在变异的基因的父母们可以在孕前或孕早期做遗传筛查。根据结果提供的信息，父母们可以了解自己的孩子存在遗传病的风险有多大，并据此做出决定。

如果你正打算怀孕或已经怀孕，而你或你的丈夫家族中存在某种遗传病，那么你可能需要做基于家族史的筛查。如果你是某种疾病发生率比较高的人种或种族，你也可以考虑基于种族的筛查（见第 289 页）。

需要考虑的问题

是否进行遗传筛查是个人的决定。在决定之前你可以考虑以下几个方面。

9 个关键问题

1. 家族史中是否存在某种疾病?
2. 你所属的人种或种族是不是某种疾病发病或携带的高危人群?
3. 你和你的伴侣是否有兴趣了解与家族史和种族无关的遗传病的风险?
4. 如果你得知你和你的伴侣都携带同一种疾病的致病基因,你准备怎么做?
5. 你的宗教或精神信仰会不会影响你对遗传筛查的理解?
6. 你对筛查的进展会有何种情绪反应?
7. 你的保险包含筛查费用吗? 如果不包含,你能够负担筛查费用吗? 许多遗传筛查都是很贵的。要知道除了以诊断

不同种类的遗传筛查

过程都差不多,但是不同的基因检查是出于不同的原因所做的。

诊断性筛查 如果你有某种基因异常所导致的症状,诊断性筛查能够确定你是否存在可疑的疾病。基因筛查可以适用于越来越多的疾病。基因筛查可以确诊的疾病包括多囊肾、马方综合征以及神经纤维瘤病。

成人疾病的早期筛查 如果你有遗传病的家族史,在出现疾病症状之前进行遗传筛查可能会提示你是否有发病风险。比如遗传性的乳腺癌和卵巢癌(*BRCA1* 和 *BRCA2* 基因)以及亨廷顿病。

携带者筛查 如果你和你的伴侣有基因异常家族史,比如囊性纤维化或脊髓性肌萎缩症,你们可能需要在怀孕之前做遗传筛查。携带者筛查可以检查出你是否携带可能遗传给后代并导致其发病的变异的基因。基于种族的筛查和扩展携带者筛查都属于携带者筛查。

产前筛查 如果你已经怀孕了,筛查也可以检查出你的孩子是否存在畸形。脊柱裂和唐氏综合征都是很常见的先天性畸形,所以很多孕妇都选择做筛查。关于胎儿畸形的产前筛查在第 21 章中有详细讨论。

新生儿筛查 这是最常见的遗传筛查。在美国,新生儿筛查覆盖了 50 个州和华盛顿哥伦比亚特区。筛查都是针对特殊的情况,比如先天性甲状腺功能减退症及苯丙酮尿症。新生儿筛查非常重要,因为如果筛查发现异常,就可以立即开始治疗从而防止产生症状。这些筛查在第 16 章有所讨论。

疾病为目的的检查，其他检查可能都不包含在保险内。

8. 检查完成所需的时间是否足够你考虑并决定是否开始或继续怀孕？

9. 与遗传咨询师、遗传学专家或医生讨论基因携带相关的选择和问题是否对你有帮助？这些人都是经过特殊的人类基因和遗传咨询的相关培训的。

遗传病的种类

遗传病是由多种不同类型的遗传物质异常导致，由父母遗传给孩子。

常染色体隐性遗传病　如果双亲均为异常基因携带者，那么常染色体隐性遗传病就可能发生。携带者有一个正常基因和一个异常基因。正常基因可以掩盖异常基因，所以携带者通常没有症状。然而，如果你和你的伴侣携带同一种疾病的异常基因并同时遗传给孩子，孩子就会患病。常染色体隐性遗传病的筛查适用于某种隐性遗传病发病率较高的种族或者有常染色体隐性遗传病家族史的人，例如囊性纤维化和泰 - 萨克斯病。

成人发病型常染色体显性遗传病　这些疾病发生在患者有一条携带致病基因的染色体时。一些常染色体显性遗传病在成年前没有症状，偶尔有直到育有后代才发病的病例。如果一个人发现有这样的疾病，他或她的孩子有 50% 的概率患病。例如亨廷顿病和一些遗传性的癌症。

X 连锁遗传病　这些疾病是由 X 染色体上的变异基因导致的。除了很少的例外情况，女性有两条 X 染色体，男性有一条 X 染色体和一条 Y 染色体。一名女性可能成为 X 连锁隐性遗传病的携带者而没有症状或只有很轻的症状，因为另一条 X 染色体上的正常基因可以行使需要的功能。然而，这样的女性有 50% 的概率把变异的基因遗传给她的孩子。如果这个孩子是男孩，就可能会发病，因为他只有一条 X 染色体。如果是女孩，她就会像她的妈妈一样，成为一个携带者。X 连锁遗传病包括杜氏肌营养不良症、A 型血友病以及脆 X 综合征。

染色体结构异常　在一些家庭中，新生儿出生缺陷是由于染色体的片段缺失或重复导致的。这可能由于其双亲携带了结构异常的染色体。如果父母把排列异常且基因不平衡的染色体遗传给孩子，可能会导致严重的问题。染色体的重排也可能会导致复发性流产。如果你的家族中有人有复发性流产史，那么你要向医生提及此事。

线粒体异常　一些疾病是由线粒体基因异常独自导致的，线粒体是产生能量的细胞器。由于线粒体只来源于母体，所以线粒体疾病均由母亲遗传给孩子。线粒体疾病可能引起多种症状和体征，如低血糖、肌肉异常、失明以及抽搐发作。

常染色体隐性遗传病 可能由父母同时携带同种疾病的变异基因导致。如果双亲都把异常基因遗传给孩子，那么孩子就会患病。大部分基于种族的筛查和扩展携带者的筛查都是常染色体隐性遗传病筛查。

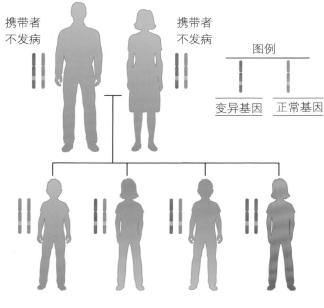

携带者不发病 携带者不发病

图例

变异基因 正常基因

正常　　　携带者不发病　携带者不发病　　患病

X 连锁隐性遗传病 由母亲携带的一条含有变异基因的 X 染色体导致。

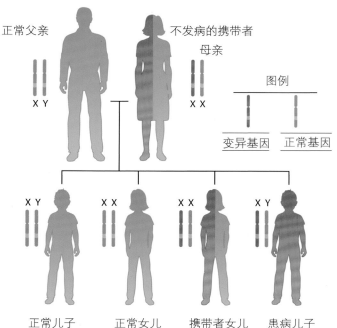

正常父亲　　不发病的携带者母亲

X Y　　　　X X

图例

变异基因 正常基因

X Y　　　　X X　　　X X　　　X Y

正常儿子　　正常女儿　　携带者女儿　　患病儿子

有家族史的筛查

如果你的家族中有某种遗传病史，你可能会想要检查一下自己是否携带可能导致孩子患遗传病的异常基因。

遗传的基因异常可能由单基因引起，包括常染色体隐性遗传病、X 连锁遗传病、常染色体显性遗传病以及线粒体异常。一些疾病患者成年后才会出现症状，而另一些疾病孩子的症状比父母要严重得多。这些问题将在本章接下来的部分详细讨论。

扩展携带者筛查

基于家族史和种族的筛查都是针对个人情况的筛查，新的技术手段可以在一次筛查中进行更广的异常序列的检验。如扩展携带者筛查，可以对每个人进行同样的筛查，与家族史及种族无关。

扩展携带者筛查可以提供给父母更多可能影响孩子的遗传状况的信息，虽然其中很多是罕见病基因。遗传咨询师会给你讲解筛查出的遗传异常以及筛查的局限性。

基于人群的筛查

某些人种和种族在一些特殊疾病上的发病率要高于其他人种或种族。如果属于这样的人种或种族，你可以通过医生或遗传咨询师了解关于你成为异常基因携带者的风险以及筛查的流程。

人种或种族群体	遗传病
北欧犹太教徒	泰 - 萨克斯病，囊性纤维化，海绵状脑白质营养不良，尼曼－皮克病 (A 型及 B 型)，范科尼贫血 (C 群)，布卢姆综合征，戈谢病，家族性自主神经功能障碍，黏脂贮积症 IV 型
法裔加拿大人，移居美国路易斯安那州的法国人后裔	泰 - 萨克斯病，囊性纤维化
黑人	镰状细胞贫血，β - 珠蛋白生成障碍性贫血，葡萄糖 -6- 磷酸脱氢酶缺乏症
地中海居民	β - 珠蛋白生成障碍性贫血，葡萄糖 -6- 磷酸脱氢酶缺乏症
中国人，东南亚人 (柬埔寨人，菲律宾人，老挝人，越南人)，地中海居民	α - 珠蛋白生成障碍性贫血，β - 珠蛋白生成障碍性贫血，葡萄糖 -6- 磷酸脱氢酶缺乏症
白种人 (欧洲人)	囊性纤维化

基因疾病

下列遗传病可以通过基因筛查确定。

α - 珠蛋白生成障碍性贫血 导致红细胞的缺乏（贫血）。严重时可以导致胎死宫内或新生儿死亡。大部分病例不是那么严重。

β - 珠蛋白生成障碍性贫血 也导致贫血。在重度的病例中（重型地中海贫血），孩子需要规律地输血治疗。如果得到合适的治疗，大部分患者能够生存到成年。

镰状细胞贫血 导致红细胞形状异常（镰刀形），影响了红细胞在人体内的自如流动。患者感染、贫血及疼痛发作的风险增加。严重者导致重要脏器损伤。如果能在早期得到持续治疗，能够使并发症数量最小化。

囊性纤维化 影响呼吸和消化系统，可以导致严重的慢性呼吸系统疾病、腹泻、营养不良以及活动受限。现存的治疗方案可以保证大部分的患者生存至成年。

杜氏肌营养不良症 是最常见的儿童发病的肌营养不良。影响骨盆、上臂和大腿的肌肉。疾病晚期，可能影响膈肌和心肌。由于这是一种 X 染色体连锁的遗传病，主要发生在年轻的男孩中。女性患者通常症状较轻。在重症病例中，肌无力可能导致青春晚期或刚成年的患者死亡。

脆 X 综合征 是导致智力障碍最常见的遗传病。它是由 X 染色体异常导致的。女性携带者可能不孕，男性和女性携带者都可能有运动障碍（共济失调）。需要与专家探讨脆 X 综合征的遗传学问题。

海绵状脑白质营养不良 是一种严重的神经系统疾病，常在新生儿出生不久就能够诊断。儿童期即发生死亡。

脊髓性肌萎缩症 影响脑干神经和脊髓神经，导致肌肉组织溶解和全身无力。在重症患者中，幼年期的症状是致死的。

泰 - 萨克斯病 是指神经细胞中缺乏分解某种脂肪（磷脂）的酶。这些磷脂在大脑和脊髓的细胞中不断沉积，导致神经细胞的破坏，通常幼儿期即发生死亡。

尽管扩展携带者筛查对遗传情况给出了全方位的分析，但相比针对某种疾病的筛查准确性欠佳。如果你有明确的遗传病家族史，遗传咨询师会向你推荐特殊筛查或是诊断性检查。

如何操作

通常，遗传筛查只需要一份血液样本，用细针从胳膊上的静脉抽血即可。偶尔，也需要你的口腔刮片样本。少数情况下，需要皮肤和肌肉样本。新生儿的血样需要采足跟血获得。如果考虑婴儿可能患有某种遗传病，产后立即采脐带血也可以。脐带血容易获得，对母、儿没有风险，也避免了给婴儿扎针。样本会送到实验室进行分析。

对于一些筛查——那些双亲都携带异常基因才会发病的常染色体隐性遗传病筛查，要先检查双亲之一。如果一方染色体完全正常，另一方就不需要再检查了。如果一方染色体异常，则另一方也需要进行检查。

结果解读

如果携带者筛查结果是正常的，就没有特殊的预防措施。然而，这样的结果并不等同于你的孩子就是完全健康的。携带者遗传筛查并不能确诊所有的携带者，也不能覆盖所有的疾病。一些疾病有许多突变，而筛查只针对最常见的突变。

如果筛查结果提示某种遗传病的风险增加，你的医生、遗传学专家以及遗传咨询师会向你解释疾病的含义以及评估你的选择。

遗传筛查技术飞速发展，未来几年就会有更多更加详细的筛查可供选择。想了解最前沿的信息，请咨询专家，他们可以与你的产检医生和家庭医生协商。

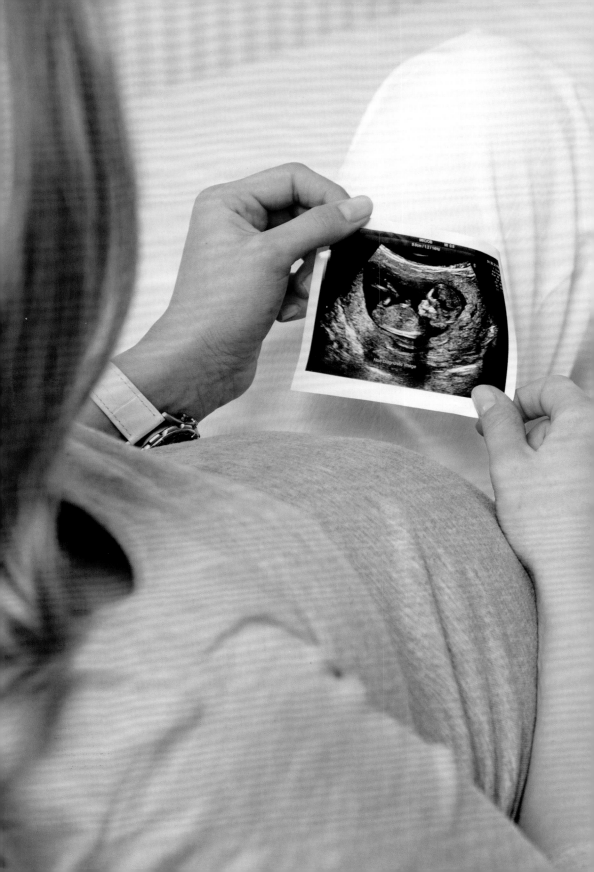

产前检查

在期待宝宝降临的同时，你还会想知道许多事。宝宝是男孩还是女孩？宝宝会是蓝色眼睛还是棕色眼睛？他/她会像爸爸一样幽默还是像妈妈一样聪明呢？把宝宝抱在怀里究竟是什么感觉？

伴随着这些激动而喜悦的心情，你可能也会有怀疑和焦虑的时刻。如果孕期有什么问题怎么办？宝宝会健康吗？这些感觉对大多数孕妇来说是完全正常的。事实上大部分的怀孕——超过95%，都是正常怀孕，也能够成功分娩正常的孩子。知道这一点可能会让你比较放心。

一些情况下你仍然会在宝宝出生前就想得到一些关于宝宝健康的特殊信息。你的年龄和家族史都有可能增加你的宝宝发生染色体异常或其他遗传疾病的风险。不管原因如何，一些检验可以在宝宝仍在你的子宫内的时候就确定他/她是否健康。这种检查称为产前检查。

基本上，孕期有两种产前检查方法。

▶ *产前筛查。* 这些是提供给所有孕妇的无创性的检查。筛查意味着要识别孕妇是否存在某种异常的高危因素。如果筛查提示风险增加，就需要进行产前诊断来确认异常是否存在。产前筛查不是必需的，但你的医生会问你要不要做这项检查。

▶ *产前诊断。* 产前诊断常用于因家族史、超声提示异常或产前筛查提示某种异常风险增加时。这项检查可以在宝宝仍在你子宫内的时候就获得诊断某种疾病的足够的信息。这些检查通常是有创的，可能给怀孕带来微小的风险。

需要考虑的问题

产前检查是自愿的，而且每种检查都有它的风险和优点。充分了解筛查内容有助于你做出合适的选择。在你做产前检查之前，要想到这项检查结果可能会给你提供什么样的信息，以及你将如何利用这些信息。许多女性选择最基础的超声检查以及血液检查。大部分女性不做进一步的诊断性检查的原因是大部分怀孕都是不合并高危情况的。

6 个关键问题　在计划进行产前检查之前，你和你的伴侣可能需要考虑以下几个问题。

1. 一旦你得到结果，你会如何利用这些信息？这些信息会在多大程度上影响你关于怀孕的决定？　大部分产前检查的结果都是正常的，这可能会缓解你的焦虑。如果结果提示你的宝宝可能存在出生缺陷或影响健康的状况，你会如何处理？你可能需要面对不想面对的决定，比如是否要终止妊娠。另一方面，提前知道这些情况有助于你在孩子出生前做好相应的护理准备。任何情况下，如果你觉得检查没有向你提供有用的信息或者并不影响你对怀孕的任何决定，你都可以拒绝接受检查的结果。

如果你觉得某项检查不会给你提供有用的信息或者不会影响你孕期的处理，你完全可以拒绝这项检查。

2. 这些信息是否可以为怀孕期或分娩期提供更好的护理或治疗方案？　有时，产前检查可以提供影响护理方案的信息。检查可能提示宝宝的健康问题，而这种问题是医生可以在你怀孕期间就采取治疗措施的。也可能会提示你的医生，你的宝宝患有在出生后需要专科医生立即治疗的疾病。

3. 检查结果准确度如何？　产前检查不是完美的。即使筛查的结果是正常的（阴性），就是说你的宝宝患有某种疾病的风险很低，但仍然有很小的发病概率存在。如果这种情况出现，被称为假阴性结果。

相反，异常的检查结果（阳性）也有可能在不存在遗传异常的情况下把宝宝归为高危，这被称为假阳性结果。不同检查的假阳性率和假阴性率差异很大。所以，要和医生讨论检查的准确性。

4. 检查进行中导致的焦虑是值得的吗？　产前筛查可以确定女性发生某种情况的风险。即使检查提示高危，大部分女性也会分娩健康的孩子。因此，产前筛查会导致不必要的焦虑。

5. 手术有什么风险？　你可能会想评估检查的风险，比如疼痛、可能的流产与可能获得的信息之间孰轻孰重。

6. 检查的费用是多少？　你的健康保险包含这些项目吗？非医疗必要的检查通常是保险不覆盖的。如果必要的话，遗传学专家会帮你了解保险相关或者遗传学检查的经济援助相关的信息。如果难以获得经济援助，你能够并且愿意负担这些检查的费用吗？

超声检查

　　超声检查可能是你了解得最多的产前检查。你的医生可以通过超声获得胎儿的图像来判断胎儿生长发育的情况。通常情况下，在超声检查过程中你可以看到胎儿的图像。超声也可以用来诊断某些出生缺陷，例如脊柱畸形（神经管畸形）、心脏畸形或者其他畸形。

　　和其他产前检查一样，请与医生讨论超声结果并从中得到需要的信息。

　　超声检查使用的声波是有能量的。放在你腹部的传感器（超声探头）可以产生人类听不到的高频声波。声波被体内组织弹回，包括胎儿，并被传感器接收。被不同组织弹回的声波在不同时间回到传感器，回弹时间取决于组织的密度和距探头的距离。信号回归后，会被转换为图像，在显示器上显示出来。有几种不同的超声检查可以选择。

▶ **基本超声。** 这种超声可以形成二维（2D）图像，向医生提供你怀孕的

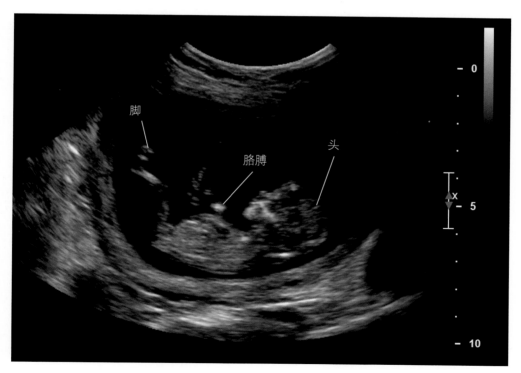

　　超声的图像创造了一张宝宝的照片，可以提供关于怀孕的有价值的信息

信息。可以用来评估胎儿的胎龄，发育情况，胎盘位置，胎儿的大脑、脸、胸、脖子、脊柱和四肢情况以及胎儿与你身体的关系。大约需要 20 分钟。

▶ **详细超声。** 也称为靶向超声或 Ⅱ 级超声，这种检查通常用于标准超声或产前筛查发现异常的患者。也可以用于可疑胎儿生长异常、羊水量异常或可疑感染时。这项检查更全面，需要更精密的仪器。需时也更长，需要 30~60 分钟。如果你是高危妊娠，医生也会向你推荐这种超声。

▶ **经阴道超声。** 孕早期，你的子宫和输卵管距离阴道比距离腹壁近。如果你在孕早期做超声检查，医生会建议你做阴道超声。阴道超声可以提供更清晰的胎儿及其周围结构的图像。这种超声也可以用于孕期评估宫颈情况。阴道超声是通过一个细长的、棒状的探头放置在阴道内完成的。

▶ **三维(3D)和四维超声。** 三维超声包括一系列二维图片的收集，并重建为胎儿的三维图像。四维超声是实时的三维图像。三维超声不是常规检查，但对于详细评估某些胎儿畸形非常有用。

▶ **多普勒超声。** 当超声波由运动的物体上弹回时其频率会变化，比如红细胞，而多普勒超声图像可以测量这种变化。它能测出血流的速度和方向。利用多普勒超声，医生可以判断血流经过血管时受到多大的阻力。如果有妊娠期并发症，比如妊娠高血压或子痫前期，多普勒超声可以评估胎儿和胎盘之间的血流是否存在异常。

▶ **胎儿超声心动。** 这种超声可以提供胎儿心脏细节的图像，着重于心脏的功能和解剖结构，有助于确定和排除先天性心脏病。

如何以及何时进行检查 超声检查在孕期随时都可以进行。孕早期的超声主要用来确定你怀了几个胎儿、评估胎儿是否存活，以及评估胎龄。超声检查可以作为早孕产前筛查的一部分。

在孕 18~20 周进行超声检查是更常见的。在怀孕的这个时期，超声检查可以确定胎儿的性别，也可以进一步核对孕周以及发现结构异常。你的宝宝此时已经发育到比较充分的阶段，因此骨骼结构以及器官是可以辨认的，四腔心和大动脉也可以看见。

需要重点说明的是，超声核对孕周在孕早期准确性是最高的。因此，如果孕早期超声已经确定了你的预产期，那么这个日期是不会因为孕中期超声测量的宝宝发育情况而改变。

一些情况下，例如高危妊娠，超声在孕期需要重复检查，可以监测母儿健康状况以及追踪胎儿的生长情况。

一旦进入超声检查室，你要平躺，肚子上涂一些耦合剂。耦合剂作为声波的介质有助于排除探头和皮肤之间的气泡。

探头是一个很小的塑料装置可以发出声波并记录弹回的声波信号。

在检查过程中,超声医生会在你的腹部不断前后移动探头,使声波进入子宫。根据胎儿的胎龄和位置,你可能会看见宝宝的脸、手和手指、胳膊和腿。通过这个检查,医生可以了解宝宝的头围、腹围、股骨长以及其他结构。这些测量值可以帮助医生评估胎儿的生长情况。像心脏这样的重要器官也会保留图像。

与 X 线检查不同,超声检查不含放射线。在 40 年的应用中并没有发现超声增加母儿危害。

结果解读 基于检查图像,医生可以确定怀孕和胎儿的以下情况。

- 你确实怀孕了。
- 你怀孕多少周(宝宝的胎龄)。
- 你怀了几个宝宝。
- 宝宝的生长发育情况。
- 宝宝的运动、呼吸和心率情况。
- 怀孕的部位。有时怀孕会发生在子宫之外(异位妊娠),通常是在输卵管。这是一种急诊情况。
- 宝宝的结构变异或畸形。
- 胎盘的位置及发育情况。
- 是否流产。
- 评估宫颈和早产风险。
- 测量胎儿健康情况,比如羊水量、肌张力和运动。
- 宝宝的性别。能否确定宝宝的性别

取决于宝宝的位置及脐带的位置。如果你想知道这些信息要提前决定。你也可以提前表示你不想知道孩子的性别。

为什么要做这项检查 对大多数孕妇来说,超声检查可以确定宝宝的预产期以及健康情况。由于它是纠正胎龄、识别多胎以及胎盘疾病的重要筛查工具,大部分医生不通过超声是无法确定以上情况的。

如果你有担心的情况,超声是缓解担心的很好的工具。如果你无法确定自己是何时怀孕的,超声也可以确定胎儿的胎龄。如果你产前筛查提示异常,超声可能可以确定是否存在这项异常。如果你有阴道出血或者担心胎儿的生长情况,超声是首选的检查。另外,超声的图像可以指导医生选择是否进行其他产前检查,比如羊膜腔穿刺术或者绒膜绒毛活检。

许多女性和她们的伴侣希望做超声检查,这样他们可以看见自己的宝宝或者了解宝宝的性别。然而,非医学指征的超声检查(如确定胎儿性别)是不推荐的。

检查的准确性及局限性 虽然超声是很有用的图像工具,但它也不能发现所有的胎儿畸形或遗传病。如果超声不能解释发现的异常,医生会建议你进行其他的图像诊断或检查,包括磁共振、羊膜腔穿刺术及绒膜绒毛活检。

产前筛查

以下是你孕期可能需要的筛查项目的详细清单，其中含有每项检查的基本信息。当你考虑进行某项检查前请务必与你的医生沟通，医生会根据你的个人情况向你详细介绍检查的利弊。

所有的产前筛查对于双胎等多胎都是局限性的。如果结果是异常的，可能并不能确定多胎中的一个或多个染色体异常的风险增加。在一些情况下，异常的超声结果可以提供更多的信息。如果你怀了多胎并且希望进行产前筛查的话，请与遗传学专家讨论产前筛查的获益和局限性。

产前筛查的方法随着科技的进步而变化。可以向医生了解关于产前筛查的最新进展。

孕早期联合筛查　孕早期筛查分为以下两个步骤来了解胎儿健康情况的信息。

▶ *血液检查。* 评估妊娠期特有的物质的水平，妊娠相关血浆蛋白 A（PAPP-A）及 β- 人绒毛膜促性腺激素（β-HCG）。

▶ *超声检查。* 检查测量宝宝脖子后面组织的无回声厚度（颈后透明带厚度，NT）。常用阴道超声进行上述检查。

根据以上结果，医生可以进行以下疾病的筛查。

▶ *唐氏综合征（21- 三体综合征）。* 这是一种可以导致智力障碍和先天性心脏病及其他健康异常的遗传疾病，患者有特殊面容。绝大多数病例中，胎儿有三条 21 号染色体，而不是两条。

▶ *18- 三体综合征。* 这是一种由于多了一条 18 号染色体导致的染色体疾病。典型的 18- 三体综合征可以导致严重的畸形和智力障碍。大部分患有 18- 三体综合征的孩子会发生胎死宫内或在出生后 1 年内死亡。18- 三体综合征的发生风险极低。

▶ 早孕筛查可能会增加关于潜在的心脏异常及骨骼问题的怀疑。但检查并不是为此而做的。

何时做，如何做　在孕 11~14 周进行。对于血液检查，血样通过静脉抽血获得并送至实验室检验及分析。

通过超声检查，医生和技师可以利用获得的图像测量宝宝颈后透明带厚度（NT），检查耗时 1 小时。

早孕筛查并不增加流产风险，也未发现导致任何妊娠期并发症。

结果解读　医生会通过检查结果评估你的宝宝发生唐氏综合征及 18- 三体综合征的风险。其他因素，比如你的年龄、个人史和家族史，都会影响你的风险值。

早孕筛查可能为阳性或阴性，也可能是概率，比如发生唐氏综合征的风险是 1/5000。通常，如果唐氏综合征风险为 1：230 或更高，那么就会认定结果是阳性的（具体结果在不同实验室有轻微变化）。对于 18- 三体综合征，如果风险是 1：100 或更高，认定结果为阳性。

为什么要做这项检查 由于早孕筛查早于大部分产前筛查，所以你可以在怀孕早期就得到结果。这给了你更多时间来考虑是否进行进一步的诊断性检查，是否咨询专家，以及是否继续妊娠。如果你的宝宝被诊断患有遗传性疾病，你就有更多的时间来准备对于患儿的特殊护理。

如果你做了早孕筛查，你可能需要考虑要不要根据这个结果进行进一步检查、在筛查之前，你需要考虑你是否能够承受进一步检查的风险。进一步检查可以提供更多的信息，但是有创。

检查的准确性和局限性 早孕筛查能够准确地发现 85% 的唐氏儿。5% 的妇女存在假阳性结果，这意味着检查结果是阳性的，但宝宝并不是唐氏儿。对于 18- 三体综合征，检出率可以达到 90%，含 2% 的假阳性率。

孕中期筛查或四联筛查 四联筛查测定孕妇血液中的 4 种物质。

▶ 甲胎蛋白（AFP），宝宝的肝脏制造的蛋白。

▶ 人绒毛膜促性腺激素（HCG），一种由胎盘产生的激素。

▶ 雌三醇，一种由胎盘和宝宝肝脏产生的激素。

▶ 抑制素 A，另一种由胎盘产生的激素。

四联筛查可以评估你的宝宝发生发育异常或染色体异常的风险。

▶ *唐氏综合征（21- 三体综合征）。* 见第 298 页。

▶ *18- 三体综合征。* 见第 298 页。

▶ *神经管畸形。* 这是一种胚胎的脊髓和大脑的周围组织形成不良的罕见情况，多导致脊柱裂或无脑儿。脊柱裂通常与较多的脑组织液（脑积水）有关，可能会引起智力低下和瘫痪。无脑儿更严重。无脑儿的孩子可能会发生死产或在出生后几小时就死亡。

▶ *腹壁缺损。* 孕早期腹壁未闭合时发生。这种情况可能会单独发生或者是某个综合征的表现之一。有腹壁缺损的宝宝出生后需要手术或其他治疗。

类似的检查称为三联筛查——检查甲胎蛋白、人绒毛膜促性腺激素和雌三醇，可以代替四联筛查。然而，四联筛查的结果更可靠。

何时做，如何做 理想情况下，四联筛查应在孕 15~18 周检查，最晚不超过 22 周。检查中包含的化学物质水平随着胎儿的生长发育而不断变化，所以准确地计算孕周是非常关键的。甲胎蛋白的检查在孕 16~18 周最为准确。为了进行筛查，医生会从你的静脉采血，并将血样送至实验室进行分析。

四联筛查并不增加流产风险以及其他妊娠期并发症风险。对大多数孕妇来说，最大的影响可能是等待结果过程中的焦虑。很小一部分病例的检查结果是阳性的，需要做进一步检查，这些检查是有创的，风险也更高。然而，大部分筛查结果阳性的孕妇也会分娩正常的孩子。

结果解读   阳性的四联筛查结果意味着测定的指标中有多项或都超过正常范围。这可能提示有潜在的问题，需要进一步检查。然而，阳性的结果可能有很多原因。

▶ 孕周错误（错误地计算怀孕的时间）。

▶ 多胎妊娠。

▶ 体外受精。

▶ 合并其他疾病，比如糖尿病。

▶ 母亲吸烟。

为什么要做这项检查   如果你没做早孕筛查，四联筛查就给了你一次评估宝宝是否存在染色体异常或解剖结构异常风险的机会。阴性结果会让你放心。如果结果是阳性的，你可以与医生和遗传咨询师讨论你可能的选择。

准确性和局限性   四联筛查可以准确地判断 80% 的唐氏综合征。6%~7% 的女性会出现假阳性结果，这意味着结果是阳性的但宝宝没有唐氏综合征。

早中孕联合筛查   你也可以考虑进行早中孕联合筛查。

这项综合检查，是一项应用孕早期 NT 检查和早中孕血液筛查进行的联合筛查。在孕中期结果出来后会出一份综合的报告。

血清综合检查与上述综合检查类似，但不包含超声检查。如果未能进行超声 NT 检查，可以选择这项检查。孕中期出报告。

还有一项检查是孕早期开始的逐步序贯筛查。如果结果提示唐氏综合征或 18 - 三体综合征高风险，建议进行绒膜绒毛活检（见第 302 页）。如果孕早期的筛查未提示高危，则继续完成孕中期部分筛查。最终结果在孕中期出具报告。

为什么要做这项检查   如果你可以等到孕早期之后再得到筛查结果，那么联合筛查的准确率略高于单独做孕早期或孕中期筛查。

准确性和局限性   这项综合检查可以准确地诊断妊娠期 85% 的唐氏综合征，假阳性率仅有 0.8%。血清综合检查也可以识别 85% 的唐氏综合征，而逐步序贯筛查可以诊断 95% 的唐氏综合征。上述两项检查的假阳性率几乎相同，为 4%~5%。跟其他的筛查一样，结果是阳性的并不意味着宝宝已经有异常，只是提示异常的风险增加。

游离 DNA（cfDNA）筛查   也被称为无创产前筛查（NIPT），游离 DNA

筛查是一项针对特定染色体异常进行的新型孕期筛查。类似早孕筛查和四联筛查，也是取孕妇的血样。不同的是，检查的是从胎盘游离到你血液中的 DNA 片段。胎盘的这些遗传物质与你宝宝的遗传物质一致，所以获得的 DNA 样本可以用来分析宝宝的遗传问题。这个检测同样可以测定胎儿的性别——通过测定血样中有无 Y 染色体 DNA 存在。

何时做，如何做　游离 DNA 筛查在孕 10 周就可以进行了。常规抽取你的血液样本送至实验室检验就可以。

结果解读　产前游离 DNA 筛查可以用来筛查宝宝的性别，也可以用来判断以下疾病。

- **唐氏综合征 (21- 三体综合征)。**　详见第 298 页。
- **18- 三体综合征。**　见第 298 页。
- **13- 三体综合征。**　与 18- 三体综合征一样可以导致胎儿严重的智力障碍和身体缺陷。这样的宝宝通常在孕期或婴儿期就会死亡。

另一些项目的检查也可以通过游离 DNA 进行，但其准确率和敏感性还需要进一步的分析和评估。

- **16 - 三体综合征和 22- 三体综合征。**　是罕见的染色体异常，通常导致流产。
- **三倍体。**　是一种罕见的染色体异常，可以导致胎儿严重的身体缺陷。多数情况下导致流产或早中孕期胎死宫内。

- **性染色体非整倍体。**　性染色体非整倍体是指性染色体数目的任何一种异常。其中一些是没有症状的，另一些可能引起不孕、轻度的智力障碍和心血管疾病。

- **特殊的微缺失综合征。**　是由染色体的小片段丢失 (微缺失) 或多拷贝 (微复制) 导致的罕见染色体异常。最常见的微缺失是 22q11.2 缺失综合征，也被称为迪格奥尔格 (DiGeorge) 综合征，在患者群中症状各异。

- **单基因遗传病。**　有些实验室可以对某种特殊单基因突变导致的疾病进行游离 DNA 筛查。通常是在超声发现异常后进行该检查。但是，单基因疾病游离 DNA 筛查的准确性尚未被确认。

和早中孕筛查一样，游离 DNA 不是诊断性检查。如果结果提示遗传异常风险增加，医生会建议你进行进一步检查。

为什么要做这项检查　游离 DNA 筛查是对于唐氏综合征、13- 三体综合征和 18- 三体综合征筛查准确性最高的检查之一。预计发病风险高与低均可应用。

准确性和局限性　游离 DNA 筛查可以确定 99% 的唐氏儿，假阳性率低于 1%。

局限性之一是"无结果"。这是由于母血中的胎盘 DNA 含量过低导致检查不能可靠地完成。这样的结果与孕妇高体重指数（BMI）有关，因此该项检查不推荐在 BMI 超过 35 的妇女中应用。此外，母血中的胎盘成分含量低也与胎儿的染色体异常有关。如果你血中的胎盘成分含量低，医生会建议你做进一步检查。

在游离 DNA 筛查用于识别其他染色体异常的优势被发现之前，目前可以作为唐氏综合征、13- 三体综合征及 18- 三体综合征的初筛。

产前诊断

如果产前筛查提示遗传病高风险，或者如果夫妇有遗传病或遗传病家族史，则需要做产前诊断。以下检查均可为你提供更多关于宝宝健康的信息。

绒膜绒毛活检 绒膜绒毛活检（CVS）是一种在筛查结果异常时进行的诊断性检查。它能通过检查少量的胎盘组织中的 DNA 来发现胎儿的染色体异常和基因异常。胎盘的一部分是由一层叫作绒毛膜的膜形成的。细小的、像头发一样的突起结构称为绒毛，绒毛从绒毛膜向外延伸并且成为宝宝从你的身体获得营养、氧气和抗体的途径。这些绒毛中含有胎儿的细胞，包含了胎儿的全部染色体和 DNA。

何时做，如何做 绒膜绒毛活检通常在孕 11~14 周进行，如果你希望尽早进行遗传学诊断以便更好地进行妊娠的管理，医生可能会向你推荐绒膜绒毛活检。

手术过程中，医生用细的空心针（导管）从胎盘取下绒毛细胞样本，可以经阴道和宫颈穿刺或经腹部穿刺。样本被送至实验室进行分析。选择哪种途径取决于胎盘的位置以及医生的经验。通常，后壁胎盘选择经阴道途径为宜，前壁胎盘两种途径均可选择。

手术前要通过超声检查确定胎盘位置，且术中需要超声引导。

绒膜绒毛活检需要经验丰富的产科医生进行手术。虽然这是一种相对安全的检查，但仍有以下风险。

▶ *流产。* 绒膜绒毛活检后流产的概率是 1/455。如果胎儿小于孕周，风险会更高。

▶ *术后并发症。* 有 1/3 的女性在接受绒膜绒毛活检之后会有阴道血性分泌物或阴道出血，但持续性的出血比较少见。其他并发症，如感染或羊水渗漏，极少发生。

▶ *红细胞抗原（蛋白）不合。* 罕见的情况下，绒膜绒毛活检会引起胎儿细胞进入母血。如果你与宝宝的血型不合——例如，你是 Rh 阴性血型而宝宝是 Rh 阳性血型，那么机体产生的红细胞抗原可能会伤害你的宝宝或下一个宝宝。如果你是 Rh 阴性血型，医生会建议你使用药物来避免这一情况。

结果解读 胎儿细胞的分析可以告

诉你宝宝是否存在染色体异常，如唐氏综合征。在特殊遗传疾病的高危妊娠中，绒膜绒毛活检获得的 DNA 可以用于检测这种特殊的疾病。

为什么要做这项检查　做这个决定是很困难的。与医生或遗传咨询师谈谈你的想法。绒膜绒毛活检相比其他诊断性检查的优势是可以孕早期诊断。考虑该检查的原因如下。

▶ 筛查报告异常，如孕早期筛查或游离 DNA 筛查。

▶ 你有遗传病家族史。

▶ 父母一方有已知的遗传病基因携带，如泰 - 萨克斯病或囊性纤维化这样的单基因疾病。

▶ 你怀孕时如果 35 岁或 35 岁以上。年龄越大，宝宝发生染色体异常的风险越高。

▶ 之前的妊娠发生过染色体异常或其他遗传病。

准确性和局限性　绒膜绒毛活检只有不到 1% 的假阳性率——就是说结果

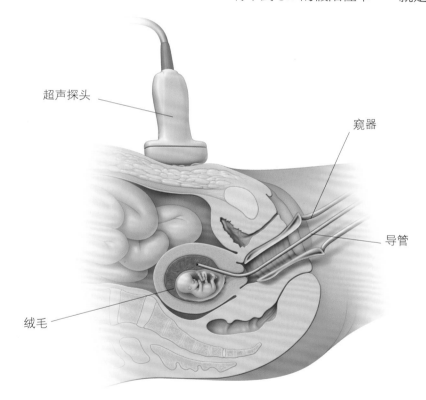

超声探头

窥器

导管

绒毛

经宫颈绒膜绒毛活检中先用窥器打开阴道，导管通过宫颈插入绒毛。轻轻吸取绒毛样本并送至实验室。就像羊膜腔穿刺术一样，医生手术时会用超声确认胎儿位置并在超声引导下将导管置入相应位置。

显示宝宝有异常而实际上没有异常。如果你得到阴性结果，你可以基本确定宝宝没有染色体异常。但是，绒膜绒毛活检不能被用于确定所有情况。比如，不能检查开放性神经管畸形，如脊柱裂。

羊膜腔穿刺术　像绒膜绒毛活检一样，羊膜腔穿刺术是一项用于筛查结果阳性之后的诊断性检查。你也可以选择羊膜腔穿刺术来了解怀孕的更多信息或者你的宝宝是否患有之前已经确定了的家族遗传病。

羊膜腔穿刺术将少量羊水从宝宝周围的羊膜腔中抽出（你的身体会很快把这少量的羊水填充回去）。羊水是子宫内包绕着宝宝的清亮液体，可以起到缓冲作用。羊水的主要成分是宝宝的尿，也含有宝宝的脱落细胞以及宝宝产生的蛋白质。这些细胞可以提供宝宝的遗传物质以及其他信息。

羊膜腔穿刺术有两种常见的类型。

▶ **遗传学检查羊膜腔穿刺术。**　羊水中的细胞被收集并送入遗传实验室进行分析。可能包括对染色体异常和单基因异常的检查。在一些检查中，细胞需要生长（培养）以便有合适含量的遗传物质才能达到检测需要。在这种情况下，检查可能需要 3~4 周以上才能得到结果。

羊水中的甲胎蛋白水平也可以提示开放性神经管畸形风险，如脊柱裂。在有某种遗传病的家族中，羊水可以用来进行更有针对性的检查。

▶ **成熟度检查羊膜腔穿刺术。**　通过这项检查，对羊水的分析可以提示宝宝的肺是否足够成熟，能够正常出生。

何时及如何进行检查　遗传学检查羊膜腔穿刺术可以在孕期任何时候完成，但通常会在孕 15~20 周进行。在这个时期，子宫中含有足够的羊水，降低了羊水渗漏的可能。在此之前进行上述检查风险更高。

成熟度检查通常在宝宝可能早产的时候进行。通常是在孕 34~39 周。

检查可以在诊室中进行。超声可以确定宝宝的位置。通过超声图像的引导，医生从腹部向子宫内插入一根细的空心

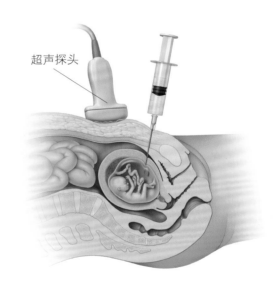

超声探头

羊膜腔穿刺术是在超声引导下进行的，屏幕上会显示胎儿及穿刺针的位置，让医生能够安全地抽取羊水样本来进行检验。

针。2~4 茶匙的羊水被抽入一个注射器中并送至实验室分析。手术结束时拔出穿刺针即可。

许多女性发现这项操作并不像她们想象的那么痛。你会发现在针刺入皮肤的时候会有刺痛的感觉，在操作进行中可能会有类似痛经的感觉。

羊膜腔穿刺术的风险与绒膜绒毛活检相似。所有并发症的发生风险为 1%~2%，包括较轻的并发症。

▷　*流产*。24 周前进行羊膜腔穿刺术有

1/900 的流产风险。检测成熟度的羊膜腔穿刺术几乎没有妊娠丢失的风险。

▷　*术后并发症*。术后你可能会有宫缩、阴道点滴出血，1%~2% 的女性术后发生羊水渗漏。大多数病例中，渗漏 1 周内会停止，羊水量很快恢复正常水平。

▷　*针刺损伤*。操作中穿刺针损伤宝宝的可能性极小，超声引导下发生这种情况的可能更是微乎其微。针刺

当结果显示出异常

不希望的情况发生了：你的产前筛查结果提示宝宝有问题。在惊讶和担心的同时，还有一个问题要面对：现在我们该做什么？

你的医生会把你介绍给专家并讨论结果和并发症对妊娠和宝宝的影响。专家包括母胎医学专家、遗传学专家、新生儿专家或其他儿科专家以及社工。就诊过程中你可以问医生以下几个问题。

▷　检查的结果准确性如何？有没有可能有误差？

▷　这种情况下宝宝能存活吗？如果能，他 / 她能存活多长时间？

▷　这种情况会导致什么问题？宝宝的身体和精神会受多大影响？

▷　有什么进一步的检查可以为宝宝的情况提供更多的信息？

▷　宝宝能否通过手术或者药物治疗这种情况？

▷　是否可以提供护理专业机构的信息？

▷　护理这样的患儿要注意哪些方面？

▷　在我们的社区有没有类似情况的互助小组或交流会？如何能联系到其他类似患儿的父母？

▷　有多大概率会影响到下次怀孕？

▷　如果我们决定终止妊娠有什么可供选择的资源？比如有咨询服务或者互助小组吗？

收集这些信息有助于你根据自身情况做出决定。

绒膜绒毛活检或羊膜腔穿刺术之后的遗传学检查

绒膜绒毛活检或羊膜腔穿刺术获得的样本会被送到遗传实验室进行几种检测。

染色体分析　也叫染色体核型分析，检查胎儿的染色体。可以明确染色体是否存在重复或缺失，包括唐氏综合征，13-三体综合征及18-三体综合征。当父母一方已知携带某种染色体异常时会被推荐做这项检查。

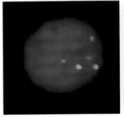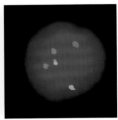

FISH 检查可以确定胎儿的性别以及染色体数目的异常，包括 X，Y，13,15,16,18,21 和 22。图中红色显示有三条 21 号染色体，提示唐氏综合征。

这项检查需要在进行分析前将细胞进行培养，因此实验室需要 1~3 周才能得出结果。

荧光原位杂交染色（FISH）　这项检查使用绒膜绒毛活检或羊膜腔穿刺术获得的细胞。可以在 1~2 天内确定如唐氏综合征、13-三体综合征、18-三体综合征以及 X 染色体单体（特纳综合征）。FISH 对于诊断特定染色体缺陷准确率极高。由于它是靶向的，无论阴性还是阳性的结果均有随后的核型分析或微序列分析。

FISH 检查不需要细胞培养，因此可以在 2~3 天内给出结果。

染色体微序列（CMA）　这项检查可以对胎儿染色体进行高分辨率观察。可能发现某种特殊遗传综合征相关的染色体小片段缺失（微缺失）或重复（微重复）。

如果遗传学筛查异常、超声提示畸形或者羊膜腔穿刺术、绒膜绒毛活检后应考虑行染色体微序列检查。如果你曾有流产史或死产史也应考虑该检查。

单基因检查　当存在遗传病家族史或携带者筛查提示宝宝有患某种单基因疾病的风险时应行此检查。DNA 是从胎盘细胞（绒膜绒毛活检后）或羊水（羊膜腔穿刺术后）中提取的。实验室需要进行细胞培养以获得足够含量的检查样本。DNA 将被用来分析是否存在先前已经确诊的家族遗传变异。该检查耗时 1~4 周。

到宝宝通常没有相关的远期问题。

▸ **红细胞抗原不合** 就像绒膜绒毛活检一样，这种情况极少发生。详见第 413 页。

结果解读 遗传学羊膜腔穿刺术可以告诉你宝宝是否存在染色体异常，如唐氏综合征；是否存在基因异常，如囊性纤维化；是否存在开放性神经管畸形，如脊柱裂。然而，更多的脊柱裂是通过超声检查发现的。

除了检查肺成熟度，羊膜腔穿刺术的另一用途是在 Rh 血型不合或其他类型的红细胞抗原不合病例中监测胎儿是否贫血。或者医生认为你和宝宝存在感染，可以取羊水进行检查。样本被送到实验室进行可疑感染的分析。

为什么做这项检查 进行遗传学羊膜腔穿刺术的原因与绒膜绒毛活检相同（见第 302 页）。另外，如果前次怀孕存在神经管畸形或超声提示异常结果，医生会推荐你进行羊膜腔穿刺术。

准确性及局限性 虽然羊膜腔穿刺术是遗传异常的确定性检查，但它也无法确定所有的出生缺陷。例如，它不能发现胎儿心脏缺陷、智力障碍或者唇腭裂。

胎儿血取样 极少数情况下，你会被推荐从脐带中抽取胎儿血进行检查，称为经皮脐血穿刺（PUBS）或脐带穿刺术。这种取样方式通常会在可疑胎儿严重贫血时应用。样本也可以用来进行胎儿染色体和感染的检查。

何时及如何进行 脐带穿刺术通常在孕 18 周以后进行。在这之前，脐静脉还很脆且手术也更困难。与羊膜腔穿刺术类似，你平躺着露出肚子，在肚子上涂满耦合剂，然后在超声引导下定位脐带。医生将一根细针通过腹部和子宫插入脐静脉，抽出血液样本。样本送至实验室分析。术后需要对你的宝宝进行短时间的监测以确保宝宝一切正常。

与绒膜绒毛活检和羊膜腔穿刺术相比，脐带穿刺术有较高的流产风险——1%~2%。其他的风险包括穿刺点出血（通常很快就自行止血）、暂时性的胎心减速、感染、宫缩和羊水渗漏。

结果解读 通常，脐血取样被用来评估胎儿是否贫血，可同时进行宫内输红细胞或血小板。极少被用来进行遗传学检查及感染检查。由有经验的医生进行操作是检查成功的关键。

胎儿监测或孕晚期检查

在某些情况下，你的医生会推荐在孕晚期进行宝宝健康情况的检查。包括胎心监护及超声生物物理评分。

胎心监护 无应激胎心监护是一项简单、无创的检查。被称为无应激是因为这项检查避免了给宝宝增加压力，比如诱发宫缩。在检查过程中，宝宝的运动和心率会被监测 20~40 分钟。如果宝宝不运动，并不能说明宝宝有什么问题，宝宝可能只是睡着了。

这项检查被用于怀疑胎盘功能或脐带血流问题时检查宝宝的供氧情况。

宫缩应激试验被用来监测宝宝对于宫缩压力的反应。为了诱发子宫收缩，可以通过静脉输入催产素，或者你会被要求刺激乳头，这会使你的身体产生催产素。如果胎心率在某次宫缩后降低（减速），你的宝宝可能存在缺氧并且不能耐受产程和阴道分娩。

何时及如何进行　这项检查通常在孕 28 周后进行。如果需要提前分娩，在宝宝达到出生后在体外能够存活的孕周之后一段时间进行。建议如下。

- ▶ **无应激试验。** 这项检查，探头通过你的腹部监测胎心率、胎儿运动及自发宫缩情况。医生会观察一段时间胎心率的模式变化。大部分变化都与宝宝的运动有关。
- ▶ **宫缩应激试验。** 宫缩应激试验的操作方法与无应激试验类似，但宝宝胎心率是在你有轻微宫缩时监测的。宫缩是需要诱发的。

结果解读　一个正常（反应型）结果显示宝宝供氧充足。如果其中一项或者两项检查都异常（无反应型），也并不意味着你的宝宝有危险。这项检查假阳性率很高，提示了实际并不存在的问题。某些形式的胎心率变化提示需要进一步评估。

为什么要做这项检查　当你注意到胎动明显减少或者宝宝发育异常缓慢时，医生会建议你进行无应激试验或宫缩应激试验。如果你有以下情况，医生也会建议你进行检查。

- ▶ 糖尿病。
- ▶ 肾病或心脏病。
- ▶ 高血压。
- ▶ 死胎史。
- ▶ 过期妊娠。
- ▶ 多胎。

准确性和局限性　这两种检查都有非常高的假阳性率。假阳性率意味着检查提示了宝宝并不存在的问题。因此，如果结果提示异常，医生会建议你进行进一步检查或继续监测。但如果结果提示胎儿健康，则是非常可信的。

生物物理评分　生物物理评分是超声和无应激试验的联合检查。一些情况下，仅需行超声检查来评估胎儿情况。检查评估胎儿健康的 5 个不同方面。

- ▶ 心率。
- ▶ 呼吸运动。
- ▶ 胎动。
- ▶ 肌肉收缩。
- ▶ 羊水量。

每项分值为 0~2 分，总分为 0~10 分。生物物理评分可以帮助你和你的医生在分娩前追踪宝宝的健康情况，尤其是对于高危妊娠。

何时做，如何做　这项检查最早可

以在孕 26 周进行，但是更常见的是在 28~32 周进行。

无压力试验可以监测胎儿的心率。另外 4 个因素——呼吸、运动、肌肉收缩及羊水量，由超声评估。如果一个因素正常，可以得 2 分。如果这一方面缺乏或没有达到预期水平，得 0 分（所有的评分都是数字）。

结果解读　6 分或以下提示胎儿没有足够的供氧。分数越低，越需要关注。根据宝宝的胎龄和宫内环境，医生会推荐终止妊娠。

准确性和局限性　每一项因素单独的假阳性率都很高，但当所有因素综合在一起时，假阳性率就降低了。得到低分并不意味着要立即终止妊娠，只是提示在继续妊娠的过程中需要特别关注。

多普勒超声　多普勒超声（见第 296 页）是在孕晚期评估宝宝健康情况的另一种方法。通常在合并妊娠期高血压疾病或胎儿生长受限时应用。可用来监测脐带血流及宝宝血管中的血流。多普勒超声也可以用来评估宝宝是否存在贫血风险，以异常的血容量减少或血流中红细胞数量减少为特征。

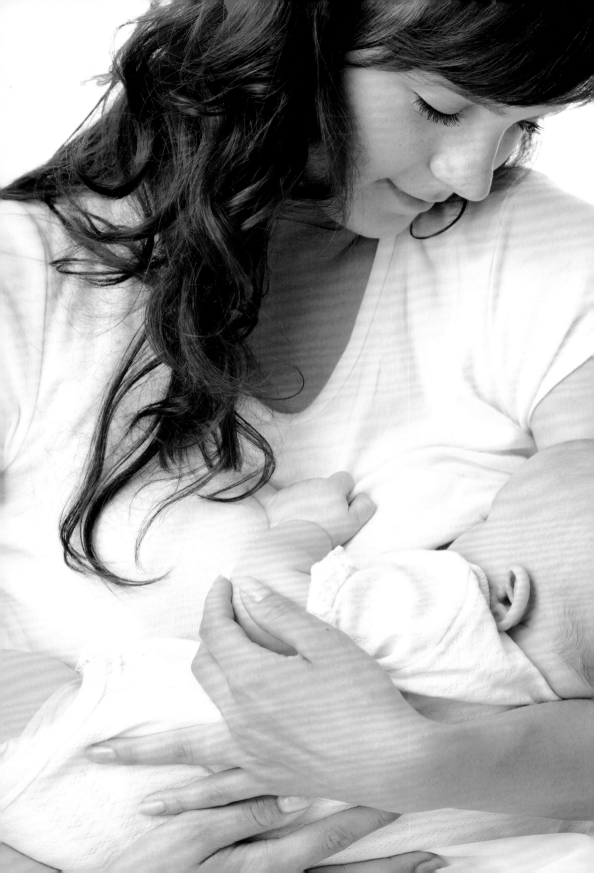

母乳喂养

你打算给孩子喝母乳还是奶粉？一部分人明确知道自己要怎样做，而另一部分人则会很犹豫。

显而易见，母乳喂养好处多，母乳里包含孩子成长所需的均衡营养，而且母乳里的抗体能够提高孩子的免疫力。但是，如果你无法实现母乳喂养，用奶粉替代也是一个很好的选择，不要因为无法母乳喂养而感到内疚，内疚感对你和孩子都没有好处。

对大多数新手妈妈来说，最开始的几周是非常崩溃的，你和孩子都要花大量的时间来适应全新的环境。

在这个适应的过程中，请你牢记，喂养本身并不单单只是喂饱孩子，而是与孩子建立亲密的母子关系，把每次喂养当作和孩子建立紧密联系的重要机会，找一个安静、不会被打扰的地方喂孩子，珍惜孩子需要你喂养的时光，因为过不了多久他就可以自己找吃的了。

很多女性对母乳喂养有偏见，尽量多学习关于母乳喂养的知识，如果有必要，可以听取专家的意见，除非你自身存在无法母乳喂养的健康问题，医生会为你提供非常好的帮助。

母乳喂养

美国儿科学会建议婴儿 6 个月内需接受母乳喂养。母乳能为你的孩子提供足够的营养，而且对你和你的孩子的健康都是有益的，你喂养的时间越长，孩子得到的益处越大。

正因为母乳喂养的诸多益处，我们强烈鼓励母乳喂养。母乳喂养的时间越长，你的孩子得到的益处越多。

母乳的构成　母乳真是一种神奇的东西。早在怀孕期，乳房就开始为哺乳做准备，到了孕6个月的时候，乳房已经准备好泌乳了。这时，一些孕妇的乳头上会出现微黄色的小液滴（初乳）。刚出生的宝宝最开始喝到的初乳富含蛋白质，其中含有母体抵抗细菌的抗体，而且初乳中有极少量的乳糖。

从出生后第3~5天开始，你的泌乳量逐渐增加。有的时候你会感觉胸胀，当乳腺管里充满乳汁的时候你能摸到硬块。当宝宝吸吮的时候，乳汁会从产生乳汁的腺体出发，沿着位于乳晕后面的乳腺管向外流，吸吮的动作会压迫乳晕，使乳汁从乳头的小开口中流出。

宝宝的吸吮会刺激位于乳头和乳晕的神经末梢，向大脑传递释放催乳素的信息。催乳素作用在产生乳汁的乳腺，导致乳汁的分泌，这一过程叫作泌乳反射，同时伴随着刺痛感。

泌乳反射能帮助宝宝喝到你的乳汁。虽然吸吮是诱发泌乳反射的主要刺激因素，但是其他的情况也能产生同样的效果，比如宝宝的哭声，甚至当你想起宝宝的时候或者听到水声等，都会产生类似的效果。

不管你是否做好了哺乳的思想准备，你的乳房都会产生乳汁。如果你没有哺乳，最终乳汁不再分泌，如果你哺乳了，那么乳汁就会按照需要不断产生，你哺乳得越多越频繁，乳汁分泌的也就越多。

对宝宝的益处　母乳对宝宝有如下益处。

足够的营养物质　母乳中含有最恰当、最合适的营养成分帮助宝宝成长，它富含利于宝宝成长、消化及大脑发育的脂肪、蛋白质、碳水化合物、维生素和矿物质。母乳也非常的个性化，它的成分随着宝宝的成长而发生变化。

抵御疾病　研究表明，母乳可以帮助宝宝远离疾病。母乳能为宝宝的免疫系统提供抵御儿童常见疾病的抗体。与非母乳喂养的宝宝相比，母乳喂养的宝宝发生感冒、中耳炎和泌尿系感染的风险更低。而且，母乳喂养的宝宝也较少出现哮喘、食物过敏和湿疹等问题。他们也很少会发生贫血。研究表明，母乳喂养也可以预防婴儿猝死综合征（SIDS），同时能降低儿童白血病的风险。

母乳甚至有产生预防成人疾病的长期作用。母乳喂养长大的成人，发生心脏病和脑卒中的风险更低；同时降低胆固醇水平，也降低了成人罹患糖尿病的风险。母乳还能预防肠道疾病，比如乳糜泻或者肠炎。

预防肥胖　研究表明，母乳喂养长大的成人发生肥胖的风险低。

易于消化　母乳比奶粉和牛奶更易消化。因为母乳在胃里存留的时间短，所以母乳喂养的宝宝很少发生呕吐，而且也很少发生胀气和便秘。腹泻也很少见，因为母乳中含有能够杀死导致腹泻的细菌，同时对宝宝消化系统的健全和完善有帮助。

其他益处　能够促进宝宝下颌和脸部肌肉的正常发育，母乳还能够预防龋齿。

对妈妈的益处　对妈妈的益处如下。

产后快速恢复　宝宝的吸吮会刺激催乳素的分泌，催乳素能够促进子宫收缩。这意味着，与使用奶粉的妈妈相比，母乳喂养妈妈的子宫能够更快地恢复到孕前状态。

抑制排卵　母乳喂养会延迟排卵及月经的恢复，这会帮助你拉开怀孕间隔。同时，为避免计划外妊娠建议采取额外的避孕措施。

可能产生的远期益处　母乳喂养可能会降低你绝经前发生乳腺癌、卵巢癌和子宫恶性肿瘤的风险。同时也能降低糖尿病和心血管疾病的风险。

利弊　除了婴儿和母体以外，以下的情况也需要考虑。

- *方便性。*　许多妈妈发现母乳喂养比人工喂养方便。它可以在任何时间、任何地点进行，只要宝宝发出饥饿信号即可，不需要任何其他设备和工具，母乳随时可获得，而且温度正合适。因为你不用准备奶瓶，所以你可以躺着喂，夜间喂奶更方便。

- *省钱。*　你不需要买奶粉和准备奶瓶，所以母乳喂养更省钱、更环保。

- *增进感情。*　母乳喂养帮助促进妈妈和宝宝之间的感情和亲密关系的建立，这对你们两个都是非常有益的。

- *为妈妈争取休息时间。*　当你喂宝宝的时候，每隔几个小时你就需要停下来一边休息一边哺乳。

母乳喂养也有一些挑战和不方便的地方。

- *必须亲喂。*　在最初的几周，喂养必须亲力亲为。最开始的时候，不分昼夜每隔 2~3 个小时就需要喂一次，这会使妈妈或者其他家庭成员感到异常疲惫，而爸爸会有被忽视的感觉。一段时间以后，你可以用吸奶器把奶吸出来，放到奶瓶中由爸爸或其他人来帮助喂奶。这一过程的建立大概需要一个月左右的时间，你的乳汁分泌充足时才可实现。

- *对妈妈的限制。*　哺乳期间不建议饮酒。因为酒精会通过乳汁进入宝宝体内；而且药物的使用也要慎重，具体情况需要咨询医生，以便得到个体化的建议。

- *乳头疼痛。*　一些妈妈可能会经历乳头疼痛，甚至是乳腺炎。这些可以通过正确的喂养姿势和使用工具避免，通乳师和医生会给你正确的指导。

- *其他身体方面的影响。*　哺乳期身体分泌的激素会使你的阴道异常干燥，使用含水的润滑油会帮助你解决这一问题，同时还需要花一定的时间建立正常的月经周期。

补充维生素 D   如果你是全母乳喂养或混合喂养，你需要和宝宝的保健医生交流一下维生素 D 的补充问题。母乳并不能为宝宝的成长提供足够的维

无法母乳喂养时的选择

几乎所有的妈妈在生理上都是可以喂养她的宝宝的。喂养的能力和乳房的大小没有任何关系，小乳房的产乳量并不一定比大乳房少，即使做过乳腺部分切除术或隆胸手术的也可以哺乳。

在一些特殊的情况下，我们可能会建议人工喂养，具体情况如下。

▶ 你感染了肺结核、HIV、人 T 淋巴细胞病毒、乙型肝炎或丙型肝炎，这些病毒可能会通过母乳喂养或者亲密接触传染给孩子。请记住即使你在哺乳期出现水痘，仍建议哺乳，哺乳对宝宝是安全的。但是要注意限制与宝宝的接触，所以混合喂养也是一种选择。

▶ 你酗酒或吸毒，酒精和毒品会通过母乳进入孩子体内。

▶ 你正在服用一些可以通过乳汁分泌的药物，而这些药物对宝宝有害，比如抗甲状腺药物、一些降压药和大部分镇静剂。在你开始母乳喂养之前，要询问一下你的或宝宝的医生、哺乳顾问，你是否需要停用或更换正在服用的处方或非处方药物。

▶ 你正在接受肿瘤治疗（化疗、激素治疗、靶向治疗或放疗）或 HIV 治疗（抗反转录病毒治疗）。

▶ 你的宝宝的特殊身体状态。一些罕见的代谢病，比如苯丙酮尿症（PKU）或半乳糖血症，可能需要特殊的配方奶粉。

▶ 早产儿或婴儿生长发育迟缓。一些生长发育稍差的宝宝可能需要特定量的奶和营养的供给，在生长发育达到正常水平之前，你可能需要用奶瓶、吸管或量杯来喂养，之后则可以母乳喂养。

▶ 你的宝宝有口腔畸形，如唇裂或腭裂。吃母乳对宝宝来说可能有些困难，需要你用奶瓶喂他，但你可以选择把自己的奶挤出来放在奶瓶里喂他。

▶ 请记住，某些药物可以进入你的母乳并可能会给宝宝带来一些伤害或副作用。在开始或继续服用任何药物之前，请与你的医生或哺乳顾问商议，是否需要停止或更改任何你正在服用的处方或非处方药。如果你有任何异议，你可以选择更安全的母乳喂养替代药物。

生素 D。维生素 D 可以促进钙和磷的吸收，帮助宝宝骨骼发育。在一些极端的例子中，维生素 D 摄入过少会导致佝偻病的发生。美国儿科学会推荐，在婴儿出生的第一年他们每天需要摄入 400 国际单位 (IU) 的维生素 D。

开始　如果这是你第一次哺乳，你可能会感觉紧张，这是非常正常的。如果你的初次哺乳很顺利，那真是太棒了；如果不顺利，也别灰心。哺乳需要实践经验，虽然这是一个自然过程，但并不意味着对任何人都是轻松的，它对你和宝宝来说都是一项新的技能，在你们掌握它之前还是需要一些尝试的。

哺乳开始于宝宝出生之时，如果可以，最好在分娩后的最初几小时就进行早接触，早期的皮肤接触可以提高母乳喂养的效果，尽量母婴同室方便哺乳。为了帮助宝宝学习吃奶，在正常喂养建立之前，除非医疗需要，不要给宝宝提供任何辅助喝水或喝奶的奶瓶、橡胶乳头等物品。

寻求帮助　在医院的时候，你可以从医生、助产士、护士和哺乳指导那获得帮助。这些专家可以手把手地教你并提供给你有用的建议。当你离开医院回到家后还有问题，可以找相关领域专家咨询，最好找有国际化董事会认证的哺乳顾问 (IBCLC)。探索其他当地的母乳喂养支持资源，其中可能包括一名公共卫生护士和经过专业训练和认证的志愿者，比如 La Leche 联盟国际认证认

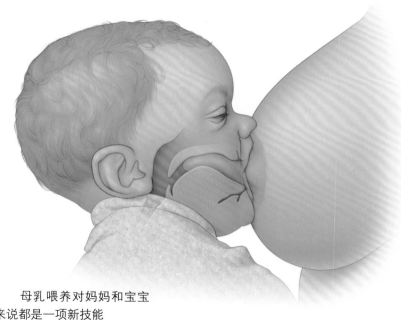

母乳喂养对妈妈和宝宝来说都是一项新技能

证的志愿者。

在宝宝出生之前，首先最好参加母乳喂养课程，母乳喂养的信息可能是分娩课程的一部分，或者你可能需要上单独的课，大多数医院和分娩中心提供这些课程。

有辅助物品在手 你可能需要备一些哺乳文胸，它们为哺乳的乳房提供很好的支持作用。哺乳文胸和普通文胸最大的区别是可以从前面打开，而且你可以一边抱着孩子，一边轻松地打开。

你可能还需要备一些防溢乳垫。将一次性轻薄的防溢乳垫置于乳房和文胸之间，可以有效地吸收漏出的乳汁。避免使用塑料材质的防溢乳垫，它会影响乳头周围的气体流通。你也可以买可清洗的循环防溢乳垫。经常使用或必要时使用均可，一部分人认为防溢乳垫麻烦，但大部分人还是觉得它很有用。

身心放松 找一个安静的地方哺乳，手边备一杯清水，因为大部分人在哺乳的时候会有口渴的感觉。你可能需要把手机放在身边或关机，你还可能想将书或者电视的遥控器放在能够到的地方，但是要好好利用和宝宝在一起的时光。

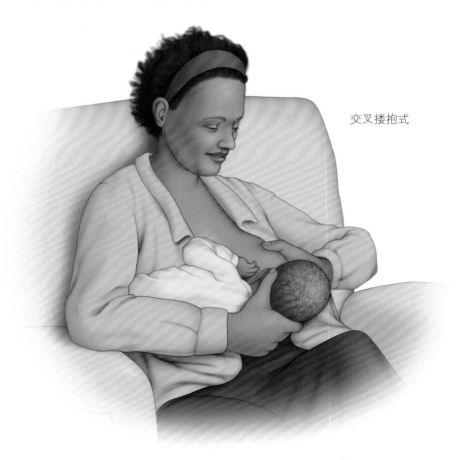

交叉搂抱式

找一个舒服的姿势　你和宝宝都得舒服。找一个能提供支撑的家具，比如低扶手的椅子或沙发，然后坐直。你可能需要在后背或者胳膊下面放一个枕头垫一下。

喂养姿势　一只手将宝宝环抱在胸前，使他的脸对着你的乳房，嘴靠近乳头。确保宝宝整个身体都朝向你——肚子对肚子，耳朵、肩膀和屁股在一条直线上。另一只手托起并轻握哺乳的乳房使乳头向前。

不同的妈妈会选择不同的喂养姿势，尝试一下以下这些喂养姿势，看哪种更适合你。

交叉搂抱式　将宝宝横放在你身体的前面，肚子对肚子。用哺乳对侧的手从宝宝身后搂抱住他，手掌张开，支撑好宝宝的颈背处，这种姿势可以很好地控制你和孩子的位置。另一只手呈 U 形平行于宝宝的嘴从下方托起乳房。

摇篮式　把宝宝夹在胳膊处，使宝宝的头舒服地枕在你哺乳同侧的肘窝里，用肘窝支撑宝宝的后背，另一只手支撑乳房。

摇篮式

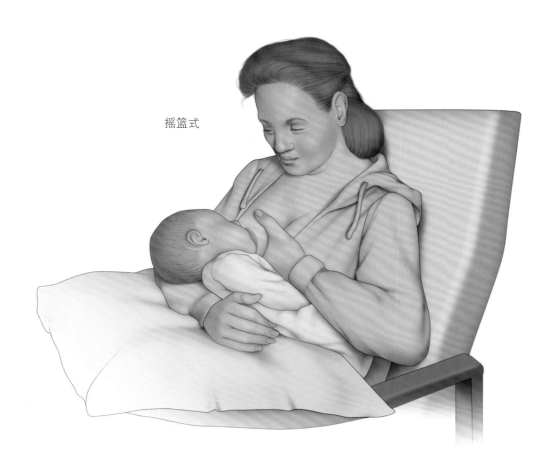

橄榄球式 你抱宝宝的姿势和橄榄球比赛中的后卫抱橄榄球的姿势是一样的。用哺乳侧的手臂抱着宝宝，手肘略屈曲，手掌张开拖起宝宝的头至乳房水平。宝宝的身体在你前臂休息，在身体的同侧放一个枕头支撑手臂，那种有着又宽又矮扶手的椅子非常合适。另一只手呈 C 字形平行于宝宝的嘴从下方托起乳房。因为橄榄球式并未将宝宝放在肚子上，所以很适合剖宫产术后的妈妈。乳房偏大或早产及低体重的新手妈妈也更倾向于选择这种姿势。

侧躺式 虽然大多数新手妈妈都学习坐位哺乳，但有的时候你可能更喜欢躺着哺乳。下面的手确保宝宝的头对着你的乳房，上面的手和胳膊环抱宝宝并帮助其衔乳，当宝宝衔乳成功后，下面的手可以用来支撑你自己的头，上面的手用来帮助宝宝保持正确姿势。

喂养基础 如果喂奶的时候宝宝不能马上张嘴的话，你需要用乳头刺激他/她的嘴和下巴；如果他/她很饿或者对喝奶有兴趣，就会张开嘴，当宝宝的嘴张大到像打哈欠那么大时，马上把

橄榄球式

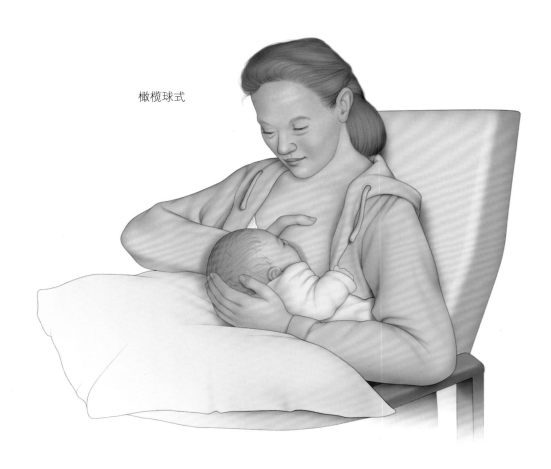

侧躺式

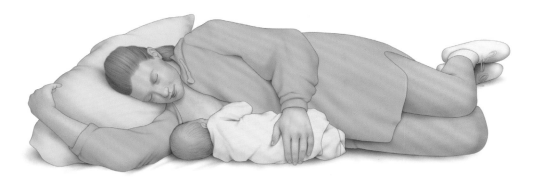

保证健康

　　像大多数新手妈妈一样，你的注意力全在孩子身上，虽然这种奉献精神值得尊敬，但是还是不要忘记自己的需求。妈妈健康，宝宝才能茁壮成长。

　　营养　哺乳期所需要的营养和平时不一样：健康、均衡饮食。哺乳期没有忌口，保证每天喝 6~8 杯饮品，水、牛奶和果汁都是不错的选择，少量的咖啡、茶和饮料也是可以的。

　　作为一个新手妈妈，每天准备健康饮食很困难，但是你可能会发现每天吃健康饮食其实也挺容易的，你的伴侣可以在你哺乳的时候给你提供一些小点心。

　　休息　作为一个新手妈妈，有时候休息很难。但只有休息好了，才有足够的精力、才能吃得更香、才能更喜欢宝宝。休息能够促进催乳素的分泌使乳汁分泌增加，哺乳会使你有昏昏欲睡的感觉，试着和宝宝的作息规律一致。

　　别不好意思让别人帮你干一些杂活，这样你可以多休息一会。当有个宝宝躺在家里的时候，你的孩子们可能更愿意帮助妈妈干一些力所能及的事。

他 / 她挪到你的乳房跟前，尽量让她 / 他衔住乳头和大部分的乳晕，但他 / 她学会这项技术可能需要花费些时间，你也可以通过分泌更多的乳汁，来鼓励他 / 她衔乳。

当宝宝开始吸吮并拉伸乳头时，你会有奶阵的感觉，经过几次吸吮后，这种感觉会逐渐减弱。如果你没有明显奶阵的感觉，把乳房夹得紧一些或者让宝宝的脑袋离你更近一点会有帮助。如果这么做让你感觉不舒服，你可以先把宝宝抱开，停止哺乳休息一会。在中断宝宝

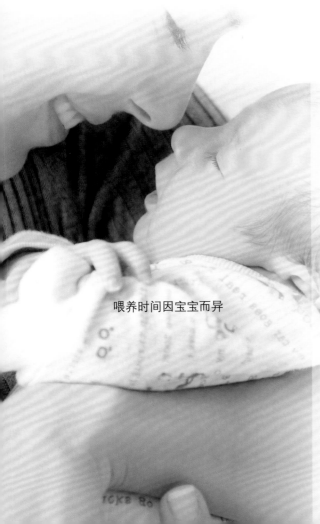

喂养时间因宝宝而异

吸吮的时候，动作一定要轻柔，把你的小手指尖轻轻地塞进宝宝的嘴角，轻压宝宝的牙床直到感到宝宝松开为止，重复这些操作直到宝宝正确衔乳，这样能够帮助宝宝建立牢固的吸吮姿势。当宝宝下颌出现规律的、强有力的、稳定的吸吮动作时，你就能猜到宝宝正喝得欢畅。如果乳房堵住了宝宝的鼻子，把宝宝轻轻抬起或者前后移动头部变换一下位置，都能够帮助宝宝制造出一个呼吸的空间。一旦哺乳开始，你就可以让宝宝贴得更近一点，然后让支撑的手放松一下。

每次哺乳的时候两边都要喂，先喂一边，拍嗝后再喂另一边。轮流选择开始的一侧，这样能够保证两侧乳房得到一样的刺激。

一般来说，宝宝想吃多长时间就喂多长时间，喂养时间因宝宝而异。通常情况下，喂完两侧乳房的时间大概是半个小时。而妈妈们更希望吃完一边就不吃了，为什么？前面的乳汁叫前奶，富含生长所需的蛋白；而随着吸吮时间的延长，宝宝吃到的后奶越多，后奶中脂肪和能量的含量更高，会让宝宝长肉。所以，等宝宝看起来不打算再吃的时候，马上给他 / 她吃另一边。

因为母乳易于消化，所以刚开始母乳喂养的宝宝 2~3 个小时就会饿，在最初的几天和几周，你的工作看起来只有一件——哺乳。宝宝吃得频繁不代表他 / 她吃不饱，而是母乳易于消化。如果宝宝很满足并且逐渐长大，你要确信自己做

得很棒。

乳房护理　一旦母乳喂养的模式已经建立，并且你和宝宝都非常享受这个过程的话，大多数困难你都可以克服。即便如此，如果你开始母乳喂养，你可能会有以下经历。

乳房胀痛　宝宝出生几天后，你的乳房会出现胀、硬，这些都不利于宝宝衔乳。涨奶还会导致乳管堵塞，乳汁流出缓慢，即使宝宝能够吸吮，也得不到满足。

为了缓解乳房胀痛，在喂奶前你可以先用手挤出来一些乳汁，一只手托起乳房，另一只手向乳晕方向轻轻推挤乳房，然后将拇指和食指放在乳晕后面轻挤乳头，乳汁就会流出或者喷出。洗热水澡时会有溢乳，有助于缓解乳房胀痛；你也可以用吸奶器吸出部分乳汁。

挤出部分乳汁后，你会感觉乳头和乳晕软些了，宝宝就可以舒服地吸吮了。勤喂是减少乳房胀痛的有效方式。日夜穿哺乳文胸可以支撑胀痛的胸部，你会觉得舒服一些。

如果哺乳后你感觉乳房痛，冰敷一下会缓解肿胀感。而有些人觉得洗热水澡能够缓解乳房胀痛。幸运的是，乳房胀痛的时间不会持续太久，一般在宝宝出生后几天内消失。

乳头疼痛　刚开始，当宝宝喝奶的时候你会觉得乳头不舒服，这种感觉非常常见，一般是由乳头皲裂等引起。乳头疼痛和衔乳姿势错误密切相关，每次哺乳的时候你要保证乳头和大部分的乳晕在宝宝嘴里，而不是只衔着乳头；而且还要保证宝宝的身体和头部在一条直线上，这样可以避免牵拉乳头。

每次哺乳以后，你不需要清洗乳头，而是多挤出来一些乳汁涂在乳头上自然风干。商店里出售的羊脂类产品也可以为破裂的乳头提供舒缓和治疗作用。哺乳后不需要清洗乳头，乳晕会产生滋养保护乳头的物质。洗澡时请用清水清洗乳头并让乳头自然风干。

乳管堵塞　乳管堵塞的时候，在皮肤上可以感觉到小的硬结或者大片的硬块。因为乳管堵塞会继发乳腺炎，所以一定要认真对待这个问题。打开乳管最好的方式就是让宝宝吸空受影响的乳房，而且每次让宝宝先吸易发生问题的那侧乳房。如果宝宝无法吸空乳房，你可以用手挤或者吸奶器吸，也可以在吸奶前热敷或者按摩乳房，如果实在无法解决此问题，你可以寻求催乳师或医生的帮助。

乳腺炎　这是母乳喂养比较严重的并发症，乳腺炎可能与喂养时无法完全排空乳房有关，细菌从皲裂的乳头或者宝宝的口腔进入乳管，这些细菌是口腔内正常定植的细菌，对宝宝没有影响，但在乳管内定植会导致乳腺炎。

乳腺炎开始的症状和发热一样，比

如发热、寒战和全身疼痛，然后乳房出现红、肿和疼痛。如果出现上述症状，请联系医生，你需要使用抗生素、更多的液体摄入和休息。使用抗生素期间也可以哺乳，治疗乳腺炎的药物对宝宝没有影响。排空乳房至关重要，可以预防乳块堵塞乳管。如果乳房很痛的话，当你洗热水澡的时候可以用手适当地挤出部分乳汁。

吸奶　有的时候你可能不能亲喂，或者你想把奶挤出来等你不在的时候喂宝宝。这时候你可以用吸奶器或者用手把奶挤出来，大部分妈妈会觉得吸奶器比用手更容易。

不管你是想重返工作岗位还是想让喂奶更灵活，你都有很多种选择。在选择何种吸奶方式之前先问问自己如下问题。如果还是无法抉择的话，那就向你的喂养指导和医生寻求帮助，他们会给你提供帮助并且帮你解决问题。

你打算多久用一次吸奶器　如果你打算只是偶尔离开宝宝，一个简单的手动吸奶器就可以满足你的要求，既小巧又便宜，只需用手下压把手就能吸奶。如果你打算重返工作岗位或者打算离开几个小时，你可能就需要一个电动的吸奶器。电动吸奶器比手动的效率更高，能够帮助排空乳房、保证乳汁供应。

你需要吸得越快越好吗　一般来说，吸一侧乳房的时间大概是 15 分钟。如果你在单位吸奶或者很赶时间，你可能想两边乳房一起吸，这样能节省一半的时间。有些吸奶器还有免提功能。

在购买吸奶器上的预算是多少　你可以在医院、药店、母婴店、大多数大型商店和网络零售商那里买到吸奶器，手动吸奶器平均价格是 50 美元以下，带便携箱和独立储奶隔的电动吸奶器则要 200~300 美元。虽然接触乳房的吸奶器还是自己购买的好，但有些医院也出租医疗级别的吸奶器。由于存在潜在交叉感染的风险，所以不建议借或者购买二手吸奶器。

检查一下你的健康保险，是否涵盖吸奶器，大多数保险涵盖购买或租用吸奶器的费用，但是依据不同的保险计划，具体是手动的还是电动的、租赁的时限等细节可能不同。

吸奶器是否易于安装和转运　如果吸奶器拆装、清洗很麻烦的话，特别容易让人产生挫败感，进而降低吸奶的热情。如果你每天都背奶，那么建议选择一个轻便的类型。一些吸奶器自带便携手提箱和储奶隔，用于储存吸出来的奶。噪声也是需要考虑的方面，一些吸奶器的声音会更小一些。

吸力是否合适　每个人对吸奶器吸力的要求是不一样的，选择一款可以控制吸力的吸奶器，手动吸奶器可以通过改变手柄的位置实现吸力的改变。

奶泵罩的大小是否合适　每个吸奶器都有一个圆锥形的放在乳房上的罩，叫作奶泵罩，如果你觉得标准的罩太小了，可以和厂家联系看是否有其他的特殊型号，一般都有大一点的型号。如果你想两边一起吸，购买前要确定吸奶器带两个奶泵罩。

母乳的储存　一旦你打算开始吸奶，事先知道如何安全正确地储存吸出来的奶是至关重要的，学习一下母乳储存的原则。

用什么东西来储存吸出来的母乳　用带盖的玻璃瓶或者母乳储存袋储存母乳。这些容器在使用前需要彻底清洗和烘干，如果有人质疑水的质量，你可以在清洗容器后用开水煮一下。

如果打算在 3 天内食用储存的母乳，可以使用母乳专用的塑料储奶袋；如果打算长期储存母乳，不建议应用塑料储奶袋，塑料储奶袋比硬质材料做的储奶袋更容易漏而且容易污染。此外，在长期储存过程中，母乳中的某些成分会粘到软塑料袋上，影响宝宝成长所需营养物质的吸收。

储存母乳的最好方式是什么　可以用冰箱或者冰柜储存母乳，用防水笔在储奶袋上标记储存的时间和日期，把储奶袋放在冰箱的最里面，这部分温度更低。喂宝宝的时候先用日期靠前的冻奶。

为了避免浪费，每个储奶袋中的奶量是宝宝一顿能喝的量，也可以把它们储成 30~60 毫升一袋的，以备不时之需，奶不要装得太满，冷冻之后母乳的体积会增大。

可以把新挤出来的奶和冻奶放在一起吗　你可以把同一天新挤出来的奶和当天的冻奶放在一起储存，但是一定要

多胎宝宝的母乳喂养

一个妈妈可以同时喂多个宝宝，如果你有一对双胞胎宝宝，你可以一次只喂一个宝宝，如果奶量充足的话，也可以两个宝宝一起喂。为了实现两个宝宝一起喂，你可以用橄榄球式抱法把两个宝宝揽在怀里，或者让两个宝宝交错着躺在你身上，用枕头支撑一下你的胳膊和宝宝的头。

三胞胎宝宝的母乳喂养虽然很有挑战性，但也是可行的。你可以同时给两个宝宝吃母乳而让第三个宝宝等一等，你也可以给第三个宝宝奶瓶，下次再喂的时候，换个宝宝喂奶瓶，喂养的目标是保证每个宝宝都有机会吃到母乳。

如果你是多胎宝宝的妈妈，在离开医院之前，需要和喂养指导或者医生商讨一下母乳喂养的计划。或者多听听有多胎宝宝哺乳经验且愿意分享的妈妈们的建议。

先将鲜奶放在冰箱里冷却至少 1 个小时以后再加到冻奶里，不要把新挤出来的热奶和冻奶放在一起，这会导致冻奶部分融化。不同日期挤出来的奶要放到不同的储奶袋里。

母乳能够存放多久 储存的时间与你的储存方式密切相关。

- *常温储存。* 新挤出来的母乳在常温下（25℃）可以保存 4~8 小时，如果你不立刻使用的话，可以先放在冰箱或冰柜里储存。
- *保温杯储存。* 新挤出来的母乳在外面有冰块的保温杯里可以储存至少 1 天，之后要么让宝宝喝，要么放到冰箱或冰柜里储存。
- *冷藏储存。* 母乳在 4℃ 冰箱里可以保存至少 5 天。
- *冷冻储存。* 母乳在 −15℃ 的冰箱里可以保存 2 周，如果冰箱有独立的门，且温度能达到 −18℃ 的话，则可以保存 3~6 个月。如果是一台不经常使用的冰箱，且温度能达到 −20℃ 的话，可以保存 6~12 个月。

冻奶用得越快越好。研究表明，无论你用何种方式储存，储存的时间越长，母乳中维生素 C 丢失得越多。还有研究发现，母乳在冰箱储存两天以上，会降低抗菌物质的含量，而且，储存时间越长，母乳中健康脂肪的质量越低。

如何融化冻奶 先化储存时间最久的冻奶。在使用的前天晚上把冻奶放到冰箱的冷藏室里，也可以把它放在盛热水的碗里缓慢加热，注意避免让水接触储存瓶 / 袋的口。

不要常温融化冻奶，这会导致母乳里的细菌滋生；也不要用微波炉加热冻奶，这种方法加热不均匀，而且会破坏母乳中的抗体。解冻后的奶要在 24 小时内喝完，剩下的要扔掉。不要把冻奶一冻再冻。

冻奶的味道和鲜母乳不同，或者尝起来有种腥味，这是母乳中脂肪降解导致的，对宝宝没有伤害。

关于母乳的储存我还需要知道些什么 母乳在储存过程中会分层，顶层会出现一层厚厚的白色油脂。在喂奶之前，先摇晃一下，确保顶层的白色油脂完全溶解在奶里，注意不要用力晃动瓶子或者搅拌奶。此外，随着你饮食的改变，奶的颜色也会有轻微的变化。

重返工作岗位 稍做准备和安排之后，你就可以一边喂奶一边工作了，而这一目的的实现还需要吸奶器的帮助。

有些妈妈在家工作，有些妈妈把宝宝带到工作的地方方便哺乳，而大部分的妈妈会选择用吸奶器背奶。当你上班的时候，可以把母乳挤出来放在奶瓶里喂宝宝。两个头的吸奶器是效率最高的，每 3~4 小时吸 15 分钟，如果希望产奶量更多一些，可以吸得更频繁一点。

如果你选择不在单位吸奶，那就需

要另选时间吸奶，为第二天宝宝的口粮做打算。你可以选择在早上喂完奶之后或者下班喂完奶之后吸奶，因为 24 小时内奶的总出量是不变的（要么被宝宝吃了，要么被吸奶器吸出来了），所以这并不会影响你的产奶量。

你上班的时候，可能会让保姆给宝宝喂奶粉，这会降低你的产奶量，但回家以后要尽量保证母乳喂养。为了避免上班期间过度涨奶，有些妈妈即便在家，也愿意让保姆喂宝宝冻奶或者奶粉。

宝宝一旦喜欢上奶瓶而拒绝母乳，那么在喂奶前要给宝宝亲密的肌肤接触和额外的拥抱及关心。

赠奶 如果你是领养的孩子或者无法为孩子提供自己的母乳，赠奶是一个不错的选择。这些母乳是从信用良好的母乳银行里购买的，其中最好的是北美人类母乳银行协会。筛选出没有传染病、未使用药物治疗和生活方式健康的哺乳期妇女作为供者。将这些母乳进行巴氏消毒、测菌、包装之后，出售给私人团体或医院。

当母乳喂养无法实现时，赠奶是一种极其安全有效地提供母乳的方式。同时也可以用于早产或配方奶粉不耐受的婴儿。

请注意，不推荐在线或从母乳分享社区购买母乳，这些途径无法控制母乳在收集、包装和运输过程中的感染问题。正因为如此，这样的母乳可能会给你的宝宝带来严重感染的风险。

引入奶瓶

在宝宝刚出生的几周内，你最好亲自喂奶，这样能帮助你和宝宝学会怎样喂奶和吃奶，而且有助于产奶量的增加。一旦你的产奶量稳定，同时你和宝宝都适应了母乳喂养后，你可以偶尔把奶挤出来放到奶瓶中喂她／他，这也给了你伴侣或者孩子的爷爷奶奶喂宝宝的机会。如果宝宝适应了奶瓶喝奶，你可能想时间方便的时候把奶挤出来，而且又不会影响总奶量。

奶嘴的口感和乳头不同，而且吸奶的方式也不同，宝宝需要练习才能熟练掌握吃奶瓶，宝宝最开始会抵触奶瓶，因为在喝母乳过程中，宝宝能感受到妈妈的声音和气味。

如果打算用奶瓶给宝宝追加喂奶，要注意宝宝需奶量的信号，没有什么特定的量是一定对的，几盎司的奶就能使宝宝满足。

人工喂养

如果你不能母乳喂养，或者你选择不哺乳，那么请确信，宝宝可以从奶粉中获得足够的营养。

市面上有种类繁多的婴儿奶粉，绝大多数是从牛奶中提炼的，但不能用牛奶代替。虽然奶粉是基于牛奶制作出来的，但是要想变成适合婴儿的奶粉，牛奶的成分发生了巨大的变化。通过加热，使牛奶中的蛋白质变得更易于吸收，添加

了更多的乳糖使其浓度更接近母乳，用植物油和动物脂肪取代牛奶中的脂肪使其更利于婴儿消化。

婴儿奶粉中含有适合比例的碳水化合物、脂肪和蛋白质，美国食品药品监督管理局对市售婴儿奶粉的质量进行监管，每个奶粉生产商对每一批次的奶粉都要进行检测，确保其中含有足够的营养成分且没有污染。

婴儿奶粉是一种能量密集型食物，大部分能量由脂肪提供，脂肪由不同种类的脂肪酸构成，能用到婴儿奶粉中的脂肪酸都是经过精挑细选的，它们和母乳中的成分类似，能够帮助宝宝大脑和神经系统的发育，同时也能满足能量的需求。

利和弊 采用人工喂养的妈妈觉得人工喂养的好处如下。

▶ *方便*。 用奶瓶喂就可以。大多数妈妈可能会觉得比较自由，而且其他的人也很方便上手，承担部分喂养义务。

人工喂养也有一些挑战。

▶ *花时间准备*。 每次喂奶时均要准备和预热奶瓶，要有充足的奶粉供应，保持瓶子和奶嘴清洁，如果出门的话，需要随身携带奶粉。

▶ *花钱*。 奶粉需要花钱，部分家庭担心这笔花销。

▶ *奶粉不耐受*。 需要花时间了解哪种奶粉适合你的宝宝。

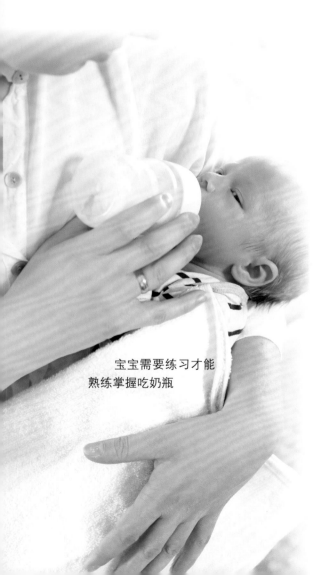

宝宝需要练习才能
熟练掌握吃奶瓶

母乳喂养或人工喂养：喂养小贴士

首先需要明确的是你所做的所有事都是为了喂饱孩子，喂养的频率取决于宝宝饿的频率。在最初的几个月里，母乳喂养的宝宝 24 小时内可能需要喂 8~12 次——每 2~3 小时一次；人工喂养的宝宝 24 小时内可能需要喂 6~9 次——每 3~4 小时一次。

你的宝宝并不总需要喂这么频繁，随着宝宝逐渐长大，她 / 他需要的喂养次数越来越少，而每次喝奶量越来越大。1~2 个月后规律的喂养模式才会逐渐建立。新生儿每晚至少会醒来 1 次喝奶，在生长加速期对奶的需要量也随之增加。

按需喂养 新生儿的胃容量非常小，大概只有他 / 她拳头那么大，胃排空时间 1~3 小时。按需喂养意味着你需要发现宝宝发出的饥饿信号——宝宝出现用舌头或嘴吸吮的动作，一边吸吮拳头，一边发出细小的哭声。饥饿感会让宝宝哭，你很快就能区别出不同哭声的意思，哪些是饥饿，哪些是疼痛、疲劳或者病了。当宝宝发出饥饿信号时，适时满足她 / 他的要求非常重要，这有助于帮助宝宝学会什么样的感觉是饥饿感，而饥饿是可以通过吸吮缓解的，吸吮可以带来食物。如果你的回应不及时，宝宝可能会变得非常不安，吃奶给他带来的不是满足而是灰心。

让宝宝自己掌握节奏 喂奶的时候不要催宝宝，让他 / 她来决定吃多少和吃多快，和大人一样，很多宝宝喜欢悠闲地吃饭。实际上，对婴儿来说，吸吮、暂停、休息、交流一会儿然后再接着吃是很正常的。有些新生儿喜欢迅速、高效地吃；而有些新生儿则喜欢少食多餐；更有甚者喜欢打盹，他们会先有力地吸吮一会，然后心满意足地打盹，然后再醒来喝奶、再打盹，在整个喝奶期间循环往复。

宝宝也会告诉你他什么时候吃饱了。如果宝宝吃饱了，他会停止吸吮，闭上嘴或者用舌头把乳头顶出来；如果还想继续吃，他 / 她会弓起背。如果宝宝正在打嗝或者肠痉挛，那么他的注意力不在吃上，等一会再给他 / 她奶瓶或乳头。

人工喂养的基本要素 当你第一次买婴儿奶粉时，你会惊奇地发现竟然有这么多种类可以选，你可以咨询一下医生选择哪种奶粉更合适，对大多数宝宝来说，从牛奶中提炼的铁强化奶粉是一种不错的选择。

你也可以选择一些含特殊成分的奶粉，比如富含大豆蛋白和水解蛋白的奶粉。这些奶粉是为有消化问题的宝宝准备的，必须在医生指导下使用。

铁强化奶粉对预防贫血和铁缺乏非常重要，缺铁会影响孩子的生长发育。通常来讲，在刚出生的前几个月里不存在缺铁的问题，如果不常规补铁的话，在出生后6~10个月就会出现铁缺乏现象。

婴儿奶粉有3种类型：干粉、浓缩液体和可直接食用液体。干粉和浓缩液体奶粉均需要用特殊比例的水稀释，干粉最便宜，可直接食用的液体奶粉最贵。

如果你打算人工喂养，那么就要提前在家备好奶粉。告诉医生你打算人工喂养，生完孩子当你还住在医院的时候，

医生或者护士会教你如何使用奶瓶，并为你提供奶粉和奶瓶，即便如此，你自己也需要备些奶粉。

人工喂养所需的基本物品。

◗ 不同型号的奶瓶。

◗ 8~10个不同流速的奶嘴。

◗ 1个量杯。

◗ 1个奶瓶刷。

◗ 婴儿奶粉。

◗ 除了购买合适的物品外，在医院的时候你还可以考虑要求医院提供配方奶粉和奶瓶喂养方面的指导，如果你从没有过人工喂养的经历，医院手把手的指导会让你在带宝宝回家后喂养更加得心应手。

通常在孕妇课上会教授婴儿喂养的知识，如果你从没用奶瓶喂过宝宝，那还是建议你听一听这方面的课程，你会感觉轻松很多。

入门指南 奶瓶的材质有玻璃、塑料和软塑3种，奶瓶的容量主要有

灵活应对

不要期望宝宝每天的喝奶量都是一成不变的，每个宝宝的喝奶量也是不同的。而且随着生长高峰的出现，喝奶量也会变化。生长高峰时宝宝的喝奶量和频率都会增加，好像永远喝不饱的样子，这个时候你需要多喂勤喂。

开始的时候，宝宝可能并不能按照你想要的吃奶间隔吃奶，大多数宝宝的吃奶时间在某些时间段比较集中，不分昼夜，而在其他的时间段则会睡几个小时不吃。

120 毫升和 240 毫升两种，奶瓶的容量和宝宝的喝奶量之间没有必然联系，你冲的奶可能会剩，也可能不够喝。

市面上有很多种类的奶嘴，根据宝宝的月龄有不同类型的奶嘴，它们之间有微小的差别。给足月的宝宝不要使用适合早产儿用的过软奶嘴，应该使用正常奶嘴，而且所有奶瓶的奶嘴应该是一样的。

奶嘴的类型分新生儿用、3 个月用和 6 个月用，每种奶嘴适合相应月龄的宝宝。

奶从奶嘴里流出的速度是非常重要的，流速过快或者过慢均会导致宝宝吞入大量的空气，导致她 / 他的胃不舒服，需要经常拍嗝。检查流速的方法是把奶瓶倒过来，看奶流出来的速度，一秒钟一滴的速度是比较合适的。

准备奶粉 婴儿奶粉的销售由美国食品药品监督管理局统一管理，目前主要有 3 种市售的婴儿奶粉。

▶ *牛奶奶粉*。 大部分婴儿奶粉是将牛奶按母乳的成分改造而来，改造后的奶粉富含营养并且易于消化吸收。大部分婴儿对这种奶粉的接受度很高，但仍有部分婴儿对牛奶中的蛋白过敏，需要其他类型的婴儿奶粉。

▶ *大豆蛋白奶粉*。 对牛奶蛋白过敏或者乳糖不耐受的婴儿，基于大豆蛋白的婴儿奶粉是一种不错的选择。但是对牛奶蛋白过敏的婴儿对大豆蛋白也可能过敏。因为大豆蛋白奶

粉中钙和磷的含量低，所以不能提供给早产的婴儿。

▶ *水解蛋白奶粉*。 这种奶粉适合有大豆蛋白或牛奶蛋白过敏家族史的婴儿。水解蛋白奶粉易于消化且不容易引起过敏反应，又被叫作低敏配方奶粉。

此外，特殊配方奶粉也适用于早产儿和服用特殊药物的婴儿。

无论你选择哪种类型的奶粉，正确的准备和储存都是至关重要的，既能保证宝宝的营养需求又能守卫宝宝的健康。

在冲奶粉前要先洗手，所有用来称、混合和储存奶粉的容器在每次使用之前，必须用热水清洗，然后烘干。如果你能够很好地清洗和烘干奶瓶和奶嘴的话，

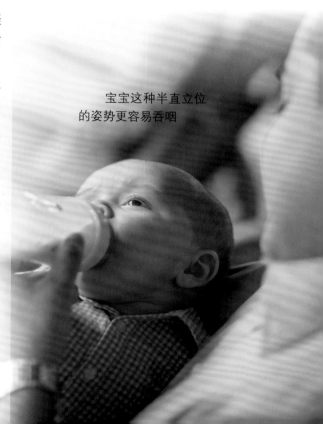

宝宝这种半直立位的姿势更容易吞咽

可以不用每次都消毒。用奶瓶和奶嘴刷全面清洗奶瓶和奶嘴，不留下任何奶粉的痕迹，最后用大量清水冲洗。你也可以用刷碗机洗奶瓶和奶嘴。

无论你是用奶粉还是浓缩液体奶，都要严格按照说明书上的比例添加水，奶瓶上的刻度不准，所以要在加奶粉前先量水。水加的过多或者过少对宝宝都是不利的，如果奶冲得过稀，宝宝就得不到成长所需的足够营养，而且不能满足她/他的饥饿感。如果奶冲得过稠，会对宝宝的胃肠道和肾脏造成负担，导致宝宝脱水。已经冲好的奶可以在冰箱储存48小时，之后必须扔掉。

单纯为了保证营养成分而加热配方奶是没有必要的，但宝宝可能更喜欢热配方奶。你可以把装着配方奶的奶瓶放在热水里加热几分钟，把奶瓶倒过来让配方奶滴到你手背上测试配方奶的温度。不要把配方奶放到微波炉里加热，奶过热会烫伤宝宝的嘴。如果加热过的配方奶宝宝喝不完，一定要把剩下的配方奶扔掉，不要再留着。

最好是打算喝的时候再冲奶粉，不要提前准备，但是为了夜间喂养方便，你可能会提前冲好1~2瓶配方奶放到冰箱储存。

各就各位准备喂奶　第一步是让宝宝和你都感到舒适，找一个安静的不被打扰的地方，坐在有靠背、低把手的舒适的椅子上，一只手抱着宝宝，另一只手拿着奶瓶，在宝宝和你的大腿之间放一个软枕头支撑一下，你会觉得特别舒服。让宝宝紧贴自己，但不要太紧，让宝宝头部略抬高躺在你怀里，这种半直立位的姿势更容易吞咽。

现在，你已经准备好喂奶了，也帮宝宝准备好了。用奶嘴或者你的手指轻敲宝宝的下巴，这样做能帮助宝宝张开嘴转向你。然后用奶嘴碰宝宝的嘴唇或嘴角，宝宝就会张开嘴开始喝奶了。

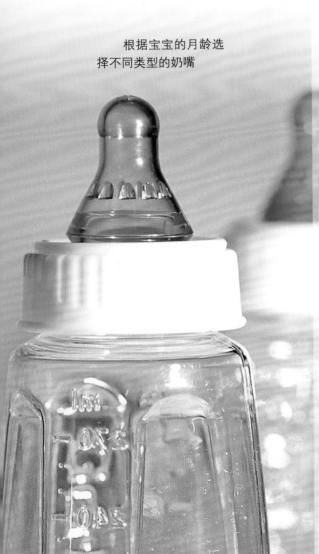

根据宝宝的月龄选择不同类型的奶嘴

喂奶的时候奶瓶要倾斜 45°，这样可以保证奶嘴里充满奶，一定要抓紧奶瓶，如果宝宝喝着奶睡着，那要么是她 / 他吃饱了，要么是空气把他 / 她的胃占满了，把奶瓶拿走并给宝宝拍嗝，然后接着喂。

喂奶的时候要抱着宝宝，不要找个东西撑着奶瓶喂宝宝，那样会导致喂养过度或者窒息。也不要给宝宝奶瓶让她 / 他躺着自己喝，这会增加罹患中耳炎的风险。

虽然宝宝还未长牙，但牙齿潜藏在牙床下，不要养成拿奶瓶上床的习惯，如果喝着奶睡着了，奶粉会残留在嘴里，与奶粉里的乳糖接触时间长了会导致蛀牙的发生。

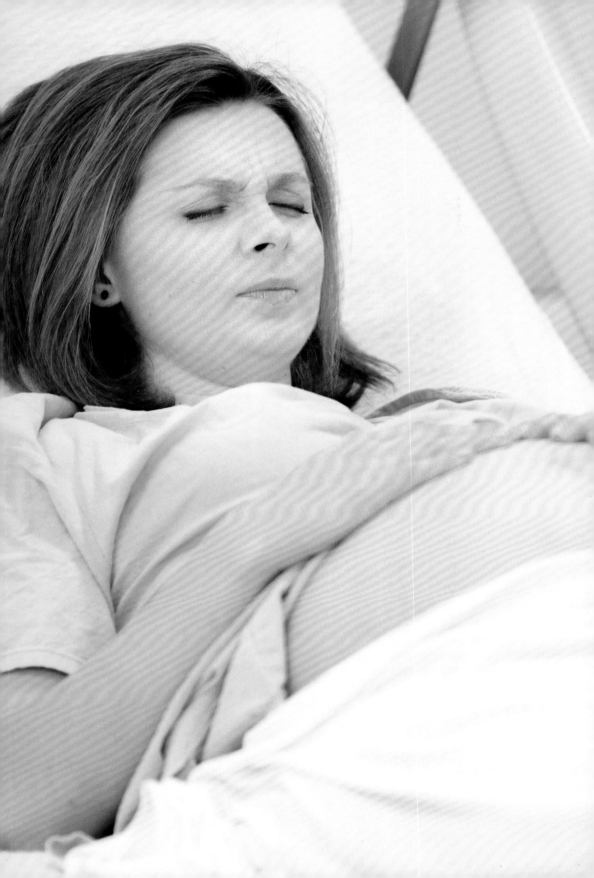

分娩镇痛

哪种镇痛方式更适合分娩过程？这取决于你的喜好和产程进展情况。每个人对疼痛的耐受程度是不一样的，每个人的产程也各不相同。有些人可能根本不需要镇痛药物，而有些人则认为缓解疼痛能让她们更好地耐受分娩阵痛。最重要的是，选择适合你自己的方式。

你自己可以决定是否在分娩过程中采用药物镇痛，但也要考虑医生的建议，还要结合分娩医院的设备和产程的特点。

有的时候，你可能直到分娩才知道自己想要何种镇痛方式。每个人对疼痛的耐受能力还受其他一些因素的影响，比如产程长短、胎儿大小和位置以及产程开始时你休息得如何。没人能够预料到你将如何处理第一次分娩过程中的疼痛，而且每次分娩时的疼痛方式均不同。

在第一次宫缩之前，你最好考虑好采用何种镇痛方式。和医生聊聊会对你有所帮助，即使你已经选择好分娩方式，最好也听听别人的意见，因为生孩子往往并不按计划进行。

此外，当你做决定的时候，一定要记住分娩并不是考验忍耐力的测试，不是说采用镇痛药物就是失败了。

需要考虑的事情

为了帮助你选择最好的分娩镇痛方式，在做出选择前以下这些问题必须考虑清楚。

▶ 都有哪些镇痛方式？

▶ 每种方式对我有何影响？

▶ 多长时间起效？

▶ 镇痛能持续多长时间？

▶ 是否需要提前练习？

▶ 是否可以和其他镇痛方式联合使用?

▶ 在家是否也能使用?

▶ 分娩过程中是否可以使用?

你的选择

时至今日,女性可以选择的分娩镇痛方式比以前多得多,所有这些方式可以归纳为两大类:镇痛药和物理镇痛法。事先学习并做出镇痛选择,非常有利于阵痛和分娩时疼痛的缓解。

学习本身也是一种缓解疼痛的方式,恐惧使分娩镇痛更剧烈。如果你对分娩时的疼痛有预期,并且已经选择了自己的镇痛方式,那么顺利经历产程的可能性远大于充满恐惧和紧张时。

镇痛药 镇痛的药物医学上叫镇痛药,麻醉是另外一种形式的镇痛药,可以全面阻断各种感觉。这两种镇痛方式均常用于分娩镇痛,特别是局部麻醉药和阿片类药物(一种麻醉药),在麻醉医生手中它们是安全有效的。

两种常见的麻醉方式是硬膜外阻滞麻醉和蛛网膜下腔阻滞麻醉。根据药物不同的剂量和给药方式,既可以用于分娩镇痛,也可以用于剖宫产的麻醉——他们不会影响意识但却可去除感觉。作为一种麻醉选择,局部麻醉药可以注射在脊髓神经根附近,帮助阻断整个下半身的感觉。在剖宫产过程中,通过给予大剂量或中等量的麻醉药而实现整个手术区域的无痛(详见第 214 页)。

物理镇痛法 物理镇痛法指的是阵痛和分娩过程中使用的非镇痛药物的物理方法。物理镇痛法有很多种,而且历史悠久,如果你在分娩前经常练习,部分物理镇痛法会特别有效。其中最常见的是放松和按摩。

镇痛药

镇痛药在分娩过程中是一种非常有价值的应用,它可以帮助缓解不适并能让你在分娩过程中稍事休息。

在分娩过程中你可以自由选择使用或不使用镇痛药物。但是,请记住产程不同阶段使用药物会有不同的风险和益处,在选择镇痛药物时需考虑产程进展程度。

在产程的不同阶段选择不同的药物非常重要。新生儿会受母体应用药物的影响,而影响程度则取决于应用药物的类型、剂量以及使用的时机。举例来说,如果静脉注射阿片类药物距胎儿娩出时间足够长,那么药物在母体已完全代谢,产时对新生儿的影响微乎其微;否则,新生儿可能会出现嗜睡和吸吮困难,极少情况下还会出现呼吸抑制,所有在新生儿身上出现的副作用都是短暂的且可以治疗的。

在分娩过程中医生会陪在你身边确保宝宝的安全,他们熟悉每种药物,而且愿意和你分享这些知识。相信他们会告诉你在分娩过程中什么时候用药是安全的,什么时候用药是不安全的,当你自己

什么是导乐？

导乐是指一种接受过特殊训练的分娩指导。千百年来，女人们都在生孩子过程中相互帮助，但导乐是对分娩指导更正规、更现代的一种解释方式。对一些人来说，准备雇用导乐已经成为他们分娩计划中的一部分。

导乐具体做什么？导乐最主要的作用是辅助分娩，她无法代替医生和分娩指导的作用，而主要起辅助作用。很多导乐师本身就是已经成为母亲的人，而且一些人专门接受过分娩培训。

部分导乐师可能在孕期就介入了你的生活，她们帮你制订分娩计划，告诉你产程中可能经历什么。如果你雇用了导乐师，她们可能在产程早期就来到你家针对早期宫缩痛给你相应的指导。

导乐师的真正工作从医院开始才记录在案。导乐师在产程中会持续地支持你和你的伴侣，她会帮你按摩后背、教你放松和呼吸的技巧、给你分娩姿势的建议，最重要的是时刻给你和你的伴侣积极向上的鼓励和支持。

导乐师还是一个可以帮你做出正确决定的中间人，她可以帮你解释医学词汇和操作，也可以帮你向医生表达你的愿望，但在分娩过程中，她并不能做任何实际的操作和检查，而且也不能帮你做决定。

在分娩过程中，导乐师能给准父母额外的注意和关心，并给予情感的支持，这对分娩中的孕妈妈是非常重要的。研究表明，使用导乐的孕妇分娩并发症发生率有所降低。

导乐并不是常规必选项，对于新手妈妈或者长期缺少情感支持的单身妈妈是非常有帮助的。而对大多数孕妇来说，如果导乐能够由自己的配偶或家庭成员来完成将非常舒服。此外，大多数医疗结构护士的比例很高，基本上能做到一个护士对一位患者，那么导乐师所能提供的帮助完全可以由护士来替代。

从哪找导乐师呢？医生或产检及分娩医院会为你提供一个名单，有的医院或分娩机构自带导乐服务。大多数导乐都是一次性付费的，有些则根据具体情况浮动价格。导乐费可能不包含在保险中，所以你需要和你的保险公司确认此事。

觉得该用药的时候往往并不适合用药。

硬膜外阻滞麻醉　硬膜外阻滞麻醉是一种可以应用在分娩或剖宫产术中的局部镇痛和麻醉方式（或同时作用），它是通过一个细管（导管）将药物从后背注射到硬膜外隙，并留置在原处，操作本身需要 10~20 分钟，药物起效需要 10~20 分钟。

支持者　硬膜外阻滞麻醉能够缓解下半身的大部分疼痛，而且不影响分娩，对宝宝无影响。药物通过硬膜外置管缓慢泵入，提供持续的疼痛缓解效果。在给药期间你是清醒有意识的，如果需要，你可以通过一个按钮给自己再稍微加点镇痛药。

反对者　硬膜外阻滞麻醉可能会降低你的血压，减慢胎心率。硬膜外阻滞麻醉后医生会监测血压，必要时使用升压药物。极少的人在分娩结束后会出现体位性头痛，部分应用硬膜外阻滞麻醉行剖宫产的产妇，产后会出现胸壁麻木及短暂的呼吸困难。由于硬膜外阻滞麻醉会影响膀胱排空，所以麻醉后需要保留尿管。

7%~10% 的硬膜外阻滞麻醉无法完全缓解分娩镇痛，比如它可能仅能缓解一侧躯体的疼痛，如果无法达到预期的效果，你可能需要再接受额外的操作。

蛛网膜下腔阻滞麻醉　蛛网膜下腔阻滞麻醉是一种局部麻醉，主要应用于剖宫产术前以及能快速分娩的产程阵痛，药物直接从后背注射入脑脊液，迅速起效。

支持者　蛛网膜下腔阻滞麻醉可以完全缓解胸部以下的疼痛，通常仅给药 1 次，药效持续 2 小时，给药期间你始终保持清醒有意识。

反对者　同硬膜外阻滞麻醉一样，蛛网膜下腔阻滞麻醉也会导致你低血压、胎心率减慢和产后体位性头痛。如果麻醉影响了胸壁，你可能会出现短时间的呼吸困难；蛛网膜下腔阻滞麻醉影响膀胱排空，所以麻醉后需要保留尿管。

腰硬联合麻醉　这是一种新的麻醉技术，既有蛛网膜下腔麻醉起效快的优点，又有硬膜外麻醉持续镇痛的效果。

麻醉医生小心地将一根硬膜外穿刺针插入腰椎间隙，然后将更细的腰麻针放在硬膜外穿刺针的里面，腰麻针穿过硬脊膜进入脊髓腔，然后将少量麻醉药物注入脑脊液里，移出腰麻针保留硬膜外置管。

在分娩早期最初的 1~2 小时，主要依靠蛛网膜下腔内的麻醉药物镇痛，然后通过硬膜外置管给药缓解特定区域的疼痛。

阿片类药物　各种各样的阿片类麻醉药可以通过臀部肌内注射、大腿肌内注射或静脉给药的方式进入体内，如果你有留置的套管针，就可以控制药物的剂量，短时间起效。

支持者　阿片类药物可以降低疼痛感觉、帮助休息、缓解肌肉疲劳，并能持续 2~6 小时。

反对者　阿片类药物会导致孕妇和新生儿出现嗜睡及短暂的呼吸困难，而且有时会导致新生儿暂时性反应低下。

局部麻醉　局部麻醉是缓解局部

硬膜外阻滞麻醉

硬膜外阻滞麻醉步骤。

1. 你坐在床上后背拱起或侧躺呈蜷缩状。
2. 医生会在你后背固定点进行局部麻醉。
3. 将穿刺针插入包绕脑脊液和脊神经的硬脊膜外的硬膜外间隙。
4. 将一个细软管（导管）从穿刺针内部穿过，撤出穿刺针，固定导管。
5. 从导管给药，麻醉药物从导管流出包绕在神经周围起镇痛效果。

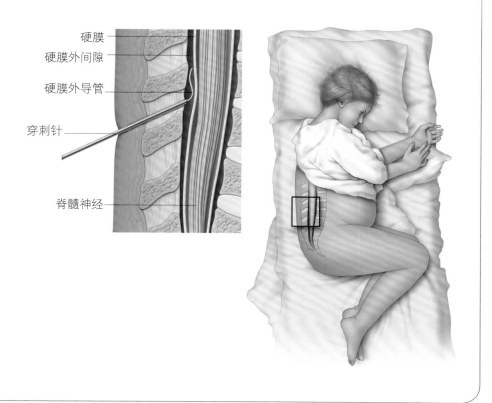

硬膜
硬膜外间隙
硬膜外导管
穿刺针
脊髓神经

疼痛最主要的麻醉方式，它也可以用于分娩时行会阴侧切术或会阴裂伤缝合术时的镇痛，当用于此目的时，将局部麻醉药物注射在阴道口附近，迅速起效。

支持者   局部麻醉短暂性缓解特定区域的疼痛，对大人和孩子的副作用均很小。

反对者   局部麻醉不能缓解宫缩痛，而且会有过敏反应，极少情况下麻醉药入血会引起低血压。

氧化亚氮   俗称笑气，通过吸入氧化亚氮缓解分娩疼痛。它是一种典型的自我管理模式，孕妇自己手持面罩，吸入氧化亚氮和氧气的混合气体。美国越来越多的分娩中心为孕妇提供了这种镇痛方式。

支持者   虽然它能提供的镇痛效果有限，但患者满意度高，而且对你和宝宝都是安全的，如果你想要，在整个分娩过程中均可以使用。

反对者   氧化亚氮能提供的实际镇痛效果有限，远不如硬膜外麻醉。常见的副作用包括恶心、嗜睡和头晕。

物理镇痛法

虽然很多女性选择药物镇痛，但是如果没有镇痛药物的限制，随时都可以分娩，如果你想做到这一点，完全可以！

采用物理镇痛法意味着你放弃了使用镇痛药物，取而代之的是其他的物理方法。物理镇痛法在多方面起作用，比如可以刺激内源性内啡肽释放，内啡肽能够缓解疼痛、使你放松、心绪平和、更好地控制情绪。

物理镇痛法可以帮助你缓解疼痛，但不能完全镇痛，在考虑镇痛药物之前，很多孕妇会先尝试物理镇痛法。

物理镇痛法在潜伏期和活跃期的镇痛效果非常明显，但宫口开全以后物理镇痛法就几乎不起什么作用了。

物理镇痛法可以贯穿始终，它也适用于最终会选择镇痛药或硬膜外麻醉的孕妇，用于填补无麻醉的空隙。

物理镇痛法包括呼吸和放松技巧以及其他方法。

呼吸技巧   同其他物理镇痛法一样，呼吸技巧并不需要额外的镇痛药物，一切由你自己掌控，需要你在宫缩时采用熟练的、有节奏的呼吸方式。

把注意力放在呼吸上能缓解疼痛和肌肉紧张所带来的额外的疼痛感。深慢呼吸还可以减少恶心和头晕，最重要的是深慢呼吸能够给你和宝宝带来足够的氧气。

最好在分娩发动前进行呼吸技巧的训练。呼吸法在好多孕妇课上都有教授，和你的分娩教练一起听课，以便她在分娩过程中给你正确的指导，平时训练得越好，分娩时使用得越自如。

呼吸练习起效迅速，你应该考虑用

一用。但这种方法并不是对所有人都有效，成功与否取决于你对分娩痛的反应以及将注意力从宫缩转移到其他事物上的能力，呼吸技巧要联合其他物理镇痛法一起应用。

拉玛泽法　拉玛泽哲学认为分娩是一个自然的、正常的、健康的过程，女性被赋予足够的信心迎接新生命的到来。拉玛泽法以分娩中有意识的呼吸技巧而闻名。

拉玛泽课关注放松技巧，鼓励通过训练来改善机体对疼痛的反应。举例来说，你学习了不同的动作去尝试控制呼吸运动，它们能帮助你更有效地处理疼痛，让你的分娩过程更顺畅，这是一种比屏气和肌肉紧张更有效地应对疼痛的方法。

当宫缩加剧时，从始至终你可能都需要深呼吸。用鼻子吸气时想象自己吸进了纯净、清凉的空气，吐气时想象着把紧张情绪带走。深呼吸能让你的身体放松，吸入更多的氧气并帮助你集中精神。

分娩过程中使用不同级别的拉玛泽法，尝试从第一级开始直到不起作用为止，再转向下一个级别。在分娩的每个阶段找到适合你的模式。

拉玛泽 1 级：慢速呼吸。　这是处于放松状态或睡觉时使用的一种呼吸方式，采用平时呼吸频率一半的速度进行深慢呼吸，鼻子吸气嘴吐气。如果你愿意，可以一边呼吸一边重复如下短语："我在（吸）放松（呼）"或者"1-2-3（吸），1-2-3（呼）"。或者一边走或晃，一边有

节律地呼吸。

拉玛泽 2 级：变速呼吸。　采用比平时浅快的呼吸节奏，但要注意预防过度通气，"1-2（吸），1-2（呼），1-2（吸），1-2（呼）"，保证身体尤其是下巴放松，注意节奏，宫缩时快一些，宫缩减弱时慢一些。

拉玛泽 3 级：模式步伐呼吸。　在分娩接近尾声或宫缩最强的时候采用此种呼吸法，呼吸节奏和变速呼吸法一样，比平时快一些，但是要采用喘息节奏，比如"哈-哈-哈-呼"或"嘿-嘿-嘿-呼"，这样做能使你把注意力放在呼吸上而不是疼痛上。重复这种模式，缓慢开始，随着宫缩强度的增加和减弱逐渐加快和减慢呼吸频率。为避免过度通气，随着呼吸频率的加快，呼吸深度一定要加强，如果你感觉手脚麻木，则要放慢呼吸频率。将体内蓄积的二氧化碳排出是非常必要的，过多的二氧化碳会导致上述症状。如果呻吟或喊叫也能有所帮助的话，那就尽情地做吧。睁大眼睛，集中注意力，放松肌肉。

不用力时的呼吸。　在宫口开全之前，你可能在宫缩时出现强烈的大便感，如果发生了这样的情况，你必须忍住，用脸颊控制呼气速度，像吹蜡烛一样吐气或者快说"啪-啪-啪"直到宫缩结束。

用力时的呼吸。　如果宫口开全，医生告诉你可以开始用力了，在有大便感的时候就深吸一口气，憋足了劲用

力,憋 10 秒钟后呼气,然后再吸气用力。有些孕妇在用力的时候喜欢屏气,而有些人则喜欢自然呼吸、缓慢吐气,你可以选择你喜欢的方式。此阶段的宫缩将持续 1 分钟或更长时间,所以你在宫缩间歇期要充分休息恢复体力。

个人的喜好和宫缩的特点会指引你什么时候采用何种呼吸模式。你可以选择一种呼吸技巧或者自创一种方式,即使你打算使用镇痛药物,学会呼吸和放松技巧也是非常重要的。

放松技巧 放松是指有意识地放下精神和身体的紧张。通过减轻阵痛和分娩过程中肌肉的张力,迅速跳出恐惧—紧张—疼痛的恶性循环。全身心的放松能使机体处于更自然的工作状态,并为接下来的工作储存能量。全身心的放松和有节律的呼吸是分娩时自我调节的主要方式,这些内容在孕妇课上都有教授。

放松并不是对抗疼痛,这样反而会引起更严重的紧张。相反,它意味着当你把精力集中在缓解紧张的运动时,痛苦就会离你而去。全身心放松确实是一种习得的技巧,而且最好在分娩发动前学会才更有效,你练得越熟练,分娩的时候越有自信。下面有几点小贴士帮助你放松。

◗ 选择一个安静的地方练习。

◗ 如果愿意你可以播放舒缓的音乐。

◗ 用枕头辅助你采取一个舒适的姿势。

◗ 采用深慢的腹式呼吸,吸气时感受清爽的空气流入体内,呼气时感觉紧张情绪被带走。

◗ 注意自己容易紧张的部位,着重放松。

进一步放松 在宫缩或宫缩间歇期当你感觉紧张的时候,可以通过这种方法进行成组肌肉的放松。从头或脚开始,每次放松一组肌肉。如果你无法将每组肌肉孤立开来,那么先让一组肌肉收缩并保持几秒钟,然后再放松、感觉压力随之散去,要特别注意下巴和手的放松。

接触放松 这个和"进一步放松"类似,所不同的是你的分娩指导用手按到你身体的什么地方,你就进行该组肌肉的放松练习。他们在固定点按压或者画圈,持续 5~10 秒,然后转向下一个点。举个例子,你的分娩指导会先按摩你的太阳穴,然后是颅骨下方、后背和肩膀、胳膊和手,最后是腿和脚。

按摩 在分娩过程中,各种各样的按摩技巧均有利于你放松。这些技巧包括有节律地轻敲肩膀、脖子、后背、腹部和大腿,揉捏、摩擦或按压手脚,用指尖按摩头皮。

按摩能够缓解疼痛和放松肌肉,也能够刺激皮肤和深层组织。在分娩过程中的任何阶段均可使用。除了能够帮助你放松,按摩还能够阻止疼痛传导。部分人觉得疼痛的主要部位在后背,分娩指导如果能够帮忙进行后背的按摩将会非常有帮助,而且越用力越好,因为对后背阵痛的人来说，给后背一个反向的支力对缓解宫缩痛非常有效。

在分娩发动前，你和你的分娩指导可能需要在一起商量一下何种按摩方式更适合你。请相信，到那个时候你们两个都会变得非常变通。

引导想象　此方法帮助产程中的孕妈妈创造出一种放松和幸福的环境感，也叫作可视化法。此法可以在产程中的任何阶段使用帮助放松。它包括想象自己在一个舒服、安静的地方，比如想象自己坐在一个温暖的沙滩上或者正走过一片郁郁葱葱的树林。你选择的地方可以是真实的也可以是想象的，为了增强想象效果，你也可以同时放着有海浪声、雨声、瀑布声、丛林鸟叫声的磁带，或者任何你喜欢的轻音乐。

催眠疗法　"催眠"是一种教你自我催眠和放松的分娩方式，它可以帮你获得平和自主的分娩。在催眠课上，一名合格的讲师会教你集中精神、信任自己的身体，并时刻处于自我控制中。如果能有个伙伴一起或者孕期加强练习，会保证催眠的成功率。你可以在你所在的区域内搜索相应的课程和讲师。

冥想　把注意力放在安静的物体上，图画或词语可以帮助你放松并减轻分娩的疼痛。把注意力放在一个点上，这一个点可以是房间里的任何东西，比如你很久之前买回来的一幅画，也可以是一个星象或者是一个反复重复的词语。当让你分心的想法涌入思绪的时候，让他们不要停留、一闪而过，然后马上再把注意力拉回到你之前选择的目标上。

香薰疗法　在分娩过程中尝试使用让你舒服的味道自然地放松和缓解疼痛。当你在家的时候，点亮一根有香味的蜡烛或者点燃一支薰香；当你在医院的时候，带一个被你喜欢的味道香薰过的枕头，或者如果可以的话，让你的分娩指导在按摩时使用微香的精油。香薰疗法可以让你放松、缓解紧张情绪。分娩痛会让你的嗅觉更敏感。

按摩能够缓解疼痛和放松肌肉

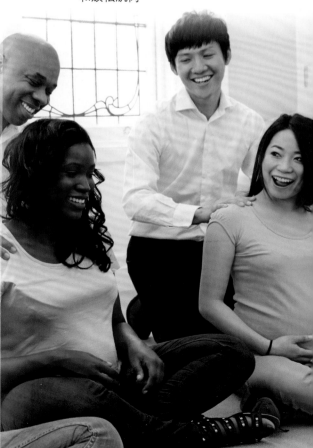

音乐　音乐能够帮助你放松、帮你把注意力转移到疼痛以外的东西上。如果你在家是配合音乐进行放松和呼吸技巧训练的话，那么把磁带或者光盘带到医院或分娩中心来。音乐是分散注意力的好方法。

其他技巧　这些自然技巧可以帮你处理产程中的不适，而不单单是放松。

专注力　这个训练侧重于心无旁骛地关注你目前正在做的动作。研究表明，专注力训练可以帮助你缓解压力、改善慢性盆腔痛。近年来，人们对此种方法改善分娩感受产生了浓厚的兴趣。专注力训练课程可以帮助准父母克服分娩及生活中的疼痛和困难时刻。寻找你周围的基于分娩时专注力训练的培训班或以分娩为中心的专注力训练课程（详见第137页）。专注力是另外一种你想要在分娩前提前练习，从而在分娩时获益的方法。

改变体位　分娩时自由走动可以帮助你找到最舒适的体位。所以，如果可能的话尽量多改变体位，尝试找出最适合你的舒适体位。如果要使用重力，最好的姿势是直立。频繁改变体位也可以帮助胎头找到衔接骨盆的最佳位置。运动也可以促进你的血液循环。如果愿意，你随时都可以尝试新的体位。有些人发现有节奏的运动，比如在摇椅上摇或者前后摇动手和膝盖可以缓解疼痛。

冷热法　分娩时提供冷敷／热敷会让你感觉舒适和放松，但是你可能更愿意选择二者的结合。

热敷能够缓解肌肉痉挛，你可以使用电热毯、热毛巾、热水瓶或者装着加热米粒的袋子／袜子，通过热敷肩膀、下腹部或者后背来缓解疼痛。

冷敷可以用冰袋、冰镇苏打或者装着冰的塑料袋，有些人可能喜欢冰袋冷敷腰骶部缓解疼痛，在脸上敷一条冷湿毛巾缓解紧张情绪、帮助自己冷静下来；

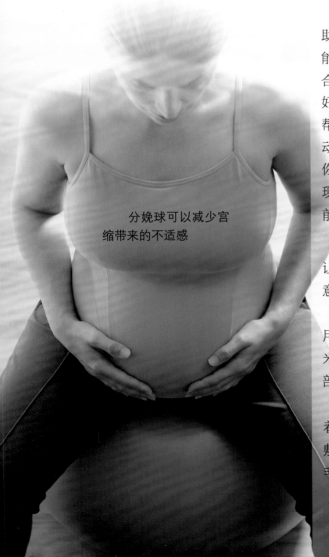

分娩球可以减少宫缩带来的不适感

喝碎冰水也可以使你冷静下来，分散注意力。

沐浴法　大部分医院和分娩中心在分娩室配有淋浴、浴缸或者涡流浴帮助孕妇缓解分娩的不适。缓和的、温暖的水通过阻断疼痛信号传导至大脑来缓解疼痛。温水本身有放松的作用，你在家也可采用此种方法缓解疼痛。

如果用淋浴，你可能想坐在椅子上，手持喷头让水柱直接冲到后背或者腹部，让你的分娩指导和你一起换上浴服。

分娩球法　靠在或坐在一个大的橡胶球（分娩球）上，可以减少宫缩带来的不适感，缓解后背的疼痛，帮助胎儿在产道内下降。分娩机构会为你提供一个单独的分娩球，或者你也可以自己买一个带到医院来，让分娩团队中的人教你如何充分利用分娩球，你也可以配合其他的方法比如按摩和抚摸放松法。

无菌水注射　为了缓解产时后背的疼痛，医生可能会在你后背皮下注射少量无菌用水。理想情况下，会在 4 个部位注射，但即使只在 2 个部位注射，也能起到缓解疼痛的效果。你会感觉到持续 60 秒的针刺感。大多数采用无菌水注射法的孕妇的背痛均能得到显著缓解。缓解能持续 90 分钟，可以重复注射。专家认为，这种方法通过欺骗局部区域的疼痛受体，导致内啡肽释放，从而缓解疼痛。

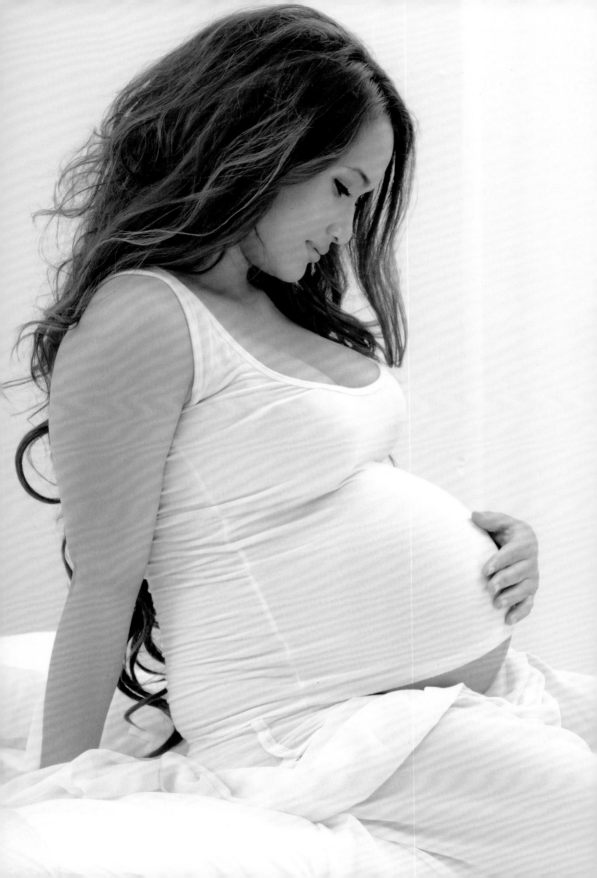

第 24 章

选择性剖宫产

一些孕期平顺、没有任何妊娠并发症且胎儿健康的女性要求剖宫产分娩。一部分人想要精确地计划宝宝的出生时间，避免等到不知道哪一天。如果你在平时的生活中每件事都精准计算安排，那么等待宝宝出生的未知时间对你来说是不可能的。还有一部分人选择剖宫产是因为害怕。

▶ 害怕阵痛和分娩时的疼痛。

▶ 害怕自然分娩对盆底的损害。

▶ 害怕自然分娩后的性生活问题。

如果这是你的第一个宝宝，对于未知的阵痛和分娩，你会感到害怕。你可能会听说关于阵痛和分娩的可怕故事，或者是听说谁分娩后咳嗽或大笑后出现漏尿。如果前次的分娩经历并不愉快，可能你会对再次分娩心存芥蒂。

如果你有意选择剖宫产，建议你和医生聊一聊。如果你的初衷仅仅是因为害怕，那么一场开诚布公的讨论会解除你心中的疑虑。如果有人想和你分享可怕的分娩经历，你需要礼貌又坚定地告诉她你很乐意在分娩结束后再听她讲故事。

如果你前次阴道分娩过程特别困难，那你要时刻提醒自己没有任何两次分娩是完全一样的，而且这次的分娩过程是完全不同的经历。分析一下是什么原因导致你前次分娩如此糟糕，和医生讨论一下，其中可能有你可以借鉴学习并用于这次分娩过程的好经验。

如果医生建议你剖宫产分娩，那么决定权在你自己。为了确保宝宝的安全，择期剖宫产不应早于 39 周。如果医生无法给你做剖宫产手术，你可以要求他把你推荐到可以进行此种手术的医疗机构。你要权衡不同分娩方式的利弊，不要让恐惧蒙蔽了你的眼睛。

需要考虑的事情

选择性剖宫产饱受争议。支持者称女性有权利选择自己生育子女的方式，反对者称剖宫产的风险远大于其可能的益处。目前已有的医学研究并未发现选

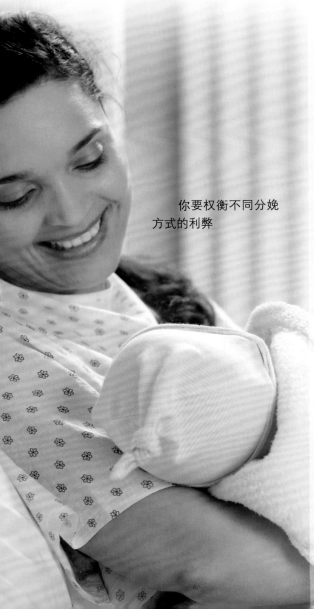

你要权衡不同分娩方式的利弊

择性剖宫产的绝对益处。好的医疗机构不愿意干预分娩，干预对患者并无益处，尤其是手术，并且这方面的研究也很少。

由于本身存在争议，所以不同的医生对于此问题的观点可能大相径庭。一些医生愿意考虑，而其他的医生坚信剖宫产对患者是有害的，他们秉着无害患者的原则，不开展剖宫产。

你可以在充分了解学习的基础上再做决定，问问自己这种方式为什么如此吸引你，全面分析整个事件权衡利弊，并听取医生的建议。

益处和风险

部分医生认为，随着手术技巧的提高，第一胎分娩采用剖宫产和自然分娩一样安全。如果你已经剖宫产 2 次及以上时，情况则大不一样了。此时，剖宫产的并发症明显高于自然分娩，下面就利弊进行简述。

母体的益处   选择性剖宫产的可能益处如下。

预防尿失禁   部分女性担心经阴道分娩时用力过度会损伤盆底的肌肉和神经，导致大小便失禁。医学证据表明，剖宫产分娩的妇女在分娩后的几个月内尿失禁的发生率下降，但在产后 2~5 年此益处则不复存在。部分人担心自然分娩后出现盆腔脏器脱垂，如子宫脱垂、阴道前后壁膨出等。目前证据表明，选择性剖宫产和降低盆腔脏器脱垂间关系

的研究还不是很明确，选择性剖宫产不能保证不发生盆腔脏器脱垂或尿失禁。胎儿体重、激素水平和基因异常等都会削弱盆底肌的强度，导致尿失禁和盆腔脏器脱垂。即使从来没有生育过的女性也有可能出现这些情况。

避免紧急剖宫产　紧急剖宫产常在难产的时候实施，它比选择性剖宫产和自然分娩风险都要高，相关风险主要包括：出血、感染、损伤盆腔脏器等。

避免难产　难产时，有的时候会选择产钳或胎头吸引器，这些方法本身并没有什么问题，但同剖宫产一样，操作者的技术水平决定了操作的安全性。

避免少见的分娩并发症　理论上讲，选择性剖宫产能降低罕见分娩并发症的发生。它可以降低分娩相关的死产、肩难产、产伤（巨大儿常见）、胎粪吸入（胎儿在娩出前出现排便并吸入粪便等物质）等。分娩时发生脑损伤的风险也很低。你需要记住的是，自然分娩时以上这些并发症发生的概率很低，而且选择性剖宫产并不能保证完全不发生任何并发症。

减少产后出血　选择性剖宫产产后出血的风险低于阴道分娩和急诊剖宫产。输血的风险也很低。

降低垂直传播疾病风险　选择性剖宫产可能与降低一些母婴传播疾病的发生有关，比如艾滋病、乙型肝炎、丙型肝炎、疱疹、人乳头瘤病毒等。

计划分娩时间　明确告知你胎儿的分娩时间，这样可以让你感觉为宝宝的到来做好了充足的准备。

母体短期风险　选择性剖宫产的相关风险和危害如下：延长了住院时间，剖宫产术后的平均住院时间是 3 天，而自然分娩是 2 天。

感染风险增加　剖宫产是一项手术操作，故术后感染风险高于自然分娩。

手术并发症　剖宫产是一类大手术。因此，它相关的手术风险包括：感染、伤口愈合不良、出血、损伤周围脏器和血肿形成，而且麻醉的风险也很高。

降低早接触和哺乳的机会　根据你分娩所在的机构不同，在剖宫产术后的最初几小时里，你可能不能哺乳或为孩子做些其他的事，但这是暂时的，身体恢复以后你就有时间哺乳和与宝宝亲密接触了。产后 3~24 个月内，剖宫产和自然分娩的母乳喂养率是相似的。

保险报销　选择性剖宫产可能不包括在保险里，而且比自然分娩贵，在做决定前和保险公司明确一下你的保险是否涵盖选择性剖宫产。

母体长期风险　长期风险如下。

长期并发症　随着剖宫产次数的增加，手术并发症的风险增大。大部分女性可以安全经历 3 次剖宫产。对部分人来说，重复剖宫产所带来的感染、严重出血等并发症仅轻度增加，而对另一部分伤口愈合不好的人来说，重复剖宫产会明显增加手术风险。

再次妊娠子宫破裂　剖宫产史会增加此次妊娠子宫破裂的风险，尤其是当你选择剖宫产后阴道分娩时，子宫破裂的风险明显增加，这一风险虽然发生概率小，但你仍要与医生详细探讨。

胎盘问题　有剖宫产史再次妊娠者容易发生胎盘异常，如前置胎盘（详见第 428 页）。前置胎盘指胎盘附着在宫颈内口，容易导致早产。剖宫产所导致的前置胎盘和胎盘问题明显增加了母体出血的风险。

子宫切除风险增加　胎盘植入（胎盘深深地侵入子宫肌层）等胎盘问题使产时和产后子宫切除风险明显增加。

损伤肠管和膀胱　初次剖宫产损伤膀胱和肠管的风险很低，但重复剖宫产则明显增加损伤风险，胎盘植入本身也可累及膀胱。

胎儿风险　剖宫产可能带来的胎儿风险如下。

呼吸问题　剖宫产术后最常见的新生儿并发症是轻度呼吸困难——新生儿湿肺，它发生于宝宝肺无法扩张的情况下。当宝宝还在子宫里的时候，他的肺里充满了液体，在阴道分娩过程中，产道挤压胸腔，将肺里的液体挤出；而在剖宫产过程中，挤压过程不存在，宝宝出生后的肺里还是布满液体，这所导致的结果就是呼吸急促，同时需要额外的高压氧的供给，帮助肺内液体排出。

早产　即使是稍早产都会对宝宝产生很大的负面影响。如果预产期不准且通过剖宫产提前让宝宝出生，那宝宝将面临早产相关的并发症。

割伤　在剖宫产过程中宝宝可能会

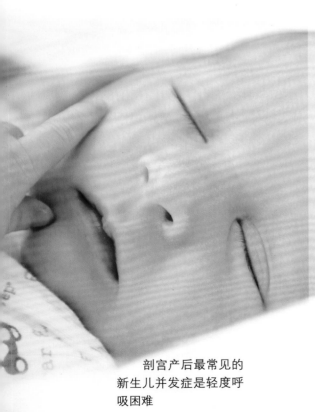

剖宫产后最常见的新生儿并发症是轻度呼吸困难

被割伤，但这个发生概率很低。计划剖宫产中发生损伤的概率明显小于急诊剖宫产。

你的孩子你做主

如果医生压根就没质疑你选择剖宫产分娩，你就应该问问自己为什么了。医生有责任避免不必要的医疗干预，特别是本身有风险的干预。没有科学证据支持选择性剖宫产优于自然分娩，从医生的角度看，剖宫产更有计划、效率高、收益高，但是你信任的医生至少应该跟你谈谈这个问题的严重性。

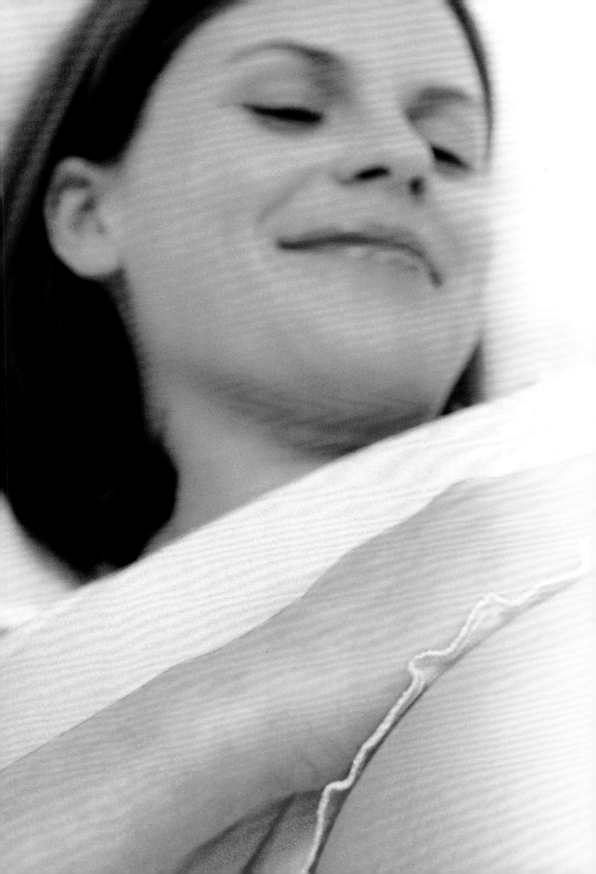

剖宫产后阴道分娩

　　如果你第一胎是剖宫产分娩的，现在你怀着二胎，而你又想阴道分娩，可以吗？答案是——可能行。过去的观点是一次剖宫产，终身剖宫产，但是现在剖宫产后阴道分娩（VBAC）在特定条件下是可行的。剖宫产后阴道分娩又叫作剖宫产后尝试阴道分娩（TOLAC）。

　　而且，剖宫产后阴道分娩不是没有风险的，在尝试剖宫产后阴道分娩之前有一些因素你要好好地和医生商议一下。

　　选择剖宫产后阴道分娩的人和任何自然分娩的人一样都要经历阵痛和分娩，你等待即将分娩的信号然后去医院，如果你想选择剖宫产后阴道分娩，那么不建议你在家分娩。

　　在医院，很重要的一点是医生和护士能够严密监测产程，他们时刻做好剖宫产的准备，大部分有决心剖宫产后阴道分娩的人都能成功，但也有一部分人还是需要剖宫产来终止妊娠。

益处和风险

　　剖宫产后阴道分娩是否成功取决于很多因素，在尝试阴道分娩前，要考虑如下风险和益处。

　　剖宫产后阴道分娩的益处　　阴道分娩的好处是比剖宫产安全，因为它不算大手术。阴道分娩的好处还包括如下内容。

▶　输血风险低。

▶　感染风险低。

▶　住院时间短，一般只需 1~2 天。

▶　产后出血风险低（与剖宫产相比）。

▶　降低日后手术风险，比如子宫切除、肠管和膀胱损伤以及某些胎盘问题。

▶　生完更有体力。

▶　能快速恢复日常生活。

　　此外，自然分娩过程中你的参与感更强，因为是靠你自己的努力把孩子生出来的。你的分娩指导和家人在阴道分娩过程中所起的作用更大。

剖宫产后阴道分娩的风险　剖宫产后阴道分娩可能存在的风险如下。

阴道分娩失败　尝试阴道分娩失败后的重复剖宫产，其输血、血肿形成和感染等相关并发症发生的风险增加。当你经历了分娩阵痛而又无法阴道分娩的时候，你会觉得身心俱疲。虽然整个事情的发生不受主观控制，但仍有少部分人会有明显的挫败感。

子宫破裂　剖宫产后阴道分娩过程中发生子宫破裂的风险很低。子宫破裂对你和孩子都是非常危险的，它会导致分娩后的子宫切除。有些因素会增加子宫破裂的风险，你需要和医生详细探讨，如果你发生子宫破裂的风险很高，医生可能会建议你选择剖宫产终止妊娠。

需要考虑的事情

你是否适合剖宫产后阴道分娩？这很大程度上取决于前次剖宫产的原因和切口类型。

前次切口类型　在剖宫产时，肚子上的切口要经过皮肤、皮下脂肪和肌肉这几层。然后进入腹腔，在你子宫上做切口，子宫上的切口和肚皮上的切口不一样，子宫上的切口分为如下几类。

下段横切口　这是最常见的切口。切口位于子宫下段水平，它常比体部的切口出血少，而且术后瘢痕组织更牢固，再次妊娠时不容易发生子宫破裂，如果你子宫上有一个甚至两个这样的切口，那么你可以选择剖宫产后阴道分娩。

下段纵切口　切口选择在子宫下段、肌壁较薄的地方。如果胎位异常或者需要扩大切口时，医生往往选择此类切口。目前尚无证据表明此类切口增加子宫破裂的风险，因此，如果你的子宫上是这样的切口，那你也可以选择剖宫产后阴道分娩。不幸的是，大多数情况下纵切口并不取在子宫下段。

经典纵切口　此种类型的切口位置更高，一般位于分娩时起收缩作用的子宫体部。过去此种切口非常流行，但是因为体部的切口出血多、子宫破裂风险高，现在已经逐渐被废弃了，仅在情况紧急，需要快速娩出胎儿时使用。有此种切口的孕妇不建议剖宫产后阴道分娩。

切口类型不明　部分孕妇很难明确自己前次剖宫产的切口类型。研究表明，此种情况下子宫破裂的风险并未增加，因为大部分人的切口仍是下段横切口，除非医生明确说你的切口是体部纵切口。对于切口类型不明者也可以尝试剖宫产后阴道分娩。

前次剖宫产的原因　前次剖宫产的原因同样影响此次分娩的方式。

- 前次剖宫产指征不再出现，那么此次尝试阴道分娩的成功率和初次分娩者相同。前次剖宫产指征包括：臀位、宫内感染、妊娠高血压（子痫前期）、胎盘异常和胎儿窘迫。

- 如果你在剖宫产前或后，有过一次成功的阴道分娩经历，那么此次剖宫产后阴道分娩的成功率高于没有阴道分娩经历的人。

- 如果前次出现难产是因为头盆不称，那么此次仍有成功剖宫产后阴道分娩的机会，但是，成功的概率还是会小于第一种情况。

- 如果你有慢性基础疾病，比如心脏病，那么此次妊娠还会出现同样的问题，那么你的医生可能建议你选择剖宫产。

谁不适合剖宫产后阴道分娩　对于某些人，重复剖宫产优于剖宫产后阴道分娩。因为如果尝试剖宫产后阴道分娩失败，对你和宝宝都是极其危险的。如果你对剖宫产后阴道分娩有兴趣，医生会就你的个人情况和你讨论相关风险，以及你是否适合剖宫产后阴道分娩。美国妇产科协会指出，以下人群不适合剖宫产后阴道分娩。

- 前次选择的是子宫体部剖宫产、T字形切口或类似的子宫切口。

- 既往子宫破裂病史。

- 存在其他内科和产科疾病无法耐受阴道分娩。

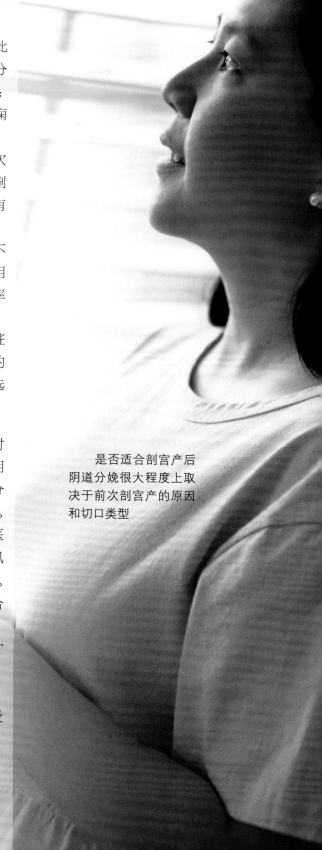

是否适合剖宫产后阴道分娩很大程度上取决于前次剖宫产的原因和切口类型

◗ 所在的产检机构无法实施紧急剖
宫产。

对剖宫产后阴道分娩的几点建议

大部分前次剖宫产终止妊娠者，此次均可以尝试自然分娩。但大多数人不会选择自然分娩，为什么呢？部分人是害怕花了很大力气尝试，最后仍然手术终止妊娠；另一部分人可能并不知道如何准备剖宫产后阴道分娩。

如果你和你的医生都认为剖宫产后阴道分娩适合你，那就勇敢地尝试吧，虽然不一定成功，但是可以作为自己一次积极的尝试。你可以试试如下建议。

◗ **探讨你的恐惧和期待。** 你的医生可以帮助你更好地理解整个过程以及你将受到何种影响。如果你换了一个新的医生，确保他掌握你所有的医疗资料，包括前次剖宫产情况。

◗ **和你的分娩指导一起学习一下剖宫产后阴道分娩。** 这些课程有助于你实现剖宫产后阴道分娩。

◗ **在设备齐全的医院进行剖宫产后阴道分娩。** 寻找一家有持续胎心监护、能够进行急诊剖宫产、有麻醉能力和24小时输血条件的医院。

◗ **讨论用药问题。** 医生会避免给你使用一些引产药物，因为这些药物会增加子宫破裂的风险。

◗ **确保完备的诊疗团队。** 持续监护将

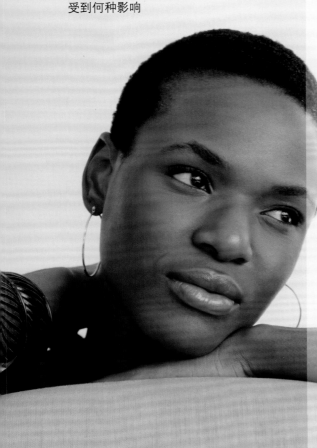

和医生探讨你的恐惧和期待，他可以帮助你更好地理解整个过程以及你将受到何种影响

降低并发症的发生，确保你的诊疗团队了解你的所有病史。

▶ *把自己想象成一名准备比赛的运动员。* 思想积极、饮食健康、运动适度和休息充足，这些都有利于阴道分娩。

▶ *明确终极目标。* 你的目标是不管用什么方法达到母子平安的结局。

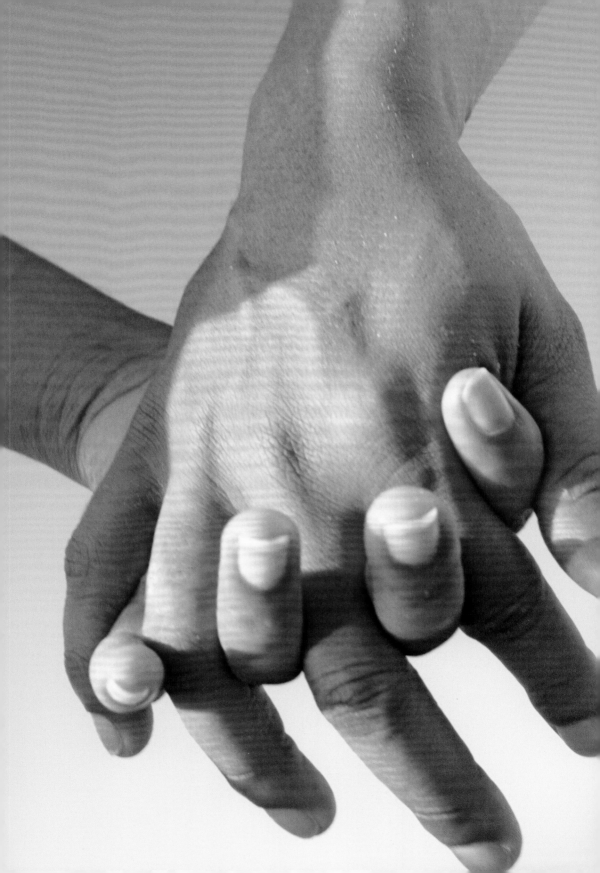

第 26 章

产后避孕

在迷迷糊糊换尿布的不眠之夜，你很容易就会忘记避孕。事实上，在你产后月经恢复之前，如果进行了无保护措施的性生活，还是有可能怀孕的。产后 18 个月内再次怀孕对你和孩子来说都是有风险的，其中包括由于身体透支导致自闭症的风险增加。不用说，很快再次怀孕也意味着一边怀孕一边照顾婴儿。所以，采取避孕措施是非常重要的。

有很多种不同的避孕方式可供选择。

▶ 激素避孕法包括避孕药、避孕贴、阴道环、皮埋避孕药和肌内注射避孕药。

▶ 屏障避孕法包括男性和女性避孕套、避孕膜、子宫帽、避孕海绵和杀精剂。

▶ 节育环包括铜环和激素环（曼月乐，Skyla 等）。

▶ 永久避孕法包括输卵管结扎术、宫腔镜绝育术和男性输精管结扎术。

▶ 自然避孕法包括依据基础体温测定和宫颈黏液变化等自然规律避孕。

需要考虑的事情

某些避孕方式可能更适合你，当你打算做出选择时，先问问自己下面这些问题。

达到何种避孕效果 为了保证避孕效果，某些避孕药是需要连续服用的，但是其中一些可能比另一些更有效，比如节育环等置入避孕方式就比避孕药、避孕膜和避孕环以及避孕针更有效。这取决于你想达到何种避孕效果。

你想什么时候再怀孕 如果你近期有再次怀孕的打算，那么就需要选择一种容易终止和恢复的避孕方式，比如激素或者工具避孕。如果你有再次怀孕的打算，但不是近 1~2 年内，你可以选择节育环避孕，只要节育环在，避孕效果就会持续在。如果你不打算再次怀孕，那你可以选择永久的避孕方式。

是否方便 对部分人来说，方便易用、没有麻烦的副作用、不影响性生活是他们最想选择的避孕方式，方便意味着不需要处方。当你选择避孕方式的时候，要充分考虑自己的需要，如果有必要，你可以列一张清单，选择一种适合你的避孕方式很重要。

是否会影响你哺乳 如果你在哺乳，那么避孕方式就有一定的限制，请看下面的章节。

副作用是什么 一些避孕方式，特别是含激素的避孕药的副作用可能比屏障方式和自然避孕方式要大，和你的医生一起回顾一下你的病史，这样可以帮助你做出避孕选择。

这种避孕方式还会带来其他的益处吗 除了避孕，一些避孕方式还有其他的益处——比如月经更准、月经量更少、减少性传播疾病或者某些癌症的发生概率。但它会帮你避免感染性疾病吗？男性和女性避孕套是唯一可靠的避免性传播疾病（STIs）的避孕方式。其他的避孕方式不能避免性传播疾病。

你的性伴侣接受这种避孕方式吗 你的性伴侣喜欢的避孕方式可能和你不同，和你的性伴侣商量一下，选择一种你们俩都喜欢的避孕方式。

这种方式和你的信仰是否一致 一些避孕方式和某些宗教信条相悖，当你选择避孕方式的时候，要权衡避孕方式和你个人信仰间的利弊关系。

哺乳和避孕

哺乳期的避孕方式需要额外考虑，这是因为哺乳本身影响生育力，所以避孕的选择有所不同。

生育力 有一种错误的观点认为哺乳期间不会怀孕。其实这背后是有一些前提的。哺乳会降低生育力，如果方法得当，在产后的 6 个月内，哺乳能达到和避孕套一样的避孕效果。但是必须满足如下条件。

▶ 你能做到全母乳喂养，不喂奶粉，甚至也不把母乳放在奶瓶里喂。

▶ 你能做到按需喂养，白天至少每 4 小时喂一次，夜晚至少每 6 小时喂一次。

▶ 你不用吸奶器，吸奶器的避孕效果不如亲喂。

▶ 产后从未来过月经。

对许多新手妈妈来说，在喂养和工作之间忙碌已经焦头烂额了，实现以上这些根本不现实。生育力会降低，但是不可靠，这就是为什么许多年轻夫妇在哺乳期也会怀孕的原因。

因为哺乳会降低生育力，所以一些女性选用自然避孕法避孕，如果你选择了这种避孕方式，请留意以下几个忠告。

▶ 在产后第一次月经之前就可能有排

卵。这意味着你不能把产后第一次月经当作需要采取避孕措施的信号，你可能还没来月经就又怀孕了。

▶ 哺乳期间的月经可能不规律。这使得自然避孕法比平时更困难。

激素和乳汁　通常不推荐哺乳期应用有激素的避孕方法，含激素的避孕药可能会影响早期乳汁的产生。以前的观点认为，含雌激素的口服避孕药会降低乳汁的营养。但现在的观点认为，如果妈妈营养均衡，这都不是问题。没有明确证据表明含激素的避孕药通过乳汁分泌影响婴儿发育。

哺乳期如果想服用避孕药或者其他激素类药物，你需要记住以下事项。

▶ *最好等到产后 30 天以后再使用复合激素类避孕方式。*　为建立良好母乳喂养模式提供充足的时间。在良好的母乳喂养模式建立之前，任何对母乳的产生有潜在影响的事情都应高度重视。

▶ *口服避孕药含有雌激素会增加血栓的风险（深静脉血栓，DVT）。*　因为产妇本身深静脉血栓的风险就高于正常女性，所以通常情况下，至少要等到产后 30 天再服用含雌激素的避孕药，而有其他高危因素者至少要等到产后 6 周，这些高危因素包括高龄（年龄大于 35 岁）、剖宫产史、前次深静脉血栓病史、身体质量指数（BMI）大于 30。

▶ *仅含孕激素的避孕药不影响哺乳。*　美国疾病预防控制中心（CDC）和美国妇产科协会（ACOG）建议产后即刻就可使用仅含孕激素的避孕药，并不影响哺乳。包括一些迷你避孕丸、含激素的节育环和避孕针。

▶ *迷你避孕丸起效的剂量较大，为了达到最大的有效避孕效果，你必须严格按顿服药。*　晚吃药丸 2 小时及以上会在接下来的几天里显著影响避孕效果。

阴道干涩　哺乳也会导致阴道干涩。如果你打算选择避孕套避孕，那么干涩的阴道会让你觉得避孕套很不舒服，润滑剂可以帮助你解决此问题。

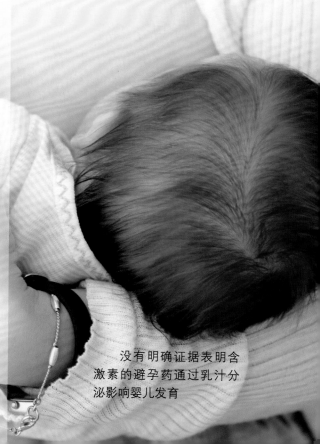

没有明确证据表明含激素的避孕药通过乳汁分泌影响婴儿发育

选择

以下是目前可采用的一些避孕方式，正确应用才能更有效，和医生讨论一下哪种避孕方式更适合你。

激素避孕法 这种避孕方法的原理是通过抑制某些激素的分泌而抑制排卵。

复合避孕药 通常指富含雌孕激素的口服避孕药，它通过增加宫颈黏液厚度和使子宫内膜变薄等方式抑制精卵结合、阻止胚胎着床从而达到避孕效果。不同的避孕药含有不同剂量的雌孕激素。为了保证最大的避孕效果，你最好每天相同的时间服药。

类型。 不同的避孕药其有效成分的比例不同。有些类型的复合避孕药会延长月经周期。为了达到最好的避孕效果，你必须在每天的固定时间服药。

▶ *常规包装。* 最常见的口服避孕药含有 21 片活性片和 7 片无活性片；还有部分包装是 24 片活性片和 4 片无活性片，后者的无药间隔更短。出血发生在服用无活性片时。

▶ *连续剂量或延长周期。* 这种组合一般含有 84 片活性片和 7 片无活性片，一年仅发生 4 次出血，均在服用无活性片期间。

复合避孕药也有不同的配方。

▶ *单相。* 每个活性片中含有相同剂量的雌孕激素。

▶ *多相。* 每个活性片中雌孕激素的比例和剂量是不同的。有的孕激素的含量随周期逐渐增加，有的孕激素的量是一定的，但雌激素的量逐渐增加。

目前一般避孕药含炔雌醇小于 35 微克，为低剂量避孕药，对激素敏感的人可以选择更低剂量的药片，但服用低剂量药片更容易出现突破性出血。

有效性。 复合避孕药一年内累积避孕失败率大概为 9%。如果能合理应用，避孕效果更好。

风险和益处。 复合避孕药是一种简单可逆的避孕方式，停药 2 周内即可恢复生育力。其他益处如下。

▶ 减少卵巢癌、子宫内膜癌和结直肠癌、异位妊娠、卵巢囊肿、子宫肌瘤、良性乳腺囊肿和缺铁性贫血的发生。

▶ 减轻经常发生严重痛经者的痛经程度。

▶ 缓解经前综合征。

▶ 缩短月经期、减少月经量、月经来潮时间准确，部分剂型还能减少月经次数。

▶ 改善痤疮。

复合避孕药的可能副作用如下。

▶ 增加血栓、心脏病、中风和宫颈癌的风险，但总体风险不高。

▶ 可能增加宫颈癌和乳腺癌的风险。

▶ 血压升高。

▶ 恶心。

▶ 腹胀。

▶ 乳腺增生。

▶ 头痛。

当你年龄大于 35 岁或者吸烟，有不

可控的高血压、血栓、中风、乳腺癌或肝癌等病史，那么不建议你选用复合避孕药避孕，因为这种情况下发生并发症的风险增加。

迷你避孕丸　迷你避孕丸又称仅含孕激素的避孕药，是一种仅含孕激素不含雌激素的口服避孕药。

迷你避孕丸通过使宫颈黏液变厚，阻止精卵结合；通过使子宫内膜变薄，阻止胚胎着床。

有效性　迷你避孕丸的有效性和口服避孕药相似。

风险和益处　迷你避孕丸是一种容易恢复的避孕方式，停药后立即恢复生育力。

医生在如下情况下会建议你采用此种避孕方式。

◗ 哺乳期。因为不含雌激素，所以不用担心影响乳汁分泌。

◗ 存在一些潜在的健康问题，比如心脏病、高血压和偏头痛等。

◗ 年龄大于 35 岁，且有吸烟的嗜好。

如果你罹患乳腺癌或者正在服用抗惊厥药物或抗结核药物，那么医生可能不建议你服用迷你避孕丸。

迷你避孕丸的可能风险如下。

◗ 异常子宫出血。

◗ 卵巢囊肿。

◗ 痤疮斑。

避孕贴　避孕贴包含雌孕激素。每周一贴，共贴 3 周，停用一周来月经。

同复合避孕药的避孕机制一样，避孕贴通过释放雌孕激素入血抑制排卵从而达到避孕的效果，它同时能使宫颈黏液黏稠度增加抑制精卵结合。

有效性　应用避孕贴一年内累积避孕失败率大概为 9%。而对于避孕药，如果按说明服用避孕效果更佳。

风险和益处　风险和益处与复合避孕药相似。研究表明，避孕贴能明显提高血浆雌激素水平，医生可能更担心高雌激素水平带来的副作用轻度增加。因此，与口服避孕药相比，避孕贴会轻度增加血栓的风险，即便如此，总体发生血栓的风险还是很低的。

阴道环　阴道环是一种富含雌孕激素的透明软环。每个月放 3 周，放在阴道深部，3 周后取出，来月经。下个月放入一个新环。

同复合避孕药的避孕机制一样，阴道环通过释放雌孕激素入血抑制排卵从而达到避孕效果，它同时能使宫颈黏液黏稠度增加抑制精卵结合。

有效性　与其他复合激素避孕药相比，应用阴道环一年内累积避孕失败率大概为 9%。如果使用得当，避孕有效性能达到 99%。

风险和益处　阴道环不需个体化，随时可移除，并迅速恢复生育力，它并不适合所有人，因为阴道环需要自己安放和取出。医生在如下情况下会建议你不采用此种避孕方式。

◗ 年龄大于 35 岁且吸烟。

◗ 哺乳期。

▶ 近期刚分娩过或孕中期流产。

▶ 心脏病或中风病史。

▶ 有乳腺癌、肝癌或子宫恶性肿瘤病史。

▶ 有下肢血栓或肺栓塞病史。

▶ 有严重的高血压。

阴道环的可能副作用和复合避孕药相似,包括:增加血栓栓塞、心脏病、中风、肝癌和高血压等疾病的风险。其他的副作用还包括突破性出血、点滴出血、阴道刺激症状或阴道炎以及头痛。

皮埋避孕药 Nexplanon 是将避孕装置放在上臂皮下,缓慢释放稳固低剂量的孕激素,使宫颈黏液黏稠度增加、子宫内膜变薄抑制精卵结合和着床,同时还有抑制排卵的作用。它的避孕效果可维持最多 3 年。

有效性。 应用皮埋避孕药 Nexplanon 一年内累积避孕失败率大概为 1%。

风险和益处。 Nexplanon 不需个体化或特别注意什么,而且随时可移除,并迅速恢复生育力。你的家庭医生在如下情况下会建议你不要采用此种避孕方式。

▶ 患有严重的血栓栓塞性疾病、心脏病或者中风。

▶ 患有肝癌或者肝脏疾病。

▶ 患有未诊断的异常阴道出血。

▶ 患有或可疑乳腺癌,或有乳腺癌病史。

如果你在应用 Nexplanon 期间怀孕,那很可能是异位妊娠(受精卵着床在子宫外,常见部位是输卵管)。其他风险如下。

▶ 改变阴道出血的规律,包括闭经等,异常出血通常发生于 6~9 个月内。

▶ 情绪波动。

▶ 抑郁症。

▶ 体重增加。

▶ 痤疮。

▶ 头痛。

▶ 卵巢囊肿和血栓风险增加。

注射避孕药 狄波 - 普维拉(Depo-Provera)是一种注射用避孕药,每 3 个月注射一次,它可以抑制卵巢排卵,也可使宫颈黏液黏稠度增加抑制精卵结合,停用后需 10 个月以上才能恢复生育力。

剂型。 狄波-普维拉(Depo-Provera)和 Depo-subQ Provera 104 两种剂型,这两种剂型均含孕激素,而 Depo-subQ Provera 104 孕激素的含量较低。

有效性。 应用注射避孕药一年内累积避孕失败率大概为 6%。

风险和益处。 注射避孕药的益处如下。

▶ 无须个体化或日常护理。

▶ 降低子宫内膜癌、盆腔疾病和子宫肌瘤的风险。

▶ 哺乳期间可应用。

如果你罹患乳腺癌或者肝脏疾病、有无法解释的异常子宫出血或血栓栓塞性疾病的病史,医生可能不建议你应用注射避孕药。

注射避孕药的可能风险如下。

▶ 暂时性骨密度降低和骨矿物质丢失（应用时间越长丢失越多，且不完全可逆）。

▶ 月经异常或突破性出血。

▶ 体重增加。

▶ 乳房胀痛。

▶ 头痛。

屏障避孕法　这种避孕方式的原理是通过设置一道屏障阻碍精子与卵子结合。

男性和女性避孕套　避孕套是一种非常有效的避孕方式，同时能够很好地预防性传播疾病（STIs）。避孕套简单、方便又便宜，有不同的型号、长度、厚度、颜色和弹性，还可以配合润滑剂一起使用。

类型。 男性避孕套是一个薄护套，在性生活前放在勃起的阴茎上，女性避孕套是一个两边均有环的、软而宽松的袋状物，在性生活前，将一边的环置入阴道内以确保套位置正常，另一边则放在阴道外边。男性避孕套比女性避孕套好用。

有效性。 如果正确使用，避孕套是一种非常有效的避孕方式，应用男性避孕套一年内累积避孕失败率大概为2%，如果你想用得有特色一点，那避孕失败率可能会达到18%。避孕套使用错误或者偶尔使用会增加妊娠率，把避孕套放在抽屉里不打开是起不到避孕效果的。

应用女性避孕套一年内累积避孕失败率大概为22%，这主要是因为他们并不是在每次性生活时都用避孕套，如果能正确且按时使用女性避孕套，其失败率大概为5%。

风险和益处。 避孕套并没有避孕药或者针剂的那些副作用，也没有放置节育环时可能的风险，且非处方便于获得。

部分人对乳胶过敏，如果两个人中的任何一个人对乳胶过敏都会不愿意接

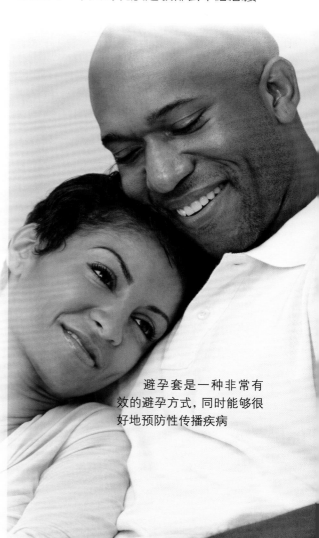

避孕套是一种非常有效的避孕方式，同时能够很好地预防性传播疾病

触乳胶避孕套，女性避孕套也会导致不舒服，包括灼烧感、瘙痒和皮疹。

子宫帽　子宫帽能够防止精子进入子宫。它是一种小的、可重复使用的橡胶或硅胶杯，有一个灵活的边扣在宫颈周围，在性生活前，将子宫帽放入阴道深部，以便于子宫帽的边可以舒适地卡在耻骨后方，然后由盆底肌固定。需要医生帮你选择适合你的型号。

有效性。　一年内的避孕失败率为12%，只有联合应用杀精剂才能起效。

风险和益处。　子宫帽只是一种备选的避孕方式，它没有副作用，如果你刚生完孩子，医生可能不建议你应用此种方法避孕，除此之外如下情况也不适合此种方法。

▶ 对橡胶、硅胶或杀精剂过敏。
▶ 阴道发育异常，无法安放或固定子宫帽。
▶ 阴道炎或盆腔炎。
▶ 反复泌尿系感染。

宫颈帽　宫颈帽能够通过防止精子进入子宫而避孕。宫颈帽是一种可重复使用的、与宫颈契合良好的、富含杀精剂的深杯，在性生活前，通过负压作用将宫颈帽插入阴道深部。

目前，仅有 FemCap 一种宫颈帽获得美国食品药品监督管理局批准，FemCap是由硅胶材料制成，必须由医生开具处方。

有效性。　如果从未怀孕或经阴道分娩的女性，应用宫颈帽一年内的避孕失败率为13%~16%；而有阴道分娩史的女性避孕失败率为23%~32%。阴道分娩者避孕效果下降的主要原因是分娩造成宫颈形态变化，使得宫颈帽无法很好地与宫颈契合。

风险和益处。　宫颈帽只是一种备选的避孕方式，它没有副作用，如果你刚生完孩子，最好不要选择此种避孕方式，除此之外如下情况也不适合此种方法。

▶ 对橡胶或硅胶过敏者。
▶ 有阴道不规则出血症状，或者有阴道炎、宫颈炎和盆腔炎。
▶ 阴道发育异常，无法安放或固定宫颈帽。
▶ 有盆腔疾病、感染中毒性休克症状、宫颈癌、Ⅲ度子宫脱垂、生殖道感染、阴道或宫颈裂伤病史者。

避孕海绵和杀精剂　避孕海绵是由聚氨酯泡沫制成的一种柔软的、碟形装置覆盖宫颈，非处方销售。性生活前，将海绵浸上水插入阴道深部，并依靠阴道的肌肉固定，自带一个环有助于取出。避孕海绵含有杀精剂，在精子进入宫腔前将精子固定并杀死。

有效性。　未经阴道分娩的女性，应用宫颈帽一年内的避孕失败率为12%；而有阴道分娩史的女性避孕失败率为24%。

风险与益处。　避孕海绵为非处方

药,可以在性生活前数小时放入阴道内,作用时间为 24 小时。如果你刚生完孩子,最好不要选择此种避孕方式,除此之外如下情况也不适合。

◗　对杀精剂和聚氨酯敏感或过敏者。

◗　阴道发育异常,无法安放或固定避孕海绵者。

◗　经常发生泌尿系统感染者。

　　杀精剂会增加泌尿生殖系统感染的风险,同时会导致阴道刺激症状。

节育环　节育环(IUDs)影响精子运动,抑制精卵结合,节育环是一种 T 形的塑料小装置,需要医生放入你的宫腔内。

类型。　节育环有两种类型,铜环(ParaGard)和激素环(曼月乐,Skyla 等)。

铜环能够持续释放铜离子,抑制精子进入输卵管,如果已经受精,铜环能够抑制胚胎着床。

激素环(曼月乐)能够释放孕激素,能够使宫颈黏液黏稠度增加、子宫内膜变薄——阻止精子进入输卵管。

有效性。　应用任何一种节育环一年内的累计避孕失败率为 1%。

风险和益处。　只要节育环在就能提供持续的避孕效果,在你体内待的时间也足够长——激素环 3~5 年,铜环 10 年。

放置节育环可能有些不适,早期有发生子宫感染的风险。铜环有可能导致月经量增多、经期延长和痛经,而激素环则可能在最初的 3~6 个月内导致不规则出血,之后月经量明显减少,部分女性可能会出现闭经。激素类避孕环的副作用主要包括头痛、痤疮、乳房胀痛和性格改变。

此外,节育环可能在你完全不知情的情况下脱落。节育环脱落最常见于放环后的第一次月经期,如果你非常担心节育环脱落,你可以找医生看看环是否还在正常位置。

整体异位妊娠的风险低于不避孕的风险。如果带器妊娠,则异位妊娠的风险很高。如果你确定自己带器妊娠,那么一定要找医生排除异位妊娠。

永久避孕法　绝育是不可逆的。在进行此项操作前,你首先要明确自己不打算再要孩子了。

输卵管结扎　输卵管结扎是一种永久的避孕方式,通常是把输卵管切除或阻断,进而阻止卵子移动到宫腔受精和精子移动到输卵管里与卵子结合。

输卵管结扎通常是在局部麻醉或短效麻醉下进行的,可以在自然分娩后或者剖宫产术中进行,也可以分娩后在门诊手术。对部分女性来说,比如 BMI 较大者,产后输卵管结扎会比较困难。在这种情况下,医生可能会与你讨论其他的选择。

输卵管复通是可行的——但是复通手术是一个较大的手术,而且效果有限。

有效性。　在术后的最初几年,大概 1% 的人会避孕失败,如果绝育术后再次妊娠,那么异位妊娠的风险很高。

风险和益处。 输卵管结扎是一种永久的避孕方式，适合任何避孕要求。因为是一种手术，所以存在手术相关的风险：肠管、膀胱和大血管的损伤，麻醉的副作用以及切口感染。

宫腔镜绝育术 宫腔镜绝育术是通过阻塞输卵管来避孕，可以通过非手术的方式在门诊手术室进行。

▶ *Essure 法。* 此方法是将一个小的金属弹簧圈放置到双侧输卵管内，通过导致局部瘢痕形成进而有效地阻断输卵管，抑制受精卵形成。医生通过一个可变形的细管将避孕装置经阴道插入宫腔和输卵管，在接下来的 3 个月中，你需要采用其他的避孕方式，然后做一个 X 线检查确定瘢痕组织已经形成，如果 X 线提示输卵管已经完全梗阻，那你就可以停用其他的避孕方式了。

有效性。 在置入 Essure 装置后的 1 年内累积避孕失败率为 1%，如果你不幸怀孕，那么异位妊娠的风险很高。

风险和益处。 宫腔镜绝育术的益处包括永久性避孕和无显著的长期副作用，当你有如下情况时，医生可能不建议你应用此种避孕方式：最近刚分娩完、不确定是否有再怀孕的愿望、对镍敏感或对确定输卵管是否梗阻的物质过敏、一侧或双侧输卵管开口不通。

输精管切除术 输精管切除术是一种简单的男性绝育术，可以在局部麻醉下进行，术中切断或结扎输精管。

有效性。 输精管切除术的避孕效果是 100% 的，但术后不能马上起效，需要医生确定射出物中不含有精子，在这之前需要采用其他的避孕方式。

风险和益处。 输精管切除术是一种低风险、副作用小的门诊手术，手术费用也远低于输卵管结扎术，严重并发症很少，轻度的并发症主要包括：阴囊的肿胀和瘀青，以及精液带血。

自然避孕法 自然避孕法又叫安全期避孕法，具体做法是避免在排卵期性生活，不使用任何药物或避孕物品。

类型。 评估你最可能怀孕的时间的方法如下。

▶ *日历法。* 使用特殊的计算软件算出可能怀孕的起止时间。

▶ *宫颈位置和扩张程度。* 排卵时宫颈扩张、宫颈位置改变，你可以用手检查宫颈位置，排卵时宫颈轻度增高、变软、宫口松弛。

▶ *宫颈黏液检查。* 此方法通过观察宫颈黏液变化确定何时排卵。

▶ *监测体温。* 大部分女性排卵时会引起基础体温的波动，排卵时体温下降，排卵后体温轻度上升。

▶ *宫颈黏液联合体温法。* 这是一种联合基础体温和宫颈黏液的方法。

▶ *症状联合体温法。* 4 种不同方法的结合——日历、宫颈位置及扩张程度、宫颈黏液和体温。应用多种方法联合以提供更准确的排卵期。

如果你打算使用安全期避孕，最好事先上一下这方面的课或者接受专业人士的指导。

有效性。　安全期避孕的有效性取决于你的勤奋程度。如果使用得好的话避孕有效率超过 90%，这意味着失败率不到 10%。然而，很少夫妻能很好地使用此种避孕方法，通常情况下，一对夫妇使用此种避孕方法的失败率是 24%。

如果你的月经很准，那么安全期避孕很容易成功，但前提是你必须仔细核对自己的月经周期和排卵征象。哺乳期应用安全期避孕还是很有挑战性的，因为你的月经并不规律，观察宫颈黏液变化和宫颈位置及扩张程度就很重要，排卵可能在产后月经恢复前出现。

风险和益处。　有些人选择安全期避孕是出于宗教原因，它没有任何的副作用和风险，但其有效性比其他的避孕方式差。

紧急避孕法　紧急避孕法并不是一种常规的避孕方式，它一般是在无保护性生活之后、避孕失败或未避孕时采用的一种避孕方法。

你可以从不同类型的紧急避孕药中做出选择，有些人会选择 Next Choice 或 Plan B One-Step 这两种避孕药，目前市面上最新的紧急避孕药是 Ella，也可以用复合避孕药或者 ParaGard（商品名，一种节育环）。很多人会选择晨起一丸（Plan B One-Step 等），可以在大多数的药房里购买；另一种晨起丸是 ulipristal（Ella），效果好，但需要处方。也可以采用复合避孕药或者 ParaGard 用于紧急避孕。

依据月经周期的不同时期，紧急避孕药可以起到抑制或延迟排卵、阻止受精、抑制着床等作用。

为了保证有效性，紧急避孕药必须在无保护性生活后尽快使用，性生活后 72 小时内使用效果最好。ulipristal（一种紧急避孕药）在无保护性生活后 5 天内使用均可起到避孕效果，紧急节育环需在性交后 7 天内放置。

紧急避孕药通常来说是安全的，而且副作用很小，但不能作为常规避孕方式，常见的副作用包括恶心、呕吐等，多见于联合用药时。如果你正在哺乳期，医生可能建议你应用仅含孕激素的剂型，应用紧急避孕药后的第一次月经可能不规律。

做出你的决定

当你做出避孕选择的时候，会受很多因素的影响，比如年龄、健康状况、心理成熟度、婚姻状况、宗教信仰和是否处于哺乳期。自己的喜好固然重要，但是对自己、性伴侣和你们关系的真实评估也非常重要。大部分人是需要做出权衡的，比如你喜欢副作用小而有效性稍差的激素避孕药，或者摒弃方便的节育环而选择更便宜的工具避孕措施。理想的情况是，你和你的性伴侣一起商量，选择一种令双方均满意的方式。

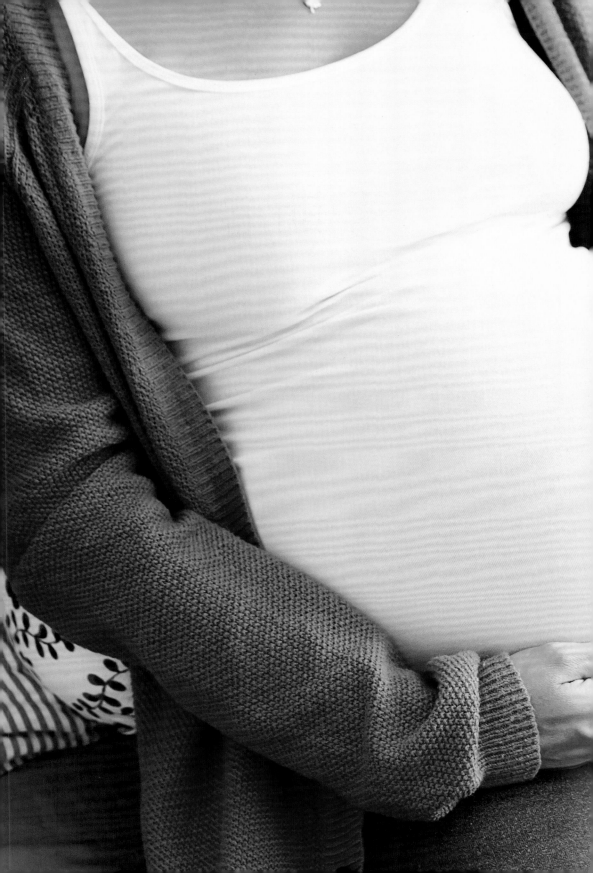

第五部分
孕期常见症状

怀孕在带来喜悦的同时也会带来一系列的烦恼，如粉刺、早孕反应、疲劳、胃灼热等。这部分内容将提供一些小窍门帮助大家度过孕期的不适与烦恼。

腹部不适

孕早期及孕中期发生下腹疼痛并非都是异常的。随着子宫的增大，支持子宫的韧带及肌肉发生牵拉，则可能导致一侧下腹或者双侧下腹产生刺痛、痉挛、牵拉样的感觉。这种情况更多地发生在咳嗽、打喷嚏或者改变体位的时候。

比如孕中期腹部或腹股沟处的不适，就可能缘于子宫圆韧带的牵拉。这种不适通常持续数分钟后自然消失。圆韧带是一对支持子宫的条索状肌性组织，起于双侧子宫角的前面、输卵管近端的下方，然后向前下方伸展达两侧骨盆壁，再穿过腹股沟终止于大阴唇前端，使子宫底保持前倾位置（参照圆韧带疼痛，见第400页）。

如果你曾经有过腹部手术史，你的疼痛不适还可能和粘连带的牵拉有关。术后盆腹腔的瘢痕组织可能粘连于腹前壁或其他组织结构，随着孕期腹部的增大，这些粘连带被牵拉甚至撕裂，就会产生疼痛不适。

下腹部不规律的轻度疼痛不适大多无须担忧。但是如果出现很规律的疼痛不适，即使还没到预产期，也要警惕是否即将分娩。

预防和自我护理　当腹部不适时，坐下或者躺下可能会有所缓解；洗个热水澡或者做些放松的运动也可能会有帮助。

何时就医　当腹部疼痛不适加重或者持续无缓解时，就需警惕问题的严重性并及时就医。因为这也许是异位妊娠（孕早期）、早产或者胎盘早剥（孕中晚期）的征兆（见第 428 页）。异位妊娠通常发生在孕早期（怀孕的前三个月内），常伴有很尖锐的刺痛，腹部也变得紧绷。你也许还会有阴道出血、恶心和腰背痛的症状（见第 463 页）。

在孕中晚期，如果出现腹痛伴持续腰背痛可能提示着严重的问题。当出现以下情况时，不管是什么原因，你都应该立刻就医，寻求医疗帮助。

▶ 疼痛剧烈、持续无缓解或者伴随发热。

▶ 阴道出血、阴道流液、小便灼痛、胃肠道症状，头晕目眩。

▶ 出现宫缩（子宫收缩，常表现为阵发性的腹部紧绷，似痛经）。

腹部坠胀

在孕期，下腹和盆骨会有向下坠的压力感，若没有其他伴随症状，这种坠胀感是不用担心的。在孕早期，腹部坠胀会经常发生，你似乎能感觉到你的子宫开始长大，你的血容量在增加。在孕中晚期，这种坠胀感很可能和胎儿体重的逐渐增加有关。胎儿对膀胱、直肠以及盆底肌肉的压迫也会引起坠胀感。

何时就医 如果孕早期出现腹部坠胀，并伴随着腹部绞痛或者阴道出血，请及时就医。这些也许是早孕流产或者

异位妊娠的表现。异位妊娠是指胚胎着床在子宫腔以外的部位，常见的是输卵管妊娠（见第 463 页）。在孕中晚期，下腹坠胀感可能预示着早产或者先兆临产的发生。

如果腹部坠胀持续 4~6 小时甚至更长时间，或者伴有以下症状时，请及时就医。

▶ 腹部疼痛。

▶ 阴道出血。

▶ 腰背部疼痛持续 4 小时及以上。

▶ 腹部绞痛。

▶ 规律宫缩。

▶ 阴道流液。

腹部压痛

孕期腹直肌分离可能导致腹部压痛。孕期子宫的逐渐增大，撑开了腹壁正中两条紧挨的、平行的肌肉（腹直肌），我们称之为"腹直肌分离"。这种分离也可能

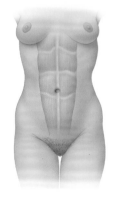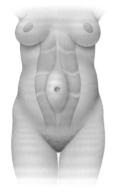

导致分离处内脏的膨出。

大多数腹直肌分离的孕妇是无疼痛感觉的，但有的也会感到脐周的轻微压痛。此外，腹直肌分离还可能导致腰背的疼痛。

腹直肌分离最早可以发生在孕中期，孕晚期时会更加明显，而在分娩后大多数都会消失。但是有些腹直肌分离是永远无法恢复的，再次怀孕时还可能会更加严重。

医疗护理　通常腹直肌分离是无须临床治疗的。但是医生会帮你评估腹直肌分离的严重程度，并且给予你分娩后的补救指导。

痤疮

由于孕期激素增加了皮脂腺的油脂分泌，你可能早在刚开始怀孕的时候就出现了痤疮。但这种情况通常是暂时性的，在孩子出生后就会消失。

预防和自我护理　大多数的痤疮能通过基础的皮肤护理得到预防或者控制，你可以尝试以下办法。

▶ **坚持认真洗脸。**　但避免使用去角质、收敛的护肤品及面膜，因为这些会刺激你的皮肤，让痤疮变得更糟。过度的洗脸及去角质也会刺激皮肤。

▶ **避免使用刺激性护肤品。**　比如油性化妆品或头发定型产品。使用注有"补水"或者"不致粉刺"的护肤品，减少对毛孔的堵塞，避免皮肤过敏。使用不致粉刺的防晒霜，避免太阳直射。

▶ **警惕可能接触面部的东西。**　保持头发干净并尽量避免接触面部。避免用手触摸你的脸。穿紧身衣服或者戴帽子也可能会有影响，因为这时容易出汗，汗水、污垢和油脂分泌都会导致痤疮。

医疗护理　孕期要特别谨慎，甚至要慎用非处方产品。关于孕期能否使用含过氧化苯甲酰的非处方产品存在争议。虽然目前尚未发现使用后的异常情况，但也没有足够的证据证实孕期使用的安全性。孕期痤疮常选用红霉素治疗，也可选择壬二酸。含这两种成分的洗液或者凝胶均需凭处方购买。

过敏

孕期鼻塞很常见，是由于怀孕鼻黏膜水肿所致；但也有很多女性鼻塞是因为过敏。很多女性在怀孕之前就有季节性或者常年过敏，也有女性在孕期首次出现过敏症状。过敏时，除了有可能流鼻涕或者鼻塞，也可能出现打喷嚏、瘙痒、流眼泪等症状。

过敏的常用治疗方法包括抗组胺药和缓解充血的药物，或者两者联合使用，但是并没有证据证实这些药物在孕期使用的安全性。孕期过敏的最佳治疗方法见第 48 页。

何时就医 当症状严重，通过自我护理无法缓解时，请寻求医疗帮助。

胎儿打嗝

自孕中期开始，你可能偶尔会感觉到肚子里轻微的颤动或者痉挛。这也许是胎儿在打嗝。早在孕 15 周时胎儿就可能出现打嗝。有的胎儿每天打嗝数次，有的却从来没有。大多数孩子在出生后还会频繁打嗝，尤其在喂饱奶之后。没有人知道婴儿或者成人打嗝的确切原因，也不知道为什么婴儿会如此频繁地打嗝。

胎动

我们将你第一次所感觉到的胎儿活动或者踢打称之为胎动初感。第一次怀孕时，胎动初感通常发生在孕 20 周时，也有孕妇会早几周或者晚几周感觉到胎动。胎动的感觉很奇妙，有的像在轻轻敲击，有的像蝴蝶在扇动翅膀。最初你或许以为是排气或者是饥饿时的感觉。

在孕中期，胎动不规律是很正常的。接下来，胎动会变得更强、更有规律，你可以将手放在下腹感受胎动。有时胎儿的某种动作会让孕妈妈感到不适或者难以入眠。这并非异常反应，有时你的不舒适可能正是胎儿高兴、正常的反应。

随着妊娠的进展，你可能会逐渐意识到孩子胎动特有的规律。每个胎儿都有自己活动和发育的模式。胎动最活跃的时间是孕 27~32 周。妊娠末期胎动会慢下来。但如果在孕 22 周以后感觉胎动异常，例如胎动减慢或者消失 24 小时，请立刻就医。

腰背痛

孕期腰背痛有很多影响因素。孕期骨盆的关节和韧带变得松弛，为胎儿分娩时通过骨盆做准备。当子宫逐渐增大，腹腔脏器随之移位、重心随之改变，你坐立行走的姿势也因此有所改变。这些改变就可能导致腰背疼痛。

预防和自我护理 以下措施可以让你感觉更舒适。

- 养成良好的姿势。收紧臀部，肩膀向后向下垂，站立笔直。注意坐、立、行走的姿势。
- 经常变换姿势，避免长时间站立。
- 避免提拉重物或者抱孩子。
- 拾捡东西采取正确姿势。不要弯腰，而是蹲下、弯曲膝部，然后用你的大腿而不是腰部带动你起身（见第 41 页）。
- 当你不得不长时间站立时，请将一只脚放在一个小板凳上。
- 穿低跟或者平跟鞋。
- 一周至少锻炼 3 次（游泳、散步或者拉伸）。可以考虑加入一个产前锻炼班或者产前瑜伽班。
- 尽量避免突然的伸展动作或者将胳

膊伸过头顶。

- 坐的时候将脚微微上提。
- 尝试舒适的睡觉姿势。侧卧并弯曲双膝或者单膝，两膝之间及肚子下各放置一常规枕头。也可使用特殊形状的身体枕放松身体。
- 热敷背部，可以尝试泡热水澡、热毛巾湿敷，热水瓶或者热水袋热敷。冷敷和热敷交替可以缓解部分孕妇的腰背痛。
- 背部按摩或者尝试背部松弛训练。
- 穿带有腰部支撑带的孕妇短裤。或者佩戴孕妇腰带。
- 做腰背部的拉伸训练。选择一个舒适的跪坐姿势，然后双手向前支撑于地面，保持头部和背部在一条直线上（见第 153 页），上推腹部，弓起背部。保持这个姿势数秒，然后放松。重复 5 次，然后逐渐增加至 10 次。

何时就医　如果背痛严重，请及时就医。医生可能会给予其他的建议，例如特殊的训练来缓解疼痛。如果腰背痛持续 4~6 小时，甚至更长，或者伴有以下任何症状或者体征，也请及时就诊。

- 阴道流血。
- 血尿或者尿痛。
- 腹部绞痛。
- 阴道排出组织物。
- 发热。
- 规律宫缩（每 10 分钟一次或者更频繁），宫缩时你也许只是感觉有腹部紧绷感。
- 骨盆及下腹的沉重感和坠胀不适。
- 阴道排液（可能为透明的、粉色或者棕色的液体）。
- 反复的痛经样绞痛，可能伴有腹泻。

视物模糊

　　孕期可能会发生轻微的视物模糊。因为孕期身体水钠潴留，眼睛角膜的最外层也轻度水肿增厚，从而导致视物模糊。这种症状可能早在孕 10 周时就出现，并持续至产后 6 周。此外，孕期眼内压降低也会导致视物模糊。如果你佩戴隐形眼镜，尤其是不够柔软的隐形眼镜时，你可能会感觉更加不适。

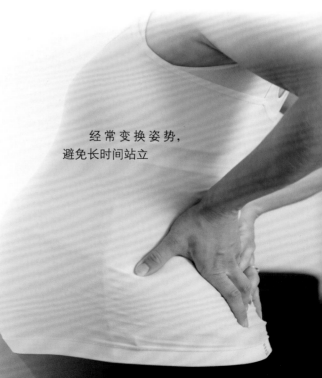

经常变换姿势，
避免长时间站立

预防和自我护理　如果佩戴隐形眼镜有不适，请更多地佩戴框架眼镜。产后视物模糊的症状会缓解，所以没有必要在孕期更换框架眼镜的度数。

何时就医　如果出现突发的视物模糊，或者视物模糊合并有头痛等症状，请及时就医评估。尤其当你合并糖尿病的时候，更应及时就诊，告知医生饮食控制、血糖监测及任何视力异常的情况。

视物模糊也可能和子痫前期相关，这是一种使血压升高的妊娠期特有疾病。如果你出现突然的视力改变或者严重的视物模糊或者飞蚊症（眼前出现斑点），请及时就诊告知医生。

泌乳

在孕晚期，你可能注意到一侧或者两侧乳头有稀薄淡黄或者透明的液体溢出，这就是初乳。乳房分泌初乳，直至宝宝出生后数日才开始分泌常乳。

初乳的颜色和黏稠度存在个体差异，这些差异都是正常的。初乳刚开始可能是黄色而黏稠的，随着预产期的来临，会逐渐变成水样的。怀孕年龄越大，越可能分泌初乳。但是不用担心，分泌初乳并不意味着产后会缺少乳汁分泌。

如果你采取母乳喂养，在产后的最初几日里，你也将分泌初乳。

预防及自我防护　如果有初乳分泌，可以佩戴一次性或者可洗的溢乳垫。每日在淋浴后风干乳房也可能有所帮助。

何时就医　如果乳头分泌物为血性、脓性或者伴随疼痛，请及时就医。这可能提示乳房存在脓肿或者其他问题。

乳房增大

乳房增大可能是怀孕的一个首发现象。早在受精后的两周，乳房就开始增大变化，开始为哺乳做准备。孕早期雌孕激素的作用使得乳腺腺体轻度增大，脂肪组织轻度增多。

整个孕期，乳房和乳头都可能持续增大，在孕晚期尤其明显。乳房的增大可能会让你的体重至少增加1磅（约0.45千克）。在产后的一段时间内，你的乳房仍然可能保持增大的状态。

预防和自我护理　随着乳房的增大，请更换为合适的文胸以更好地承托乳房，减轻其对胸部和背部肌肉的张力。如果增大的乳房让你睡觉时感觉不适，可尝试穿戴棉质文胸睡觉。在孕期，你可能需要更换几次文胸的尺寸。

乳房疼痛

乳房疼痛也可能是怀孕的一个先兆。受精后数周内，你就可能会感到乳房刺痛，也有可能疼痛剧烈。你的乳头可能更加敏感。

孕期雌孕激素的增加是乳房疼痛最主要的原因，这和乳房增大的原因一样。通常，孕中晚期乳房疼痛的症状就消失了。

预防和自我护理　大小合适的胸罩能更好地承托乳房、缓解乳房疼痛。孕妇文胸或者大一号的运动文胸也可能让你感觉更加舒适。夜间穿戴棉质文胸睡觉可能会缓解不适。

坐骨神经痛

臀部和腿的疼痛多是坐骨神经痛的表现。坐骨神经痛是指沿着坐骨神经的走向，自上而下累及腰背部、臀部、大腿后部和脚的疼痛感、针刺感、麻木感。这是因为孕期增大的子宫、胎儿、松弛的骨盆关节使坐骨神经受压产生的。提物品、弯腰屈腿，甚至行走都可能加重疼痛。

尽管坐骨神经痛并不有趣，但它也不是值得焦虑的事情。当接近分娩期时，胎儿体位改变，坐骨神经痛也可能随之改变。

预防和自我护理　洗热水澡、使用电热毯、睡觉时变换方向侧躺都可能缓解坐骨神经痛。日常生活中经常变换姿势也能缓解症状，比如每小时站起来四处走走。游泳也是一种不错的方法，泡在水里可以暂时减轻子宫对坐骨神经的压力。

何时就医　发生坐骨神经痛时，请就诊咨询医生。当疼痛或者麻木让你行走时跌倒或者让你无法自如行动、保持平衡时，请及时就诊寻求医疗救助。这时常常需要物理治疗来缓解你的坐骨神经痛。

腕管综合征

腕管综合征，是常见的周围神经卡压性疾患，常见症状包括正中神经支配区（拇指、示指、中指和环指桡侧半）感觉异常，如麻木感、针刺感、乏力、疼痛或者烧灼感。腕管综合征可能与手、腕部的过度重复性活动有关，孕妇可能出现腕管综合征，且常表现为双侧手、腕的症状。

腕管综合征发生的原因，是腕管内压力增高导致正中神经受卡压。腕横韧带（屈肌支持带）是一层坚韧的膜状组织，牵拉固定着腕骨。而腕管便是由腕横韧带和腕骨组成的坚硬骨纤维管道，正中神经和屈肌腱经此管道到达双手。腕管任何组织的肿胀都可能压迫正中神经，从而产生神经支配区的症状。孕妇发生腕管综合征可能是因为孕期激素导致腕管组织水肿，从而压迫了正中神经。

预防和自我护理　按摩双手可能缓解不适。但腕管综合征的一线治疗是戴手腕托制动，在睡觉时或者活动时都戴上，尤其是在加重症状的活动时，包

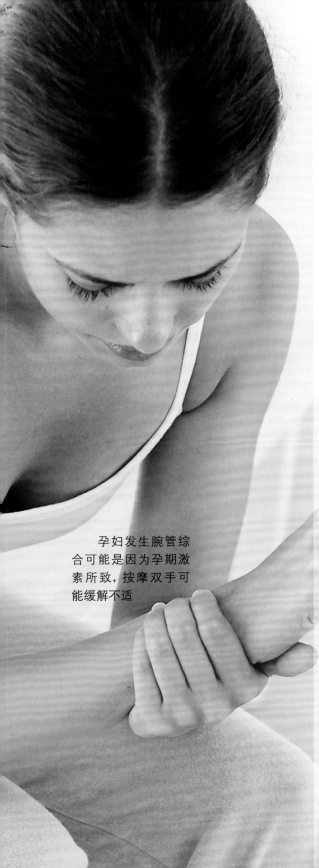

括打字、开车或者托书。冷敷或者热敷也可能有所帮助。

医疗护理 腕管综合征多在产后消失。极少数症状很重或者产后没有缓解时，请就医治疗，可能需要类固醇激素封闭治疗，甚至需要微创手术治疗。

笨手笨脚

怀孕的你可能总感觉自己笨手笨脚。你可能会走路摔倒、撞到东西或者手里拿着的东西掉落。你会时不时担心自己跌倒，然后伤到肚里的胎儿。这些都是很正常的现象。随着子宫的增大，身体的平衡会被打破，你以前站立、行走、活动的方式也随之改变，变得笨手笨脚。

胎盘释放的激素会让骨盆韧带松弛，使骨盆变得更宽大，以利于分娩时胎头能通过骨盆。而骨盆韧带的松弛会降低骨盆三块骨头的稳定性，也会导致行动笨拙。

此外，水钠潴留和腕管综合征也可能是影响因素。孕晚期，你的肚子会挡住自己的视线，妨碍你观察眼前的楼梯及平地的障碍物，也会让你行动笨拙。但这些都是暂时的，产后你就可以恢复正常了。

如果你摔倒了，请记住，胎儿在你的肚子里受着很好的保护，通常不会受伤。通常，只有你受到严重外伤，才可能同时伤害到你肚子里的胎儿。

孕妇发生腕管综合可能是因为孕期激素所致，按摩双手可能缓解不适

预防和自我护理 虽然对身体的变化无能为力，但你可以采取以下防范措施来减少你的摔倒。

- 不要穿高跟鞋，穿上防滑的平底鞋或低跟鞋。
- 避免对平衡性要求高的动作，比如在梯子或者凳子上休息。
- 如果需要完成复杂的任务 (需要很多姿势的变换)，请给予自己更充裕的时间。
- 上下楼、在结冰的路面行走等容易摔倒的时候都需要格外小心。

何时就医 如果你摔倒了，尤其是撞到了肚子或者很担心胎儿的安危时，请及时就医，确保胎儿的安全，必要时接受治疗。如果你孕晚期摔倒了，医生会给你做检查来除外胎盘早剥 (胎盘在胎儿娩出前从子宫上部分剥离或者完全剥离)。如果在你摔倒后出现了宫缩、阴道出血或者自己受了伤，也请及时就医。

便秘

便秘是孕期最常见烦恼之一，困扰着至少一半的孕妇。孕前就容易便秘的孕妇则会更加苦恼。

孕期大量的孕激素会减慢消化道蠕动，使食物更缓慢地通过消化道；孕后期不断增大的子宫会压迫降结肠及直肠，使食物残渣在结肠滞留时间延长，水分被结肠吸收过多，使得大便更干结，排便变困难。

此外，还有不规律的饮食习惯、压力、环境变化，以及钙和铁剂的添加等原因。便秘可能会引起痔疮的发生，增加孕期的不适。

预防和自我护理 治疗便秘的第一步是调整饮食。每天食用富含膳食纤维的食物及多喝汤汁，尤其是水，有助于预防或者减少便秘。你还可以尝试以下方法。

- 食用富含膳食纤维的食物，包括新鲜水果、生的或者熟的蔬菜、麦麸、豆类，以及全麦食品如全麦面包、糙米、燕麦。
- 古老的梅干疗法也会有所帮助，现在超市中卖的酸梅及酸梅汤也可以。
- 少吃多餐，将食物咀嚼充分。
- 保证足够的液体摄入，尤其是水。每日需摄入1500~2000毫升的液体，睡觉前请喝一杯水。
- 增加锻炼。每日适当增加散步或者其他运动可能会对治疗有帮助。
- 铁剂会导致便秘。如果医生让便秘的你补充铁剂，那么请用西梅汁服用。你还可以向你的医生确认是否可以服用更小剂量的铁剂。某些抑酸剂和钙剂也会导致便秘，尤其是频繁服用时更容易发生。如果你有胃痛症状，需要每日服用大量抑酸剂，出现便秘时，咨询你的医生是否更换药物。

医疗护理　如果自我调理无法缓解便秘，请及时就医，医生可能会给予你温和的泻药（如氧化镁乳剂）、纤维补充剂（洋车前子或者甲基纤维素）或者含有多库酯的大便软化剂。有时需要采用更强效的措施，但这些必须在医生的指导下用药。

不要服用鱼肝油，因为它可能干扰某些维生素及营养素的吸收。

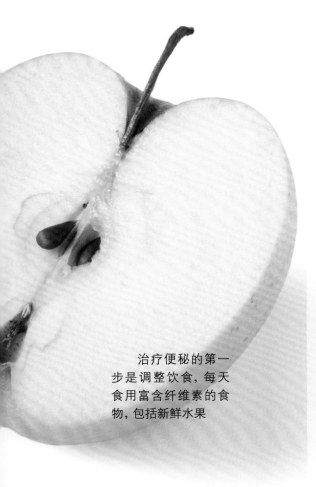

治疗便秘的第一步是调整饮食，每天食用富含纤维素的食物，包括新鲜水果

宫缩

随着产程开始，宫缩会越来越频繁。临产后，宫缩使宫颈逐渐变短消失，并让宫颈口逐渐扩张，直到足够大让胎儿通过。

临产前的宫缩存在很大的个体差异，可能刚开始每次持续 30 秒，间歇 15~30 分钟。也可能刚开始宫缩很频繁，然后会变得稀疏。但是临产后随着宫颈的扩张，宫缩会变得越来越频繁，持续时间越来越长。刚开始宫缩时你可能感觉不到疼痛，可慢慢地你会越来越痛。宫缩时你可能感觉子宫像被拧起来了；也可能表现为腹部的酸痛、紧压感、满胀感或者绞痛，还有可能是腰背痛。更多关于宫缩及分娩的内容可以参见第 14 章。

大多数孕妇在分娩前一周会感觉到宫缩。当你把手放在腹部，会感觉到子宫的发紧、放松。这些温柔的无痛性宫缩，被称为"Braxton Hicks"收缩，又称为假宫缩。这是你的子宫在为接下来的分娩重任热身。

当预产期越来越近，假宫缩可能会变得更强，有时可能会产生不适、甚至疼痛。你很可能会因此误认为是临产了。

预防和自我护理　如果假宫缩让你不适，你可以洗个热水澡，并且喝充足的水。如果真的临产，并且散步能让你感觉舒适些的话，那就去散步吧，当宫缩时就停下来呼吸。散步有助于产程进展。也有些产妇在宫缩痛加剧时，通过坐摇椅或者热水淋浴来帮助宫缩间隙的放松。

何时就医　请严密监测你的宫缩，注意宫缩是否持续 30 秒以上，是否很规律，是否每小时超过 6 次，在你走动时是否持续不消失。如果你不确定是否临产，请及时就医，并告知医生以下的信息：你的症状，宫缩间隙的时长及规律、宫缩时你能否谈话。如果发生以下情况，也请及时就医。

▶ 破水（胎膜破裂），即使此时没有宫缩。

▶ 每 5 分钟一次宫缩，甚至更频繁。频繁的宫缩可能预示着将迅速分娩。

▶ 持续而剧烈的腹痛。

▶ 阴道出血多。

腹部绞痛

腹部绞痛在孕期并不常见。但是在孕早期出现腹部绞痛伴随着出血，可能和流产或者异位妊娠相关。

孕中晚期，绞痛常和宫缩有关（见第 378 页），有时也可能是便秘的原因。突发的剧烈腹痛可能是胎盘剥离的一个表现。腹痛合并发热、阴道分泌物异常，可能提示感染的存在。

何时就医　腹部绞痛或者腰背痛剧烈、持续或伴随发热、阴道出血、阴道分泌物异常时，请及时就医。

头晕乏力

怀孕的你是不是常常感觉头晕乏力？

真假宫缩的区别

宫缩的特点	假宫缩 （Braxton　Hicks 收缩）	真宫缩
宫缩的频率	• 不规律 • 不会越来越频繁	• 规律 • 越来越频繁
宫缩持续的时间和强度	• 稀少 • 强度弱 • 不会持续变强	• 持续至少 30 秒 • 持续时间越来越长 • 强度越来越大
	• 当你行走、休息、改变体位或者喝水时会消失	• 无论做什么都不能停止宫缩 • 散步等活动时强度会增加
宫缩的位置	• 下腹正中及腹股沟	• 环绕腰背及腹部 • 可放射至腰背部及上腹部

孕期头痛、头晕或者乏力的症状很普遍。这可能是因孕期循环系统的变化所致。子宫对腰背及盆腔血管的压迫导致血液回流受阻，头部等上身组织器官的血供减少，进而可产生头晕乏力的症状。孕中期特别容易头晕乏力，因为这时你的血管受孕期激素的影响已经扩张，但血容量并没有随之增加，血液更多淤积于外周，回心血量减少，脑部血供相对减少，导致头晕乏力。

头晕乏力也可能发生于炎热的天气或者当你泡热水澡、热水淋浴时。当你身体过热时，皮肤血管扩张，回心血量减

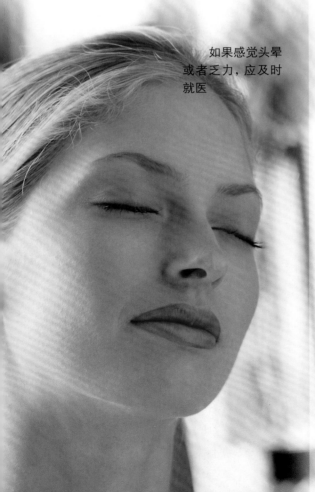

如果感觉头晕或者乏力，应及时就医

少，从而导致头部血供的减少。

孕早期间常发生低血糖，导致红细胞携带氧及能量减少，从而导致头晕。最后，压力、疲劳、饥饿以及少见的心律失常也可能是原因。

预防和自我护理　以下措施可以预防头晕乏力。

▶ 从坐位或者卧位起身时要缓慢。

▶ 活动或者行走要缓慢，多停下来休息。

▶ 避免平卧休息，请侧卧休息，并在背臀后垫上枕头。

▶ 避免过热。离开闷热而拥挤的地方。不用过热的水泡澡或者淋浴。打开门窗，以免室内太过闷热。

▶ 每日吃几次点心，而不只是一日三餐。咀嚼一些零食，如水果干或新鲜水果、全麦面包、饼干或低脂酸奶。

▶ 积极运动有助于下半身的血液循环。散步、水中有氧运动和产前瑜伽是推荐的运动方式。

▶ 穿弹力袜有助于下肢循环。

▶ 早上摄入大量的液体，水是最好的选择，运动饮料可能也很有效。

▶ 吃富含铁的食物，如豆类、瘦肉、绿叶蔬菜和水果干。也可以通过服用医生给予的铁剂或者维生素来补充。

何时就医　如果你感觉头晕或者乏力，应及时就医。孕早期，如果头晕乏力严重，同时伴有腹痛或者阴道流血，

则提示异位妊娠的可能（受精卵着床在子宫以外的地方）。此外，如果出现头晕时伴有头痛、视物模糊、言语不清、胸痛或者心慌，也请及时就医。

做梦

你正被一只大猩猩抓起，你正在飞跃高楼大厦，你对你刚出生的宝宝说话，而他/她正在回答你！这些逼真的梦和噩梦在孕期很常见。梦可能是思维对潜意识的一种处理方式。在孕期，由于情绪和身体的变化，梦可能更加紧张和奇怪。你可能会很频繁地做梦，在你醒来后也能更清晰地记得梦的内容。

你可能会做很焦虑的梦，甚至是噩梦。请不要担心，这可能反映出你的潜意识对怀孕这件人生大事的担忧和激动。

准备一本专用日记本，记录下你的梦境，享受你奇妙的梦幻世界。书写梦境能让你反思并且接受它。如果令人不安的梦或者噩梦让你感到苦恼，请求助心理治疗师或者健康顾问来发现困扰你的问题。

静脉扩张

在孕期，贯穿全身的静脉会扩张来适应血容量的增加。这些扩张的静脉埋藏于皮肤下，就像略带蓝色或者紫色的线条，常出现在腿上或者踝部。乳房上蓝线或者紫线一样的静脉也变得更多、

更清晰可见。但这些在产后都会消失。

有些孕妇会患静脉曲张，表现为静脉的肿胀、隆突，尤其是在双下肢（见第409页）。静脉曲张可能会发展到外阴，这时你会感觉十分疼痛。静脉曲张常常发生在孕晚期，因为这时增大的子宫对下半身的静脉施加了更强大的压力。

静脉曲张通常在产后数月缓解。避免久坐久站、休息时抬高下肢、穿弹力袜可以减轻静脉曲张。如果静脉曲张变得红肿、触痛，甚至开始出血，请及时就医。

唾液分泌过多

孕期，你在恶心的同时还可能会分泌过多的唾液，我们也称之为多涎症。多涎症在孕期并不常见，但却可能让人烦恼不堪。然而，它并不能提示身体有任何的异常。它也许并非因为你产生了更多的唾液，而是因为恶心减少了吞咽唾液。

预防和自我护理　减少淀粉类食物的摄入可能会有所帮助。通常，随着恶心的缓解，多涎的症状也随之减轻。

何时就医　仅仅唾液分泌过多，不需要就医。但是如果伴随吞咽疼痛或者吞咽困难时，就请及时就诊。

眼的变化

孕期身体的一些变化可能会影响你的眼睛和视力。在孕期，角膜（眼球的最

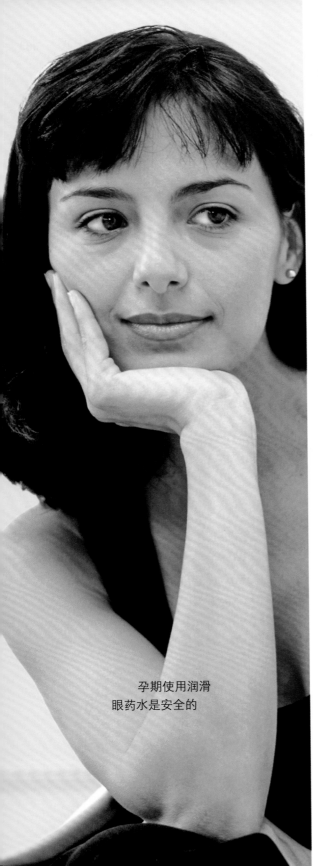

孕期使用润滑
眼药水是安全的

外层) 会轻度增厚, 眼压 (眼球内部的压力) 会降低约 10%。这些改变偶尔会导致视物模糊 (见第 373 页)。除了视物模糊, 你还可能出现以下症状。

▶ **屈光改变。** 孕期激素水平的变化可能会短暂地改变你的眼镜 (框架眼镜或者隐形眼镜) 度数。

▶ **干眼症。** 有的孕妇可能发生干眼症, 表现为眼睛的干涩刺痛、灼热感、刺痒感, 增加了眼睛的不适及疲劳感, 难以佩戴隐形眼镜。

▶ **眼睑浮肿。** 孕期水钠潴留, 可能导致眼周浮肿。眼睑浮肿可能会干扰周边视觉。

　　糖尿病视网膜病 (视网膜受损) 在孕期可能会进一步加重。如果你患有糖尿病, 孕期请常规检查眼睛。高血压患者在孕期也容易发生视力问题。因此, 患有高血压的孕妇孕期也需要严密监测眼睛的异常。

　　预防和自我护理　使用人工眼液等润滑眼药水来减轻干眼症状。孕期使用润滑眼药水是安全的。如果佩戴隐形眼镜时干痒不适, 请更频繁地应用含酶清洗液清洗你的镜片。如果你还是感觉不适, 也不要担心, 在孕期停止佩戴隐形眼镜, 你的眼睛在产后数周就会恢复正常。

　　何时就医　突发视物模糊或者出现视物盲点, 请及时就医。如果你合并有糖尿病或者高血压, 请就诊, 请医生仔细检查你的眼睛。

面色暗沉

超过一半的孕妇面部皮肤会变暗沉，常被称之为孕妇的面具。而脸上常出现的棕色雀斑，就是我们常说的黄褐斑。每位孕妇都可能发生这些皮肤的改变，白皙者更容易发生。黄褐斑通常出现在面部阳光容易照射到的部位，比如前额、鬓角、面颊、下巴、鼻子和上唇。它可能对称出现，但通常只发生在一个部位。

在阳光或者其他紫外线光源下暴露后，黄褐斑常常会加重。黄褐斑在产后可能部分或者完全消退，但是当你再次怀孕或者晒太阳后黄褐斑就又会出现。

预防和自我护理　因为日照会让皮肤暗沉，那么你可以采取以下措施来减少日照。

▶ 不管是晴天还是阴天，只要在户外，请经常涂抹防晒指数 15 以上的防晒霜。太阳的紫外线在阴天也能损伤你的皮肤。

▶ 避免接受午时强烈的日晒。

▶ 带上宽边的帽子遮住你的脸。

医疗护理　避免使用增白的面霜。如果皮肤严重变黑，医生会给你开具药膏。如果黄褐斑在产后很长时间仍持续存在，请咨询皮肤科医生。医生也许会建议你使用医用面霜、油膏，甚至化学换肤。

疲乏

"我好累啊！"这是孕妇们最常说的话之一。在孕早期，身体繁忙的工作会让你感觉疲劳，比如分泌激素、制造更多的血来给胎儿送去营养、加快心率来适应血容量的增加，以及改变你身体代谢水分、蛋白质、碳水化合物、脂肪的方式。在孕后期，身体需要承担着额外的胎儿的重量也是很累的。

除了身体的改变，你可能还会疲于处理一系列的情绪和担忧，它们会消耗你的精力、干扰你的睡眠，让你疲乏。无论你是计划怀孕还是非计划中的怀孕，不管你是第一次怀孕还是第四次怀孕，都会很自然地存在一些怀孕相关的矛盾情绪。即使怀孕让你欣喜若狂，你也可能会面对额外的情绪压力。你可能会担心孩子是不是健康，焦虑如何做好母亲的角色，担忧生育增加的费用。如果你的工作要求很高，你还可能会担心孕期完成工作的效率。不过，所有这些关注点都是正常而自然的。

很少的情况下，疲乏和生病有关。如果你疲乏严重，请及时就医。医生会给你查血常规，贫血除外。

预防和自我护理　疲乏是身体给你的信号，告诉你需要更多的休息。不要强迫自己坚持。以下的方法可以让你远离疲劳，保持更好的状态。

▶ **休息。**　在怀孕的十个月中，接受需要更多休息的事实，并做好相应的休息计划。白天小睡一会。如果白天不能小睡，那么可以在工作后、晚餐前小睡一会。如果你晚上七点就想睡觉，那就早睡吧。

▶ **避免承担额外的职责。** 减少志愿者活动及社交活动。

▶ **寻求帮助。** 让你的丈夫和孩子尽可能地帮助你。

▶ **锻炼。** 规律的身体锻炼可以增强你的体能。甚至每日 30 分钟的散步，也能让你感觉更加精力充沛。

▶ **营养饮食。** 比起过往，营养、均衡的饮食对现在的你尤为重要。确保摄入足够的能量、铁和蛋白质。如果饮食缺乏这些，会加重你的疲乏感。

　　医疗护理　在孕期，没有安全有效的治疗疲乏的药物。限制咖啡因等兴奋剂的摄入，大剂量的兴奋剂可能是有害的。

潮热

　　感觉太热了？这不仅仅是因为孕期的你变得更胖更怕热，也不仅仅因为天气变得更热了。孕期的你新陈代谢加快、胎儿产生额外的热量，这些都会让你即使在冬日里也感觉到潮热，你需要汗水来释放这些热量。

　　预防和自我护理　在孕期避免过热很重要。以下这些窍门可以让你保持凉爽。

▶ 随身携带水杯，饮用大量的水以及其他液体。

▶ 穿透气性好的衣服，比如棉质衣服。

▶ 避免在一天最热的时候出门活动。请在早餐前或者晚餐后散步，或者到健身中心去锻炼。

▶ 尽可能不要晒太阳。

▶ 去游泳、洗个温水澡或冷水澡。

▶ 当温度超过 32℃时，请尽可能待在空调房里。

胎膜早破

　　胎膜早破，是指临产前羊膜囊破裂，羊水（包裹胎儿起到缓冲作用）像涓涓细流或者喷泉一样流出。我们俗称"破水"。临产前，只有约 10% 的孕妇会发生胎膜早破。而胎膜破裂更多地发生在分娩过程中。破水后，常常就会临产，宫缩会变得越来越强。

　　一旦破水，请即刻联系 120。因为胎膜破裂后会有感染的风险，医生们都会在第一时间给予临床处理。通常来说，最好是在胎膜破裂的 24 小时内分娩，除非胎儿非常不成熟。就诊时你需要告诉医生羊水是否透明无色、没有异味。绿色、有臭味的羊水可能提示着宫内感染。

　　很多孕妇在孕晚期会出现溢尿现象。如果你无法区分流出的是羊水还是尿液，请就诊让医生判断。同时避免可能导致细菌进入阴道的行为，比如同房或者使用卫生棉条。

厌食

孕早期，你可能会厌恶某种食物，比如油炸食品或者咖啡。就算仅仅闻一闻这些食物，都能让你的胃翻江倒海。你可能会感觉嘴里有轻微的金属味道，这会让你厌食。多数厌食症状会在怀孕4个月以后消失或者减轻。

厌食和孕期的其他症状一样，都可以归咎于激素水平的改变。很多孕妇会有口味的改变，尤其在激素影响最强的孕早期。厌食还可能伴随着嗅觉敏锐性提高、唾液分泌增多，这些都会让厌食的症状更加严重。

预防和自我护理　只要能持续的健康饮食、摄入所需的营养，就不需要担心食欲的改变。如果你厌恶咖啡或者茶，那恭喜你，这会让你更轻易地戒掉它们。但是如果你厌恶健康食物，比如水果或者蔬菜，你就必须食用其他食物来补充这些营养。

饮食冲动

你也许没有典型的对咸菜或者冰淇淋的特殊嗜好，但在孕期一定会有一种食物能引起你强烈的饮食冲动。大多数准妈妈都经历过饮食冲动，这可能是由于孕期的激素变化导致的。

你可能想知道，你的饮食冲动是不是身体需要摄入这种营养而给你发送的信号？不管是否如此，你想吃冰淇淋的冲动并不意味着你的身体需要摄入饱和脂肪。同样，你不想吃柑橘类水果，并不意味着你的身体不需要维生素C。

多数饮食冲动在怀孕4个月时消失或者减弱。如果饮食冲动持续时间很长，可能提示着身体缺铁，甚至已经发生缺铁性贫血。因此，如果在孕中期仍有饮食冲动请咨询医生。

预防和自我护理　只要你能健康饮食并摄入所需的所有营养，就不需要担心饮食口味的改变。偶尔放纵一下自

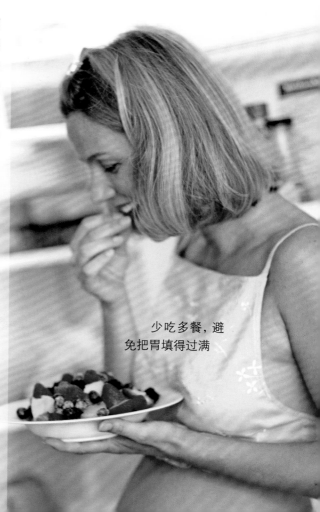

少吃多餐，避免把胃填得过满

己也是可以的。你可以满足你的饮食冲动，摄入不含你和宝宝所需营养的食物。但不要以食欲冲动为借口暴饮暴食。

试着不要用毫无营养的食品来满足你的饮食冲动。比如，如果你很想吃巧克力，请选择黑巧克力，而不是巧克力味的冰淇淋。如果你很想吃汉堡和炸薯条，尝试着用热的三明治和烘烤薯条代替。此外，你还可以通过散步、读一本喜爱的书或者给朋友打电话来转移注意力。即使你是为你和你的宝宝两个人而吃，在不饿的时候，也没有必要因此而吃。

何时就医　有极少的孕妇会对不寻常的、不能吃的、可能有害的物品有饮食冲动。这些物品可能是黏土、洗衣粉、污垢、苏打粉、冰冻炸薯条、冰箱里的冻霜、灰烬、除冰盐等。这些不同寻常的饮食冲动，我们称之为"异食癖"。如果你对非食物的物品产生饮食冲动，请告诉你的医生。

健忘

你可能会将钥匙放错地方，忘了约定，并且不能专注工作。如果你感觉自从怀孕后，自己就变成了注意力不集中而且善忘的人，请不要担心。在孕期，有相当多的女性都会变得更加健忘、心不在焉或者难以专注。这和孕期的其他症状一样，都是激素变化所致的。有时，健忘还会在产后持续一段时间。

预防和自我护理　以下建议可以让你有更好的自控感。

▷ 接受这个事实，孕期健忘是正常的。如果因健忘而心情焦躁会让事情变得更糟。现在是时候有些幽默感了。
▷ 尽可能减轻生活中的压力。
▷ 在家和工作单位都写上备忘录，以提醒你需要做的事。也可以使用手机或者电子产品上的电子记事簿进行提醒。

胃肠胀气和肛门排气

胃肠胀气和肛门排气是孕期一个更有趣的反应。在孕期激素的影响下，你的消化系统减慢了工作速度。食物会更慢地通过你的消化道，让你有更充分的时间来吸收营养入血，从而运送给胎儿。不幸的是，如此便会产生胃肠胀气和肛门排气。孕早期如果孕妇通过吞咽空气来缓解恶心症状，也会让胃肠胀气和排气的症状更加严重。

预防和自我护理　以下方法可以让你减轻孕期胃肠胀气和减少肛门排气。

▷ 保持肠道的良好蠕动。便秘是引起胃肠胀气的常见原因。因此，你需要饮用大量的水、食用富含膳食纤维的食物以及锻炼来避免便秘的发生。
▷ 少食多餐，避免把胃填得过满。
▷ 慢慢进食。当你狼吞虎咽时，你可

能吞入空气，导致胃肠道胀气。可以在进餐前做几个深呼吸来放松。

▸ 避免食用产气食物。这些食物可能因人而异，但以下食物可能是共同的元凶：豆类、卷心菜、西蓝花、菜花、紫甘蓝、洋葱、碳酸饮料、油炸食品、油腻或高脂肪的食物，以及富含酱汁的食物。其中有些食物富含营养，试着少量食用，而不要完全摒弃它们。

▸ 不要在饭后立即躺下。

医疗护理　一些治疗胃肠胀气和肛门排气的非处方药是安全的，但是请咨询过医生后再服用。如果你已经感到很难受，而不仅仅是影响社交活动，请及时就医来改变治疗方案。

牙龈疾病和牙龈出血

像身体的其他部位一样，孕期的牙龈血供更加丰富，变得肿胀，在刷牙时还可能有少量出血。

孕期也更容易出现牙齿问题。孕期口腔的变化与黏附于牙齿的噬斑大量增加有关。激素的变化让牙龈更容易受到噬斑的损伤。如果噬斑变硬，就变成牙石。当牙噬斑和牙石累积在牙根四周，会刺激牙龈，并在牙龈和牙齿间形成细菌袋，满载细菌导致炎症。我们称之为"牙龈炎"，通常在孕中期发病。

预防和自我护理　在孕期，你的牙齿更容易受到细菌的损害，所以保持口腔卫生至关重要。请遵循以下步骤来保持牙齿牙龈健康。

▸ 每日使用含氟牙膏刷牙至少两次，尽量餐后及时刷牙。

▸ 用清水或者使用含氟、抗噬斑的漱口水漱口。

▸ 每日使用牙线轻柔而全面地清洁牙齿。牙线既能清洁牙齿间的噬斑，还能按摩牙龈。

▸ 即使你没有牙齿和牙龈的任何问题，也请在怀孕的 10 个月中预约一次口腔科检查并清洁你的牙齿。

医疗护理　如果你有严重的牙龈问题，请就医治疗。如果你有以下牙周炎的症状和体征时，请就医治疗。

▸ 牙龈肿胀或者凹陷。

▸ 嘴里有令人不愉快的味道。

▸ 口臭。

▸ 牙齿松动或者咀嚼方式改变。

▸ 一颗或多颗牙周流脓。

头痛

很多孕妇被头痛所困扰。孕早期，增加的血容量及激素的变化可能是头痛的主要原因。此外，还有其他可能的因素，包括紧张、焦虑、疲劳、鼻塞、眼疲劳。如果当你得知怀孕后突然停止或者减少饮用咖啡，这种"撤退"也可能导致数天的头痛。

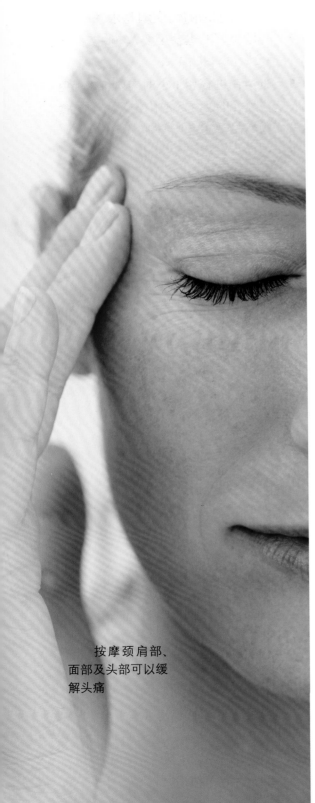

按摩颈肩部、面部及头部可以缓解头痛

孕前如果你患有偏头痛，那么在孕期你的症状可能持续，也可能有所改善或者加重。你的偏头痛可能在孕早期有所加重，然后在孕中期的时候有所改善。

预防和自我护理　为避免孕期头痛，你需要尽可能查找出诱因，并将之去除。头痛的诱因可能包括吸烟、待在闷热的屋里、眼疲劳以及食用某种食物。以下建议也可能会缓解头痛。

▶ 保证每晚充足的睡眠，白天也尽可能的适当休息。

▶ 保证大量的液体摄入。

▶ 用毛巾热敷前额、面颊、鼻周、眼及鬓角来缓解窦性头痛（鼻窦疾患所引起的头痛）。如果是紧张性头痛，你可以冷敷前额及颈部背侧。

▶ 洗个热水澡。

▶ 按摩颈肩部、面部及头部，可以让你的丈夫或者朋友帮你按摩。

▶ 练习放松技巧和训练，比如练习放松和冥想（见第 338 页）。

▶ 减轻生活压力。如果你有难以自我调控的压力，请告诉医生。

何时就医　如果头痛严重，持续或者频繁发作，或者伴随视物模糊等视力改变，请及时就医。在自行服用镇痛药或者治疗头痛的药物之前，请先咨询你的医生。大多数孕妇在孕期服用对乙酰氨基酚（泰诺等）是安全的，但过量服用，可能会导致肝脏损伤或者头痛加重。

如果你有偏头痛，请告诉医生，和他

/ 她商量如何处理孕期偏头痛；他 / 她可能会告诉你避免服用某种药物。

胃灼热

超过一半的孕妇在孕早期出现"烧心"的症状，并且很多人是第一次经历。"烧心"实际上和心脏没有一点关系。它是胃食管反流（反酸）所致，胃内容物反流进入食管，胃酸刺激食管黏膜，产生灼热的感觉，因为灼热的部位和心脏处于同一水平，所以被误称为"烧心"。

胃灼热在孕期更容易发生。孕期大量激素减慢了消化道的运动，让你有更充分的时间来吸收营养入血，供给胎儿，但也因此延长了胃排空的时间，从而常常导致消化不良以及胃灼热。此外，孕晚期增大的子宫会上推、压迫你的胃，使得胃酸逆流，也会产生胃灼热的症状。

预防和自我护理 胃灼热让人难受，我们可以通过以下方法来预防或者治疗它。

- 少吃多餐，比如每日吃 5~6 顿小餐，而不是 3 顿大餐。

- 有的食物会更容易刺激胃和食管。试着辨别让你胃灼热的食物，避免食用。避免食用富含脂肪的食物、油腻或者油炸食品，避免食用咖啡、茶、巧克力、薄荷糖、酒、碳酸饮料、很甜或者很酸的食物（如柑橘、橙汁），以及番茄、红辣椒、香料多的食物。

- 摄入大量的液体，尤其是水。

- 养成良好的进餐坐姿，佝偻着身体会增加对胃的压迫。

- 避免在进餐后 1 小时内躺下，避免在睡前的 2~3 小时内进食。排空食物后的胃会减少胃酸的分泌。

- 避免诱发胃灼热的动作或者姿势。当拾捡东西时，请采用屈膝蹲下的姿势而不是弯腰的方法。

- 休息或者睡觉时，请用枕头抬高你的头部或者肩膀，或者抬高床头 4~6 英寸（10~15 厘米），减少胃内容物反流。

何时就医 当胃灼热症状频繁、严重时，请及时就医。在咨询医生之前，请不要使用任何的抗酸剂。抗酸剂富含矿物盐，会增加孕期身体组织的水钠潴留和便秘。你还应避免服用治疗胃灼热的药物，如含阿司匹林的 Alka-Seltzer（一种泡腾片式的消食片药品）。

痔疮

痔疮是指在直肠末端黏膜下或者肛管皮肤下静脉迂曲扩张而形成的坚挺、肿胀的囊袋状静脉团。孕期痔疮的产生与孕期血容量的增加以及子宫压迫直肠静脉导致静脉回流不畅有关。它可能是在孕期首次发病，也可能是在原有基础上发作更加频繁或者更加严重。

便秘也可能导致痔疮，用力排便会导致静脉回流不畅而瘀血扩张。便秘可能发生于整个孕期，尤其是孕后期，增大的子宫及周围的器官压迫结肠阻碍大便通过。

痔疮可能引起疼痛、出血、瘙痒或者刺痛，尤其在排便时或者排便后。产后痔疮常常会消退。

预防和自我护理　处理痔疮的最好方法就是避免便秘。请尝试以下窍门来预防痔疮或者缓解痔疮引起的不适。

▶ 多吃富含膳食纤维的食物，如水果和蔬菜，饮用大量的水。

▶ 规律地锻炼。

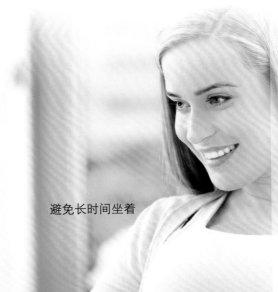

避免长时间坐着

▶ 避免用力排便，排便时脚下踩一个小凳，并且避免在马桶上坐太长时间。

▶ 保持肛周清洁。每次排便后请轻柔地清洗肛周。金缕梅棉垫可以缓解疼痛和瘙痒。可以将金缕梅棉垫冷藏后使用，会更加舒适。

▶ 尝试热水盆浴或者坐浴。可以添加燕麦配方或者小苏打来缓解瘙痒。

▶ 避免长时间坐着，尤其是坐在硬椅子上。

医疗护理　和你的医生一起商量制订孕期痔疮的治疗计划。如果自我护理的方法不管用，医生可能会给你开具乳霜或油膏来治疗痔疮。

髋部疼痛

孕期髋部疼痛并非少见，尤其是侧卧时。孕期韧带会变得柔软松弛，髋骨韧带拉伸，骨盆关节变得松弛，为分娩时胎儿能顺利通过骨盆做准备。孕晚期，越来越重的子宫可能让你改变姿势，增加对髋部的压力。这些都会导致髋部的疼痛。如果胎儿长时间躺于一侧，这一侧的髋部受压过多，疼痛就会越来越严重。如果在孕期你继续将其他小孩抱在髋部，也会导致髋部疼痛。

预防和自我护理　锻炼能增强腰背和腹部的肌肉，降低髋部负荷，从而减轻髋部疼痛。泡热水澡以及腰背、髋部的按摩也可能有所帮助。试着做抬臀运动、活动髋关节，平卧并双脚着地，将髋部上抬至胸部水平以上，一次保持数分钟。

饥饿

孕期出现非同寻常的饥饿感是很正常的。大多数女性在整个孕期都出现食欲增加，也有一部分人因恶心让食欲明显减退。你也可能只是因为某种食物而感觉饥饿，比如水果、巧克力、土豆泥或者谷类。特别在孕早期，激素的变化带来了食欲的改变。不管如何，最关键的问题就是要摄入各种各样的营养（见第24页）。如果频繁饥饿，可以在白天加餐，每餐少量进食。

心率增快

在整个孕期你的心脏将较平时需要泵出更多的血液，并通过胎盘携带更多的氧和营养供给胎儿。心脏要泵出额外的血液，就会通过加快心率来完成任务。你的心跳会越来越快，有时甚至能感觉到它"咚咚"地敲打着你的胸膛。在孕晚期，你的心率将会比孕前增快20%。

医疗护理　一些孕妇因为血容量的增加会出现心脏的杂音，这在心脏听诊时会被发现。但这是一个正常的生理体征，不需要特别处理，这是由于更多的血容量通过心脏瓣膜时所产生。但是有时心脏杂音听起来很异常，医生就会给你做进一步的检查。

失眠

你疲倦地上床睡觉，确信自己会在枕上枕头的一分钟内睡着；但事与愿违，你发现自己仍然醒着，眼看着时间一点点流逝。或者你会在早上4点醒来，再也无法入睡。失眠在孕期很常见，引起失眠的原因也很多。

尽管多数孕妇在孕早期比孕前睡得更多，但是激素的改变让一些孕妇很难一夜安睡。此外，逐渐增大的子宫压迫你的膀胱，也会让你频繁起夜小便，影响睡眠。

随着胎儿越来越大，你可能很难找到一个你舒适的睡姿。胎动也会让你难以入眠。胃灼热、腿抽筋以及鼻塞也是孕晚期影响睡眠的常见原因。

对宝宝的即将出生所产生的自然而然的期待、兴奋、焦虑，也会让你失眠。你可能会担心孩子的健康，也可能会焦虑孩子的到来对你生活的改变。这些情绪让你很难放松思想和身体，可能让你频繁而逼真的梦见临产和你的宝宝，这些都会影响睡眠。

预防和自我护理　如果你很难入睡或者难以长时间睡眠，可以尝试以下建议。

▶ 在睡觉前放松身体。洗个澡，做放松运动，让你的爱人给你按摩。

- ▶ 确保你的卧室温度舒适、昏暗而安静。睡觉前避免看电视或者使用手机等电子设备。晚上将个人电子设备放在远离床的地方。
- ▶ 睡觉前减少饮水。
- ▶ 避免含咖啡因的饮料。
- ▶ 规律地锻炼，但避免睡前锻炼。
- ▶ 孕晚期的最佳睡眠姿势是左侧卧位或者右侧卧位，髋关节和膝关节弯曲。侧卧位能避免子宫压迫下腔静脉，利于下肢静脉回流。侧卧位还可以减轻子宫对腰背部的压力。用一个枕头支撑你的肚子，在膝盖间放另一个枕头支撑你的大腿。也可以在腰背部放置束状枕头，减轻躺着时对髋部的压力。
- ▶ 如果你无法入睡，那就起来读书、听放松的音乐、做你想做的事情，或者走出卧室做其他安静的活动。
- ▶ 避免用过多的打盹来弥补失眠，因为那样可能会让你下一晚更难以入眠。

医疗护理　如果经常发生失眠，并且已经成为你的烦恼时，请就医寻求帮助。如果令人不安的梦或者噩梦持续发生，使你烦恼，告诉临床治疗师或者咨询师，请求他们的帮助。

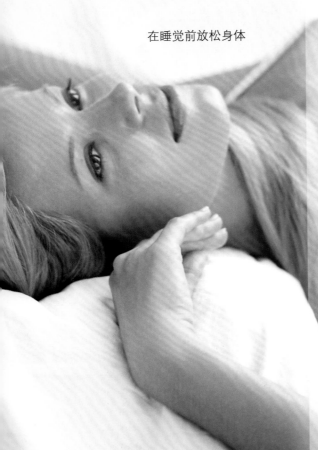

在睡觉前放松身体

非理性的恐惧

不管是准爸爸还是准妈妈，每个人内心都有一些恐惧的事，尤其是关于胎儿的健康状态。你可能会担心分娩，比如没有及时到达医院或者急诊剖宫产。

适度的焦虑是正常的，但是如果恐惧让你精疲力竭，并且干扰了日常工作，就需要引起重视了。

预防和自我护理　坐下来，列出你所恐惧的事情，向你的丈夫或者朋友倾诉。说出你的恐惧，减轻不必要的情绪负担。你也可能想对医生或其他的准妈妈倾诉，也可以在孕妇学校或者在线论坛倾诉。不管何种方式，请说出你的恐惧。当你说出了内心的恐惧，它对你的控制就减弱了。

此外，产前宣教课可以提供你和其他夫妇交流的机会，他们也许遇到了同样的问题，你们可以相互交流。宣教者也可能会帮助你解除对分娩的恐惧。

何时就医　如果恐惧干扰了你的日常工作，请及时告知你的医生。医生的建议会帮助你摆脱一些恐惧，这样你可以继续照顾自己和胎儿。

瘙痒

有的孕妇会出现皮肤瘙痒，但产后就会消失。皮肤瘙痒可能发生在腹部，也可能在全身任何一个部位；还可能会伴随着红斑或者其他皮疹（更多关于皮疹的内容见第 398 页）。孕期腹部皮肤的拉伸很容易导致腹部皮肤的瘙痒和损伤，皮肤干燥也会如此。

妊娠瘙痒性荨麻疹样丘疹及红斑也是常发生的孕期皮肤病。这些孕妇会在腹部、大腿、臀部或胳膊处出现细小的皮肤突起或者斑块，伴随着瘙痒，我们称之为丘疹或者斑疹。

妊娠期肝内胆汁淤积症也可能导致瘙痒，但发病率低。患病时，胆汁没有尽快从肝脏清除，胆汁成分吸收入血，沉积于皮肤，诱发更严重的瘙痒。胆汁淤积会危及胎儿，因此，如果你有严重的瘙痒症状，请及时告知你的医生。

预防和自我护理　抓挠并不是缓

解瘙痒的好办法，请尝试以下的方法。

- ▶ 做好皮肤保湿，使用保湿的乳液、面霜或者油剂。
- ▶ 穿宽松的棉质衣服。
- ▶ 用燕麦配方泡澡。避免过热，过热会让你更加瘙痒。

何时就医　如果通过自我护理无法缓解瘙痒，请就诊，医生会给你开具药物治疗，或者其他治疗方法。

如果是在孕晚期有严重的瘙痒症状，或者瘙痒症状最初发生于手掌和脚底，你的医生会给你验血查肝功能。妊娠期肝内胆汁淤积症是一种少见的妊娠并发症，也可能导致皮肤瘙痒。妊娠期肝内胆汁淤积症可能危及胎儿，所以当你有严重瘙痒时，请及时就诊。

小腿痉挛

在孕中晚期，小腿肌肉痉挛（俗称抽筋）很常见。小腿肌肉痉挛常发生在晚上，影响你的睡眠。其确切原因尚不明确，可能与子宫压迫使下肢静脉回流减慢有关。

预防和自我护理　以下窍门能帮你缓解小腿肌肉痉挛。

- ▶ 试着拉伸小腿腓肠肌，尤其在上床睡觉前。
- ▶ 拉伸正痉挛的肌肉，试着伸直膝关节并轻轻前屈足背。
- ▶ 行走。刚开始你可能仍感到不适，但它却能缓解痉挛的症状。

▶ 穿弹力袜，尤其是需要长时间站立时。

▶ 如果长时间地坐着或者站立，请多多中场休息。

▶ 按摩小腿。

▶ 休息时抬高小腿，可将小腿置于垫枕上或者沙发扶手上。

▶ 穿平底鞋或者低跟鞋。

▶ 大量喝水。

何时就医   如果小腿肌肉持续痉挛，请及时就医，这可能提示有循环系统的问题。如果小腿肌肉痉挛伴有红肿、疼痛加剧、既往有血栓史或凝血功能异常时，请立即就医。

腹黑线

肚脐到耻骨之间有一条腹白线。在未怀孕时，很少有人会注意到它。而当怀孕后它变黑时就显而易见了，我们叫它"腹黑线"。孕期，你可能发现这条线从胸骨下缘向下延伸至脐以下。

和孕期的很多其他变化一样，腹黑线也是孕期激素变化的结果。孕期激素促进了皮肤黑色素细胞的分泌，使腹白线变黑。你不能阻止皮肤的变黑，但是产后它会自然消退。

情绪波动

前一分钟还兴高采烈的你，几分钟后也许就伤心欲哭。孕期，尤其在孕早期，情绪波动很常见。你的情绪可能跨度很大，从喜悦到精疲力竭到恼怒、悲泣、抑郁。如果你既往患有典型的经前紧张综合征，那么怀孕后你可能更容易发生情绪波动。

是什么原因导致怀孕的你喜怒无常呢？可能与孕期激素和代谢的改变有关。孕激素、雌激素以及其他激素的波动可能导致月经前抑郁或者产后抑郁，也对孕期情绪变化起着重要的作用。

情绪波动还可能与孕期诸多不适有关，比如恶心、尿频、水肿和腰背痛，所有这些都可能干扰睡眠。疲劳、睡眠习惯的改变、身体新的感觉都可能影响你的情绪。还需要去适应你新的身体形象。

此外，怀孕还可能对你产生很多的生活压力，可能导致你情绪的波动。

预防和自我护理   了解更多孕期你会喜怒无常的原因，意识到你的情绪波动是暂时的，这能帮助你经受住自己的情绪风暴。以下这些秘诀能帮你阻止情绪的摇摆不定。

▶ *吃有营养的食物，保持充足的睡眠，规律锻炼，保证健康地生活。*   锻炼是天然的减压剂，并且能预防头痛、疲乏和便秘。

▶ *提升你的社会支持网络。*   这可能包括你的丈夫、家庭、朋友以及你的支持团。好的社会支持网络不仅能为你提供精神支柱，还能为你完成任务提供实际的帮助。

▶ *每天都要找时间放松。*   可以尝试冥想、引导想象（心理治疗方法之一）、渐进的肌肉松弛。这些放松训练常常会在分娩宣教课上培训。

▶ **要明白你无法完成自己怀孕之前所能做的所有事情。** 减少会导致紧张和不适的不必要的活动。

何时就医　夸张的情绪波动持续2周以上，就提示抑郁症的可能。孕妇轻度抑郁很常见。如果你有以下表现，则你可能正经历着抑郁：持续的伤感难过、泪眼朦胧或者无价值感，饮食和睡眠习惯改变，难以完成你的工作，平时让你开心的事也不能让你得到快乐。

如果你发现自己无法控制情绪波动或者这些感觉每天都发生，请及时就医。抑郁症是可以治疗的。

早孕反应

早孕反应是孕期的一个典型症状，是指怀孕引起的恶心、呕吐，常发生在孕早期。关于更多的早孕反应信息以及如何处理早孕反应，请参照第88页。

阴道黏液

随着预产期的临近，你可能会发现阴道分泌物变多变黏稠了。在孕期，原本开放的宫颈口被黏液栓堵塞，以阻止细菌及其他病原体进入子宫。当接近预产期的时候，宫颈开始变薄、变松弛，宫颈黏液栓变松、逐渐脱落，从而导致阴道

分泌物更多更黏稠。有时，黏液栓脱落成厚重、黏稠或略带血性的黏稠分泌物。

预防和自我护理　在孕晚期出现阴道黏液是正常的，可以使用卫生巾来保持外阴的清洁干燥。避免穿紧身或者尼龙布料的裤子，避免外阴使用香水或者除臭皂。

何时就医　如果阴道黏液恶臭、黄色、绿色或者伴有外阴的瘙痒、灼热，请及时就医，这可能是感染的表现。孕35周前出现阴道黏液可能是早产的一个征兆。若阴道分泌物很多或者呈水样，

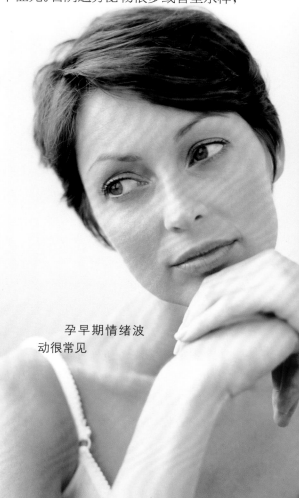

孕早期情绪波动很常见

湿透护垫或者内裤，也请及时就诊评估。

肚脐疼痛

随着子宫的增大，你的肚脐区域也可能会感觉到触痛或酸痛。这种触痛可能在孕 20 周左右最为明显。直立坐姿会让你的肚脐最为难受。在有些病例中，随着肚脐周围的皮肤持续拉伸，衣物等的接触性疼痛也逐渐增加。腹直肌的拉伸和分离也会引起脐周的疼痛。

预防与自我护理　自己或者让丈夫用指腹在腹部按摩画圈，可以减轻脐周触痛。冷敷或热敷肚脐也能够减轻疼痛。脐部佩戴一个宽大的绷带可以减轻衣物的摩擦刺激。

筑巢现象

随着预产期的临近，你可能会发现自己在忙于清洁橱柜、冲洗墙壁、整理衣柜、清洁车库、整理婴儿衣服或装饰育儿室。这种强烈的清洁、整理和装饰的冲动被称为筑巢本能。通常在分娩前表现最为强烈。

筑巢本能能够让你在宝宝出生前获得成就感，让你在分娩后可以生活在洁净的房屋中。这种收拾房屋的欲望是非常有益的，它可以使你在产后节约出更多的时间来恢复身体，陪伴宝宝。但你不能为此过度劳累，你需要储存好精力去对付分娩这项苦差事。

乳头变黑

像身体其他部位的皮肤一样，你的乳头或乳晕在怀孕期间也可能会变黑。这是因为孕期激素导致身体产生了更多的色素。这些色素的增加并不是让皮肤变成均匀的棕色，而是通常表现为色斑。

乳头及乳晕的皮肤变黑通常会在分娩后恢复。在此期间应避免使用皮肤增白产品。

流鼻血

有些女性在孕期可能会出现流鼻血症状，而她们孕前从未发生过或者很少发生。这可能是因为孕期血容量增加，使得鼻黏膜的毛细血管变得更为脆弱，而易破裂。

预防和自我护理　以下措施用于预防流鼻血。

- 擤鼻涕时要轻柔，不要用纱布填塞鼻腔。
- 干燥的空气可能会使你更容易流鼻血，请在冬季使用加湿器。

当你流鼻血时，试着用以下方法止血。

- 坐直，抬头，使头始终高于心脏。
- 身体前倾以避免吞咽血液，同时用嘴呼吸。
- 用拇指和食指捏紧鼻子的柔软部分，轻柔地将其向脸部挤压，并牢牢按住。
- 持续按压 5 分钟。

何时就医　如果持续流鼻血，或者伴有高血压，或者流鼻血发生在头部外伤后，那么请及时就诊寻求医疗帮助。

盆腔坠胀

孕晚期，你可能有盆腔的坠胀感、沉重感、酸痛或压痛症状。这是由于胎儿入盆并压迫膀胱和直肠引起的。胎儿压迫静脉血管，造成静脉回流受阻、下肢静脉瘀血，也可能产生上述症状。此外，盆骨被向外推拉，也会引起进一步的不适。

孕 37 周之前的盆腔坠胀感可能是早产的迹象，尤其是它向腿放射，或者感觉宝宝正在下坠时。

预防和自我护理　如果孕晚期有盆腔坠胀感，那么你休息时可以双脚向上翘起，你可能会发现有所缓解。凯格尔运动（Kegel，一种增强盆底肌肉的体操）也可能有助于缓解骨盆酸痛：就像你在中断排尿时所做的那样，紧紧地挤压你阴道周围的肌肉，持续几秒钟，然后放松。重复 10 次。

何时就医　你如果觉得自己要早产了，请及时就医。除盆腔压迫感外，可能还有其他早产症状和体征。

- 下腹部的疼痛。这种疼痛可能类似于痛经，持续性的或者断断续续的。
- 腰背部轻微隐痛，且辐射到身体的一侧或前部，并且不会因体位的变化而缓解。

- 每 10 分钟一次或更频繁的宫缩。
- 阴道流液（透明、粉红色或棕色）或阴道出血。

医生会建议你就诊，或者建议你左侧卧位躺下休息一小时，以查看症状是否减轻或消失。

会阴疼痛

在怀孕的最后一个月，胎儿入盆后，你的会阴部（位于外阴与肛门间的区域）可能会有逐渐增加的坠胀感或者疼痛感。胎儿下降感，表明婴儿的先露部分，通常是头部，已经进入骨盆入口。如果这是你第一次怀孕，胎儿在临产前几周就已经入盆。如果你是经产妇，入盆及胎儿下降感通常会在临产前发生。

当胎儿头部压在盆底时，你可能除了感到会阴的疼痛或压力，还可能会感到尖锐的刺痛。

预防和自我护理　凯格尔运动可以帮助你加强会阴肌肉，并且可以帮助你缓解疼痛。就像你在中断排尿时所做的那样，紧紧地挤压你阴道周围的肌肉，持续几秒钟，然后放松。重复 10 次。有关凯格尔运动的更多信息，请参见第 169 页。

何时就医　如果会阴疼痛或压力感增强，并伴随着宫缩，你可能临产了，请联系医护人员，并及时就诊。

出汗

孕期激素会增加汗腺的分泌，此外，你还需要通过出汗散去宝宝产生的所有热量，这些可能会让你汗流浃背而感觉皮肤潮湿。怀孕期间的多汗会导致热疹的发生。炎热的天气也可能让孕晚期的你出汗增加。

预防和自我护理   你可以通过休息、喝冷饮及凉淋浴来避免身体过热，减少大汗淋漓的发生。

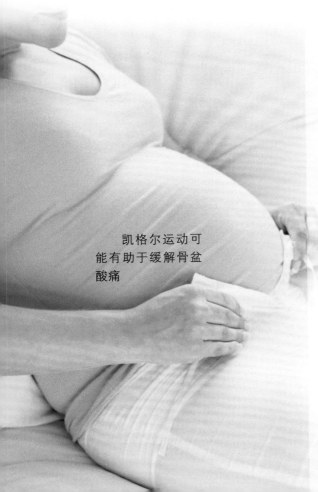

凯格尔运动可能有助于缓解骨盆酸痛

耻骨痛

一些孕妇会受到耻骨疼痛的困扰。耻骨痛可能是轻微的钝痛，也可能是尖锐的疼痛。它是由韧带组织和关节的软化松弛引起的。当连接两耻骨的软骨软化时，你会在活动或行走时感到异常疼痛。有些孕妇会感觉更强烈一些，而有些只在怀孕后期才会有所感觉。耻骨疼痛将在你分娩后数周内消失。

预防和自我护理   为了缓解耻骨痛的不适，你可能尝试穿上支撑性的连裤袜。洗热水澡可能会对你有所帮助。冷热交替可能也会减轻疼痛。

何时就医   由关节炎引起的耻骨痛是非常罕见的。在这种情况下，疼痛会持续不断，甚至变得更糟，并伴有发热。如果这些症状进一步发展，请联系医生并及时就医。

皮疹

潮红伴瘙痒的皮肤可不是你想象中的怀孕状态，但有些孕妇确实会发生皮疹。热疹，俗称痱子，是孕期最常见的皮疹。孕期激素导致出汗增多、皮肤湿热，从而诱发了痱子。孕期还有其他类型的皮疹。

▶ **擦烂红斑**   这种皮疹可能是由皮肤擦伤、皮肤褶皱的细菌或真菌感染造成炎症引起的，通常发生于乳房下面或者腹股沟区域汗湿的皮肤褶皱处，这些部位通常温暖潮湿，真菌可以茁壮成长。擦烂红斑应该尽早治疗，因为持续时间越长，治疗起来越困难。

▶ *瘙痒性荨麻疹样丘疹和斑块 (PUPPP)。* 每160名孕妇中约有1人会发生这种严重的具有拗口名字的皮疹——瘙痒性荨麻疹样丘疹和斑块（PUPPP）。这种皮疹的特征是瘙痒、潮红，皮肤上出现隆起的斑块。这些瘙痒的小的皮肤隆起被称为丘疹，较大的凸起区称为斑块。他们通常首先出现在腹部，并常常扩散到手臂、腿和臀部。对孕妇来说，瘙痒性荨麻疹样丘疹和斑块是非常痛苦的，会感觉极度瘙痒，但这对胎儿不构成威胁，分娩后皮疹也会消失。虽然不知道瘙痒性荨麻疹样丘疹和斑块的具体病因，但似乎与遗传有关，因为这种情况往往出现在家族中。瘙痒性荨麻疹样丘疹和斑块更常见于初次怀孕时，在经产妇中很少发生。

预防和自我护理　大部分常见的皮疹可以通过温和的皮肤护理改善。避免用力擦洗皮肤，并使用温和的洗浴用品，尽量少用肥皂。燕麦浴或小苏打浴可以帮助你缓解瘙痒。痱子可以通过浴后使用玉米淀粉来缓解。避免非常热的盆浴或淋浴，保持皮肤凉爽和干燥。

为了避免擦烂红斑，请穿宽松合身的棉质衣服，经常清洗和干燥受到影响的皮肤，清洗时使用温和的洗浴用品或无香味的肥皂。用小苏打或氧化锌粉末使受累皮肤保持干燥。你还可以利用风扇或吹风机的冷风来吹干潮湿的皮肤。

医疗救治　如果自我护理无效或如果你的皮疹持续存在、加重或伴有其他症状，请及时就诊寻求医疗救治。有些患者可能需要使用药用面霜或口服药物。

直肠出血

直肠出血常常需要进行评估。最常见的直肠出血是由痔疮造成的，这在怀孕的最后三个月和分娩后的几周内是相当普遍的。另一个可能造成直肠出血的原因是肛门微小裂缝或肛门裂缝（肛裂）。肛裂通常是由便秘引起的，是孕期的另一个常见困扰。肛裂通常让人相当痛苦，特别是在坚硬的粪便排出过程中。只有很少的直肠出血与严重的肠道紊乱相关。

预防和自我护理　预防痔疮和肛裂的最好策略就是规律排便。进食高碳水化合物、富含膳食纤维的食物，经常锻炼。更多避免便秘的秘籍请参见第377页。

何时就医　只要直肠出血，就需要及时就医告知医生。医生会明确出血的原因。如果出血伴有黏液性腹泻及腹痛则提示炎症性肠病的可能。

红手掌与红脚掌

很多孕妇发现怀孕期间她们的手掌和脚底变红。1/3~2/3 的孕妇可能发生这种皮肤改变，白人女性更常见。手掌及脚底变红可以早在怀孕的前三个月出现。一般是手部和脚部血液循环增加的结果。除了变红，这些区域可能会发痒。与大部分的皮肤变化类似，这种变红可以在分娩后消失。

预防和自我护理 和孕期的其他皮肤改变一样，没有特殊的治疗和预防的方法。但如果你的手脚发痒，保湿霜可能会有所帮助。

何时就医 如果分娩后红色没有消退，或者手掌、足底不红但是瘙痒，请就医告知医生。

肋骨疼痛

在怀孕的后几个月，胎儿会拓展空间，他 / 她或许会发现可以方便地把脚放在你的肋骨之间来休息。这些踩入你胸腔的小脚趾和小脚丫能够带来多大的伤害是令人吃惊的。

除了胎儿的压迫造成肋骨疼痛外，胸廓形状的重塑也会导致肋骨与肋软骨（连接肋骨和胸骨）间的疼痛。而胸廓形状的重塑是因为随着子宫增大，横膈膜被上抬，胸腔容积变小，为给你的肺足够的空间，肋骨被向外推，胸廓形状也随之发生了改变。

如果胎儿的姿势引起了肋骨疼痛，轻轻地将胎儿的脚或臀部推离疼痛的一边是很安全的。你也可以尝试伸展动作（参考第 153 页）。双手和膝盖着地，背部放松但不下垂。保持头部伸直，颈部与脊柱对齐，向上抬高背部，头可以下垂；逐渐放松背部并抬高头到原来的位置。重复几次。

在初产妇分娩前的 2~3 周，胎儿入盆，肋骨疼痛就可能消失。但对于经产妇，直到分娩开始，肋骨疼痛也可能不会改善。

圆韧带疼痛

有几对韧带将子宫固定于盆腔，而圆韧带是其中一对。圆韧带起自子宫两侧，终止于腹股沟。孕中晚期，圆韧带拉伸，会造成下腹、骨盆或腹股沟的疼痛。

孕前，这些条索状的韧带还不足 1/4 英寸（约 0.6 厘米）厚，子宫也似一个梨的大小。但随着子宫增大、变重，支撑它的韧带变得更长、更厚，像橡胶带一样拉伸和绷紧。如果你突然活动或停下，圆韧带出现伸展，那么在你的下腹、盆骨或腹股沟区域就会引起牵拉痛或刺痛，或身体两侧出现向下的尖锐的痉挛样疼痛。

圆韧带疼痛可能很严重，但通常都会在几分钟后消失。这种疼痛可能由运动引起，你也可能在夜间翻身后从这种疼痛中醒来。随着妊娠进展，圆韧带疼痛可能会缓解；而一旦分娩，它就会消失。

预防和自我护理　虽然圆韧带疼痛让人难受，但对孕妇来说是正常的，不必担心是什么异常情况的症状。以下方法可能会减轻这种疼痛。

- 改变你活动的方式，慢慢地坐下和站起，避免突然动作。
- 当腹痛变得厉害时坐下或躺下。
- 浸泡在温水浴中或使用最低档位的热垫进行热敷。

何时就医　如果你不确定腹痛的原因，并且疼痛持续严重，请及时就医。如果腹部疼痛伴有发热、寒战、尿痛或阴道出血，请立即去急诊就诊。

嗅觉敏感

你也许喜欢烹饪培根和磨制咖啡的气味，但现在你怀孕了，这些气味却会让你发脾气。同事的香水让你感到恶心，当你给汽车加油时你必须极力避免呕吐。研究发现，怀孕妇女有更敏锐的嗅觉，她们通常会注意到之前不会注意到的气味，也常常对以前可以接受的气味感到厌恶。这种嗅觉的增强与许多孕妇经历的恶心、呕吐有关。多种气味，如食物烹饪、咖啡、香水、香烟或特定的食物，都可以触发恶心。

敏感的嗅觉可能是由于孕期雌激素增加引起的。像恶心症状一样，它可能表明胎盘和胚胎正在迅速生长，是一个好兆头。大多数妇女发现这种症状与孕期的恶心是紧密相随的，所以通常会在孕 13~14 周有所改善。

预防和自我护理　为了使你过度反应的嗅觉细胞不会打败自己，请注意并尽可能避开那些触发或加重恶心的气味，你可能不得不在你的桌子上吃午餐，而不是在自助餐厅。或者你可能要求同事不要使用某种特定的香水或古龙水，直到你的恶心消退。这种现象不会持续太久。

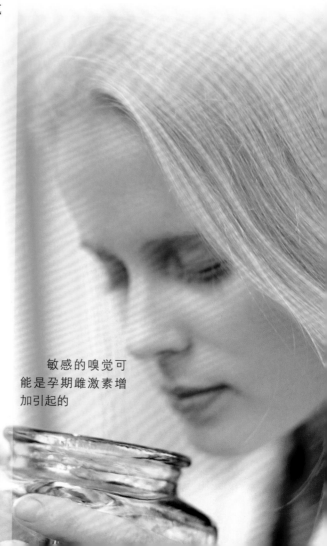

敏感的嗅觉可能是孕期雌激素增加引起的

呼吸急促

你是不是感到上气不接下气？从孕中期开始，许多孕妇出现轻度的呼吸急促。这是因为增大的子宫上推横膈膜（位于肺下面的宽阔平坦的肌肉），使横膈膜较孕前上升了近4厘米。这可能看起来是很小的尺寸，但它足够让你的肺觉得拥挤，并且改变肺活量。

同时，你的呼吸系统进行了一些适应性的改变，以便能够让你的血液携带大量的氧气到胎盘并带走较平时更多的二氧化碳。受孕激素影响，大脑的呼吸中枢使呼吸更深和更频繁。每次呼吸，你的肺部将吸入与呼出较之前多30%~40%的气体。这些变化可能会让你感觉呼吸困难或呼吸急促。

你的子宫变得越大，呼吸就会越困难，这是因为你的横膈膜被上推的缘故。临产前几周，胎儿入盆，横膈膜承受的压力会变小，你会感到呼吸变得容易。但如果你是经产妇，那可能在临产前也不会改善。

尽管呼吸急促的感觉并不舒服，但你也不用担心宝宝没有足够的氧气。孕期扩张了的呼吸系统和循环系统，使你的血氧含量增加，确保你成长中的宝宝获得充足的氧气。

预防和自我护理　如果你呼吸急促，你可以尝试下面的技巧。

▶ *练好姿势。*　这将有助于你在孕期和产后更好地呼吸。坐与站立时背部保持直立，肩膀靠后、放松并且下垂。

▶ *进行有氧运动。*　它将改善你的呼吸并减慢心率，但请注意不要过度运动。请与你的医护人员一起讨论孕期安全运动计划。

▶ *侧睡以帮助减轻横膈膜的压力。*　用自己的枕头支撑腹部和背部，或使用抱枕。

何时就医　轻度的呼吸急促在怀孕期间很常见，但严重的呼吸困难，特别是伴有胸痛，可能提示更严重的问题，例如肺栓塞。如有下列症状，请立即急诊就诊。

▶ 严重的呼吸困难伴有胸痛。

▶ 深呼吸时感觉不适。

▶ 脉搏快或呼吸急促。

▶ 嘴唇或指甲发绀。

皮赘

怀孕的你可能会发现手臂下、脖子、肩膀或身体的其他地方，出现一些新的皮肤赘生物。这些微小的、松散的皮肤突起物叫作皮赘，通常无痛也无害。它们一般不会长大或变化。没有人知道是什么原因造成的，分娩后常常消退。但在中年以后便很常见。

通常，皮赘在孕期不会带来麻烦，也不需要治疗。如果它们令人烦恼或影响美观，也可以很容易将其切除。如果皮赘外观发生了改变，请告知医生。

打鼾

孕期鼻黏膜的水肿及充血，导致上呼吸道狭窄，使得孕妇更有可能打鼾。

虽然打鼾通常是笑话的主题，但也可能会有一些严重的后果。打鼾可能与高血压有关，也可能是睡眠呼吸暂停的表现。睡眠呼吸暂停是一种在睡眠时呼吸短暂停止的睡眠紊乱，缺乏氧气会扰乱孕妇的睡眠并给胎儿造成影响。

超重的女性可能更多地面临打鼾带来的风险。在一项研究中显示，孕期经常打鼾的妇女在孕前体重比其他人更重，并在孕后增重更多。

预防和自我护理　以下方法可能最大限度地减少打鼾。

- 侧睡而不是仰睡。仰睡可以使你的舌头和软腭压住你的喉咙后部，阻塞你的呼吸道。
- 鼻条可能有助于增加鼻通道和呼吸道的面积。
- 监测体重的增加。根据你的孕前体重，确定体重增加不要超过推荐值。

何时就医　如果你的伴侣认为你打鼾被不时的呼吸暂停中断，或者你常常感觉过度困乏，请及时就诊，这些迹象可能提示你出现了阻塞性睡眠呼吸暂停。

妊娠纹

与一群新妈妈或准妈妈聚会，你可能总会听到一些关于妊娠纹的事情。妊娠纹通常是粉红色或紫色的条纹，可能出现在腹部、乳房、上臂、臀部和大腿上。大约一半以上的孕妇有妊娠纹，常发生于孕中晚期。

妊娠纹并不是体重增加过多的表现，它们是由皮肤的伸展引起的。孕期肾上腺分泌皮质醇增加，而皮质醇可削弱皮肤的弹性，进而造成妊娠纹。遗传也是重要的影响因素。有些女性会经历严重的妊娠纹，即使她们在怀孕期间只增加了少量的体重。

妊娠纹通常不会完全消失，但在分娩后一般会逐渐淡化为浅粉色或白色。

预防和自我护理　与普遍的认知相反，任何乳膏或软膏都不能预防妊娠纹的产生。由于妊娠纹形成于皮肤下层的结缔组织深处，任何应用于皮肤外表的产品都不能预防其产生。

随着时间的推移，妊娠纹会逐渐变淡。如果妊娠纹让你很烦恼，请就医咨询医生。有很多产品可以改善妊娠纹，而最佳选择取决于妊娠纹产生的时间、你的皮肤类型、使用的方便性和治疗成本。

鼻塞

即使没有感冒或者过敏，孕期也常常发生鼻塞。因为孕期鼻黏膜血供增加，鼻塞及流鼻血的发生更加频繁。随着黏膜及气道的水肿，气道会缩窄、导致鼻塞；鼻腔黏膜组织也会变得更软、更易出血。孕期鼻塞很常见，也很令人烦恼。

预防和自我护理　大多数孕妇可以忍受鼻塞以及其他一些鼻部症状而不需要服药。如果没有其他伴随症状，比如感冒或者过敏症状，通常不需要治疗。以下方法将有助于鼻子通气。

▶ 在家中使用加湿器，稀释鼻腔内黏稠的分泌物。

▶ 使用鼻盐冲洗或者洗鼻壶冲洗掉鼻腔的黏稠分泌物。

▶ 睡觉时抬高头部。

医疗护理　避免使用非处方药治疗鼻塞。整个孕期都会持续鼻塞，长期使用这些药物可能会对胎儿有不良影响。尝试使用保守性治疗措施处理鼻塞。有关鼻塞的处理建议详见第 48 页。

水肿

很多孕妇都会发生水肿。孕期血管扩张及血容量增加，更多的水分被渗出到组织中，导致水肿发生。天气炎热可以导致血管扩张，加重水肿。

在孕晚期，接近半数的孕妇会发现眼睑和脸变得浮肿，尤其是在早晨最为明显。孕期水钠潴留及血管扩张是主要的原因。在孕晚期，几乎所有的孕妇都会出现脚踝、腿部、手指或脸部的水肿。水肿虽然令人讨厌，但它并不属于严重的并发症。

预防和自我护理　如果你发生水肿，可以采取以下办法缓解。

▶ 冷敷水肿部位。

▶ 减少摄取盐含量过高的食物，但不要大幅度削减盐的摄取。大幅度削减盐的摄取会使身体储存钠盐和水，进而加重水肿。

▶ 要缓解腿脚的水肿，可在每天下午三点左右躺平并抬高脚部，保持一小时。使用脚踏板也有效果。

▶ 游泳或是在泳池中站立也能起到缓解作用。水压会压迫你的脚踝，你的子宫也会轻微漂浮，这有助于减轻对下肢静脉的压力，利于静脉回流，缓解水肿。

▶ 穿弹力袜能减轻腿和关节的水肿，防止水肿加重。

何时就医　如果你的脸和手突然发生水肿，尤其是合并有头痛，而对乙酰氨基酚（泰诺等）不能缓解时，请及时就医。有时，突发的水肿可能是子痫前期的表现（见第 430 页）。

脚肿

脚肿是孕期很普遍的现象。激素变化导致骨盆韧带和关节松弛，为分娩做好准备。同样也会导致你身体的其他韧带和关节松弛，包括脚部。这些变化是正常和必需的，它们可以使你的足弓韧带承受孕期增加的体重，并尽量延展。这可能会导致足弓损失一些支撑力量，脚部也会变得更平更宽，大小可能会超过你的正常鞋码。

除了这些变化之外，你的脚还会因为孕期的水钠潴留而发生浮肿。如果你的体重增加较为明显，你的足部可能还会随之增加脂肪组织，导致肿胀。

脚部的水肿在分娩后会迅速得到缓解，但脚的大小及形状等的恢复可能需要长达六个月。如果足弓被过度拉伸，那么你的脚可能就永久变大。

预防和自我护理 随着你脚的变大，你需要穿上舒适且有支撑作用的鞋。如果你的脚持续改变，请继续更换合适的鞋。避免穿挤脚的鞋子或者高跟鞋。尽量挑选低跟、防滑鞋底以及有足够空间供足部伸展的鞋子。

帆布鞋和皮鞋是较好的选择，它们的透气性非常好。好的步行鞋或者跑步鞋也是明智的选择。如果没有频繁走动，而你的脚部感到酸痛或疲劳，你可以尝试穿支撑性的拖鞋。

医疗护理 一些机能鞋是专为孕妇设计的。它们能够使你的足部更舒适，减轻背部和腿部的疼痛。你可以向你的医护人员详细咨询。

口渴

孕期你会比平时更容易口渴，这是非常健康的。口渴程度的增加表明你的身体在向你提示需要补充更多的水分和其他液体。你的身体需要更多的液体来维持孕期血容量的增加。补充更多的液体同样有助于预防便秘和皮肤的干燥，并帮助你的肾脏处理胎儿产生的废物。

预防和自我护理 每天至少喝八杯水或其他饮料。含咖啡因的饮料会刺激尿液的产生，因此不是最好的选择。除普通的水和苏打水以外，水果汁和苏打水 1:1 勾兑的果汁、蔬菜汁、汤以及低脂牛奶制成的水果奶昔都是较好的选择。孕期体液补充的方式很多。如果你发生呕吐或者感到虚弱，运动饮料将是较好的选择。

何时就医 尽管口渴多是孕期的正常现象，但也可能是糖尿病的症状。孕期很可能发生妊娠糖尿病，但很多症状很难和正常的孕期现象相鉴别，比如疲劳、烦渴或多尿。如果过分口渴让你烦恼，请就医咨询。

尿路感染

许多怀孕期间的正常变化可能增加尿路感染的风险（UTIs），包括感染膀胱、肾脏或尿道。孕期尿路感染可能会导致早产，因此诊断和治疗尿路感染非常重要。此外，孕期的尿路感染常常病情较重。例如，如果膀胱感染没有及时得到治疗，就可能会发生肾炎。在分娩后，将更容易发生尿路感染。在分娩后的一段时间内，你将无法完全排空你的膀胱。残留的尿液有助于细菌的滋生。

发生尿路感染时，小便时会出现疼痛感和灼烧感。你可能会感觉到频繁的、近乎恐慌的排尿冲动，或在你刚完成一次排尿后，感觉到还需要再次排尿。其他体征和症状还包括血尿、强烈味道的尿液、低热和膀胱部位的压痛感。腹痛和背痛也可能是感染的征兆。

预防和自我护理   你可以通过以下方法防治尿路感染。

▶ 多补充液体，尤其是水。
▶ 经常排尿，不要憋尿。憋尿会导致膀胱内尿液排空不完全，尿液部分潴留，从而导致尿路感染的发生。频繁排尿也有助于清除尿路感染。

▶ 排尿时前倾有助于膀胱排空更充分。
▶ 养成性生活后排尿的习惯。
▶ 排尿后，从前到后擦拭外阴。

医疗护理   临床上通过检测尿液样本中的细菌来诊断尿路感染。治疗时主要采用抗生素来清除感染。如果你患有严重的尿路感染，医生可能会建议你增加抗生素服用的疗程来减少复发的可能。

尿频

在怀孕的前三个月，逐渐增大的子宫会压迫膀胱，从而导致排尿的频率高于孕前。当你咳嗽、打喷嚏或是大笑时，还可能会有尿液溢出。通常在怀孕后的第四个月，子宫开始长出盆腔，对膀胱的压力得到缓解，尿频、溢尿的症状也会随之缓解。而在怀孕末期，胎儿入盆又会再次对膀胱产生压力，排尿的频率会再次增加。不过，尿频的现象大多会在分娩后消失。

预防和自我护理   下列建议或许对你有所帮助。

▶ 及时排尿，不憋尿。憋尿会导致膀胱排空不完全，引发尿路感染。
▶ 排尿时前倾有助于膀胱排空更充分。
▶ 睡前几个小时不要喝任何东西，这样你就不必经常起夜排尿。但应确保你在其他时间内能获取充足的液体。

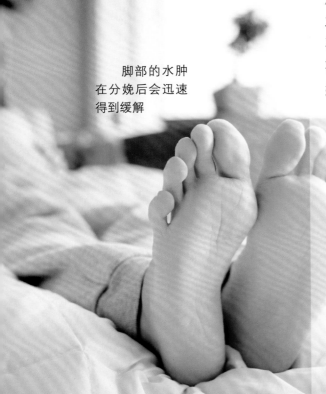

脚部的水肿在分娩后会迅速得到缓解

何时就医　如果尿频，伴有尿痛、排尿时灼烧感、发热等症状，或是尿液有异常气味或颜色，那么你可能患有尿路感染。请及时就医诊治。

尿失禁

孕妇和刚分娩的产妇有时会在咳嗽、紧张或大笑时出现尿失禁现象。那是因为孕期胎儿经常直接依靠在膀胱上休息，胎动时，胎儿在膀胱上蹦跳，尿失禁可能在所难免。此外，分娩时对盆底肌肉和膀胱神经造成的损伤会引发产后数周的尿失禁现象。但这个问题常在分娩后的3~6个月内得到改善，但也可能在今后生活中再次出现。

预防和自我护理　研究表明，凯格尔运动可以有效预防孕期和分娩后的尿失禁。这些强化训练有助于形成更坚固和厚实的膀胱、尿道及其他骨盆器官。要完成凯格尔运动，需使劲收缩你阴道周围的肌肉，就好像憋尿一样，持续几秒后放松，重复10次。

如果你有尿失禁现象，可以使用护垫或穿其他保护性内裤。

阴道出血

在怀孕期间，尤其孕早期，1/4以上的孕妇会在某个时刻出现血性分泌物或阴道出血。孕期阴道出血有多方面的原因，严重程度不一。不同的孕期阴道出血的意义和潜在原因都是不同的。

孕早期　许多孕妇在怀孕12周内出现血性分泌物或有出血现象。根据阴道出血持续时间的长短、出血量的多少，可能提示不同的问题。这可能是一个警告，也可能是怀孕的正常事件。

你可能会在孕早期，孕7~14天时，发现少量的血性分泌物或有出血现象。这被认为是胚胎植入出血，通常发生在胚胎着床于子宫时。这种类型的出血通常不会持续太长时间。

孕早期出血可能是流产的表现。大多数流产发生于怀孕的前三月。怀孕中期发生流产的概率相对较低。然而，阴

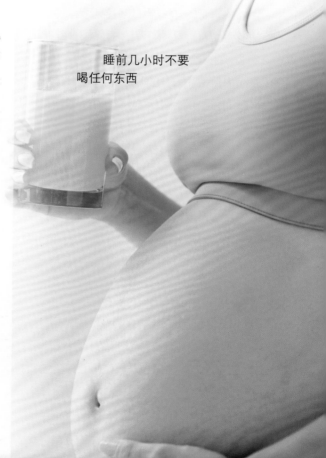

睡前几小时不要喝任何东西

道出血并不一定就意味着流产。至少有半数孕早期出血的孕妇没有发生流产。

异位妊娠也可能导致怀孕早期阴道出血和腹痛。异位妊娠时，胚胎未能正常着床于子宫腔，而通常着床在输卵管中。怀孕早期出血还有一个少见的原因，就是葡萄胎，精卵结合后在子宫内形成的不是胎儿而是异常的葡萄状胎块（参见第464页）。

孕中期　尽管流产在怀孕中期并不常见，但仍存在着一定风险，阴道出血仍是流产的主要表现。

怀孕中期中量及大量出血还可能提示胎盘存在异常。胎盘异常包括胎盘前置状态和胎盘早剥。胎盘前置状态是指胎盘附着于子宫壁的位置过低，部分或完全覆盖了宫颈内口。胎盘早剥指胎盘在胎儿娩出前就与子宫壁剥离。但前置胎盘和胎盘早剥更常发生于怀孕晚期。

宫颈感染性疾病，宫颈炎或宫颈上皮内瘤变同样会导致阴道出血。宫颈出血通常不会威胁到胎儿，但如果是宫颈癌引起的出血，及时诊断非常重要。少数情况下，宫颈出血可能是宫颈机能不全的表现，宫颈自发扩张、出血，引起早产。性生活过程中，如果宫颈表面的血管受损伤，也可能会出现少量出血或血性分泌物，这对怀孕没有影响。

孕晚期　怀孕中晚期出现阴道出血现象可能是胎盘异常的表现。在发生胎盘早剥时，胎盘从子宫壁剥离，出血情况各异，可能没有阴道出血，也可能大量出血，或介于两者之间。

在发生前置胎盘时，胎盘部分或完全覆盖宫颈内口，而正常情况下胎盘位于宫底附近。在常规产检或者阴道出血后，前置胎盘通过超声检查得到诊断。前置胎盘的典型临床表现是孕中末期或孕晚初期的无痛性阴道出血。前置胎盘引起的出血常是鲜红色的，很黏稠，可能自行停止，几乎都会在数天或数周后再次阴道出血。

怀孕第20~37周发生少量阴道出血提示存在早产的可能。而怀孕末期出血可能是临产的先兆。在临产前几周或者临产时，密闭宫颈口的黏液栓被排出，混合着少量的出血。

何时就医　孕期出现任何阴道出血都需要及时就医，请医生评估。如果你有点滴或少量阴道出血，即使出血在一天之内就自行停止，也请就医咨询。当你出现下列情况时，请立即急诊就诊。
- 在孕中期或孕晚期阴道出血。
- 中量或者大量的阴道出血。
- 阴道出血时伴随腹痛、发热、寒战或宫缩。

治疗需要根据病因来进行。更多关于前置胎盘或胎盘早剥的内容，详见第427页。

阴道分泌物

许多女性在怀孕后阴道分泌物会增

加。阴道分泌物,俗称白带,是一种稀薄、白色、无味或温和气味的分泌物。它是激素作用于阴道黏膜所产生的,在孕期激素水平会急剧升高。阴道分泌物的增加可能发生在整个孕期,并且变得较黏稠。分泌物的高酸性被认为能够有效抑制有害细菌的滋生。

你也可能在分娩后短期内出现阴道分泌物,这种分泌物称为恶露,通常是由产后激素的变化引起的。恶露在分泌量、性状以及持续时间上都因人而异。起初为血性恶露,大约在 4 天后颜色变浅或为棕褐色,10 天后变为白色或淡黄色。你可能偶尔会排出血凝块。恶露可能持续2~8 周。

阴道分泌物也可能是阴道感染的表现。如果你的阴道分泌物是绿色或淡黄色,浓稠且干酪质的,具有强烈的气味或伴随着外阴阴道充血,瘙痒或外阴刺痛,那么你可能患有阴道炎。细菌性阴道炎是阴道炎症的常见类型。它会产生恶臭味的灰色或绿色分泌物,并且可能与早产有关。怀孕期间另外两种常见的阴道感染类型为念珠菌病和滴虫性阴道炎,这两种疾病不会直接危害胎儿,并且可在怀孕期间治疗。

持续或者大量的水样液体流出可能是胎膜破裂的表现,也就是提示破水了。如果阴道分泌物呈血性或者黏稠状,可能提示宫颈有异常。

预防和自我护理　孕期正常的阴道分泌物增多时,你可能需要护垫或轻薄卫生巾来保持外阴干净清爽。以下方法可以减少感染的风险。

▶ 避免阴道冲洗。冲洗会使阴道菌群失调,导致细菌性阴道炎的发生。

▶ 穿棉质内裤。

▶ 穿宽松舒适的衣服。避免穿不透气的化纤面料的紧身裤和紧身衣。

何时就医　孕期阴道分泌物伴随以下情况时请及时就医。

▶ 伴有腹痛或发热。

▶ 分泌物呈绿色,淡黄色或有恶臭;或黏稠,干酪样或凝乳状;或者呈血性。

▶ 伴有外阴酸痛、发红、灼热或瘙痒。

▶ 持续或者大量的水样液体流出。

▶ 如果你刚完成羊膜腔穿刺术,且阴道分泌物增多,那么这可能表明羊水泄漏的发生。

如果你已经分娩,请在下列情况时就医。

▶ 每隔 4 小时你就要更换卫生巾。如果你感觉到眩晕或者出血量增加,不要等到下一个 4 小时,请立即打电话或前往急诊室。

▶ 分泌物有恶臭或腥臭味。

▶ 伴有发热和腹痛。

▶ 伴有腹痛或大量血块。

静脉曲张

孕期循环系统的变化有助于胎儿的生长发育,但同时也易导致静脉曲张的发生。孕期静脉曲张并不少见。为了适应孕期血容量的增加，静脉随之扩张，同时下肢静脉回流变慢，下肢及盆腔瘀血。由此，可能导致下肢静脉瓣失效，进而静脉扩张和隆起，发生静脉曲张。静脉瓣膜的遗传性缺陷会导致你更容易发生静脉曲张。

静脉曲张可能没有任何症状，也可能导致疼痛、不适感、酸胀，有时还伴随着烧灼感。这些曲张的静脉在分娩后会不同程度地缩小。

预防和自我护理 以下措施有助于预防静脉曲张，避免病情加重或缓解不适症状。

- 避免长时间站立。
- 不要采用双腿交叉的坐姿，这样会加剧循环问题。
- 尽可能频繁地抬高双腿。坐下时，将腿放在另一把椅子或凳子上。躺下时，将双腿和脚放在枕头上抬高。
- 定期锻炼，改善整体循环系统。
- 从醒来的时候便穿上弹力袜，直至上床睡觉。弹力袜将会改善你的下肢循环。弹力袜可以在医疗用品店、大的药店、网上零售商店购买。
- 大腿和腰部穿着宽松的衣服。小腿部位可以穿弹力袜或紧身裤，但是不要在大腿部位穿紧身裤，如窄口的内裤。这可能阻碍大腿的静脉回流，导致静脉曲张的恶化。

医疗护理 静脉曲张一般不需要治疗。但一些严重患者，可能需要通过手术来治疗，通常需要在产后再进行手术。

呕吐

恶心呕吐在孕早期很常见，也可能发生在一天的任何时候。呕吐有时候会变得非常严重，导致孕妇无法摄取足够的食物，以保持适当的营养和水分。这种情况被称为妊娠剧吐，是怀孕期间严重呕吐的医学术语。

妊娠剧吐的特征是频繁、持久和严重的呕吐。你还可能会感到虚弱或头晕眼花。如果不治疗，妊娠剧吐可能会导致你无法摄取足够的营养和液体，发生脱水。在极少数情况下，由于呕吐导致的体液和盐分的损失可以严重到威胁胎儿。

剧吐的确切原因至今未知。但是在多胎妊娠或葡萄胎妊娠时，人绒毛膜促性腺激素（HCG）水平较高，妊娠剧吐的发生率也会变高。葡萄胎发生率低，这时子宫内不是胎儿而是异常的葡萄状胎块。妊娠剧吐在初产妇、年轻妇女以及多胎妊娠妇女中更加常见。

预防和自我护理 如果你只是偶尔呕吐或者每日呕吐一次，请参照第88页早孕反应的自我护理指导。

何时就医 在发生下列情况时请及时就医。

- 严重的恶心呕吐，影响你对液体的

摄取。

- 每天呕吐 2~3 次以上。
- 呕吐持续至怀孕中期。
- 有一些早期或轻度脱水的症状，包括面色潮红、烦渴、眩晕、腿部抽筋、头痛以及尿色深黄。

酵母菌感染

酵母菌感染（念珠菌病）是由假丝酵母菌引起。在约 25% 妇女的阴道内发现有少量念珠菌存在。孕期雌激素水平的增加，导致阴道环境的变化，阴道内菌群失衡，使得一些菌群（如念珠菌）的过度生长而致病。

念珠菌的存在可以不引起任何症状和体征，也可能会引发感染。念珠菌感染的表现有稠厚、白色、凝乳状的阴道分泌物，外阴阴道瘙痒、灼烧感、潮红以及尿痛。尽管念珠菌病会带来不适，但它不会伤害胎儿，并且可以在孕期安全治疗。

预防和自我护理　以下方法有助于预防酵母感染。

- 穿胯部宽松的棉质内裤或连裤袜，以及宽松的裤子。
- 避免长时间穿潮湿泳衣或运动服，并在每次使用后及时洗涤。
- 摄取含有活的嗜酸乳杆菌的酸奶，大多数酸奶都含有活的嗜酸乳杆菌。酸奶可以帮助菌群在体内稳态繁殖。

医疗护理　在孕期，使用抗真菌的阴道乳膏或者阴道栓剂治疗念珠菌病。这些药物不需要处方就可购买，但请在咨询医生后再进行使用。医生需要在治疗前先确诊，他 / 她也可能会推荐你使用处方药来抗感染治疗。

一旦孕期感染酵母菌，它通常会反复发作，这种症状可能会持续到分娩。在整个怀孕期间，需反复治疗酵母菌感染。

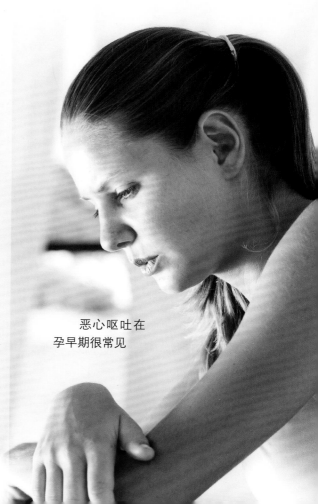

恶心呕吐在
孕早期很常见

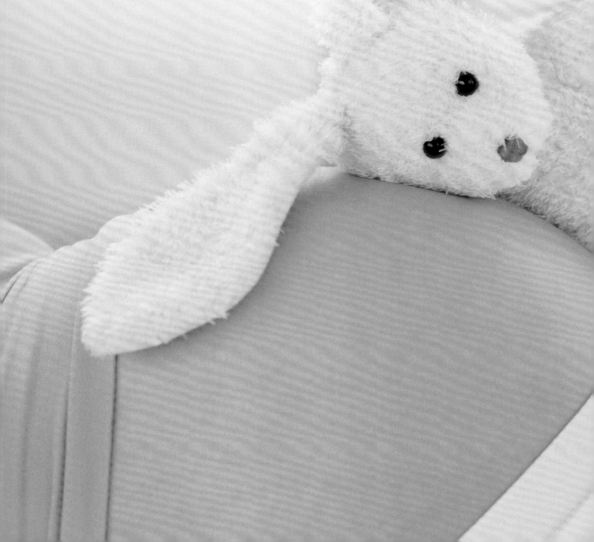

第六部分

妊娠期和分娩期的
并发症

孕期的常见并发症

如果怀孕期间遇到意想不到的并发症，你可能会感到困惑或者害怕。本章介绍了孕妇可能面临的一些常见的并发症，以及常规的治疗方案。孕期的许多并发症都能得到很好的治疗，认真聆听医生的建议并说出自己的疑问，直到你完全了解并发症和最佳治疗方案。

如果你正享受着没有并发症的孕期，则无须阅读本章，不要因此产生不必要的担忧。

血液系统问题

Rh 血型不合　Rh 血型不合是指孕妇为 Rh 阴性血型，而胎儿是 Rh 阳性血型。Rh 因子是在红细胞表面发现的一种蛋白质。红细胞表面存在 Rh 因子被称为 Rh 阳性血型，没有则被称为 Rh 阴性血型。例如，如果你的血型是

B 型阳性，你就是 Rh 阳性血型。Rh 因子是来自父母的遗传。

当你没有怀孕时，你的 Rh 血型对健康不会有影响，除非有输血治疗的需要。如果你是 Rh 阳性，怀孕期间你也不用担心。但如果你是 Rh 阴性血型，而你的宝宝和丈夫是 Rh 阳性血型的话，就会产生 Rh 血型不合（Rh 溶血病）。在怀孕期和分娩期，胎儿的红细胞可能透过胎盘屏障进入母体循环。来自胎儿血液的 Rh 因子被母体当作异物，母体便开始产生抗体去摧毁它。这些抗体在以后再次怀孕时，就会通过胎盘进入胎儿体内，作用并破坏 Rh 蛋白。

因为 Rh 蛋白位于红细胞表面，因此破坏蛋白就会破坏红细胞，从而导致胎儿贫血。如果不治疗，可引起轻度至重度胎儿并发症。在极少数情况下，甚至可能导致胎儿死亡。

如果你是 Rh 阴性血型，你的伴侣是 Rh 阳性血型，但你第一次怀孕时，Rh 血型不合对你影响不大。这是因为抗体是逐渐产生，在胎儿出生之前，并没有足够的抗体来损害胎儿。但再次怀孕时，风险会增高。如果你的下一个胎儿是 Rh 阳性血型，一旦他 / 她的血进入母体，你的身体将会更加迅速地产生抗体，从而可能对胎儿造成损害。幸运的是，这个问题几乎是可以预防的。

治疗   "治疗"Rh 血型不合的关键在于预防它。注射含 Rh 蛋白抗体的药物，即 Rh 免疫球蛋白（RhIg），可以预防 Rh 血型不合。 Rh 免疫蛋白注射后，将中和进入母体血循环中的所有 Rh 蛋白表达阳性的细胞。你的身体检测不到 Rh 蛋白，便不会产生破坏性的抗体。由于 Rh 免疫蛋白的广泛应用，胎儿 Rh 血型不合性溶血很少发生。

如果你是 Rh 阴性血型，并且孕早期监测 Rh 抗体阴性，则可以在孕 28 周时注射 Rh 免疫蛋白。这样可阻止孕晚期 Rh 抗体的产生。在分娩时，采脐带血检测胎儿血型。如果胎儿为 Rh 阳性血型，在分娩时任何细胞都可能进入母体循环，因此你需要再注射 Rh 免疫蛋白来阻止 Rh 抗体的产生。

如果你是少数有 Rh 抗体的孕妇之一，你可以在整个怀孕中期定期检测血液中的抗体水平。此外，你还可以通过超声来筛查胎儿贫血。如果怀疑胎儿贫血，则可采取一些措施来防止对胎儿的进一步损害。这些措施可能包括宫内胎儿输血，或有可能的话，尽早分娩。偶尔，宝宝出生后仍可能发生贫血。

缺铁性贫血   缺铁性贫血以红细胞数量少于正常为特点。当你的身体缺乏足够的铁来生成健康红细胞时，就会患病。

缺铁性贫血常发生在怀孕后半期（孕 20 周以后）。在怀孕的前 20 周，随着你的身体制造了越来越多的血液，红细胞浓度逐渐降低。这是因为你制造血浆（血液的液体成分）的速度快于红细胞。但是，约 20% 的女性缺乏足够的铁来生产足够的红细胞，来满足增加的血容量、维持红细胞浓度，于是便发生了缺铁性贫血。

在孕期，仅通过饮食很难保持铁摄入量维持在一个适当的水平。这就是为什么许多医生在孕期给你补充铁剂的原因。如果你孕期每天服用含铁的维生素，通常就可以避免缺铁性贫血。

症状和体征   患轻度缺铁性贫血时，你可能不会有任何的症状和体征。然而，如果患中度或重度的缺铁性贫血，你可能会有脸色苍白、虚弱、过度疲乏、呼吸短促、头晕或者轻度头痛等表现，心悸和晕厥也可能提示有缺铁性贫血。

缺铁性贫血还有一个罕见症状是异食癖。异食癖是对非可食性物品的进食渴求，包括冰芯片、玉米淀粉甚至黏土等。如果你有异食癖，请及时就诊治疗。因为红细胞是胎儿获得氧气的载体，而贫血则减少了对胎儿氧气的输送，你的宝宝此时已经在饥不择食、拼命获取足够的氧气了。

治疗　常用的治疗是以胶囊或片剂的形式补充足够的铁。有时，如果无法口服补铁时，可以经静脉补铁。很少使用肌肉注射或静脉注射补铁。在某些情况下，也可能需要输血治疗。重度贫血时，输血治疗是必需的。

宫颈机能不全

宫颈机能不全是指在孕期宫颈过早变薄、开放。宫颈机能不全时，宫颈的变薄、开放是因为宫颈的结缔组织无法承受增大的子宫产生的压力，而不是缘于宫缩的作用。

宫颈机能不全发生率相对较低，但它可能导致妊娠丢失，尤其在孕中期。如果既往有宫颈手术史或者既往怀孕发生过宫颈机能不全，那么你可能更容易发生宫颈机能不全。

症状和体征　宫颈机能不全是无痛的，但可能伴随流产或早产的其他症状，包括点滴血性分泌物、阴道出血或者阴道分泌物增加。你也可能感觉下腹坠胀。

治疗　如果有以上症状体征，请及时就诊。如果你发生宫颈机能不全，并被及时诊断，医生可能通过宫颈环扎，加强宫颈的承受力，延长孕周。在孕 20

周前宫颈环扎是最有效的治疗方法。

如果你既往怀孕时发生过宫颈机能不全，在之后的怀孕中可以尽早行宫颈环扎。孕 12~14 周是最佳时机，此时通常怀孕已经稳定且宫颈尚未缩短。

抑郁症

偶尔的伤感或者情绪低落并非异常，这些感觉常常随着时间的推移而消失。但如果你的低落情绪持续 2 周以上，并且干扰了你的饮食、睡觉、工作、专注，与他人的相处以及享受生活的能力，你可能已经患上了抑郁症。抑郁症是一种常见的情感障碍，虽严重但可治。可不幸的是，抑郁症常常未能被诊断及治疗。

抑郁症可能发生在孕期，但在产后更为常见。据估计，1/10 的女性在产后遭遇了产后抑郁症。研究显示，在低收入人群中发生率更高。

在孕期，可能导致抑郁症的因素如下。

▶　压力。

▶　缺乏社会或者情感支持。

▶　孕产期并发症。

▶　曾失去过孩子。

▶　育有一个存在健康问题或者需住院治疗的孩子。

▶　社交或情绪支持不足。

▶　对分娩和育儿的不现实的期望。

▶　某些人格特质和生活方式可能会使你更易患上抑郁症。例如，自我评价低、过度自我批评、悲观、抗压能力差，是抑郁症的高危因素。

体征和症状　抑郁症的两大主要症状是对日常活动失去兴趣，以及感到悲伤、无助或无望。抑郁症的其他症状常常被误认为是怀孕的正常反应，而被忽视。当下列大多数症状体征在一天的大部分时间都存在，几乎每天都存在，并至少持续两周以上，方可诊断抑郁症。

- 睡眠障碍。
- 思维或专心程度受损。
- 严重的、不明原因的体重增加或减少。
- 躁动或动作迟缓。
- 疲劳。

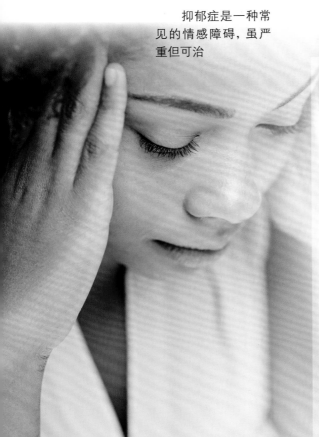

抑郁症是一种常见的情感障碍，虽严重但可治

- 自我评价低。
- 性欲丧失。
- 自杀想法。

许多抑郁症患者也有焦虑症状，如持续的担忧或危机感。

治疗　抑郁症是一种严重的疾病，需要治疗。忽略对抑郁症的诊断可能将使你和你的宝宝置于危险之中。孕期抑郁症常用的治疗方法有心理咨询和行为治疗。也可以使用抗抑郁药。在这些药物中，许多药物几乎对婴儿的发育没有任何风险。如果需要使用药物治疗，医生会开具孕期使用安全的药物。

孕前或孕期的抑郁症可能增加产后患抑郁症的风险（见第 456 页）。未经治疗的抑郁症可能成为一种慢性病，在下次怀孕前或怀孕期可能再发。

如果你感觉自己抑郁了，请就诊咨询。向你信任的人寻求帮助也很有用，可以是朋友、爱人、亲密同学或者任何健康专家。

紧急求助　如果你已经想要自杀、自残或者伤害他人，请立即拨打 120 或者当地急救电话。也可以考虑以下求助方式。

- 打电话给医生或者心理咨询专家。
- 去当地急诊室评估。
- 拨打自杀热线。在美国，拨打 800-273-TALK（800-273-8255）求救于"国家自杀预防生命线"。
- 联系你所信仰的团体的精神领袖或

者其他人士。

▶ 求救于你的朋友或者爱人。

早产

足月妊娠是指怀孕满 37 周至不满 42 周间分娩者。早产是指在 37 周前出现规律宫缩导致宫颈扩张并且分娩者。

早产儿的出生体重通常低于 2.5 千克。他们的低体重以及早产所带来的各种其他问题，常使他们面临着某些健康风险。

没有人知道早产的确切原因。在很多时候，早产发生在没有已知危险因素的孕妇中。医护人员和研究人员已经发现了一些似乎会增加早产风险的因素，具体如下。

▶ 早产史，尤其是最近一次怀孕是早产或者有 2 次以上早产史。

▶ 双胎、三胎或其他多胎妊娠。

▶ 慢性疾病，例如高血压和糖尿病。

▶ 吸烟或者吸食毒品。

▶ 子宫、胎盘或者宫颈异常。

▶ 孕前体重过轻、超重，或者孕期体重增加太少或者太多。

▶ 应激性生活事件，例如心爱之人的去世。

▶ 孕期阴道出血。

▶ 羊水过多。

▶ 贫血，尤其是孕早期。

▶ 感染，尤其是生殖道感染。

▶ 子痫前期，一种以高血压为特征的妊娠并发症。

▶ 与上次怀孕间隔少于 6 个月。

体征和症状　对有些孕妇来说，早产的征兆很明显。而另一些孕妇，早产的体征和症状却很微妙。你可能出现频繁、规律、有痛感的宫缩，感觉就像腹部正在收紧。若宫缩时没有疼痛，只有用手触摸才能意识到这种宫缩。有的孕妇早产时却没有任何宫缩的感觉。

孕妇有时将胀气痛、便秘或胎动误认为是宫缩。早产的其他体征和症状可能包括以下几种。

▶ 持续的腰背部钝痛。

▶ 下腹、盆腔及阴道的坠胀感增强。

▶ 痛经样腹痛。

▶ 阴道少许血性分泌物或阴道出血。

▶ 阴道流液。

如果出现阴道流液，无论是汩汩涌出或是涓涓细流，它都可能是羊水，提示胎膜破裂（你已经破水）。如果出现黏稠的血性分泌物，那可能提示宫颈的黏液栓脱落了。

如果你对自己的感觉有任何疑虑，特别是出现阴道出血伴随腹痛时，请立即就诊。不要担心自己以假当真，尤其是在 37 周前，最好就医评估。

治疗　很不幸的是，并没有有效的办法能停止早产。但是，有些方法可以帮我们预测和防止早产的发生。如果以前发生过早产，你可以通过超声测量宫颈的长度来预测早产的风险。宫颈缩短

卧床休息和活动限制

在孕期，卧床休息的建议看起来很受欢迎。但实际上，孕期严格限制活动是有争议的，并且可能导致某些健康风险。

对于一些孕期并发症如早产，经常会建议卧床休息。但是在很多时候，已不再建议卧床休息。卧床休息并不能改变一些并发症的结局，例如早产、子痫前期以及胎盘的问题。同时，孕期卧床休息增加血栓的风险，包括深静脉血栓、肺栓塞，存在潜在的致命风险。卧床休息还可能导致肌肉和骨质的丢失。

医生可能会限制你的某些活动而不是让你完全卧床休息。你可以在室内随意走动，但不要抱孩子、做重体力家务。即使合并某些并发症，很多孕妇也可以继续工作。

某种情况下需要骨盆制动，例如前置胎盘、早产高风险或者孕期腹部外伤。骨盆制动是指避免增加盆腔压力、导致盆腔肌肉收缩的活动，例如性活动和性高潮、使用卫生棉条、提重物、反复下蹲、快走或者持续下肢运动。

如果医生建议你限制活动，请明确限制活动的具体细节内容以及理解限制的原因。

提示早产的风险高。

为了防止早产，医生可能会给你每周注射孕激素。对于有早产史的孕妇，孕激素注射通常从孕 16 周左右开始。对于没有早产史却宫颈缩短的孕妇，可以每天阴道内使用孕激素制剂预防早产。

如果有早产史，在孕周小于 22~24 周时发现宫颈长度短于 25 毫米，医生可能会建议你行宫颈环扎术来预防早产。用强力缝线缝扎闭合子宫颈。当你处于或接近足月，或者开始生产时，通常会拆除缝线。

如果发现子宫颈是开放的并且羊膜暴露，也可进行环扎术，但这会增加胎膜破裂和早产的风险。如果羊膜暴露，则意味着胎膜或胎盘可能存在潜在或未确诊的感染。减少早产的并发症：如果你在 37 周之前出现了宫缩，并且可能发生早产，医生会让你住院，并可能给予以下药物治疗。

▶ *宫缩抑制剂。* 这些药物可有效减缓或阻止宫缩，但仅在短时间内有效。

▶ *糖皮质激素。* 如果不足 37 周并且担心可能在接下来的 7 天内生产，医生可能会使用糖皮质激素促进胎儿肺部的成熟。

▶ *硫酸镁。* 研究表明，早产前不久使用硫酸镁可以降低 32 周前出生胎儿的脑瘫风险。

医生在使用以上任何一种药物治疗时都会为你权衡利弊。例如，如果你有出血或高血压，那么医生可能不建议你使用宫缩抑制剂来继续保胎。而在其他情况下，宫缩抑制剂是有好处的，它可以延迟分娩，以赢得足够的时间来使用糖皮质激素促进胎肺的成熟，或者为即将出生的早产儿寻找强大而专业的医疗机构。

有时，早产是由其他并发症引起的，如子宫感染或胎盘早剥（胎盘过早与子宫分离）。有的怀孕状态，如严重的高血压，可能会使孕妇和胎儿都处于危险之中。如果这些并发症对胎儿的风险大于早产的风险，这时早产可能就是必需的，而不再进行保胎。

妊娠剧吐

孕早期的恶心和呕吐症状十分常见。但对少部分女性来说，怀孕期间的呕吐变得频繁、持续和严重，这被称为妊娠剧吐。妊娠剧吐的确切原因尚不清楚，但人们普遍认为这与人绒毛膜促性腺激素（HCG）、雌激素和孕激素有关。妊娠剧吐多发生在初次怀孕时，尤其是年轻女性和多胎妊娠时。

体征和症状　持续、过度的呕吐是主要症状。有些孕妇的呕吐非常严重，甚至会导致孕妇们产生体重减轻、头晕目眩，甚至出现脱水的迹象。

如果你恶心和呕吐严重，无法进食水，请及时就医。如果不进行治疗，妊娠剧吐会使你无法获得所需的营养和液体。如果持续时间长，还会影响胎儿的发育。

在治疗之前，医生可能会除外其他呕吐的病因，包括胃肠道疾病、糖尿病或被称为葡萄胎妊娠的疾病（见第 464 页）。

治疗　对待孕期轻度的恶心和呕吐，通常需要放松心情，避免引发呕吐的食物，使用非处方药和少量多餐。

对于妊娠剧吐，可能会给予口服药物吡哆醇（维生素 B_6）和多西拉敏（Unisom），这些药物可以有效地治疗许多孕妇的恶心，减少呕吐的发生。恶心、呕吐严重，导致脱水和体重减轻时需要静脉输液治疗，甚至需要住院治疗。

胎儿生长受限

胎儿生长受限（FGR），也称宫内生长受限（IUGR），指的是胎儿在子宫内不能以正常速度生长的情况。生长受限是通过超声估计胎儿的体重来诊断的。胎儿体重低于他 / 她相应胎龄正常体重的第 10 百分位数，考虑为生长受限。

在美国，每年大约 100,000 名足月胎儿出生时体重较轻，通常与胎儿生长受限有关。胎儿生长受限可能源于胎盘的问题，胎盘无法为胎儿提供足够的氧气和营养物质。生长受限的其他危险因素如下。

▶ 母亲血压高。

- 母亲吸烟。
- 母亲严重营养不良或体重增加不佳。
- 母亲吸毒或酗酒。
- 多胎妊娠。
- 孕妇的慢性疾病，如 1 型糖尿病或心脏、肝、肾疾病。
- 胎盘或脐带异常。

　　胎儿生长受限也可能是因为感染、出生缺陷或染色体异常。大多数情况下，生长受限的原因并不明确。医学的进步和早期诊断大大减少了生长受限的严重并发症。然而，一些婴儿仍然会出现问题。

　　体征和症状　当你的胎儿疑似生长受限时，你甚至没有任何症状和体征。这就是为什么医生需要定期给你产检来检查胎儿的生长情况，包括每次就诊时要测量你的宫高。

　　如果怀疑有胎儿生长受限的情况，可以通过超声检查来估计胎儿的体重，运用多普勒超声技术检测脐带和胎儿血管中的血流。

　　治疗　为治疗生长受限，第一步需要找出病因，如吸烟或营养不良。你和你的医护人员将监测胎儿的情况，你会被要求每日记录胎动。根据孕周的大小，你会被安排每周一次或两次超声检查来评估胎儿的健康状况。通常每隔几周进行一次超声检查以追踪胎儿的生长情况。

　　如果产检和超声提示胎儿在生长，并且没有危险情况，那么怀孕将会继续，直到自然分娩。但是如果检查结果显示胎儿宫内存在危险，或者不能以合适的速度生长，医生可能会建议你尽早分娩。

　　仔细监测和早期干预可以降低胎儿生长受限的风险。注重良好的产前护理，包括充足的营养、戒烟和停止酗酒，将大大提高你拥有健康宝宝的概率。

　　如果你的宝宝确实宫内生长受限，他／她的出生体重也可能并不会影响日后的生长发育。许多宫内生长受限的宝宝能在出生后 18~24 个月的时候追赶上同龄人。除非有严重的出生缺陷，长远来看，宫内生长受限的孩子一般都会有正常的智力和身体发育。

妊娠糖尿病

　　糖尿病是一种身体不能正确调节血糖水平的疾病。当孕前没有糖尿病而孕期患此病时，就被称为妊娠糖尿病。

　　通常情况下，你的身体会将你摄入的大部分食物分解成糖（葡萄糖）。葡萄糖从胃部进入血液，使细胞获得并储存能量。胰岛素会促使葡萄糖从血液转移到细胞。在怀孕期间，胰岛素不能像平时一样发挥作用。因此，进入细胞的葡萄糖减少，血液中的葡萄糖含量变高，以便滋养胎儿。大多数女性可以产生额外的胰岛素将血糖水平保持在正常范围内。然而，如果葡萄糖水平过高，就会发生妊娠糖尿病。

　　任何女性都可能患上妊娠糖尿病，

但有些女性的患病风险较高，尤其是以下女性。

▶ 在之前的怀孕期间患有妊娠糖尿病或有糖尿病病史。

▶ 有糖尿病家族史。

▶ 年龄大于 25 岁。

▶ 肥胖。

▶ 有高血压、高血脂或心脏病病史。

▶ 患有多囊卵巢综合征（PCOS）或与胰岛素问题有关的其他健康状况。

　　拉丁裔、非裔美国人、美洲印第安人、阿拉斯加原住民、亚裔美国人和太平洋岛民女性患妊娠糖尿病的风险增加，就像她们患 2 型糖尿病的风险增加一样。

　　大多数控制良好的妊娠糖尿病孕妇，都可以拥有良好的孕期和健康的孩子。而妊娠糖尿病若未经控制，可能会危及孕妇和胎儿的健康。如果妊娠糖尿病未被发现或未经过严格控制，新生儿可能面临以下风险。

▶ *出生体重过重。*　血液中过多的葡萄糖通过胎盘进入宝宝血液，诱发胎儿的胰腺产生过多的胰岛素，从而导致胎儿的细胞摄入过多的葡萄糖。因此，导致胎儿生长过大（巨大儿）。巨大儿更容易导致产伤或需要剖宫产。

▶ *早产和新生儿呼吸异常。*　孕妇血糖高，可能增加早产的风险或引起并发症导致早产。早产的新生儿可能需要辅助呼吸，直至肺部成熟并变得更强壮。妊娠糖尿病的患者，其新生儿即使不是早产，也可能发生呼吸异常。

▶ *新生儿低血糖。*　妊娠糖尿病的患者，其新生儿的胰岛素水平通常较高。刚出生时，新生儿不再从母亲那里获取大量的葡萄糖，但胰岛素水平仍然很高，从而使其血糖水平过低，发生新生儿低血糖。如果未经治疗，严重的低血糖可能会引起新生儿癫痫发作。及时喂养以及必要时静脉补充葡萄糖可使新生儿的血糖水平恢复正常，防止并发症的发生。在极少数情况下，妊娠糖尿病患者如果未经治疗，可能会导致胎死宫内或者新生儿出生不久便死亡。

▶ *影响长远的健康。*　妊娠糖尿病患者的宝宝在成年后出现某些健康问题的风险增加，包括超重、糖耐量受损、胰岛素抵抗或 2 型糖尿病。如果妊娠糖尿病得到良好的控制，那么以上这些健康问题很多是可以避免的。帮助孩子保持健康的生活方式，也有助于预防长远的健康问题。

　　妊娠糖尿病可能会增加孕妇以下风险。

▶ *高血压。*　妊娠糖尿病会增加子痫前期的患病风险。子痫前期是一种严重的妊娠并发症，会导致高血压，严重时可能危及孕妇和胎儿的生命安全。

▶ *未来罹患糖尿病。*　如果你患有妊娠糖尿病，你很可能在下次怀孕时再次患妊娠糖尿病。随着年龄的增长，你也更容易患 2 型糖尿病。选择健康的生活方式，比如控制体重、运动以及吃健康的食物，都有助于降低罹患糖尿病的风险。

▶ **未来罹患心脏病和中风。** 有妊娠糖尿病史的妇女在以后的生活中中风或心脏病发作的风险更高。选择健康的生活方式也将大大降低这种风险。

体征和症状 妊娠糖尿病通常不会引起任何明显的症状，所以现在建议对所有孕妇都进行筛查。

孕早期首次建档产检时，医生就会评估你的风险因素并筛查未确诊的 2 型糖尿病。即使孕早期的血糖筛查正常，孕 24~28 周期间也会筛查妊娠糖尿病。两步法是筛查和诊断妊娠糖尿病最常用的方法。

1. 葡萄糖负荷试验。 一小时葡萄糖负荷试验时，你需要喝下葡萄糖溶液，一小时后抽血监测你的血糖水平。血糖水平低于 130~140 毫克 / 分升 (mg/dL) 或 7.2~7.8 毫摩尔 / 升 (mmol/L) 被视为正常，实验室不同，正常参考值会有所变化。如果你的血糖水平高于正常水平，那么你患妊娠糖尿病的风险较高。医生会建议你做三小时的糖耐量试验，来确定你是否患有妊娠糖尿病。

2. 三小时葡萄糖耐量试验。 你需要禁食一晚，空腹抽血检测血糖，然后喝下另一种葡萄糖溶液，接下来的 3 小时，每隔一个小时抽血检测一次血糖。如果结果提示至少有 2 个血糖值高于正常，那么你将被诊断为妊娠糖尿病（有些专家建议只需一个血糖值高于正常即可诊断）。通过以上检测，未被诊断妊娠糖尿病的孕妇中，仅有小部分孕妇在后续的产检中被诊断为妊娠糖尿病。

治疗 一旦被诊断为妊娠糖尿病，医生将会与你一起制订治疗计划，通常包括改变饮食和生活方式，以帮助你控制整个孕期的血糖水平。

控制血糖水平是治疗妊娠糖尿病的关键。营养师可以提供饮食咨询和提示，以帮助你吃得好并保持血糖正常。

要求你每天监测血糖。通常在早餐前和每餐后的两小时进行，以了解进食后葡萄糖水平。医生也会建议你经常产检，特别是在怀孕的最后三个月。

如果很难通过改变饮食和生活方式来控制血糖，你可能需要注射胰岛素。在某些情况下，口服降糖药也可以替代胰岛素治疗，但这些药物并不是那么有效，且它们的安全性尚未确定。

如果你到预产期还没有分娩发作，医生将会与你讨论最佳分娩时间。虽然患妊娠糖尿病的孕妇剖宫产的风险更高，但许多孕妇还是能够成功阴道分娩。如果你患有妊娠糖尿病，估计胎儿体重超过 9.9 磅（约 4.5 千克），那么计划剖宫产能避免产伤。

妊娠糖尿病通常在分娩后恢复正常。医生将在产后 6~12 周继续监测你的血糖。大多数患者的检测结果都会是正常的，但接下来，仍然需要每 1~3 年评估一次糖尿病风险。

感染

怀孕不会让你免疫于每日的感染和生病——你依然可能会生病，而且实际上可能因为你体内的激素变化，你会更容易感染。怀孕也会使医生改变治疗感染的方式。以下疾病可能需要在怀孕期间进行特殊治疗和监测。

水痘　水痘是由水痘——带状疱疹病毒引起的。1995 年开始使用预防水痘的疫苗，推荐给 1 岁以上的儿童使用。 患有水痘或接种过疫苗的人通常对该病毒免疫。如果你不确定自己是否免疫，护理人员可以通过血液检查给出答案。

儿童患水痘时，通常症状很轻。然而，对于成年人而言，尤其是孕妇，则症状可能很严重。

水痘的治疗　如果你没有免疫力并且接触了水痘患者，请立即就诊，告诉医生。孕期接触了水痘病毒，可以通过注射一种名为水痘——带状疱疹免疫球蛋白（Varizig，VZIG）的药物来预防水痘。怀孕早期的水痘感染很少会导致出生缺陷。生前一周孕妇患水痘是最危险的，可能导致新生儿致命性的感染。新生儿出生后迅速注射 VZIG，能够降低感染的严重程度；而产妇也需要注射 VZIG，并且可能需抗病毒药物来降低感染的严重性。

巨细胞病毒　巨细胞病毒（CMV）是一种常见的感染病毒。在健康的成人中，几乎所有的巨细胞病毒感染都不可识别。美国 40 岁之前的成人中，有50%~80% 的人被巨细胞病毒感染。一个携带巨细胞病毒的孕妇，在宝宝出生前、分娩时或者在哺乳期间都会传染她的孩子。携带巨细胞病毒的妇女，在初次怀孕期间能够严重地传染其孩子。

巨细胞病毒的治疗　对巨细胞病毒感染进行宣传教育，了解其传播途径是很重要的。好的卫生习惯，比如洗手，能够最大程度降低感染风险。如果孕妇感染巨细胞病毒，通过羊膜腔穿刺术能够检测胎儿是否被感染。医生会建议你进行一系列的超声检查去了解胎儿是否产生了与该病毒感染相关的异常。如果胎儿被感染了，用巨细胞病毒抗体对孕妇进行治疗是有效的。

少数胎儿出生时会表现出巨细胞病毒感染的症状和体征，包括严重的肝脏问题、癫痫发作、失明、失聪和肺炎。一部分巨细胞病毒感染的新生儿死亡了，而存活下来的大部分新生儿都存在严重的神经系统缺陷。

第五病(细小病毒感染）　第五病（传染性红斑）是一种在学龄儿童中常

见的病毒感染。它是由人类细小病毒B19导致的。孩子感染后最明显的特征是面颊的亮红色红斑。

细小病毒感染通常没有任何症状和体征，因此很多成年人携带这个病毒却并不知道。一旦感染过细小病毒，通常就免疫了。

大约有一半以上的孕妇容易感染B19病毒。所以，在怀孕期间孕妇被感染并不少见。

被感染的孕妇中，大部分人可以生下健康的婴儿。然而在个别病例中，孕妇患有第五病会导致严重的甚至是致命的后果，即胎儿贫血。贫血可能导致充血性心力衰竭、严重的胎儿水肿。如果胎儿发生了这些并发症，很可能需要通过脐带给胎儿宫内输血。

第五病的治疗　目前尚没有疫苗能够预防第五病。抗病毒治疗也没有显现出成效。如果孕妇有B19病毒接触史或疑似患病，可以通过血液检测来确定是否免疫或者感染。如果检测结果显示已感染，直到孕12周，便可以通过超声检查去观察胎儿是否存在贫血和充血性心力衰竭的表现。

流行性感冒　如果没有接种流感疫苗，在怀孕期间会很容易感染流行性感冒。即使接种了流感疫苗，也可能被疫苗未包括的流感病毒株感染而患病，但是症状可能没那么严重。如果你感觉自己可能感染了流行性感冒，请立刻就诊。

流行性感冒的治疗　美国疾病预防控制中心（CDC）建议在怀孕的任何时期感染流行性感冒均应接受抗病毒治疗。美国疾病预防控制中心认为抗病毒治疗的好处大于药物可能带来的潜在风险。在症状出现的两天内开始抗病毒治疗，效果是最好的。

风疹　风疹（德国麻疹）是一种有时与麻疹（rubella）混淆的疾病，但是它们由不同的病毒感染引起。风疹在美国非常罕见。大多数儿童小时候就接种了风疹疫苗。然而，在美国仍不断有小规模的风疹爆发。因此，如果没有免疫，你可能会在孕期感染风疹病毒。

风疹的治疗　风疹是一种温和的感染性疾病。但是，如果在孕期感染，则可能很危险。风疹感染可导致流产、胎死宫内或出生缺陷。对胎儿来说，最高风险期是在怀孕的前三个月，但在怀孕中期接触风疹也同样危险。

在怀孕早期，孕妇应常规检测风疹免疫力。如果你孕期发现自己并没有免疫力，则要避免与任何可能感染风疹的人接触。不推荐孕期接种疫苗。但是，可以在分娩后接种MMR疫苗，即麻疹、腮腺炎、风疹联合疫苗，以保证再次怀孕时存在免疫力。

B族链球菌　美国约有1/4的成年人携带"B族链球菌（GBS）"。B族链球菌可能寄居在女性的结肠、直肠或阴道内。通常，B 族链球菌对身体没有伤害。然而，感染 B 族链球菌的孕妇在分娩过程中可能感染新生儿。新生儿，特别是早产儿，不像大人一样能够控制这种细菌的发展。如果他们感染 B 族链球菌，便可能发生严重的感染性疾病。

B 族链球菌的治疗　携带 B 族链球菌的孕妇，在分娩期间使用抗生素可以预防大多数胎儿感染。如果检测提示携带 B 族链球菌，那么请你在分娩开始时提醒医护人员，以便及时进行抗生素治疗。

如果新生儿感染 B 族链球菌，可能患上两种形式的疾病：早发性感染或迟发性感染。在早发性感染中，新生儿在出生后数小时内通常会发病，可能出现脑膜炎(感染脑脊液)、肺炎(感染肺)和败血症。败血症可能导致发热、呼吸困难和休克，可能危及生命。迟发性感染发生在宝宝出生后一周至几个月内，通常会导致脑膜炎。

李斯特菌病　李斯特菌病是由一

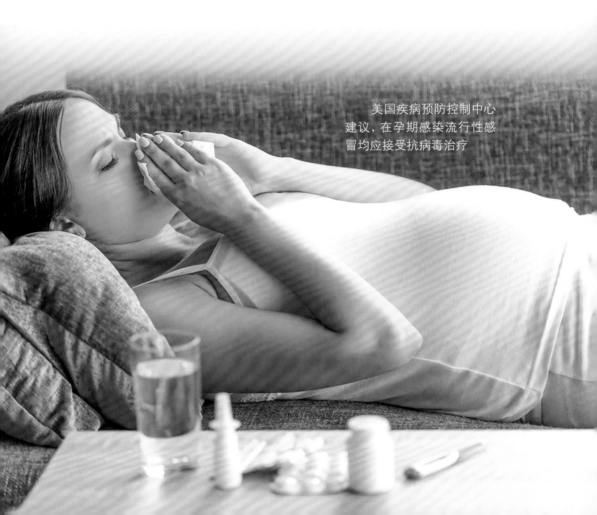

美国疾病预防控制中心建议，在孕期感染流行性感冒均应接受抗病毒治疗

种单核细胞增多性李斯特菌 (Listeria monocytogenes) 引起的疾病。大多数感染是由于食用受污染的食物，包括加工食品 (如熟食肉和热狗)、未经高温消毒的牛奶和软奶酪。

大多数健康人暴露于李斯特菌后不会生病，但若被感染则产生流感样症状，如发热、疲劳、恶心、呕吐和腹泻。孕期更容易出现这些症状。

李斯特菌病的治疗　如果在孕期感染李斯特菌病，病菌可能通过胎盘发生母儿传播，并导致早产、流产、胎死宫内或新生儿死亡。

孕期应竭力避免暴露于李斯特菌。避免食用未经高温消毒的乳制品或者没有良好冷藏的及再加热的熟食肉类。

弓形体病　弓形体病是一种通常从猫传染到人类的寄生虫病。特别是在温暖的气候中，户外土壤或猫箱可能含有来自户外猫的寄生虫。从室内的干净猫箱感染弓形体病的风险很低。

感染弓形体病的孕妇可能将其传染给胎儿，导致严重的并发症。为了避免感染，有以下注意事项。

▶ 在园艺工作或处理土壤时戴手套，完成后彻底洗手。

▶ 彻底清洗户外种植的所有水果和蔬菜上的泥土。

▶ 如果你有一只猫，请让别人清理猫箱；若必须自己清理，请戴上手套。

弓形体病的治疗　孕期患弓形体病可能导致流产、胎儿生长发育异常或早产。大多数感染弓形体病的胎儿发育正常。然而，弓形体病也可能引起各种异常，包括失明或视力受损，肝或脾肿大，黄疸，癫痫发作和精神发育迟滞。

如果怀疑弓形虫感染，医生可以通过血液检测来明确。孕期治疗弓形体病很困难，目前还不清楚治疗弓形体病的药物对胎儿是否有效。

结核病 (TB)　结核病是潜在的严重的感染性疾病之一，其主要感染肺部。它主要通过呼吸传播，例如吸入结核病患者在咳嗽或者打喷嚏时产生的带有感染源的飞沫。结核感染可能是潜伏性的，不会引起症状；或者是活动性的，产生发热、盗汗、疲劳和体重减轻等症状。潜伏性结核病不具有传染性。但是如果不及时进行治疗，一些患有潜伏性结核病的人，尤其是免疫系统较弱的患者，可能会发展成活动性结核病。

虽然曾经结核病在发达国家很罕见，但现在它是全世界关注的公共健康问题。如果你有明显的结核菌暴露史或可疑感染症状，应该进行结核病的筛查或检测。

结核病的治疗　在怀孕期间，潜伏性结核病不会通过母亲传染给胎儿，因此通常在孕期结束后再进行潜伏性结核病治疗。

然而，怀孕期活动性结核病会增加

母亲发生其他并发症的风险，包括贫血、流产、感染艾滋病毒等，甚至死亡。此外，也会增加胎儿早产、出生体重较轻和死亡的风险。怀孕期内，一般采用安全药物对活动性结核病进行治疗。同时，会邀请具有传染病专业知识的医生参与患有活动性结核病孕妇的护理工作，并且仔细监测孕妇对药物的反应。

寨卡病毒　寨卡病毒是一种主要发生在热带和亚热带地区的病毒感染性疾病。它通过某些类型的蚊子传播，也可以通过与感染者发生性接触传播。感染寨卡病毒后，大多数人没有任何迹象和症状；而一部分人则会出现低热、皮疹、肌肉和关节疼痛，有时还会出现头痛或红眼。通常在被感染的蚊子叮咬后 2~7 天开始产生症状，并在一周内消失。

孕妇应特别注意避免在怀孕期内接触寨卡病毒，其感染可能会导致流产及胎儿的并发症，如关节畸形和严重的出生缺陷，包括非常小的头部 (小头畸形) 和大脑发育异常。

寨卡病毒的治疗　目前没有针对寨卡病毒的特效抗病毒治疗，因此必须尽量减少暴露风险。为了安全起见，你应避免在怀孕或计划怀孕期间访问有罹患寨卡病毒风险的地区。你可以在美国疾病预防控制中心 (CDC) 的网站上找到有关高风险和低风险区域的相关信息。如果你必须前往风险区域，或者你的居住地寨卡病毒活跃，请咨询你的护理人员，并采取强有力的预防措施以防止蚊

虫叮咬。

▶ *待在通风良好或者精心检测的室内。* 携带寨卡病毒的蚊子在白天最为活跃，但它们也可以在夜间咬人。尤其当你在户外的时候，请考虑睡在蚊帐内。

▶ *穿防护服。* 如果你身处蚊子肆虐的地区，请穿好长袖衬衫、长裤、袜子和鞋子。

▶ *使用驱蚊剂。* 氯菊酯喷雾剂，是可以用在你的衣服、鞋子、露营帐篷以及蚊帐上的一种杀虫剂。对你的皮肤而言，可以使用避蚊胺浓度不超过 50% 的驱蚊剂。

如果你孕期到有寨卡病毒感染风险的地区旅行，你可以在返回后进行检测。护理人员也可以通过超声检查胎儿是否有小头畸形或者其他脑部畸形，或者用空心针插入子宫腔取出羊水样本 (羊膜腔穿刺术)，以检测寨卡病毒。

如果你的丈夫到有寨卡病毒感染风险的地区旅行，你需要保护好自己，以免通过性生活感染。咨询你的医护人员，或者查看美国疾病预防控制中心网站上关于如何预防通过性伴侣感染寨卡病毒的最新推荐。

胎盘的问题

胎盘是连接母体与胎儿的重要器官，通过脐带将你的血液供给胎儿，为胎儿提供营养和氧气。在正常怀孕期间，

它会一直依附在子宫壁，直到胎儿出生。胎盘偶尔也会发生异常，如果发现不及时，会导致严重的并发症。

胎盘早剥 胎盘早剥是指胎盘在胎儿娩出前从子宫内壁剥离。胎盘早剥发生的原因尚不清楚，但对你和你的胎儿来说都可能会是致命的威胁。胎盘早剥最常发生于高血压患者，无论是孕期发生的高血压或者孕前即有高血压。

胎盘早剥也更多地发生于黑人女性、年龄较大的女性（尤其是 40 岁以上的女性）、有很多孩子的女性、吸烟的女性以及在孕期酗酒或吸毒的女性。极少情况下，孕妇的外伤也可能导致胎盘早剥。

体征或症状 在胎盘早剥的早期，你可能没有任何的症状和体征。当它们发生时，最常见的体征是阴道出血。出血或多、或少，也可能介于两者之间。出血量不一定与胎盘从子宫内壁分离的程度相对应。其他可能的体征或症状如下。

▶ 腰背部或腹部疼痛。

▶ 子宫压痛。

▶ 宫缩频繁。

▶ 子宫硬如磐石。

治疗 胎盘早剥的治疗应综合考虑孕妇、胎儿的状况以及孕周。使用电子胎心监护仪来监测胎心搏动模式。如果胎儿还未成熟，胎心监护没有迹象表明胎儿将出现危险，孕妇可以住院密切观察。

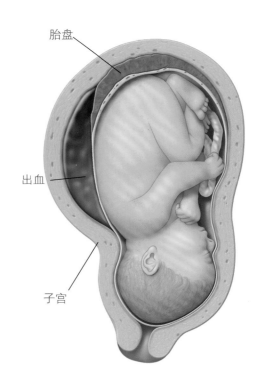

胎盘

出血

子宫

如果胎儿已成熟，并且胎盘早剥面积非常小，则可以进行阴道分娩。如果剥离进一步发展，并且有迹象表明孕妇或胎儿处于危险之中，则需要立即剖宫产分娩。严重出血的孕妇可能需要输血治疗。

胎盘早剥可能在再次怀孕时再度发生。但是，戒烟和戒毒可以大大减少胎盘早剥再次发生的概率。

前置胎盘 胎盘附着于子宫下段，部分或完全覆盖宫颈内口的情况，称为前置胎盘，它对母亲和胎儿均构成潜在的危险，因为在分娩前或分娩期间有大出血的风险。前置胎盘发生率约为

0.5%，常有以下两种形式。

▶ **低置胎盘**　胎盘的边缘距宫颈内口 2 厘米以内，但不覆盖宫颈内口。尽管有大出血风险，但阴道分娩仍是有可能的。

▶ *胎盘前置*　胎盘覆盖宫颈内口，阴道分娩会很危险，大出血的风险很高。

前置胎盘产生的原因目前尚不清楚，但像胎盘早剥一样，更常发生于经产妇、年龄较大的女性、吸烟女性、有子宫手术史（包括剖宫产）的孕妇。

症状和体征　无痛性阴道出血是前置胎盘的主要症状。如果是低置胎盘，在分娩前很少有出血症状。阴道出血常为鲜红色，出血量可多可少。出血可能会自行停止，但数天或数周后总是复发。

几乎所有的前置胎盘在有任何出血之前都已经通过超声检查出来了。当前置胎盘被诊断后，接下来将通过超声检查明确胎盘的位置变化，决定最佳分娩方式。随着子宫的增大，子宫下段拉长，胎盘边缘可能逐渐远离宫颈，使得阴道分娩也变得安全。如果这时胎盘仍然覆盖宫颈内口，则不能行盆腔检查，甚至轻柔的宫颈检查也会导致严重的出血。

治疗　治疗方案取决于两个因素，即胎儿是否足够成熟以及孕妇是否有阴道出血。如果胎盘只是接近而不是覆盖宫颈内口，并且没有出血，孕妇可能被允许在家里休息，但要避免重体力带动，禁止性生活。

前置胎盘的患者，在孕 36 周后或者反复出血时，需要住院观察治疗，直到计划性剖宫产让胎儿安全出生。因为胎儿有可能足月前出生，所以医生可能会给予糖皮质激素促进胎肺的成熟。如果出现不可控制的出血，或者你已经临产，则需紧急剖宫产。

如果伴有反复阴道出血，那么孕妇可能需要住院治疗，并且在胎儿可以安全出生时进行剖宫产。如果出血不能控制，通常需要进行紧急剖宫产。

患前置胎盘的妇女有很小的概率在

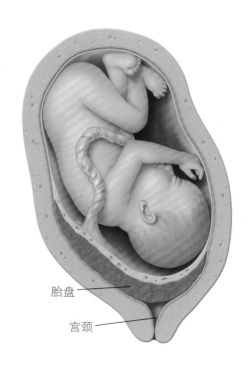

胎盘 —

宫颈 —

下次怀孕时仍发生前置胎盘。在大多数情况下，前置胎盘可以在早期被准确地检查出。如果胎盘附着于剖宫产瘢痕所在的区域，则面临着更大的胎盘植入风险，即胎盘长入子宫肌壁中，可能危及生命，通常需在剖宫产胎儿娩出后切除子宫来(剖宫产子宫切除术) 来治疗。

子痫前期和妊娠高血压

子痫前期是孕期特有的疾病，其特征如下。

▶ 高血压。

▶ 孕 20 周后出现蛋白尿。

子痫前期影响 2%~8% 的孕妇，通常发生于初次怀孕时。子痫前期的病因仍不明确，其高危因素包括多胎妊娠、糖尿病、高血压、肾病、风湿免疫性疾病(如红斑狼疮) 和子痫前期家族史。子痫前期在非常年轻的妇女和 35 岁以上妇女中更常见。

症状和体征 孕妇可能在患子痫前期数周后才发现症状和体征，包括血压升高和蛋白尿。头痛、视力异常和上腹部的疼痛也是常见的症状。

子痫前期的血压会持续高于正常。单次的血压升高并不意味着你有子痫前期；2 次以上血压升高(相隔 4 小时以上)，才诊断为高血压。在孕妇中，血压 140/90 毫米汞柱(mmHg) 及以上，被认为高于正常范围。

子痫前期的严重程度各异。如果你只是血压升高，而没有蛋白尿等其他症状，医生可能诊断为妊娠高血压，而不是子痫前期。

还有一种子痫前期的严重情况，被称为 HELLP 综合征，即溶血、肝酶升高和血小板减少。患 HELLP 综合征的孕妇可能存在肾功能损害。

治疗 子痫前期及其他妊娠高血压疾病的唯一治愈方法就是分娩；而降压药也可以保护孕妇，预防脑卒中及其他高血压的并发症。

妊娠高血压和轻度的子痫前期可在家中卧床休息和定期监测血压。尽管医生可能建议你减少活动，但并不建议你卧床休息。卧床增加下肢深静脉血栓和肺栓塞的风险，可能会让你和你的胎儿处于更危险的境地，这可能是致命的。建议每周复诊 1~2 次，医生会监测血压的变化、肝肾功能，并监测胎儿的健康状况。

重度子痫前期需住院治疗，以便更密切地监护胎儿的健康状况。未经治疗的子痫前期可能发展为子痫——以抽搐为特征的严重并发症，严重威胁孕妇和胎儿的健康。

如果子痫前期病情加重，那么即使远在预产期之前，也可能会催产或进行剖宫终止妊娠以保证母亲和胎儿的安全。

血压通常在产后数天或数周内恢复正常。当你出院时，医生可能会给予降压药。如果需要降压药治疗，那么你可以逐渐减量，然后在产后 1~2 个月停药。建议密切随诊，以监测血压情况。

再次怀孕时发生子痫前期的风险，取决于在初次怀孕患病时病情的严重程度。轻度子痫前期，复发的风险很低，但是初次怀孕时患重度子痫前期，那么再怀孕时发生的概率会很高。

各种妊娠期高血压疾病都会增加今后高血压、卒中、心脏病发作的概率。

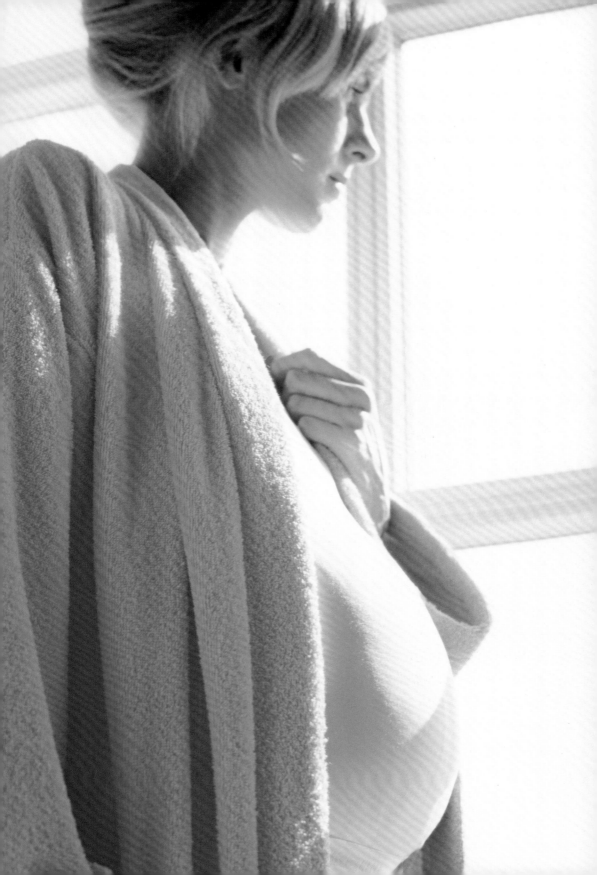

临产（产程）及分娩相关问题

尽管你在临产及分娩过程中一切顺利，并发症仍可能发生。如果出现问题，相信你的主治医生及医疗保健团队能为你和宝宝做到最好。当出现并发症并且事情没有按计划进行时，很容易感觉事情无法掌控，这时请你尽量放轻松不要惊慌。你的主治医生会与你讨论可能出现的结果并提出新的方案。你可以向你的医疗保健团队提出你想了解的问题，同时，你可以决定下一步如何进行。

分娩无法发动

如果分娩无法自行发动，你的主治医生会推荐你诱导分娩。诱导刺激子宫宫缩，开始阴道分娩。

如果你的宝宝已经准备好出生，但宫缩尚未开始，或者担忧你及宝宝的健康时，主治医生会建议实施引产。出现

以下情况建议引产。

▶ 你的怀孕周数达到或超过 41 周。
▶ 破水（胎膜早破），但分娩未发动。
▶ 宫内感染。
▶ 主治医生担忧胎儿停止生长、胎动不活跃、胎动减少或羊水量减少。
▶ 健康相关的并发症，如高血压或者糖尿病使你及胎儿处于高风险状态。

如果你曾经希望自行发动分娩但你的主治医生建议药物引产时，你可以尝试积极面对。例如，在去医院的途中，你可以在生理及心理上做好充分的准备。

引产　你的主治医生可以给你提供多种引产方式。当宫颈条件成熟时（软化、变薄），引产会非常成功。一定程度的宫口扩张在开始实施引产之前也是有帮助的。如果需要，你的主治医生会应用药物或者器械技术来帮助宫颈成

熟。宫颈成熟及引产可能是一个漫长的过程，尤其是对于初次分娩的妈妈。这一过程通常持续 24~48 小时。

药物治疗 药物可以软化扩张宫颈。米索前列醇及地诺前列醇常用于软化扩张宫颈。这些药物经常用于分娩发动，并可以减少其他引产药物的应用，如催产素。如果你希望宫颈条件成熟，可以在去医院引产的前一天晚上开始用药。

机械技术 机械技术也常用于促进宫颈成熟。一种常用的技术是通过宫颈管放置一个小导管，然后球囊注水或者生理盐水。球囊对宫颈施压并逐渐通过宫颈排出体外。宫颈逐渐软化并开放 2~4 厘米。

人工破膜 包绕着胎儿的羊膜囊发生破裂，羊水流出。正常情况下，这表示分娩将会很快发生。通常，人工破膜后子宫收缩会增强。

一旦宫颈条件成熟，一种诱导或加速引产的方法就是人工破膜。医务人员在宫颈口放置一个细长的塑料钩并在羊膜囊上破一小裂口。这个过程与阴道检查相似，可以感觉到温热液体流出。人工破膜并不增加患者或胎儿的痛苦及危险。

催产素 一种常用的引产药物称为缩宫素（催产素），怀孕期间胎儿分泌低剂量的催产素，在分娩活跃期催产素分泌量增加。

催产素通常通过静脉给药使宫颈口扩张并变薄。静脉导管插入你手臂或手背的静脉，输液泵将低剂量药物泵入血液。在引产过程中可以通过调整催产素剂量来调节宫缩的强度及频率直至宫缩规律。催产素引起的宫缩较正常分娩时更加规律、强烈。

催产素在怀孕及分娩期间是一种常见用药。催产素可以诱发原本没有开始的产程，除此之外，催产素也可用于分娩过程中促进宫缩或者扩张停顿时加速产程进展。引产过程中需要密切监测宫缩及胎儿心率。

如果引产成功，你将开始经历产程活跃期，比如持续时间更长、更强、更频繁的宫缩，宫颈扩张，羊膜囊破裂——如果之前羊膜囊没有破裂的话。需要注意的是，引产过程可能会持续数小时，尤其是初产妇。

引产术只用于适当的医疗情况。如果你或者你的宝宝存在健康问题，那么你的主治医生可能采取进一步干预，如剖宫产分娩。

产程停滞（分娩无进展）

如果你的产程停滞不前，这种情况称为难产，通常由一个或多个分娩因素导致。可通过宫颈的扩张程度及胎儿通过骨盆的程度来评估分娩的进展。顺产需如下条件。

▶ 节律性宫缩。

- 胎儿恰好能通过母亲的骨盆并且胎儿处于正确的下降位置。

- 骨盆足够大，可以让婴儿通过。

如果你的宫缩不能有效地使宫颈扩张，那么医生将会给予药物帮助子宫收缩。有时候，宫缩开始规律但在产程中途停止，如果这种情况发生且让你的产程停滞数小时，你的主治医生可能会建议你实施人工破膜，如果胎膜未破，那么医生将应用催产素来人工刺激分娩。

分娩过程中可能出现以下问题。

早期产程延长　分娩的潜伏期从宫缩发动开始，直至子宫口扩张速度加快，通常在宫口扩张 5~6 厘米之后。这个阶段可以持续较长时间，尤其对于初次分娩的妈妈。这期间你的宫缩可能非常轻微，所以请试着放松心态。

有时候，过程缓慢的原因是你不是真的临产。你感受到的宫缩为假临产，这样的宫缩不能使宫颈扩张。

治疗　无论什么原因，当你到达医院或者分娩中心时，如果你的宫颈口仍然闭合，你的宫缩不强烈，那么你的主治医生会给你提供一些促进产程进展的建议。你可以散步或者回家休息。当然，对于早期产程延长的最有效治疗是休息。医生可能会开一些药物帮助你更好地休息。

如果在待产早期被告知需要回家，请记住，我们的目标是通过更少的医疗干预来实现自然分娩。

活跃期延长　你的产程在分娩早期进行顺利，仅在产程活跃期减速。如果在分娩活跃期宫颈每小时扩张小于 1~2 厘米，称为产程延长。此过程可能进展缓慢或者停止。如果伴随有效宫缩的产程突然停止，可能提示你的骨盆与胎头大小不称。

治疗　如果你的产程处于活跃期，主治医生会允许你的产程继续自然进展。医生会建议你散步或者改变体位来

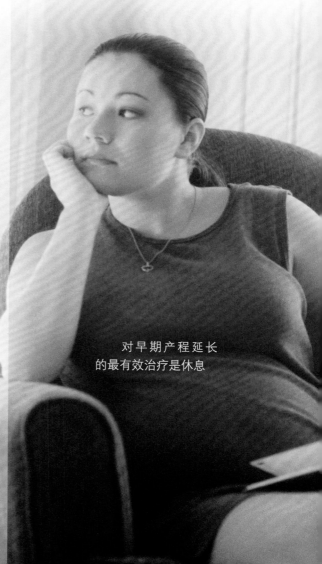

对早期产程延长的最有效治疗是休息

辅助分娩

如果分娩时间延长或存在并发症，你可能需要一些医疗辅助仪器，例如产钳或胎头吸引器。如果你的宫颈完全扩张及胎儿已经开始下降，那么可以用仪器来帮助分娩，但在分娩的最后一步决定应用仪器帮助分娩非常困难。当你的胎儿胎位异常进入你的骨盆时，辅助分娩是有必要的。如果出现胎儿胎心率缓慢、胎儿必须马上娩出或者产妇已经疲惫无法长时间用力时，你的主治医生会用产钳或胎头吸引器帮助分娩。产钳或胎头吸引器辅助分娩可以快速且安全地帮助胎儿娩出。

产钳 - 辅助分娩　产钳的形状像一对勺子，末端连接在一起像一副沙拉钳子。你的主治医生会轻柔地把一侧勺子滑入你的阴道放置在胎儿头部的侧面，然后把两侧锁在一起，弧钳托起胎儿的头部，当宫缩开始产妇用力时，主治医生会轻柔地引导胎儿通过产道，这个过程通常发生在接下来的一个或两个产力中。

现在，只有当胎儿的头部深入母亲的骨盆或接近骨盆出口时，才会使用产钳。如果胎头没有下降到足够的高度且需要立刻分娩，则酌情实施剖宫产手术。

胎头吸引器 - 辅助分娩　如果胎头已进入骨盆，那么胎头吸引器可代替产钳。一个橡胶或塑料杯紧贴胎儿头部放置，泵装置产生吸力，当妈妈用力分娩时主治医生轻柔地操作该装置引导胎头缓慢下降至产道。胎头吸引器的吸头不像产钳一样占据较大空间，且对产妇造成的损伤较小。但是，胎头吸引器分娩对胎儿存在一定风险。

期望　辅助分娩不会花费非常长的时间，但需要 30~45 分钟来做手术准备。你需要实施硬膜外或脊椎麻醉，然后插导尿管排空膀胱。你的主治医生可能会实施会阴切开术来扩大阴道开口帮助胎儿娩出。

器械是一种重要的帮助胎儿娩出的工具，而且比较安全。但是，产钳助产可能会在婴儿头部一侧留下瘀伤及红印。胎头吸引器可能在婴儿头顶留下瘀伤或肿块，甚至出现头皮出血，瘀伤大约一周痊愈。肿块或红印需要几天才能消失，严重的技术性损伤极少见。

选择哪种方式辅助分娩——产钳或胎头吸引器，由你的主治医生为你做最好的选择。熟练地使用器械可以最大限度地预防并发症的发生。

帮助分娩。

如果你的产程处于活跃期，但几小时内没有任何进展，你的主治医生将给予催产素、破膜，或者两者共同使用来推动产程的进展。这些措施通常可以通过恢复有效宫缩来帮助你分娩而非实施剖宫产。

第二产程延长 胎儿通过产道的推动力缓慢或不起作用，并使产妇感到疲惫。如果你是初产妇，当第二产程大于 3 小时称为第二产程延长。如果你是经产妇，第二产程大于 2 小时可考虑为第二产程延长。

治疗 你的主治医生将评估胎儿在产道中的下降程度，并通过调整胎头位置来解决问题。如果你想继续尝试分娩，且你的宝宝没有出现胎儿窘迫征象，你可以继续试产。有些时候，如果胎头已经下降充分，那么可轻柔使用产钳或胎头吸引器助产（见第 436 页'辅助分娩'）。你可能被告知需要尝试半坐、蹲坐或跪坐来帮助胎儿娩出。如果胎儿在产道中的位置较高且其他辅助方法不起作用时，则需要剖宫产分娩。

胎位异常

如果胎儿在你子宫中的位置异常，你的产程及分娩可能比较复杂——阴道分娩非常困难或无法阴道分娩。

孕 32~34 周，大多数胎儿为头部向下进入产道。临近预产期，你的主治医生会通过你的腹部特征来判定胎儿的位置。医生有时也会实施阴道检查及超声检查。有时在分娩过程中也会进行超声检查来判断胎儿位置。

如果你的宝宝在分娩过程中不能轻松地通过你的骨盆，那么，问题就出现了。

枕后位（枕后） 胎头以枕额径进入骨盆。一般认为，胎头进入骨盆后转向一侧，下颌贴向胸部，以最窄的径线入盆。当胎头下降至中骨盆，胎儿需转成面向上或者向下来衔接骨盆较低的位置。多数胎儿转成枕前位，但如果胎儿转为枕后位，产程进展则较缓慢。主治医生称这种情况为枕后位。这种体位可能消耗大量体力并伴随产程延长。

治疗 有时候改变体位可以帮助胎儿旋转。你的主治医生会要求你膝胸卧位，或者在膝盖中间放置枕头或球。调换位置以便让你的宝宝旋转成枕前位。

如果这个方法不起作用，你的主治医生会手动帮你的胎儿转位。医生用手引导胎儿的头部通过你的阴道，帮助胎儿转成枕前位。如果这个方法没有成功，你的健康护理团队将通过监测你的产程来决定你的胎儿是否可以枕后位通过你的骨盆，或者剖宫产分娩是否更加安全。多数胎儿可以枕后位分娩，只是用时较长。

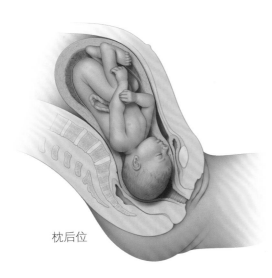

枕后位

角度异常 当胎儿头部进入骨盆时，理想状态是下颌压向胸部。如果下颌没有贴向胸腔，头部的大径线不得不尝试通过骨盆。然而，胎儿通过头顶进入产道，前额或者面部先娩出，都不是适合的位置。

如果胎儿头部以异常的角度进入骨盆，将会令你感到不适，并使产程延长。

治疗 当你的胎儿不能进入产道或显示胎儿不适合自然分娩，则需要剖宫产分娩。

头部过大 当胎儿头部不能通过骨盆时，称为头盆不称。这可能是由于胎儿头部过大或产妇骨盆过小引起。通常情况下，胎儿头部可能无法准确对齐，以最小的径线通过产道。无论哪种情况，分娩都不能继续进行或宫颈不能正常扩张，最终导致产程延长。

治疗 胎儿大小不是唯一一个决定胎儿是否能通过骨盆的因素。即便胎头位置异常，产力可以短暂塑造胎头的形状，以便胎头顺利通过骨盆，怀孕期韧带松弛可以使骨盆变宽。因为这些变数，监测产程进展是你的主治医生确定你的胎儿头部是否适合你的骨盆的最好方法。如果有必要，可实施剖宫产分娩。

臀先露 当臀部或脚首先进入骨盆时称为臀先露（见第 439 页图）。分娩时臀先露对胎儿造成了潜在的风险，并易发生并发症。首先，在臀位分娩中脐带脱出常见而且较严重。其次，臀先露不能确定胎儿的头部是否适合通过骨盆。头部是胎儿各部位中最大且可塑性最小的一个部位。即使胎儿的身体可以顺利分娩，胎头也可能受到限制。

治疗 如果在产程及分娩过程中你的医生确定胎儿为臀位，然后试图将胎儿转变成适合的体位。这种方法叫作外转胎位术。这个过程通常在 37 周左右于待产室或分娩区完成。

关于外转胎位术，一种药物可以暂时让你的子宫松弛。接下来你的主治医生会对你的腹部进行施压，引导宝宝倒转至头部向下的位置。这个过程在超声监测下完成，在完成倒转后需要对胎儿心率进行监测。

若未实施外转胎位术或者外转胎位术失败，那么剖宫产术是臀位胎儿最安全的分娩方式。但双胎妊娠者第一个胎儿是头位，第二个胎儿是臀位者例外。

　　横产式　胎儿横躺在子宫里的位置称为横产式（见右图）。

　　治疗　与臀位分娩相同，你的主治医生会尝试转动胎儿。通常这个步骤可以成功。如果胎儿持续横位，则需剖宫产分娩。

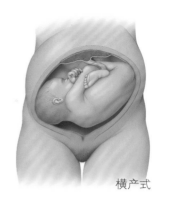

横产式

分娩不耐受

　　如果有持续迹象表明胎儿可能没有充足的氧气供给，胎儿则被考虑为分娩不耐受。这种症状通常通过电子设备监测胎儿心率发现。当通过胎盘流入胎儿体内的血液减少时，通常引起胎儿氧摄入量下降，简单地说也就是胎儿没有从妈妈那里获得足够的氧气。

　　引起这个现象的普遍原因包括：脐带受压、从母体到子宫的血流量减少及

胎盘功能异常。

　　脐带脱垂　如果脐带自开放的宫颈口脱出（见第 440 页图），那么通过脐带流至胎儿的血流可能减慢或停止。脐带脱垂常发生于胎儿过小及不成熟、臀位胎儿、羊水量过多或胎膜早破。

　　治疗　如果在你宫颈完全扩张及准备分娩时发生脐带滑出，仍可进行自然

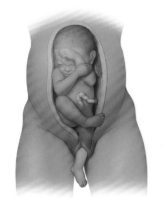
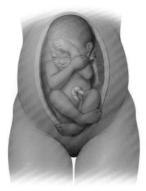
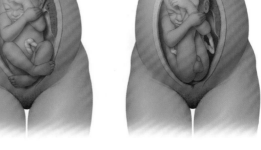

三种臀位举例图

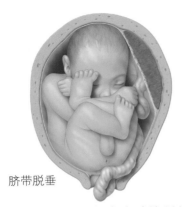

脐带脱垂

分娩。除此之外，剖宫产分娩是最安全的选择。

脐带受压   脐带脱垂到胎儿身体的任意部分与骨盆之间时，脐带会受到挤压羊水量减少，脐带也会受到挤压。当宫缩发生时，流入胎儿的血流将减少甚至极少，或者在很短的时间内停止流动。这种情况通常发生在胎儿顺利通过产道的时候。如果脐带受压严重或时间较长，那么胎儿将会表现为氧摄入量不足。

治疗   为了尽量减少这个问题，你可能会被要求在分娩过程中改变体位，以便移动胎儿或脐带的位置。你可能会被给予吸氧治疗来提高胎儿的氧气摄入量。你的主治医生可能会尝试通过子宫内灌注液体来减缓脐带压迫，这种治疗方法称为羊膜腔灌注。必要时你的主治医生可能使用产钳或胎头吸引器来帮助胎儿娩出。如果胎儿在产道内的位置过高或者宫颈无法完全扩张，必要时行剖宫产手术分娩。

胎儿心率减慢   宫缩期间，当宫缩强度处于峰值时通过子宫的血流量减少。胎儿通常可耐受短暂的血流变化，这多亏了自身氧气储备。但如果储备的氧气逐步耗尽，胎儿心率的变化可能表明胎儿不能再补偿氧气供应的中断。这就是为什么在分娩期间需要常规监测胎儿心率的原因。如果胎儿的心率持续加速或减慢，这意味着胎儿没有获得足够的氧气。

通过电子胎儿监护器的应用，你的主治医生能察觉异常的胎心搏动。胎儿监测的方法如下。

外部胎心监测   两个宽带放置在腹部，一个放置宫底处用来监测记录宫缩持续时间及宫缩频率。另一个放置在对侧腹壁低处来记录胎儿心率。两个宽带连接的检测器上显示并打印同一时间内的数据，观察它们之间的相互影响。

宫内胎心监测   宫内胎心监测仅用于破水以后。当你的羊膜破裂，你的主治医生才能真正地用手探查阴道内并通过扩张的宫颈触及胎儿。通过一根小金属丝附着于胎头表面，可以更加准确地监测胎儿心率。医生在子宫壁及胎儿之间放置一个窄小的压力管（导管）用来测量宫缩强度。这根压力管记录每次宫缩的压力。同外部胎心监测一样，这个设备连接到检测仪上显示并记录数据，同时放大胎心搏动的声音。

胎儿刺激实验　通常来说，当接触胎儿头皮或者被主治医生碰触时，胎儿会左右移动，胎儿的心率会加速。声音经常被用于刺激胎儿。如果胎儿被刺激但心率没有加速就意味着氧摄入量不足。

治疗　一些方法可以帮助胎儿提高氧气摄入量。医生会在分娩时提供口服药物来减缓或阻止你的子宫收缩，增加胎儿的血流量。如果你血压偏低，将会给予升压药物。你也会被给予额外吸氧帮助呼吸。

在多数情况下，即使有迹象表明胎儿正在面临暂时的压力，也可以尝试继续分娩。

在极端情况下，低氧水平可危及胎儿生命。你的主治医生受过专业培训能识别重度宫内窘迫的表现，并立即采取措施，包括紧急的剖宫产手术分娩。

如果你想了解胎儿监测器上看到的情况，请询问你的医疗队的相关人员。

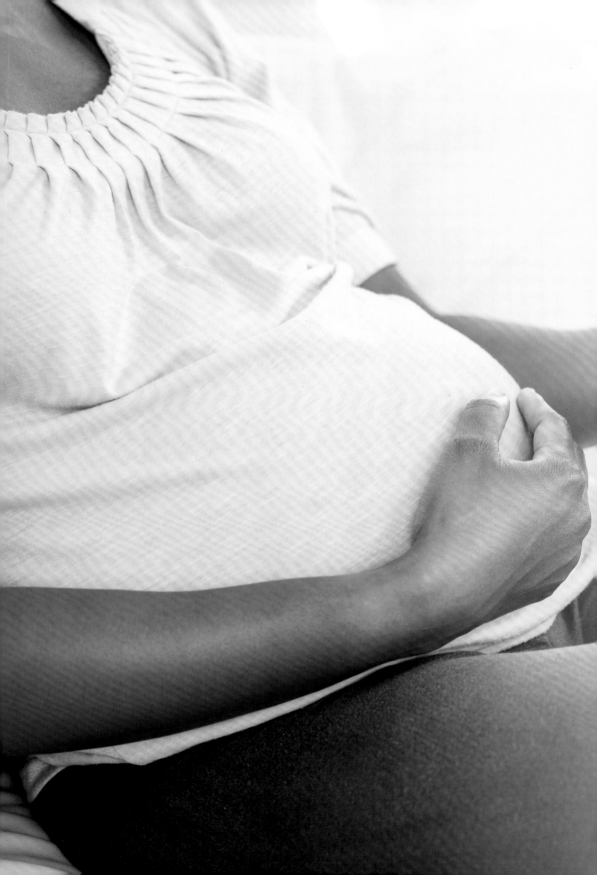

第 29 章

妈妈的健康问题

怀孕阶段需要孕妇身体保持健康状态——在分娩后也同样如此。如果你在进入怀孕状态时存在健康问题，那么对你的照顾可能更加复杂。这些因素也可能会增加你的胎儿分娩后出现问题的风险。

既往存在的健康问题

如果女性在怀孕前存在健康问题，那么在怀孕期会根据情况进行不同的治疗。因为既往存在的健康问题可能影响怀孕的结局。可喜的是，通过医生所提供的帮助和指导，大多数问题可以得到控制，并确保你及宝宝的安全。

哮喘　肺内主要的气道发炎及收缩导致哮喘。额外产生的黏液进一步缩小气道，这种情况可能引发轻微的喘息或严重的呼吸困难。尽管哮喘发作可能危及生命，但哮喘是可治疗的疾病。通过正确的护理及药物治疗，孕期哮喘问题是可以预防的。

哮喘的管理　如果孕期你的哮喘得到很好的控制，你和宝宝并发症风险增高的概率较小。一般情况下，轻度哮喘的妇女在怀孕期间几乎没什么困难，如果患有严重的哮喘则需要密切监测。和你的主治医生讨论每一步需要做什么，孕期医务人员有丰富的治疗哮喘的经验。大多数治疗哮喘的药物对孕妇都是安全的。

不可控制的是，哮喘可能给你和宝宝带来一些麻烦。如果你处于缺氧状态，胎儿的氧气量将减少，这可能导致胎儿生长缓慢甚至胎儿脑损伤。如果你哮喘发作，额外吸氧及药物吸入常被用于提高氧气浓度及帮助气道开放。

为了控制你的症状，由医生指导持续服用药物非常重要。不要停用任何治疗哮喘的药物，除非你的主治医生让你停止用药。对一些怀孕期妇女，哮喘会在孕中、晚期加重。极少数患者，会在分娩过程中发生恶化。

癌症 癌症在孕期发生较罕见，没有数据显示孕期患癌症的风险会升高。但是，癌症可以且能够发生于育龄期妇女，包括怀孕期间。

如果你处于癌症治疗期或者有癌症病史，医生会建议你推迟怀孕。如果女性被诊断为乳腺癌，医生通常鼓励采取避孕措施直到治疗结束。有乳腺癌病史的妇女常被建议备孕前等待一段时间，观察癌症是否复发。在一些病例中，癌症治疗影响生育能力。

如果在孕期确诊患有乳腺癌，其预后一般与非怀孕的乳腺癌患者相同。但是，开始治疗的方法非常重要。孕期乳腺癌治疗可提高你的生存概率，并让你有机会抚育孩子长大。

癌症的管理 你的治疗方案将取决于以下因素。包括癌症的分型、癌症的进展、想要什么样的治疗及怀孕的周数。可考虑不同的治疗方案。

化疗 一种常规治疗癌症的方法，在孕早期对胎儿危害最大。同时，增加胎儿出生缺陷及流产的风险。在孕中、晚期化疗可造成胎儿低出生体重。引起其他问题的风险程度取决于药物的应用。

放疗 可能会或可能不会影响你的胎儿，取决于放疗的类型、放疗部位距胎儿的距离、治疗的时机及胎龄。放疗作用于胸部或腹部区域对胎儿的影响比作用于头部或远端肢体更大。放疗对

8~15周的胎儿损伤最大。根据你的情况，可以推迟放疗时间，或延期至宝宝安全分娩。

怀孕期间，可以考虑外科手术。如果癌症需要手术治疗而且不涉及子宫，那么相较于等到胎儿分娩后手术，怀孕期手术可能是最好的选择。但是，如果手术造成感染或腹腔内感染，早产的风险将会增加。

现阶段，没有证据显示怀孕影响癌症的进展。然而，在一些案例中，癌症可能让治疗复杂化或降低治疗成功概率。如果在分娩后仍未进行癌症治疗，且生育对你来说很重要，那么你需要和你的治疗团队讨论保护再生育能力的方案。现在的技术可以帮助你保留生育功能。

抑郁症 抑郁症是一种严重的心理健康问题。它妨碍饮食、睡眠、工作、人际交往，事关自己及他人的生活质量。它可能是一过性问题，由压力过大或者亲人的死亡引起，也可能是慢性状态。这个疾病可能遗传，并且基因扮演着重要的角色。专家认为这个基因是致命性的，受环境因素影响，例如压力，可引起大脑内化学物质的不平衡从而导致抑郁症。

怀孕可以影响抑郁症。如果妇女患有抑郁症，怀孕期间身体的改变可激发情绪的波动，使情况更加难以应付。怀孕和分娩期间体液量的变化也会改变抗抑郁药物的有效性。此外，有严重抑郁症病史的妇女在怀孕期间和怀孕后抑郁症可能反复发作，尤其是怀孕期停止应用

抗抑郁药物时。值得庆幸的是，通过药物治疗，患有抑郁症的妇女可正常怀孕。

抑郁症的管理　怀孕期间抑郁症的治疗非常重要。如果怀孕期间你没有得到适当的照顾，会给你的健康及胎儿的健康带来风险。虽然怀孕期间的情绪会让你更难应对抑郁症，但未经治疗的抑郁症可能会影响宝宝的健康。一些研究将抑郁症产妇的症状和体征与早产、出生低体重及胎儿宫内生长受限联系起来。

一定要让你的主治医生知道你抑郁症的用药情况，根据你服用的药物，医生可能会建议你更换用药。可以选择一些在怀孕期应用较安全的抗抑郁药。总而言之，孕期服用抗抑郁药物对胎儿造成出生缺陷及其他伤害的风险非常低。

在孕晚期，一些医生建议抗抑郁药物剂量可逐渐减少至胎儿分娩，以减少新生儿戒断症状，虽然尚不清楚这种方法是否可以从本质上降低药物的损伤及影响，但这种方法需要密切随访。对进入产后期的新妈妈来说，这种做法可能不安全，情绪和焦虑问题的风险通常会增加。

决定继续用药或更换抗抑郁药物取决于你自己及你的主治医生。按照你的护理人员的建议可有效地管理抑郁症。

糖尿病　糖尿病影响血糖（葡萄糖）的调节，血糖是身体的主要能量来源。你吃的食物可以分解为葡萄糖，它们储存在肝脏内并释放到血液中。胰岛素、胰腺分泌的激素，帮助葡萄糖进入你的细胞，尤其是肌细胞。患有糖尿病的人群，这项功能通常异常。

糖尿病有两种主要类型：1 型糖尿病及 2 型糖尿病。

▷ **1 型糖尿病。**　胰腺中的胰岛素生成细胞被破坏。患者每天需要注射胰岛素治疗。

▷ **2 型糖尿病。**　胰岛素活性受限，大部分原因是机体对胰岛素产生抵抗作用。当细胞产生抵抗力，它们无法从血液中摄取足够的胰岛素时，糖分积累并储备在血液中。在美国，2 型糖尿病通常会在青春期被诊断。

怀孕期间，有些妇女可发展为暂时性的妊娠糖尿病（见第 420 页）。它类似 2 型糖尿病，但分娩后妊娠糖尿病将痊愈。妊娠糖尿病患者会增加日后患有糖尿病的风险。

糖尿病的管理　目前还没有治愈糖尿病的方法。然而，生活习惯的改变及适当的药物治疗可控制血糖，包括：均衡饮食、维持健康体重及大量的运动。如果你患有糖尿病并且你的血糖在怀孕前及怀孕过程中得到控制，那么你会有一个健康的孕期并生下一个健康的婴儿。如果你的糖尿病没有得到控制，那么你的胎儿存在大脑、脊髓、心脏或肾的出生缺陷风险概率增大。流产和死产的风险也显著增加。

糖尿病控制不佳也会使你的宝宝体重达到 10 磅（约 4.5 千克）的风险增加。原因在于当血糖水平过高，宝宝获得比正常水平更高的葡萄糖量并产生额外的胰岛素来消耗葡萄糖，将其以脂肪的形式储备。脂肪的堆积可导致胎儿体重高于正常水平，临床上称为巨大儿。孕期需要监测胎儿生长，若该病对胎儿产生不利影响时可提前预警。

糖尿病妇女胰岛素的需要量在孕期会增加，因为胎盘分泌的激素破坏了胰岛素。有些妇女可能需要 2~3 倍的孕前常规胰岛素剂量或者胰岛素泵来控制血糖。怀孕期间，可能需要经常调整胰岛素注射剂量。孕期的适当饮食是糖尿病护理的重要部分。

与医生密切合作对保护你和宝宝的健康非常重要。

癫痫　癫痫是一种因大脑电波活动异常而导致的突发疾病。这些异常信号可能引起感觉、行为、运动或意识的暂时变化。在一些病例中，癫痫发作可能有一个众所周知的原因，如影响大脑的疾病或者意外事故。在另一些病例中，癫痫发作没有明显的发生原因。

抗癫痫药物可以消除或减少大部分癫痫患者癫痫发作的次数和强度。大多数女性癫痫患者会顺利怀孕。

癫痫的管理　因为癫痫会对胎儿造成伤害，所以对于怀孕期间的癫痫患者坚持用药是非常重要的。在你怀孕之前，和你的主治医生讨论你的治疗方案。一些抗癫痫药物与胎儿先天性畸形有关。如果你正在服用其中一种治疗药物，你的主治医生会建议你使用一些对你及胎儿较安全的不同药物。

大多数妇女可以继续应用孕前服用的治疗药物，因为药物的改变可能增加新的癫痫发作的风险。一些抗癫痫的药物可能影响机体吸收叶酸的方式（一种预防出生缺陷的重要药物来源）。因此，你的主治医生会让你在服药期间同时服用大剂量的叶酸。

因为孕期血容量的增加，肾脏的药物代谢加速，你需要更频繁的检查，并在孕期增加药物的剂量。请遵医嘱用药。

心脏病　心脏病可以包括一系列的情况，包括冠状动脉疾病、先天性心脏病及瓣膜病。虽然有些情况比其他情况严重，但所有这些都会影响机体的血液循环。

大部分情况下，怀孕期患心脏病的妇女通过监测和管理的方式以确保妈妈及胎儿的健康。但是，仍有一些例外发生。所以最好咨询一下你的主治医生关于你在怀孕前及怀孕期间的细节问题，和相关专家一起做好孕期管理。

心脏病的管理　在怀孕初期，怀孕可增加心脏及循环系统的压力。孕期要严密监测潜在的高危情况。为此，可能会有更频繁的检查。另外，需要关注你孕期所伴随的一些正常的改变。例如贫血，对某些患心脏疾病的人存在较高风险；体液潴留，通常是先注意到突发的下肢水肿或体重增加，需要密切监测和管理。虽然在怀孕期间水肿比较常见，但也可能是严重的心脏潜在问题导致。

分娩期间，你可能需要特殊评估，包括心脏监测。应用缓解疼痛的药物，降低产妇心脏的血液循环的压力。分娩时常用硬膜外或脊椎麻醉。另外，阴道分娩时应用产钳或胎头吸引器来缓解分娩时的压力，分娩用力通常增加妈妈的心脏负荷。某些女性存在某些心脏问题，需要剖宫产手术来避免分娩的风险，但阴道分娩对大多数妇女来说往往是首选。

乙型肝炎　乙型肝炎是由乙型肝炎病毒引起的严重的肝脏感染。该病毒通过感染者的血液及体液传播，与艾滋病的传播途径相同。但乙型肝炎病毒较艾滋病病毒更具传染性。分娩时乙型肝炎病毒可通过母亲传染给宝宝，新生儿也可以通过接触 HBV 阳性的家庭成员而感染病毒。在美国，接受产前检查的孕妇常规筛查乙型肝炎病毒。

大多数乙肝病毒感染者在成人后可完全康复。胎儿及儿童更容易发生慢性感染。

乙型肝炎的管理　孕期乙型肝炎感染最大的风险是胎儿感染 HBV。孕期并发症及新生儿感染风险出现在乙型肝炎病毒活动期。如果你的疾病处于高活跃期，医生将给予药物治疗来降低你及胎儿并发症的风险。胎儿出生后将给予抗病毒抗体。

乙型肝炎疫苗是常规婴儿免疫接种针剂。在美国的一些州乙肝疫苗是强制实施的，对新生儿及早产儿乙肝疫苗实施连续注射。个体需要全系列注射来达到最理想的保护。

高血压病　血压是血液对动脉血管壁产生的压力。当压力过高，这种情况称为高血压。

怀孕前发生高血压的原因多种多样。基因因素、饮食及生活习惯在这种疾病中起一定作用，但是其他的慢性病也可以导致高血压的发展。

大多数患有高血压病的妇女可以有一个健康怀孕过程。但是，整个怀孕期间需要仔细观察和管理。妊娠期高血压病会进一步恶化，导致妈妈及胎儿更严重的问题出现。

高血压的管理　如果你患有高血压病，在备孕前最好与你的主治医生见面，医生可以评估你的病情是否得到控制，并查看你的用药情况。怀孕期间，一些药物用来降压较安全。但是，某些药物如血管紧张素转换酶抑制剂，可能会伤害到你的宝宝。对于这个问题，在你怀孕期间，医生可能会改变用药的类型及剂量。妊娠期高血压治疗非常重要。

孕期要严密监测潜在的高危情况

血压经常随着身体适应怀孕的变化而改变。如果怀孕前患有高血压病，那在孕期高血压病会更加严重，尤其是在孕晚期。对一些女性来说，怀孕可以暴露出以往未发现的高血压。

监测胎儿健康及发展，频繁的复诊及反复的超声监测经常用于评估胎儿的生长情况并监测胎儿健康。大多数情况下，患有高血压病的孕妇需要足月后分娩来避免并发症的发生。

免疫性血小板减少性紫癜　也被称为特发性血小板减少性紫癜，这种疾病引起血液中血小板数量异常减少。血小板是凝血必需的一种血细胞，可以帮助伤口止血。如果血小板水平过低，尽管只是细微伤口，也容易发生出血。免疫性血小板减少性紫癜是由免疫系统障碍引起机体血小板破坏。

怀孕本身并不影响免疫性血小板减少性紫癜的病程进展或严重程度。但是部分抗体可通过胎盘进入胎儿血液破坏血小板，减少宝宝的血小板计数。不幸的是，妈妈的血小板计数并不能预测宝宝的血小板计数，即使你长时间处于低血小板水平。即便你的血小板计数正常，你的宝宝的血小板计数也可能很低。

免疫性血小板减少性紫癜的管理　出血在婴儿中发生风险较低，剖宫产分娩不是常规做法。如果你的宝宝出现了相关的低血小板计数并发症，那么分娩时医疗团队会努力给婴儿提供一个适当的序列治疗。如果你的血小板计数非常低，

那么在分娩前医生将通过药物尝试提高血小板计数。

炎症性肠病　炎症性肠病是消化道的一种慢性炎症疾病。溃疡性结肠炎及克罗恩病是两种最常见的炎症性肠病类型。两者均易引起发热、腹泻、直肠出血及腹痛的反复发作。炎症性肠病的发病原因暂不清楚。遗传因素、环境因素及免疫系统可能扮演着重要的角色。

虽然溃疡性结肠炎及克罗恩病无法治愈，但可以使用药物及其他方法治疗。怀孕期间诊断的炎症性肠病，很可能在怀孕前就已发生。

炎症性肠病影响女性的体重或营养状况，并导致怀孕困难或影响孕期健康。克罗恩病可导致胎儿早产。但是，如果疾病在孕前及孕期得到控制，你很有可能拥有一个健康的怀孕过程并可以足月分娩。

炎症性肠病的管理　如果你患有炎症性肠病，怀孕并不影响你的治疗。大多数的治疗药物不会对你及胎儿产生影响。改善你的情况对你及宝宝都有益。超重是药物对胎儿的潜在影响。

然而，某些治疗炎症性肠病的免疫抑制药物可能对胎儿造成损伤。尤其在孕早期如果你服用其中一种药物，请与你的主治医生沟通，并讨论抗腹泻药物的使用。

如果你患有克罗恩病且在孕前未发病，那么孕期克罗恩病可能不会发病。但一旦发病，孕期很有可能处于发病活跃

期或者使病情加重。如患有溃疡性结肠炎，在病情缓解后约有 1/3 的女性可以怀孕，可能经历一次疾病复发。如果怀孕时，你的结肠炎处于活跃期，那么它可能会一直处于活跃期或者病情进一步加剧。

在怀孕期间，如果炎症性肠病诊断测试是必需的，那该测试相对较安全。采取额外的预防措施以尽量减少对胎儿的风险。

狼疮　狼疮可引起多器官系统的慢性炎症，可以影响你的皮肤、关节、肾、血细胞、心脏及肺。该病经常引起皮疹及不同程度的关节炎。狼疮存在几种不同的类型，最常见的类型是系统性红斑狼疮。

狼疮经常在怀孕初期出现，或在分娩后短暂出现。如果狼疮患者怀孕，怀孕期间狼疮的症状可加重，即使狼疮并不处于活跃期。如果怀孕初期狼疮处于活跃期，孕期狼疮加重的风险更高。

系统性红斑狼疮的管理　如果孕期狼疮处于活动期，孕期有出现其他问题的风险，包括高血压病及子痫前期。医生可能需要对你服用的一些药物进行调整，并可能对胎儿造成损伤。在孕前及怀孕期间需要与你的主治医生密切合作，采取适当措施保护你及胎儿的健康，并由专家来领导你的孕期护理团队。

苯丙酮尿症　这是一种影响人体处理苯丙氨酸能力的遗传性疾病。苯丙氨酸为构成蛋白质的一种氨基酸，在牛奶、芝士、鸡蛋、肉类、鱼及其他高蛋白食物中发现。如果血液系统中的苯丙氨酸水平开始升高，将会导致脑损伤。低苯丙氨酸饮食可以预防或减少苯丙酮尿症患者的脑损伤。

苯丙酮尿症的管理　如果你患有苯丙酮尿症，并且在孕前及怀孕期间得到很好的控制，那么你可以获得一个健康的宝宝。如果你血液系统中的苯丙氨酸水平没有得到很好的控制，你分娩的宝宝可能患有中重度的智力障碍，胎儿可能患有小头症及先天性心脏病。

如果你有苯丙酮尿症的家族病史，而且在儿童阶段接受过治疗，请告知你的医生。理论上，你会在试孕前测量血液中的苯丙氨酸水平。如果有必要，你可以通过特殊饮食来帮助苯丙氨酸处于较低水平及预防胎儿出生缺陷。

怀孕期间，限制苯丙氨酸水平所需的饮食限制很难管理，如果苯丙氨酸水平过高，你的饮食将被审查并进行调整。

类风湿关节炎　类风湿关节炎引发关节的慢性炎症，多数发生在手腕部、手、脚和脚踝。问题可能因偶尔的疼痛和严重的关节损伤而有所不同。这种疾病常见于 20~50 岁女性。

类风湿关节炎的管理　这种情况可以通过适当的治疗及自我保健来控制。类风湿关节炎并不会对你的怀孕造成影响，但是你服用的治疗药物可能需要被调整。例如，阿司匹林及其他抗感染药物在孕期不推荐使用。

在孕期，你的类风湿关节炎可能得

到改善，这是由于怀孕期免疫系统的改变所致。但是，大多数孕期得到缓解的类风湿性关节炎会在分娩后复发。

性传播疾病　如果性传播疾病不被诊断及治疗，该病可能影响孕妇及胎儿的健康。不幸的是，一些性传播疾病的轻微迹象及症状可能被忽视，而且妇女可能并不知晓已经被感染。

衣原体感染　在美国是一种常见的细菌性性传播疾病。大多数妇女被感染后没有症状及体征。如果没有进行治疗，被感染的孕妇将面临流产及胎膜早破的高风险。在分娩时衣原体也可以通过产道传染给宝宝。这可以引起宝宝肺炎及眼部感染，甚至导致失明。

淋病　为具有高传染性的性传播疾病，几乎没有体征及症状。有时，阴道分泌物略有增多。同衣原体感染一样，如果没有及时治疗可增加流产及胎膜早破的风险。同时，可在阴道分娩时传染给胎儿。被传染的胎儿可能发展成严重的眼部感染。因为不能及时发现妈妈感染衣原体及淋病，这个感染会给新生儿眼部造成严重的风险。所以所有的新生儿在出生时需要用药物来预防眼部感染的发生。

尖锐湿疣　尖锐湿疣分不同种类，一些无症状，一些早期很难发现。与感染者发生性行为后的数月至数年内症状可显现。它出现在生殖器的潮湿部位，形状似小的肉样乳头突起。

如果你患有尖锐湿疣，孕期病灶可能会蔓延，并引起瘙痒，有时伴斑点。如果湿疣进一步加重，会导致排尿困难、大量出血甚至阻塞产道。你的主治医生会使用一些专业手段去除这些疣，例如药物治疗及手术。大多数情况下，疣不会引起严重的问题，所以并不需要去除。极少数情况，被感染产妇分娩胎儿后可能造成胎儿喉部出现湿疣，这需要通过手术治疗来预防气道阻塞。

湿疣不是剖宫产分娩的指征，除非湿疣病灶较大且妨碍胎儿自阴道分娩。

疱疹　疱疹是由单纯疱疹病毒引起的一种传染病，病毒有两种类型：Ⅰ型和Ⅱ型。Ⅰ型病毒引起口腔或鼻子周围的唇疱疹，也会涉及生殖道。Ⅱ型病毒常引起疼痛，有时口内的疱疹破裂形成疮。两种类型的疱疹均为通过与感染者的直接接触传播。

感染初期可能症状很明显，严重者持续一周或一周以上。初期感染暴发后，病毒在感染区域仍处于休眠状态，并周期性复发。这些情况可持续 10 天左右。疱疹出现前可能开始刺痛、瘙痒或有疼痛症状。

抗病毒药物能帮助减少疱疹的数量或缩短其持续时间。有时，抗病毒药物用于怀孕晚期来帮助避免疱疹复发。如果你患有尖锐湿疣，在宝宝分娩通过产道时可能被病毒感染。分娩前母亲的原发性疱疹感染增加了新生儿感染的风险。分娩时疱疹复发对胎儿的感染风险减小。

预防新生儿疱疹病毒感染非常困难。在大多数感染的新生儿中，妈妈在怀孕及分娩过程中没有症状及体征提示疱疹病毒感染。然而，因为疱疹病毒感染危及新生儿的生命，所以预防非常重要。此外，患有疱疹的新生儿即使使用抗病毒药物治疗，也会对眼睛、内脏或大脑产生严重的损伤。

如果你患有生殖器疱疹，你的宝宝在出生时可能不会受到严重的感染。患病妇女产生抗体并传递给她们的宝宝，抗体可以提供一些短暂的保护。尽管如此，新生儿仍存在一定的感染风险。如果存在疱疹，剖宫产手术可以进一步减少新生儿的感染风险。关于这个问题，美国的标准治疗方法是对处于疱疹病毒活跃期的怀孕妇女进行剖宫产分娩。

人类免疫缺陷病毒及获得性免疫缺陷综合征　获得性免疫缺陷综合征是由人类免疫缺陷病毒引起的一种慢性危及生命的疾病。人类免疫缺陷病毒是一种常见的、与感染伴侣性接触的传播性疾病。它也可以通过感染的血液和共用针头或被病毒污染的注射器进行传播。未经治疗的人类免疫缺陷病毒感染者在怀孕、分娩期间病毒可传染给胎儿或通过母乳传染给婴儿。

人类免疫缺陷病毒检测是产前检查的常规部分。如果你觉得你可能在怀孕期间感染，那么你可以再次检测人类免疫缺陷病毒。虽然阳性诊断可能是毁灭性的，但有效的治疗可以最大程度地改善

母亲的健康并降低胎儿感染的风险。孕前期及孕中期开始药物治疗对妈妈及胎儿有益。

如果你感染了人类免疫缺陷病毒或者患有获得性免疫缺陷综合征，请告知医生。医生了解你的情况后可以通过监测你的健康情况来帮助你避免可能增加宝宝接触到你的血液的概率。你所接受的治疗会极大地影响婴儿感染的风险。你的主治医生要确保宝宝在出生后接受即刻检测及治疗。早期检测可以使人类免疫缺陷病毒患儿接受人类免疫缺陷病毒药物治疗。研究证明，早期治疗可以减缓疾病的进展并提高生存率。

梅毒　梅毒是细菌感染，感染初期通常表现为小泡（溃疡），通常出现的部位在生殖器，那里是感染首先侵及的组织。随着梅毒的分期发展，症状和体征大不相同。通常，孕期的梅毒是通过性接触感染开放性创口而获得的。

如果你在怀孕期间患有梅毒，感染可能会侵及胎盘。孕期梅毒与流产、早产、死产、胎儿生长受限及胎儿分娩后的症状相关。近些年来在美国青少年及新生儿感染梅毒的病例数量报告有所增加。建议所有女性在怀孕早期进行筛查，在一些诊所测试会更频繁，这取决于该地区的病例数量及当地卫生健康组织的建议。梅毒通过血液检查或者一系列的血液检查来诊断，通常应用青霉素进行治疗。如果有必要，怀孕期患有梅毒的患者需要约见与疾病感染相关的专科医

生并且按医生的建议实施高危妊娠管理。分娩后，医生也会对婴儿梅毒的症状进行密切关注。

镰状细胞病 镰状细胞病是一种遗传性血液疾病，常导致贫血、疼痛、频繁感染并对重要器官造成损害。它是由红细胞中的一种有缺陷的蛋白质引起的，这种蛋白质能将氧气从肺部输送到身体的其他部位（血红蛋白）。患有镰状细胞病的人，红细胞由健康的圆形细胞转变为新月形细胞。这些非正常的细胞可以在小血管内阻断血流，引起疼痛。

镰状细胞病通常在婴儿时期通过筛查被诊断。在美国，此病对黑人和拉丁美洲人的影响最常见。患有镰状细胞病的女性，发生严重怀孕相关并发症的风险更高，例如怀孕诱发的高血压。此外，这种疾病还增加早产及低体重儿出生的风险。怀孕期间，肺炎及尿路感染可能频繁发生，并导致镰状细胞危象。

镰状细胞病的管理 患有镰状细胞病的孕妇需要专家参与他们的产前护理。医疗专家要密切监测该病并发症的发生，例如癫痫发作、充血性心力衰竭及严重贫血。怀孕末期发生贫血非常危险，可能需要输血纠正。如果妈妈患有镰状细胞病或者其他并发症，需要严密监测胎儿的健康情况。

甲状腺疾病 甲状腺是位于颈部一个蝴蝶形的腺体，位于喉结的下面。甲状腺产生的激素可以调节新陈代谢，并影响心率及能量的燃烧速度。该病可

能表现为过多或过少的激素产生。

甲状腺功能亢进症 当你的甲状腺分泌过多的甲状腺素，导致过度活跃的甲状腺疾病称甲状腺功能亢进症。它可以加快你身体的新陈代谢，并导致体重急剧下降或心率加快及心律失常、紧张或易怒。

大多数甲状腺功能亢进女性可以正常怀孕，但该病不易得到控制。而且，治疗甲状腺功能亢进的常用药物在怀孕期间或哺乳期间应避免应用或调整。例如放射性碘治疗在孕期不能应用。

如果你患有甲状腺功能亢进或存在该病的家族病史，让医生检查你的用药情况。医生会通过监测你的整个孕期，控制你的病情，控制甲状腺功能亢进对你及宝宝的健康非常重要。如果你发热或感觉不适，请马上联系你的主治医生。严格遵循医生的指示并报告症状和体征是否好转或恶化。

怀孕期间，孕早期甲状腺功能亢进有时会更严重，这通常与显著的激素变化有关。在孕中期可以得到缓解。在一些女性中，分娩后甲状腺功能亢进会进展甚至恶化。该病可以引起过度疲劳、紧张及对热的敏感性增加。有时，被误认为其他疾病，例如产后抑郁症。向你的主治医生说明你的症状。

甲状腺功能减退症 甲状腺功能减退与甲状腺功能亢进相反，当甲状腺不能分泌足够的甲状腺素时发生甲状腺功能减退。当甲状腺功能不活跃，你会感到疲惫及行动迟缓。未经治疗时，症状

包括对冷的敏感度增加、便秘、皮肤干燥苍白、面部浮肿、体重增加、声音嘶哑及抑郁。这些症状很容易被误认为早孕疲劳。

患有甲状腺功能减退的患者不易怀孕。如果她们怀孕后其甲状腺功能减退未治疗或者未得到控制，患者流产、子痫前期、胎盘问题及胎儿生长缓慢的风险将增加。适当的甲状腺激素替代可以保证胎儿的正常生长发育。

如果你患有甲状腺功能减退，怀孕过程中你的替代激素的剂量可能会增加，整个孕期你的主治医生会监测你的甲状腺激素水平。

子宫肌瘤　子宫肌瘤是一种子宫的良性肿瘤，常见于生育年龄女性。肿瘤可出现在子宫内侧或外侧，或者存在于肌壁间。肿瘤通常由单个平滑肌细胞持续生长产生。一些如豌豆大小，另一些可至葡萄柚大小，甚至更大。大多数情况没有症状，只有在常规阴道检查或者产前超声检查中被发现。

可能出现的症状有异常严重或长期的月经出血、盆腔痛及腰痛、性交痛、尿频、排尿困难及骨盆压痛。建议在手术前药物治疗及手术治疗缩小或去除引起不适或可能导致并发症的肌瘤。

子宫肌瘤很少会影响受精卵在子宫内膜上植入，一般不造成怀孕困难。子宫肌瘤可能在怀孕早期及中期增加流产的风险，或增加早产的风险。有时，子宫肌瘤会阻塞产道，使分娩复杂化。

子宫肌瘤的管理　由于体内雌激素水平的增加，肌瘤在怀孕期间增大。偶尔，较大的肌瘤会向外生长或者阻断血液供给及恶化，并引起盆腔腹部疼痛。如果你正在经历盆腔痛、腹痛或有异常出血，请立即联系你的主治医生。如果肌瘤引发疼痛，你的主治医生会建议你用药治疗。怀孕期间应避免手术治疗子宫肌瘤，因为手术可引发早产及广泛出血。

绝大多数的怀孕都或多或少地涉及子宫肌瘤问题。这取决于子宫肌瘤的大小及位置，分娩时胎儿可能位置异常，可能需要剖宫产手术。剖宫产分娩时因存在出血风险应避免同时剔除子宫肌瘤。

产后并发症

孩子出生后，你进入产后期。对你来说是一个过渡阶段，无论是生理上还是心理上的。此章节将介绍产后几周内出现的一些问题。

血栓　静脉内的血块，称为深静脉血栓症，是分娩后严重的并发症之一。大部分的血栓发生于腿部。如未进行治疗，血栓会脱落，随血液可能进入心脏和肺。因此，血栓会堵塞血流，引起胸痛及气促，极少数情况导致死亡。

怀孕期激素水平的变化增加你怀孕期间的深静脉血栓症发生风险，不过发生概率很小。但是，剖宫产术后发生深静脉血栓症的风险较自然分娩高 4 倍。吸烟、BMI 大于等于 25、年龄大于 35 岁及术后无法活动等均会增加深静脉血栓的发生风险。研究表明，一些患有深静脉血栓症的患者存在深静脉血栓症形成的遗传易感性。

血栓常发生于腿部，但也会发生在盆腔静脉。深静脉血栓症的临床症状包括腿部压痛、疼痛或肿胀，尤其是小腿周围。深静脉血栓症通常出现在产后几天内，可在医院通过检查发现。然而，它也可以发生在你出院的几个星期之后。虽然不常见，但怀孕期间也可能发生血栓。

治疗　如果你发生血栓，血液稀释药物（抗凝血剂）会防止更多的血栓形成。首先，你可能被要求前往医院接受监测，根据血栓发生在分娩前还是分娩后，你可以自行注射抗凝剂或服用抗凝药物口服片剂。

失血过多　严重的产后出血并不常见，通常发生在分娩中或分娩后 24 小时内。出血很少发生在分娩 6 周后。很多原因可导致产后大出血，失血通常由以下原因引起。

▶ **子宫收缩乏力。** 在分娩后，子宫通过收缩控制胎盘附着处的出血。分娩后护士会间断按摩你的腹部来帮助子宫收缩。子宫收缩乏力、子宫肌肉收缩不良这种情况发生在子宫被巨大儿或者双胎过度拉伸、既往多次分娩，或者分娩时间过长。为了减少大出血的发生，胎儿娩出后你会被注射缩宫素（催产素）——

一种合成形式的催产素。如果发生大出血，其他药物可能同时应用。

▶ **胎盘残留。** 如果胎盘没有在胎儿娩出后 30 分钟内排出，可能发生产后大出血。如果胎盘自行排出，你的主治医生会仔细检查确保胎盘完整无损。如果胎盘组织缺损，可能存在出血的风险。

▶ **撕裂。** 如果在分娩时发生宫颈或阴道撕裂，将导致大出血。撕裂可能由巨大儿、产钳或胎头吸引器助产、胎儿通过产道时速度过快或会阴侧切撕裂引起。

以下分娩后引起的出血较少见。

▶ **胎盘附着异常。** 极少发生，胎盘附着在子宫壁的位置过低。这种情况下，胎儿娩出后胎盘不易与子宫分离。这种胎盘附着异常常引起严重的出血。

▶ **子宫脱出。** 胎儿分娩及胎盘娩出后子宫从内脱出。可能与胎盘异常附着有关。

▶ **子宫破裂。** 非常少见，子宫在怀孕或分娩过程中可能发生破裂。如果发生子宫破裂，常导致产妇大量失血，胎儿氧气供给量减少。女性剖宫产后再次尝试自然分娩（通常称为剖宫产后阴道分娩）时子宫破裂非常常见。子宫破裂极少发生于无子宫手术史的患者。

如果你既往分娩过程中出现大出血问题，你再次分娩时出血的风险非常高。如果合并并发症，出血的风险也会增加。

例如胎盘前置，胎盘位于子宫较低位置，部分或全部覆盖宫颈内口。

进一步失血，严重产后出血的症状包括面色苍白、寒战、头晕或晕厥、手部湿冷、恶心、呕吐及心率加快。失血过多需要立即采取措施。

治疗　你的医疗团队可能采取一些措施来应对失血过多，包括按摩子宫。医疗团队也会给予静脉补液及缩宫素。缩宫素可以刺激子宫收缩、其他的治疗包括：额外的药物刺激宫缩，外科手术及输血。药物及其他治疗无法控制出血的情况极少，这种情况下可考虑行子宫切除术。治疗取决于出血的原因和严重性。

感染　感染可发生在分娩以后。最常见的如下。

子宫内膜炎　子宫内膜炎是子宫内膜的炎症及感染。引起感染的细菌最初生长在子宫内层，但可能延伸到子宫内膜以外。感染有时会扩散到卵巢及盆腔血管。

子宫内膜炎是分娩后最常见的感染之一。感染可以发生在阴道分娩或剖宫产术后，但在剖宫产术后更易发生。产程长或从胎膜破裂到分娩的时间间隔长也会导致子宫内膜炎。其他因素也可增加子宫内膜炎的风险，包括吸烟、糖尿病及肥胖。

症状取决于炎症的严重程度。包括发热、肿大压痛的子宫、阴道分泌物异常及异味、腹部不适、寒战及头痛。

子宫内膜炎的诊断，你的主治医生会按压你的下腹及子宫查看压痛程度。如果感染不明确，医生会完善盆腔检查、血液检查及尿液检查。大多数情况下，感染在分娩时或者分娩后的 24 小时被诊断。出院后很少发生子宫内膜炎。

治疗　女性患有子宫内膜炎常住院给予抗生素静脉滴注或静脉补液。如果是轻度炎症可以院外治疗。

抗生素可治疗大多数子宫内膜炎。如果子宫内膜炎未行治疗，可导致其他严重问题，包括不孕及慢性盆腔痛。如果出现子宫内膜炎的症状请联系你的主治医生。

乳腺炎　乳腺炎是细菌集聚在乳腺组织内引起的感染。如果你的乳腺管堵塞，或者你没有排空乳房内乳汁，又或者细菌进入了破溃的乳头皮肤中，就会出现这种情况。有时，细菌进入乳房后乳头没有任何症状。如果你确实有乳头破裂或乳房排空不充分的问题，这可能是婴儿在哺乳时姿势不正确的信号。

坚持哺乳可以帮你缓解乳房排空压力

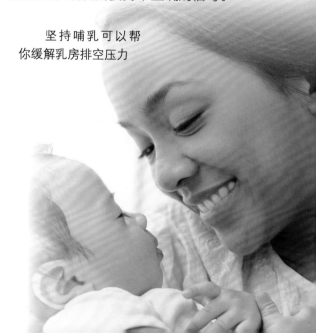

乳腺炎可发生在一侧乳腺或双侧乳腺。当乳腺开始发炎，会出现发热及恶心，类似感冒症状。乳腺会感觉发热胀痛。有时会肿胀变红。通常情况下，通过既往病史及身体检查即可诊断，无须进一步检查。如果医生怀疑有乳腺脓肿，可以进行超声检查。

治疗　抗生素通常用于治疗乳腺炎。因为疼痛主治医生会劝你停止哺乳。但最好坚持哺乳或者用吸奶器吸奶，这样可以帮助乳房缓解排空压力。虽然你可能注意到婴儿排便的颜色变化，但感染不会通过哺乳传染给你的宝宝，也不会对宝宝产生伤害。

每天数次给受感染的乳房热敷可以帮助缓解症状。对乙酰氨基酚（泰诺等）或布洛芬（艾德维尔等）可用于缓解发热和疼痛。哺乳及热敷期间保持乳房干燥来帮助提高治疗效果。

剖宫产术后切口感染　多数剖宫产切口愈合没有问题，但在某些情况下切口会发生感染。剖宫产后切口感染率各不相同。如果你酗酒、吸毒或吸烟，剖宫产后伤口感染的概率更高。如果你患有糖尿病及肥胖，那剖宫产分娩后手术切口感染风险将增高，因为脂肪组织的愈合能力较差。

如果切口周围的皮肤发生疼痛，红肿，那么可能已经感染，尤其是切口流液时。感染通常也可以引起发热。如果你发现手术切口感染，请联系你的主治医生。

治疗　你的主治医生将会切开引流彻底清创，你也会通过应用抗生素进行治疗。

尿路感染　膀胱、肾脏或者尿道的感染——输尿管从膀胱传输尿液，当细菌通过尿道时就会发生感染。这种情况发生在你分娩之后，尤其是你在分娩前后插入导管时。如果你患有糖尿病或者术后长时间留置导尿管可能增加你尿路感染的风险。

患有尿路感染，你会出现频繁的排尿感、尿痛、膀胱灼痛。如果你出现其中任何一种症状，请联系你的主治医生。

治疗　治疗尿路感染的方式包括应用抗生素、大量饮水、规律排空膀胱及口服药物缓解发热。

产后抑郁　产后可能产生一些情绪的波动，包括兴奋、喜悦甚至忧虑。但是大多数妈妈的情绪表现为抑郁。

分娩后的几天内，新妈妈会感到轻度的抑郁，这种情况称为产后抑郁症。产后抑郁症在分娩后可能持续数小时至两周。然而，一些妈妈患有严重的抑郁症，被称为产后抑郁，它发生在产后的数周至数月。如果未经治疗，产后抑郁会持续一年或更久。

导致产后抑郁的原因尚不明确。身体、精神和社会地位起着一定的作用，与分娩后雌孕激素水平的显著下降也有关。除此之外，身体血流量的改变、血压、免疫系统及新陈代谢，这些改变均能影响产后女性的感知，包括身体及情绪方面。

其他导致产后抑郁及对提高产妇产后抑郁发生风险的原因如下。

▶ 个人及家族性抑郁症病史。

▶ 令人不满意的分娩过程。

▶ 存在问题或高危妊娠。

▶ 分娩引起的产后痛及并发症。

▶ 宝宝的高需求。

▶ 照顾婴儿或多胞胎的疲惫。

▶ 对母性的焦虑或不切实际的期望。

▶ 家庭或工作改变带来的压力。

▶ 失去自我。

▶ 缺乏社会支持。

▶ 关系问题。

症状　产后抑郁的症状包括焦虑发作、忧伤、易怒、哭泣、头痛、疲惫及感觉自我价值丧失。通常，这些症状在几天或数周内消失。有时，产后抑郁会发展演变为抑郁症。

患有抑郁症，其表现症状明显且持续时间长，包括：长期疲劳、嗜好改变、情感麻木或感觉陷入困境、回避家人及朋友、对宝宝缺少关注、严重失眠、对宝宝过度关注、性欲降低、强烈的挫败感、严重的情绪波动、过高的期望和过于苛刻的态度、做事困难。

如果产后你感觉抑郁，不要不愿意或羞于承认。但如果你出现产后抑郁的症状请通知你的主治医生，这对你非常重要。

治疗　你的主治医生可能更希望亲自检查你的症状和体征。因为大多数女性在分娩后会感觉疲惫，你的主治医生会用抑郁症筛查量表区分短期抑郁症和较严重抑郁症。

产后抑郁症是一种公认的、可治疗的医学问题。治疗因人而异，包括互助小组、个别辅导或心理治疗、抗抑郁治疗及药物治疗。

如果你分娩后曾患有抑郁症，之后怀孕期患抑郁症的风险将增加。实际上，产后抑郁症常发生于经产妇。早期干预及适当的治疗，可以减少严重问题的发生概率，从而提高恢复的可能性。

产后抑郁症的自我护理

如果你被诊断为产后抑郁症，或者你认为自己存在这种状况，那么寻求专业护理对你来说非常重要。实施下列方法可以帮助你恢复。

▶ 拥有健康的作息时间，在宝宝睡觉时养成休息的习惯。

▶ 吃一些有营养的食物，特别是谷物、水果及蔬菜。

▶ 每天参加体育活动。

▶ 与亲人朋友保持联系。

▶ 向朋友及家人寻求对宝宝的临时照顾。

▶ 留些时间给自己 。穿戴整齐去拜访朋友或外出办事。

▶ 与其他有孩子的女性交流，向医生询问同城的新妈妈团体。

▶ 和你的伴侣独处。

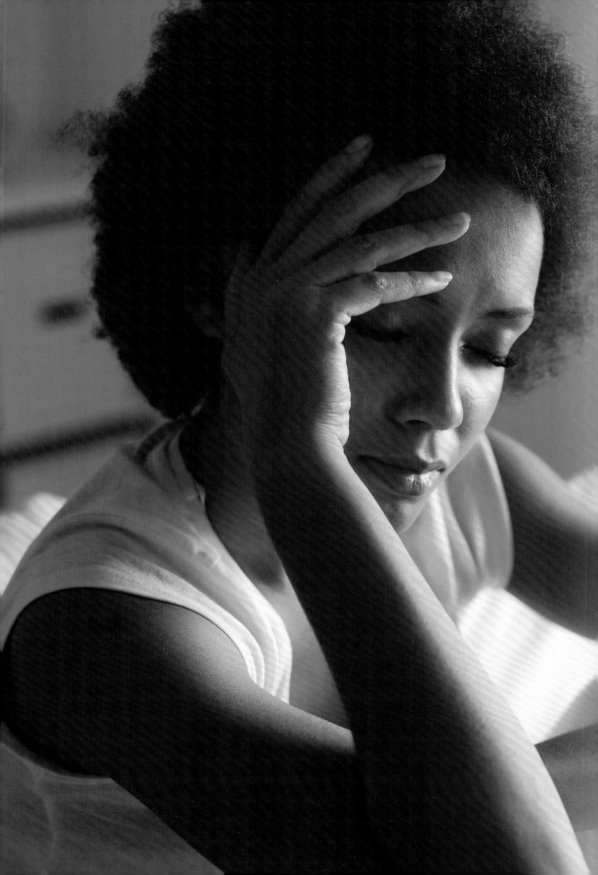

妊娠丢失

不幸的是，有些时候怀孕结局并不是你想要的结果，你不能拥有一个健康的宝宝。

如果存在这样的情况，你可能非常悲伤、困惑和忧虑。当不明白为什么会发生流产及其他形式的妊娠丢失并让你倍感痛苦的时候，你的医疗团队会推荐一些保健方法来帮助你。

除了流产，妊娠丢失还可以分为几个类型，包括异位妊娠、葡萄胎、早产及死产。每一种类型都有其原因及治疗方法。

流产

流产是 20 周前发生的自发性的妊娠丢失，约 20% 的已知怀孕以流产结束。但是，实际数字可能会更高，因为有些流产发生在较早的时期以至于女性并不知道自己已经怀孕。多数流产的发生原因为胎儿生长异常。

流产的发生比较常见，但并不意味着容易处理。怀孕结束时不能拥有一个宝宝是非常令人悲伤的。

症状　流产的症状如下。

▶ 阴道点状出血。

▶ 腹部或腰部疼痛。

▶ 阴道流液或组织物排出。

谨记点状出血在孕早期非常常见。大多数情况下，经历孕早期少量阴道出血的患者可以继续怀孕。有时甚至出血严重的患者也不会发生流产。

一些女性流产由宫腔感染引起。如果你怀孕期经历了感染后引发的流产，称为感染性流产，你会经历发热、寒战、身体酸痛及阴道分泌物增多伴异味等症状。

如果你出现下列情况请联系你的医生。

▶ 出血，甚至少量出血。

▶ 阴道排液不伴腹痛及出血。

▶ 阴道排物。

你可能要携带阴道排出物到医院来确认。虽然检查不太可能确定流产的原因，但是有助于医生通过胎盘组织确定你的症状与输卵管妊娠无关。

原因　大多数流产发生的原因是胎儿的发育异常。宝宝的问题、染色体异常大约占所有流产的50%，这些问题通常是由于胚胎分裂和生长过程中偶然异常发育而产生的，不是由于父母的遗传问题所导致。一些异常问题如下。

▶ *空妊娠囊*。　空妊娠囊非常常见。在最初的12周内，大约有一半的流产都是由它引起的。原因在于早期胚胎发育停止或根本未发育。

▶ *胎死宫内*。　这种情况发生在妊娠丢失出现症状之前的胎儿死亡。这种情况也可能由胚胎的基因异常引起。

▶ *葡萄胎*。　又称为妊娠滋养细胞疾病，较少见。由于受精问题造成的胎盘异常。葡萄胎是宫腔内早期胎盘发育成快速生长的囊肿，它可能或不可能包含胚胎。如果它包含胚胎，胚胎也不会生长发育。葡萄胎其他内容，详见第464页。

在少数情况下，孕妇的健康状况可能对胚胎产生一些影响。未控制的糖尿病、甲状腺疾病、感染、激素水平、子宫或盆腔问题均可能导致流产。下列因素也可能增加女性流产的风险。

▶ *年龄*。　年龄大于35岁的女性其流产率高于年轻女性。35岁女性流产的发生率为20%，40岁时则为40%，45岁时达80%。伴侣的年龄也起着重要的作用，有研究表明，如果女性伴侣的年龄大于40或45岁，其流产的风险增高，风险随着伴侣年龄的增长而升高。

▶ *既往两次及以上的流产史*。　女性存在2次或2次以上的流产病史时，其流产的风险增加。如发生过一次流产，再次发生流产的风险与未发生过流产的女性相同。

▶ *吸烟、酗酒及滥用药物*。　怀孕期间吸烟或饮酒的女性其流产的风险高于不吸烟者。滥用药物也可增加流产的风险。

什么样的情况不会导致流产

下列常规活动不会引起流产。

▶ 运动。

▶ 拉伸。

▶ 同房。

▶ 工作（不接触有害化学物质）。

流产的类型

　　这里有一些流产类型的专有名词，主治医生可能会在与你讨论时使用这些术语中的一个。

▸ 先兆流产。出现阴道出血，但宫颈口未开始扩张，称为先兆流产。有些可以继续怀孕，并不存在其他问题。

▸ 难免流产。出现阴道出血，产生宫缩并伴宫口扩张，流产不可避免。

▸ 不全流产。部分胚胎或胎盘组织排出宫腔，一些组织仍残留于宫腔，考虑为不全流产。

▸ 稽留流产。胚胎已经死亡或还未形成，而胎盘及胚胎组织未排出。

▸ 完全流产。怀孕组织全部排出宫腔，考虑为完全流产。这种情况通常发生于孕早期流产。

▸ 流产合并感染。如果宫内合并感染，称为流产合并感染，需立即治疗。

就诊　如果你出现这些症状或感觉可能发生流产，请联系你的主治医生。医生会建议你需要咨询哪位医生及何时咨询。在一些情况下，你会被建议去医院急诊室就诊。

　　医生会询问一些问题，包括末次月经日期、你何时出现症状、既往是否发生过流产，医生也可能提供一项或多项检查。

▸ 盆腔检查。医生将检查你的宫颈是否开始扩张。

▸ 超声。可以帮助医生查看胎儿心跳及判断胎儿是否正常发育。

▸ 血液检查。如果发生流产，监测人绒毛膜促性腺激素（HCG），可以帮助医生判断胎盘组织是否完全排出。你的主治医生通常会建议你行进一步检查，如完整的血液计数检查是否贫血和与抗体筛选相关的血液检测，以确定可能的 Rh 血型不合（见第 413 页）。

▸ 组织学检查。如果组织物完全排出，可行实验室检查来确认流产发生——以排除其他原因引起的孕期出血。在某些情况下，你的主治医生可能会建议对组织物进行基因检测。

治疗　如果你存在流产风险但还未发生流产，医生会建议你细心观察直至出血或腹痛缓解。你会被告知需避免运动及性生活。避免旅行也是不错的建议，特别是去很难得到及时的医疗治疗的地区。

应用超声检查，医生通常可以判断胚胎是否存活或是否形成。孕早期超声检查之前，大多数女性并不知道会发生流产直到该情况发生。

期待疗法　如果你选择让流产自然发展，它常在确定胚胎死亡后的几周内发生。这种方法称为期待疗法。流产发生时，你可能会出现大量出血及隐痛，类似痛经，这种情况会持续数小时。你可能会排出一些组织。你的主治医生会指导你怎么处理这些组织。通常大量出血会在数小时内缓解，少量出血现象会持续数天至数周。在情绪上将会是一个困难的阶段。如果流产没有自然发生，可以考虑药物或手术治疗。

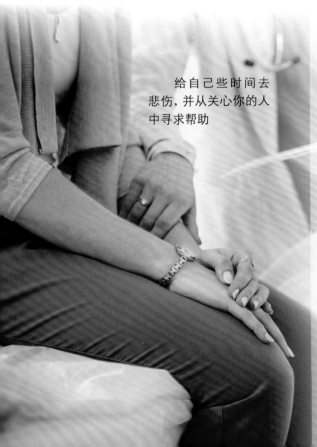

给自己些时间去悲伤，并从关心你的人中寻求帮助

药物治疗　如果在妊娠丢失被确诊后你更希望加快流产的进展，使用药物可帮助你排出妊娠组织和胎盘，你可以口服用药，但你的主治医生通常推荐通过阴道给药来加强效果及减小副作用，例如恶心、胃痛及腹泻。流产通常在家中发生。因为发生的时间不确定，你需要准备更多的药物。对大多数女性来说，治疗在 24 小时内起效。

手术治疗　另外一种手术治疗是刮宫术。手术过程中，医生要扩张宫颈及应用一个长金属刮勺取出妊娠组织。刮勺可以使用吸力或使用在未端有勺或环的刮勺轻轻地搔刮子宫壁。可能出现的并发症包括损伤宫颈与子宫壁的连接组织，但较少见。有时进一步的手术治疗是有效的止血方法。

恢复　流产后身体的恢复需要几小时至数周。预计 4~6 周内月经来潮。如果出现大出血、发热、寒战或严重腹痛现象，及时通知你的主治医生。这些症状可能代表感染发生。在流产后 2 周内避免性行为或任何阴道内操作，例如阴道内置入卫生棉及阴道冲洗。

如果你经历多次流产，一般 2~3 次以上的流产，你应进行检查以确定任何潜在风险，例如子宫异常、凝血问题或染色体异常。连续发生 2 次流产时，你的主治医生可能建议进行检查。如果导致流产的原因不能确定，别丧失信心。即使不进行治疗，大多数存在复发性流产的女性仍可成功怀孕。

　　情绪的恢复通常要比身体恢复需要更久的时间。流产令人心痛，并且你周围的人不能完全理解。你的情绪可能从愤怒到绝望。给自己些时间去悲伤，并从关心你的人中寻求帮助。如果你深深地感到悲伤或沮丧，请告诉你的主治医生。

　　大多数经历流产的女性最终会成功怀孕。最近的研究建议，如果流产后夫妻双方马上尝试怀孕，可能有相似甚至更高的成功怀孕机会，相较于那些流产后调整时间较长的夫妻。与你的主治医生讨论流产后何时是最佳的再次怀孕时机。

异位妊娠

　　异位妊娠是受精卵附着在宫腔以外的位置，大多数异位妊娠发生在输卵管。子宫外的妊娠不能正常进行下去。如果

复发性流产

　　复发性流产是连续 2 次及以上的孕早期或孕中期初怀孕丢失。约有 1/20 的夫妇经历连续 2 次的妊娠丢失。约 1/100 的夫妇经历 3 次以上连续流产。发生在孕中期初的妊娠丢失较少见。

　　在发生 2 次以上流产的罕见情况下，可查明具体原因，在某些情况下可以进行治疗。可能的原因如下。

▶ 染色体异常。夫妻双方之一可能有染色体异常，最常见的是易位，导致反复流产的风险增加。这个问题可以通过体外受精及移植前基因检查，或者供精或供卵来解决。

▶ 子宫或宫颈问题。如果女性子宫形态异常或者宫颈机能不全，均可导致流产。手术可能会改善子宫或宫颈的一些问题。

▶ 血栓问题。女性携带抗心磷脂抗体，抗心磷脂抗体或者某些易形成血栓的状态可导致胎盘功能差或流产。检查可以确定女性是否存在这些流产风险增加的情况，多种方法可降低流产的风险。

　　其他一些因素已被认为是复发性流产的原因，包括孕早期孕激素不足，胎盘附着问题及某些感染问题。然而，没有确凿的证据表明治疗这些问题会影响随后的怀孕结果。通常情况下，导致复发性流产的原因是不明确的。

　　不要放弃希望。即使你曾经多次发生流产，你将来仍有机会成功怀孕。即使既往流产原因没有找到，但未来怀孕计划也需要考虑，所以与你的主治医生讨论关于在怀孕阶段你可能需要关注的事项。

妊娠持续存在会导致输卵管壁拉伸、破裂，失血可危及妈妈的生命。

　　一些因素会增加异位妊娠的风险。具体如下。

▶ 输卵管感染或炎症导致输卵管部分或全部阻塞。

▶ 既往盆腔或输卵管手术史。

▶ 子宫内膜异位症，正常的子宫内膜组织种植在子宫外。

▶ 输卵管的形状异常。

　　女性存在下列情况时异位妊娠的风险升高。

▶ 既往异位妊娠。

▶ 输卵管手术。

▶ 感染问题。

▶ 输卵管结扎术后怀孕。

　　症状　疼痛是异位妊娠最早出现的症状，但异常出血通常也同时存在。你会感到盆腔、腹部甚至肩膀及颈部剧烈的刺痛。症状可出现或消失，或好转或加重。异位妊娠其他的危险信号包括胃肠道症状、头晕及轻微头痛。如果出现任何一种症状，立即联系你的主治医生。虽然可能有其他的原因产生的症状和体征，但你的主治医生首先要排除的是异位妊娠。

　　治疗　如果你的主治医生考虑为异位妊娠，医生将会做一个盆腔检查定位疼痛及包块位置，查看是否有压痛及肿块。如果你的症状明显，或你正处于紧急状态，实验室检查及超声可以帮助明确诊断。

　　受精卵必须移除，防止输卵管破裂及其他并发症等问题。小的异位妊娠病灶可通过口服甲氨蝶呤治疗，它对胎盘组织具有高度毒性，可终止妊娠。甲氨蝶呤治疗后，你的主治医生会建议追踪以确保怀孕终止。在一些情况中，需要手术清除胚胎——下腹部一个小的手术切口，一根长薄的器械深入盆腔区域移除病灶。

　　极少数情况下，如果异位妊娠症状好转，主治医生可能推荐行保守治疗，在输卵管损伤之前自然排出或吸收。

　　计划妊娠　如果你存在异位妊娠史，可能再次发生异位妊娠，也可能成功怀孕。即使一侧输卵管已经损伤或切除，在进入宫腔前卵子仍可能在另一侧的输卵管内受精。如果双侧输卵管损伤或切除，建议体外受精助孕。这需要从卵巢获得成熟卵子，在实验室内与精子受精，把受精卵移植回宫腔。

　　如果你曾经发生异位妊娠，再次怀孕前与你的主治医生讨论并一起制订最好的治疗方案。

葡萄胎

　　当胎盘附着在子宫内膜的微小的指状突起不能正常发育时发生葡萄胎。完全性葡萄胎通常为异常胎盘而无任何的胎儿形成，部分葡萄胎妊娠为异常的胎盘形成和一个孕期无法存活的不完整胎儿。葡萄胎相对少见，它通常与胚胎染色体异常有关，但不常复发。

症状　葡萄胎主要症状为怀孕 12 周出血。子宫大于正常孕周。严重的恶心及怀孕其他问题较常见。超声检查可诊断葡萄胎。

治疗　应用清宫术把葡萄胎自子宫内清除，且在手术室内完成。常规给予麻醉后，扩张宫颈，轻柔抽吸宫腔内容物。

术后，你的主治医生将监测你的人绒毛膜促性腺激素水平一段时间。因为偶尔胎盘清除后异常细胞仍会持续存在，引起人绒毛膜促性腺激素水平持续不降或者升高。如果葡萄胎的异常细胞开始癌变，患者需要进行化疗。这类癌症通常会被治愈。

计划妊娠　有葡萄胎病史的妇女 6~12 个月内不建议再次怀孕，而且这段时间需要使用可靠的方法进行避孕。当女性葡萄胎妊娠后，未来再次怀孕患有葡萄胎的概率为 1%~1.5%。而这比没有发生过葡萄胎妊娠的女性的风险要高。然而，在将来怀孕过程中也会有正常怀孕的可能。

死胎

在罕见的情况下，胎儿在怀孕后期或分娩过程中死亡。当该情况发生在怀孕 20 周或更大周数时，通常称为死胎，或者死产。

死胎一词指的是最终结果，而不是死因。它可能由母亲或胎儿的特殊健康问题所引发，或是原因不明。但是，胎儿死亡通常不是由于母亲做了什么或没有做什么引起的。

某些因素可能增加死胎的风险，具体如下。

▹ 肥胖。
▹ 青少年。
▹ 大于等于 35 岁。
▹ 吸毒。
▹ 黑人。
▹ 怀孕期吸烟。
▹ 双胎妊娠。
▹ 怀孕前患有糖尿病。

死胎对准父母来说是毁灭性的打击。幸运的是，这种情况远不如孕早期流产那么普遍。在美国，死胎发生率占全部怀孕者的 1% 左右，每年大约有 24000 个死胎。

症状　通常第一个暗示可能是你的胎儿比以前动得少了，或者根本就没有动。跟踪胎儿的正常运动和睡眠可以帮助你更快地发现潜在的问题。如果你认为存在突发的胎动减少，请通知你的主治医生。医生可能会检查胎儿心跳。如果不幸发现没有生命迹象，就会诊断为死产。

原因　死产可能由胎儿遗传问题

或其他先天性缺陷、胎盘或脐带问题、母亲健康问题或其他未知因素所导致。

当胎儿在怀孕 20~28 周死亡，称为早期死产，通常与基因问题、感染或母体存在某些并发症有关。胎盘或者脐带问题会导致胎儿生长受限也会导致怀孕期间的并发症。

胎儿在怀孕 28~36 周死亡称为晚期死产。在此期间发生死产多数因为母体健康问题或者怀孕问题所导致，例如胎盘早剥或前置胎盘，或者其他怀孕及分娩并发症。

37 周以后发生的死产很少见。但是，一旦发生，通常原因不明。

治疗 死产后的治疗取决于你的怀孕时间长短、你的剖宫产史或子宫手术史，以及你对分娩方式的偏好。多数情况下，你的主治医生将会建议经阴道分娩。你的主治医生也会讨论其他可能的分娩方法，包括宫颈扩张和通过产道手术清除（扩张及排空）。或者，如果你即将分娩，且没有感染的迹象，你可以等待分娩自然发动。在某些情况下，如果考虑到产妇在顺产期间的安全问题，可以进行剖宫产。

如果你愿意，你通常会有机会在分娩后抱你的孩子。虽然这是一个十分悲痛的时刻，但有这些亲密的时刻对你可能有所帮助。

计划怀孕 你的主治医生可能会推荐一些检测来评估胎儿死亡的原因。

羊膜穿刺术、分析其他组织、胎盘检查或尸检都可能提供有关死亡原因的有用信息。你可能不想马上知道这些细节情况。即便如此，也要考虑做一个评估，这样当你准备好了，你就可以和你的主治医生进行讨论。以上的评估可以帮助你确定任何可能影响到你将来怀孕的潜在问题。许多时候，即使经过评估仍无法解释为什么会发生死产。

对计划怀孕，确保你的主治医生了解你所有产科的病史。如果知道造成死产的原因，你的主治医生将会在怀孕期间采取预防措施，检查类似的问题并处理相关并发症。当既往死产史没有明确原因时，在怀孕后期可能会有测试来评估再次发生死产的风险。对大多数妇女来说，再次发生死产的概率非常低，她们会有一个健康的孕期及健壮的宝宝。

再次尝试

妊娠丢失是非常艰难的经历。甚至怀孕只有短短几周，你可能会觉得你对这个孩子的所有希望都已经破灭了。

妊娠丢失后你的感觉并没有什么规律所言。你可能只是感觉麻木。积极面对自己的感受，并尝试解决问题。

从流产的悲痛中恢复需要时间。一些夫妻认为他们必须以正确的方式再次尝试怀孕来使自己走出阴影。对一些人来说，随后的怀孕不一定会带来欣喜及幸福。在经历过一次妊娠丢失后会感到压力巨大，再次怀孕可能会由于担心发

妊娠丢失的应对

当胎儿在怀孕期间死亡，尤其是在怀孕后期，妊娠丢失带来巨大损失且悲伤难以克服。你和宝宝相处了几个月，梦想和计划却突然消失。

你觉得你的世界崩塌了，你甚至认为你的生活无法正常进行。但是你可以做些事让你更易面对及缓解你的痛苦。它可以帮助你。

和宝宝说再见　悲伤是你面对及接受怀孕丢失的重要阶段。但对于未曾见面、拥抱及未来得及取名的宝宝你可能不会太悲伤。对你来说可能更容易去面对死亡。如果为孩子安排葬礼你可能会感觉好一些。

保存宝宝的纪念品　专家认为保存逝者的照片或纪念品可以提醒自己珍惜现在和未来。如果你需要更多的时间去面对妊娠丢失，告诉善意的家人及朋友不要清理宝宝的房间。

悲伤　只要你需要你可以哭泣。谈论你的感受并让自己充分感受悲伤。最好不要回避悲伤的过程。

寻求帮助　依靠你的伴侣、家人或朋友的支持。虽然不能让你从中缓解悲痛，但你可以从爱你的人身上获得力量及帮助。在失去宝宝后你可以咨询专家，或加入一个有失去宝宝经历的家庭的公益群体组织。

在最初打击过后，你可能想与你的主治医生讨论尸检结果。你和你的伴侣可能不清楚为什么你们会发生妊娠丢失。你们可能永远不会得到一个明确的答案来回答这个哲学问题，但它会帮助你了解引起胎儿死亡的可能的原因，让你对所发生的事情有所了解。了解死亡的原因或细节可以帮助你更好地接受妊娠丢失，还可以帮助你及你的主治医生预防再次发生流产。

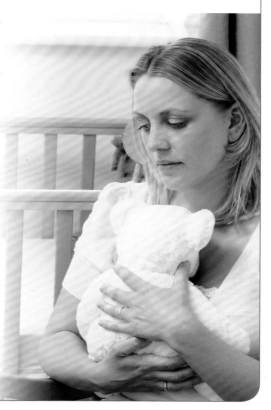

生意外而非常紧张不安。

　　尽管妊娠丢失发生后非常痛苦，但并不意味着你不能再次拥有一个孩子。大多数情况下，你有可能拥有一个健康并正常的怀孕过程，尽管你有过 1 次或 2 次流产。根据怀孕方式、身体及情绪恢复情况，来决定是否及何时开始再次尝试怀孕。对于再次尝试怀孕没有什么特定的时间。通常情况下，你可以在再次

怀孕前先咨询一下专家意见。

心理上的恢复　如果你发现自己仍然沉浸在妊娠丢失后的悲痛中，请给自己留些时间。心理上的恢复通常比生理上的恢复需要更久的时间。

　　有些人可能不明白为什么会为一个未曾见面的孩子如此伤心。其实在孕育宝宝的同时，女性已经与宝宝建立了千丝万缕的联系。你们夫妻可能已经开始想象抱着宝宝的样子。因此，可能很难接受失去陪伴着宝宝成长的机会。即使胚胎都没有形成，你可能也会因为孕育宝宝的希望破灭而非常沮丧。悲伤是你放下情感依恋的必经之路。

悲伤阶段　每个人悲伤的过程都不一样，但是对于那些有重大损失的人来说，某些情绪阶段是相同的。

▶ *震惊和否认阶段。* 创伤性事件发生后，初期患者通常感觉麻木，没有感觉。这非常正常，并不代表你冷漠无情。随着时间的进展，你的感受随之改变。

▶ *内疚及愤怒。* 怀孕丢失发生后，你会责备自己到底发生了什么。但是妊娠丢失是很少能被预防的。不可能因为你做了什么或没做什么来促成妊娠丢失的发生。你通常也会感到愤怒，对自己、家人、朋友或单纯的只是对命运。这是完全正常的现象，认识到这些能帮助你很快从愤怒的情绪中走出来。

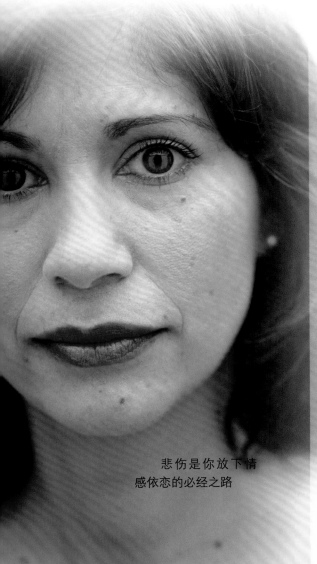

悲伤是你放下情感依恋的必经之路

你的伴侣

你和你的伴侣会采用不同的方法来应对妊娠丢失，有时很难发现另一半心灵上的创伤。有人可能希望多谈谈，而你的另一半可能并不想聊。而有时候一方已经走出了阴影，而另一半仍沉浸在悲痛中。

这时候夫妻最需要互相依靠。试着互相倾听并回应对方，接受对方的感受。也可以选择接受心理咨询或治疗，以帮助你在更中立的环境中表达你的情感和希望。

▶ **抑郁与绝望。** 抑郁并不容易被发觉。你发现你会感觉异常疲惫或对喜欢的事情失去兴趣。你的饮食及睡眠习惯也会发生改变，或只是为一些无关紧要的小事哭泣。

▶ **接受。** 最终，你会接受妊娠丢失。这不代表你将从悲痛中解脱，你会发现更容易去面对。

这些阶段没有先后之分，有些阶段可能需要更长时间去经历。尽管你已经开始接受妊娠丢失的结果，悲伤和痛苦的感觉可能会在周年纪念日或其他重要的日子反复出现。这段时间，妊娠丢失可能会在你的脑海中浮现。

如果你发现你情绪波动较大以致你无法掌控或让你怀有敌意、暴力或已经干扰到你与伴侣间的关系时，告知你的主治医生或寻求心理健康专家的帮助。医生会帮助你解决你需要面对的一些问题。

生理恢复 生理上的恢复时间与妊娠丢失的类型有关。

自然流产 从生理角度上，女性在自然流产后几天就可以恢复。自然流产后 4~6 周会恢复月经周期。请记住，在自然流产后到月经初次恢复之间也可能怀孕。如果你还没有做好再次尝试怀孕的打算，这段时间你可能希望使用一种可逆的避孕方式，例如避孕套或者避孕膜。

如果夫妻双方已经准备好再次试孕，还需要了解一些注意事项。怀孕前应该和医生讨论你们的计划。医生可能会给出一些建议、措施，帮助你提高顺利怀孕并分娩的机会。如果仅有 1 次自然流产史，那么，实际上再次怀孕并顺利分娩的概率与没有自然流产史的女性是相同的。如果是复发性自然流产，你的主治医生会建议你多等一段时间或者做一些额外的检查或监测。

异位妊娠 一般来说，异位妊娠后成功怀孕的机会是很大的。基于你异位妊娠的病因，如何治疗异位妊娠及你的输卵管情况，你的主治医生会提供关于

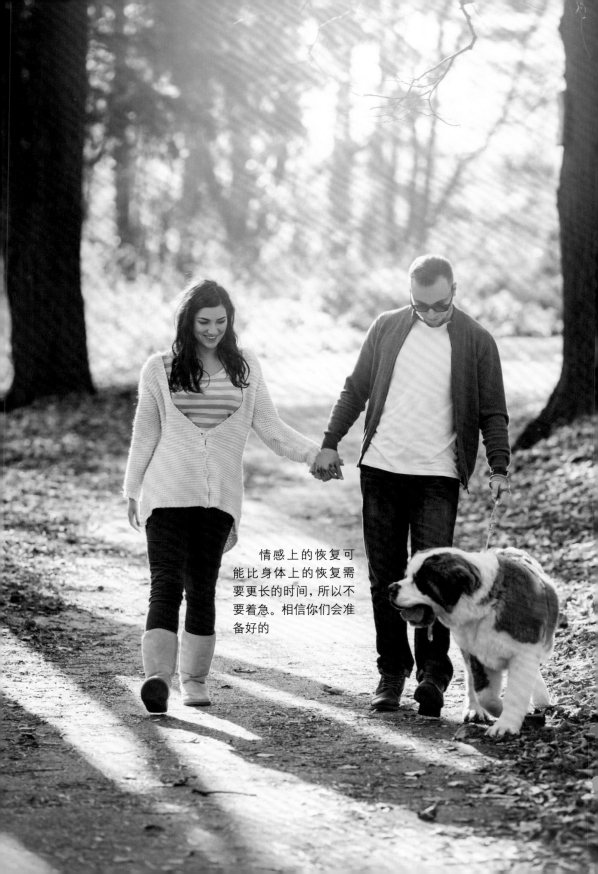

情感上的恢复可能比身体上的恢复需要更长的时间，所以不要着急。相信你们会准备好的

再次怀孕的建议

　　虽然不太可能预防妊娠丢失的发生，但你可以为自己筹备最佳的健康怀孕的机会。遵循这些提示。

▶　饮食健康及规律运动。

▶　每天服用叶酸，补充多种维生素。

▶　获得受孕前和产前保健。

▶　在尝试怀孕或怀孕过程中杜绝吸烟、饮酒、滥用药物。

▶　产检，如果必要，治疗性传播疾病。

▶　限制咖啡因的摄入。

▶　和你的主治医生合作，确保你及胎儿的健康。

未来成功怀孕的更多信息和建议。医生也可能会建议你在将来的怀孕期间进行早期超声检查，以确定胚胎的位置。

　　葡萄胎妊娠　葡萄胎妊娠发生后，仍存在较小的异常肿物进一步生长的风险。少数情况存在癌变（恶性）。肿物的生长通常预示着高人绒毛促性腺激素（HCG）水平。对于这个问题，重要的是在葡萄胎妊娠后的一年内不要再次怀孕。如果你在这段时间内怀孕，怀孕早期人绒毛促性腺激素升高可能与复发性疾病相混淆。你的主治医生会建议你在怀孕早期行超声检查来确定是否是正常怀孕。

　　死产　你在经历死产分娩后的身体恢复，部分取决于分娩的方法。给你的身体一段时间来恢复，就像正常分娩后一样。你可能会出血几周，而且你的乳房在分娩后的几天里可能会涨奶。虽然这可能是一个痛苦的暗示，但如果你避免挤奶，几天后就会消退。为了找到未来健康怀孕最好的时机，与你的主治医生讨论多久才可以再次怀孕。情感上的恢复可能比身体上的恢复需要更长时间，所以不要着急。请相信你会准备好的。

词汇表

A

阿普加评分 在出生后 1~5 分钟给新生儿评分，以评估颜色、心率、肌肉张力、呼吸和反射。

B

Braxton hicks 宫缩 不正常的宫缩不能改变宫颈条件，也叫假临产。

B 族链球菌 女性生殖道内的一种细菌，如果通过产道分娩可引起胎儿严重的感染。

包皮环切术 男性婴儿切除阴茎包皮的方法。

表面活性物质 覆盖肺内气囊内的物质，使肺部在呼吸时正常扩张。

C

产程活跃 分娩期，经常伴随强烈宫缩，宫颈扩张从 4 厘米到 10 厘米。

产后痛 子宫收缩来帮助控制产后出血。

产后抑郁症 情绪低落的一段时间，一般发生于初产妇。

产钳 适合婴儿头部并引导婴儿通过产道的产科仪器。

耻骨松弛激素 胎盘产生的软化结缔组织的激素，并在分娩时使骨盆打开。

初乳 乳房产生微黄色液体直到母乳流出，通常在怀孕后期出现。

D

低血糖 血液中的血糖水平低于正常水平引起的状况。

短暂的呼吸急促 以呼吸急促为特征的新生儿的轻度、暂时性呼吸状况。

多普勒 医生在 12 周左右能听到胎儿心跳的装置。

E

恶露 在分娩后的数周自宫腔内排出的血液、黏液及组织物。

F

非应激试验 通过测试胎儿心率对胎儿动作的响应来帮助医生检查胎儿的情况。

分娩计划 提供书面或口头指导如何分娩。

分娩早期 分娩的最早阶段，子宫规律收缩改变宫颈状态，这个阶段一般至宫颈扩张达到 4 厘米。

辅助生育 医疗干预来辅助分娩，例如会阴侧切术、产钳辅助分娩或吸引器辅助分娩。

辅助生殖技术 药物干预帮助怀孕，例如体外受精助孕。

G

宫底高度 从宫底到耻骨联合的距离，用来评估胎儿在子宫内的生长情况。

宫颈 与子宫下段相连，在分娩期扩张变薄。

宫颈机能不全 怀孕前在无宫缩的情况下宫颈扩张，在孕中及孕晚期常导致流产及早产。

宫颈黏液栓 怀孕期间阻塞宫颈管的黏液，防止细菌进入子宫。黏液栓脱落时子宫颈开始变薄，宫颈口打开。

宫内生长受限 胎儿生长严重缓慢。

宫缩 子宫肌层缩紧。

宫缩压力测试 评价胎儿和胎盘状况的几种试验之一，评估胎心率对子宫宫缩的反应。

过渡阶段 产程活跃期中宫缩最强烈的一段时间，通常宫口扩张从 7 厘米直至宫口开全。

H

横产式 在分娩前胎儿横向位于子宫内的位置。这种情况不适合阴道分娩。

呼吸窘迫综合征 呼吸困难，由早产儿肺表面活性物质缺乏引起的。

黄疸 血液中过多的胆红素引起的皮肤和巩膜黄染。

黄体生成素 垂体激素，诱导卵巢内卵泡膨胀，破裂及释放卵子。

会阴 女性阴道和肛门开口之间的范围。

会阴切开术 手术切开会阴，扩大阴道口。

J

脊柱裂 脊柱缺损导致椎骨融合失败，它可以发生在任何脊椎部位，但最常见于下脊椎。

甲胎蛋白监测 胎儿产生的一种特定蛋白，但不存在于非怀孕体内。这种蛋白质水平对婴儿的健康有影响。

见红 在分娩前后血性分泌物从阴道流出。

局部麻醉 由麻醉引起的身体某一部位麻木。

巨大儿 出生体重大于正常范围，一般大于 4.5 千克。

K

凯格尔运动 加强盆底肌的练习。

抗体 身体的蛋白质物质，帮助保护自己免受外来细胞的感染。

扩张 用厘米长度计算宫颈开口的直径，10厘米为扩张完全。

L

拉玛泽 产妇在分娩时缓解疼痛及药物应用的技术。

流产 自发性停止妊娠。

卵泡刺激素 促进卵巢中卵子发育的激素。

N

难产 任何原因引起的分娩困难。

P

排卵 从卵巢内释放卵子。受精发生在排卵后的1~2天。

胚胎 受精卵受精后至8周。

盆底肌 女性骨盆底部支持膀胱、尿道、直肠、阴道和子宫的肌肉。

贫血 血液中红细胞减少的情况。可引起疲劳，降低对感染的抵抗力。

剖宫产 通过腹壁及子宫的切口分娩胎儿，也叫作剖宫产术。

Q

脐带 携带胎儿血液到胎盘的管状结构，可提供氧气和养分，排出废物。

脐带受压 脐带受压或挤压的并发症，可能导致从婴儿流向胎盘的血流减慢甚至停止。

脐带脱垂 脐带从宫内自开放的宫颈口脱出的并发症，紧接着发生的是脐带受压于胎先露部位。

前列腺素 在分娩前或分娩时子宫内层和胎膜产生的化学物质。

前置胎盘 胎盘附着的位置异常，可部分或完全覆盖宫颈内口。

R

Rh 免疫球蛋白 一种用于 Rh 阴性女性预防免疫系统识别 Rh 阳性血液的药物。

RH 因子 红细胞蛋白与 A、B、O 血型的蛋白质相似。Rh 血型为阳性或阴性。

人绒毛膜促性腺激素 胎盘产生的激素，它的测量是所有怀孕测试的关键。

妊娠糖尿病 妊娠期形成的糖尿病，导致血液中葡萄糖水平调节不当。

人胎盘生乳素 一种改变新陈代谢，并让宝宝刺激乳房后有效产奶的激素。

绒膜绒毛取样 从胎盘连接子宫处取出小部分绒毛膜组织的方法，检测染色体及其他异常。

乳腺炎 细菌进入乳腺后引发的感染。

乳晕 乳房乳头周围圆形色素区。

S

深静脉血栓 静脉内的血栓，是分娩的潜在并发症。

神经管 胚胎中发育成大脑、脊髓、脊神经及脊骨的结构。

生化检查 化学方法监测血及羊水来了解胎儿情况。例如甲胎蛋白、雌激素、抑制剂及怀孕相关的血浆蛋白 A 监测。

受精卵 卵子和精子结合的结果，在受精之后开始分裂生长。

输卵管 卵子从卵巢释放后被拾起同时推动精子向前运动并使之受精的部位结构，受精卵通过这个管道进入子宫。

双胎输血 血液通过胎盘内的血管连接从一胎儿到另一胎儿。

死产 分娩胎死宫内的胎儿。

塑形 改变胎儿颅骨形状进而通过产道。

T

胎动初觉 产妇第一次感到胎动，初产妇一般在 18~20 周感觉到，经产妇会提早感觉到。

胎儿 怀孕 8 周后至出生前的宝宝。

胎儿生理评估 基于心率检测及超声检查评估胎儿状况。

胎儿下降程度 测量产道中胎儿下降情况。

胎儿下降感 胎儿进入母亲骨盆，可发生在分娩前数周或分娩前。

胎儿纤维蛋白 胎膜和子宫壁之间的物质，可以通过测试评估早产的风险。

胎粪 宝宝的第一次肠蠕动产生，一般呈绿色。

胎粪吸入 新生儿吸入混有胎粪的羊水，引发感染或气道堵塞。

胎毛 大约 26 周胎儿的皮肤上生长的绒毛。

胎囊 快速分裂的受精卵进入子宫，并有胎盘和胎儿发育的细胞。

胎盘 负责母亲和胎儿之间氧气和养分交换以及消除废物的圆形扁平器官。

胎盘早剥 分娩前胎盘从子宫内壁脱离。

胎盘滞留 出生后 30 分钟内胎盘未能自行排出。

胎头吸引器 一种带橡胶或塑料杯的工具，可以轻轻地放在胎儿的头上，提供吸力帮助胎儿娩出。

胎衣 分娩后从子宫排出的胎盘和胎膜。

胎脂 覆盖胎儿皮肤的光滑的白色脂状物质。

糖筛查试验 喝糖溶液后通过检查你的血糖水平检测妊娠糖尿病的实验。

体外受精 在体外人工环境下使精子卵子结合，并移回子宫内生长。

头盆不称 宝宝的头围大于妈妈的骨盆。

臀位 婴儿出生时脚或臀部位于子宫颈处。

W

外转胎位术 医生试图把一个胎位不佳的婴儿调整成一个最佳的分娩姿势。

围产学家 专攻妊娠问题的诊断和治疗的产科医生。

无脑儿 神经管缺陷导致的胎儿大脑及颅骨的异常发育。

X

先天性疾病 出生时出现的状况。

消退 在婴儿头部周围的宫颈逐渐变薄，100% 扩张为完全消退。

心动过缓 长时期心率较正常缓慢。

新生儿专家 受过新生儿疾病诊断和治疗的高级培训的医生。

囟门 宝宝头上部头骨没有融合在一起的软点，囟门在出生后 6~18 个月关闭。

Y

羊膜囊 包含羊水及胎儿的两层薄的膜状物，膜在分娩过程中自发破裂或加速分娩时破裂。

羊膜腔穿刺术 对少量羊膜腔内液体的监测。用于监测各种基因特性，作为胎儿感染或肺成熟的证据。

羊水过多 羊膜腔内水过多。

遗传性疾病 他 / 她可能从父母那里获得并可以遗传给后代的疾病。

异食癖 罕见地渴望吃非食品项目如洗衣粉、污垢、烘焙粉或冰箱霜，提示可能为铁缺乏。

异位妊娠 妊娠发生在子宫以外的部位，经常发生的部位为输卵管。

阴部神经阻滞 在阴道壁注射麻醉药物以缓解分娩疼痛，或在修复阴道撕裂或会阴侧切时使用。

阴唇 阴道及尿道周围的皮肤皱襞。

引产 人工诱导分娩，通常通过药物诱导或者人工破水。

硬膜外麻醉 一种用来缓解分娩时不适的麻醉方法，通常叫作硬膜外阻滞。

孕激素 抑制子宫宫缩及促进子宫壁内血管生成的激素。

Z

早产 怀孕 37 周前出现宫缩引发的宫颈口开放。

枕后位 婴儿在分娩时为面对母亲腹部的位置，而不是背对的最佳位置。

植入性胎盘 胎盘紧密地附着于子宫壁。

致畸剂 引起胎儿发育缺陷的药物，如酒精、某些药物、污染物和毒品。

窒息 停止呼吸。

窒息（血液中缺氧） 由于缺乏氧气，二氧化碳和低 pH 的积累而丧失意识。

椎管内阻滞 药物注射到脊髓神经周围的液体中。

子宫 供胎儿发育的女性器官。

子宫内膜 受精卵着床的位置。

子宫收缩乏力 出生后子宫肌张力不足，而宫缩可预防并控制胎盘部位出血。

子痫前期 怀孕期以高血压和蛋白尿为特征的疾病。

坐骨神经痛 一侧或双侧坐骨神经额外压力引起的暂时性情况，引起臀部、大腿和小腿疼痛、刺痛或麻木。